AF345201

# PHYSIOLOGIE

# INTELLECTUELLE.

IMPRIMÉ PAR BÉTHUNE ET PLON, A PARIS.

# PHYSIOLOGIE INTELLECTUELLE

OU

# L'ESPRIT DE L'HOMME

CONSIDÉRÉ

DANS SES CAUSES PHYSIQUES ET MORALES,
D'APRÈS LA DOCTRINE DE GALL, DE SPURZHEIM ET D'AUTRES AUTEURS,
AVEC UN RAPPROCHEMENT COMPARATIF
DES INSTINCTS QUI REMPLACENT L'INTELLIGENCE DANS LES BRUTES,

## PAR J.-B. DEMANGEON,

Docteur en philosophie et en médecine, membre de l'Académie royale de Médecine
de Paris, de la Société des Sciences, Lettres et Arts de Nancy, de la Société
d'émulation des Vosges, et de plusieurs autres Sociétés savantes.

### TROISIÈME ÉDITION,

ENRICHIE DE PLUSIEURS OBSERVATIONS NOUVELLES.

Interpréter dans un sens faux ce qui peut s'interpréter
dans un sens vrai, c'est réveiller contre soi une suspicion
de prévention ou de mauvais vouloir.

## PARIS.

FORTIN, MASSON ET Cie, LIBRAIRES,
PLACE DE L'ÉCOLE-DE-MÉDECINE, 1.

1843

# PRÉFACE.

Les premières notions de la doctrine de Gall me furent données en 1802, par mon ami le docteur Laubmeyer de Kœnigsberg, que j'avais eu pour compagnon d'études dans cette ville et qui, pour perfectionner ses connaissances médicales, s'était d'abord rendu à Vienne en Autriche, puis à Paris, et, à son retour dans sa ville natale, était venu me voir à Épinal, où j'exerçais la médecine depuis deux ans. En m'entretenant avec lui des résultats de ses voyages, j'appris que rien ne lui avait paru plus curieux et plus intéressant que la doctrine sur le cerveau, professée par le docteur Gall à Vienne, doctrine qui faisait une grande sensation en Allemagne. Me voyant très-désireux de la connaître, il m'en laissa une notice tirée de ses cahiers, et me dessina un crâne sur un modèle qu'il avait apporté de Vienne. Il me fut facile, d'après ces renseignements, de juger que les journaux français, qui en parlèrent les premiers, sous le nom de *crânologie*, comme d'un système ridicule et dangereux, n'en présentaient qu'un fantôme chamarré des broderies d'une prévention aveugle.

Des maladies graves que la fatigue et le climat m'avaient causées, et la suppression d'un cours d'accouchement pour former des sages-femmes, dont j'étais professeur, par suite de l'adoption d'un plan qui tendait à concentrer cette partie de la médecine avec toutes les autres dans les villes de **Paris**, Strasbourg, Montpellier et Turin, me firent quitter, en 1804, le séjour d'Épinal pour celui de **Paris**, non sans avoir publié une petite brochure intitulée : *Des moyens de perfectionner la médecine*, etc., où je démontrais l'impossibilité de satisfaire au besoin de sages-femmes, d'après ce plan, que la raison et l'expérience ont ensuite fait abandonner. Mais comme c'est ordinairement l'approbation de l'ordre de choses établi qui pousse aux places et aux honneurs, cet opuscule ne paraît pas m'avoir recommandé pour un replacement.

Je retrouvai à **Paris** d'anciennes connaissances et d'anciens condisciples, entre autres Fauvelet de Bourrienne avec qui j'avais suivi plusieurs cours d'études, en 1789, à Leipzig, où mes liaisons d'amitié avec lui m'avaient valu l'honneur de lui servir de père, par procuration, lors de son mariage avec la fille aînée de l'avocat Conradi, chez qui il était en pension. Les deux condisciples dépossédés, l'un d'un humble professorat, l'autre de la place éminente de secrétaire du général Bonaparte, devenu premier consul puis empereur, redevinrent presque amis, étant plus rapprochés de leur ancien niveau, et, quand l'ex-secrétaire eut été nommé ministre de **France** près les princes et états du cercle de Basse-Saxe, en 1805, je fus choisi pour accompagner sa famille, lors de son départ de **Paris** pour l'aller rejoindre à Hambourg ; car à cette époque, les troupes prussiennes étant en mouvement pour agir de con-cert avec l'Autriche contre la France, je convenais mieux que beaucoup d'autres pour compagnon de voyage, parce qu'après un séjour d'environ quatorze ans parmi les Allemands, leur langue m'était devenue assez familière pour que je ne leur parusse pas étranger, et que j'aie pu m'en servir pour la publication d'une grammaire à leur usage, pour leur enseigner le français, et d'autres ouvrages. Aussi madame Bourrienne et ses quatre filles purent, sous mon nom et à l'aide de mon langage, traverser sans encombre ni obstacle les cantonnements des troupes prussiennes pour arriver à Hambourg, où, par une coïncidence des plus heureuses pour ma satisfaction, le docteur Gall était arrivé depuis quelques jours. N'ayant garde de manquer une occasion aussi favorable de puiser la nouvelle doctrine sur le cerveau à sa véritable source, je m'empressai de lui faire une visite pour le prier de m'inscrire au nombre des auditeurs de son premier cours, ce qu'il fit en me montrant beaucoup de bienveillance et en refusant de moi l'honoraire qu'il recevait de la plupart des autres. Il m'invita à suivre aussi ceux de ses cours qu'il se proposait de tenir à Altona, ville du royaume de Danemark, rivale du commerce de Hambourg, en étant seulement à un quart de lieue ou *trop près*, selon l'étymologie de son nom.

Je parvins à détromper Bourrienne, qui, spirituel et léger, se pressait de juger sur les premiers aperçus, vrais ou faux, et qui ne croyant pas qu'un Allemand eût découvert quelque chose d'ignoré par les savants de France, s'était d'abord attaché à prêter à ce qu'il appelait la *doctrine des bosses* tous les ridicules que lui suggérait son penchant à la raillerie, penchant qui lui avait fait plusieurs ennemis auprès de Bonaparte. S'étant bientôt trouvé presque seul de son opinion parmi ceux qui l'entouraient, il consentit à suivre aussi les leçons de Gall, autant par entraînement peut-être que pour qu'on ne lui objectât plus qu'il parlait de son système sans le connaître. Il en résulta le contraire de son attente, car il finit par en devenir partisan assez zélé, et il en prit une connaissance assez exacte pour l'entendre discuter avec plaisir et en causer lui-même d'une manière intéressante.

A mon retour à Paris, au commencement de février 1806,

je m'appliquai à rédiger une notice de la nouvelle doctrine sur le cerveau, que je lus, dès le mois de mars de cette année, au sein de la société des professeurs de l'École de médecine de Paris, où elle fut accueillie très-favorablement, malgré quelques préventions suscitées contre elle par les premiers aperçus qu'en avaient donnés les feuilles publiques. Cette société m'en demanda même un abrégé qu'elle fit insérer dans ses bulletins des mois suivants, sous le titre, d'*Extrait d'un exposé analytique du système du docteur Gall*. Un accueil aussi encourageant de la part des savants les plus distingués de la capitale, me confirma dans le dessein de publier une exposition de cette science sous le titre de *Physiologie intellectuelle ou développement de la doctrine du professeur Gall sur le cerveau et ses fonctions*, en y rattachant tous les corollaires et les conséquences qui me paraîtraient en découler. Je n'eus besoin, pour le succès de cet ouvrage, que de m'attacher à interpréter dans le sens le plus vrai et le plus raisonnable mes souvenirs des leçons de Gall et les réminiscences qui me vinrent d'écrits déjà publiés sur les causes physiques des facultés intellectuelles de l'homme.

La bienveillance que m'avait témoignée Gall et le désir de connaître son opinion sur mon œuvre m'engagèrent à lui en adresser un exemplaire à Strasbourg, où j'avais appris qu'il se trouvait, lorsqu'elle parut au mois de septembre 1806. Peu de semaines après, le 30 octobre, rentrant chez moi vers onze heures du matin, après mes visites les plus pressées, je ne fus pas peu surpris d'y trouver les docteurs Gall et Spurzheim avec un autre médecin de Vienne que je ne connaissais pas encore. Ma femme qui, d'après un portrait que j'avais rapporté d'Allemagne, avait reconnu Gall avant qu'il n'eût dit son nom, engagea les docteurs à s'asseoir en m'attendant pour déjeuner avec moi. C'est alors que Gall me raconta qu'il était déjà à

Francfort-sur-le-Mein, allant à Pétersbourg où il avait espéré trouver beaucoup d'Allemands curieux de connaître sa doctrine, lorsque mon ouvrage lui était parvenu, et qu'après l'avoir parcouru, pensant y trouver de la facilité pour s'expliquer en français, langue qu'il comprenait sans avoir l'habitude de la parler, il avait proposé au docteur Spurzheim, son élève et le compagnon de ses voyages, de changer de route et de se rendre à Paris. Il me témoigna sa satisfaction sur la manière dont j'avais présenté sa doctrine, qu'il n'avait encore fait connaître que par ses leçons orales, disant qu'il ne l'avait trouvée rendue avec autant de fidélité dans aucun autre ouvrage, témoignage flatteur qu'il a répété devant plusieurs de ses auditeurs et dans une lettre qu'il fit insérer, en désaveu d'un autre ouvrage, dans le *Publiciste* du 14 novembre 1807. J'offris aux bienvenus de les accompagner dans les visites qu'ils voudraient faire à nos savants les plus distingués, et de les conduire à la Société de médecine du département, à celle de l'École de médecine, etc. ; ce qui fut accepté.

Dès les premiers jours de novembre 1806, Gall et Spurzheim firent des démonstrations anatomiques du cerveau au Muséum d'histoire naturelle en présence de Cuvier, de Fourcroi, de MM. Duméril, Geoffroy de Saint-Hilaire et de plusieurs autres savants. Les mêmes démonstrations furent répétées, les 20 et 28 du même mois, à l'hôtel de la Préfecture, devant une réunion de plus de deux cents médecins des plus distingués de la capitale, de plusieurs professeurs de l'École de médecine et de quelques membres de l'Institut national. D'autres démonstrations se firent successivement aux Capucins pour la Société médicale d'émulation, à l'Oratoire et à l'Athénée pour des auditoires nombreux et éclairés, de même que chez plusieurs particuliers pour des réunions choisies. Une visite faite à Bicêtre le 18 novembre fit aussi prendre

une idée avantageuse de l'application de l'organologie cérébrale à la connaissance des penchants naturels que l'éducation
n'a point réprimés, et, depuis, le merveilleux de cette science
nouvelle est devenu une chose simple et facile à concevoir,
d'après les explications que Gall en a données.

Ayant assisté comme auditeur et ensuite comme aide à
ces diverses réunions, et étant encouragé d'ailleurs par la
bienveillance et l'amitié des docteurs Gall et Spurzheim, qui
venaient au-devant de mes vœux pour rectifier et compléter
ce que la première édition de cet ouvrage laissait à désirer, je
crus pouvoir en publier une seconde édition en 1808, d'autant plus que par la première j'avais pris l'initiative de l'exposition et du développement des nouvelles découvertes, et
que celui qui les avait faites n'avait encore rien fait imprimer
sur leur ensemble, parce qu'il voulait avant d'écrire en provoquer par tradition orale l'examen et la critique, tout en
vérifiant et multipliant ses observations par des cours tenus
dans les principales villes d'Allemagne, de Suède, de Hollande,
ainsi qu'à Paris devant les hommes les plus savants et les
plus distingués de l'Europe ; ce qui annonçait un investi-
gateur de bonne foi et convaincu de la réalité de ses découvertes.

J'avais dédié la première édition de mon ouvrage à Bourrienne, et fait paraître la seconde avec la même dédicace par
un motif de reconnaissance plus que par tout autre sentiment,
parce qu'il m'avait donné, pour le temps qu'il resterait à
Hambourg, un logement dans sa maison de la rue Hauteville,
où il aurait toutefois fallu placer un autre surveillant, s'il ne
m'avait donné une préférence dont je lui savais gré. Cette
dédicace n'eût pas eu lieu, si j'avais prévu que celui qui l'a-
vait acceptée avec complaisance substituerait un jour, pour le
besoin de sa vanité, un nom distingué à un nom moins connu

et moins imposant, comme l'a fait Bourrienne, page 130 du septième volume de ses *Mémoires*, *année* 1826, en s'exprimant ainsi : « J'ai eu le plaisir de vivre long-temps avec le docteur Gall, je crois que je dois à l'intimité qui a existé entre nous l'hommage qu'il m'a fait de me dédier un de ses ouvrages. » Voilà une jactance qui me semble rabaisser plus celui qui s'en glorifie qu'elle n'humilie celui dont elle simule le mépris, et qui est surtout très-maladroite; car il suffit de jeter un coup d'œil sur les ouvrages publiés par Gall, pour s'assurer qu'il n'en a dédié aucun à Bourrienne, qui, semblable aux fanatiques désireux de se sanctifier par l'attouchement de quelques reliques, multiplie tant qu'il peut, dans ses *Mémoires*, ses contacts vrais ou supposés avec les célébrités de son époque, croyant peut-être qu'on lui supposera une partie du mérite étranger à l'ombre duquel il cherche à se grandir. Cette dédicace supposée de la part de Gall, j'aurais été à portée de la connaître mieux que personne, si elle eût existé, tant parce que j'étais médecin de l'un que parce que j'ai eu les relations les plus fréquentes et les plus amicales avec l'autre, l'ayant non-seulement assisté comme aide dans plusieurs de ses cours, mais ayant aussi rédigé en français une partie de ses ouvrages, savoir, la première publication que les docteurs Gall et Spurzheim ont faite sur leur doctrine sous le titre de : *Recherches sur le système nerveux en général et sur celui du cerveau en particulier*, *mémoire présenté à l'Institut de France le* 14 *mars* 1808, *suivi d'observations sur le rapport qui en a été fait à cette compagnie par ses commissaires.* Paris, 1809. J'ai aussi rédigé en français la préface de leur grand ouvrage intitulé : *Anatomie et physiologie du système nerveux en général et du cerveau en particulier.* Paris, 1810 ; et l'original allemand écrit par Gall lui-même est encore entre mes mains. J'ai d'ailleurs donné l'analyse des ouvrages de

Gall dans la *Bibliothèque médicale de Royer-Collard ;* pour cela il me fallait bien les lire, parfois même les relire, et jamais je n'y ai rencontré le nom du vaniteux, semblable au chien qui, passant l'eau avec un morceau de viande à la gueule, le lâche pour en happer l'ombre qui lui en présente un plus gros. La gloire que Bourrienne a voulu happer est l'ombre de sa véracité. Si sa jactance puérile ne décelait trop manifestement un dédain humiliant pour l'auteur désavoué d'une dédicace complaisamment acceptée dans le principe, je me dispenserais de citer les passages suivants de deux de ses lettres que j'ai conservées avec beaucoup d'autres. Voici le commencement de la première, datée de Hambourg, 7 mars 1806 :

« J'ai reçu, mon cher docteur, votre lettre du 25 février. En fait de dédicace, les plus courtes sont les meilleures. J'accepte avec bien du plaisir celle que vous m'offrez de l'opuscule sur la doctrine de Gall.

» Signé BOURRIENNE. »

Le reste de la lettre renferme des observations sur le texte de la dédicace qu'il me propose de changer. Voici une seconde lettre de la même main, datée de Hambourg, 23 janvier 1807 :

« Mon cher Demangeon, mes nombreuses occupations m'ont empêché de lire plus tôt votre ouvrage : je ne l'ai achevé que depuis peu de jours. Je vous remercie et de votre dédicace et de votre envoi, et je vous assure que l'on ne pouvait pas rendre plus intelligible le système de Gall à ceux qui n'ont point assisté à ses leçons. Recevez mon bien sincère compliment ainsi que celui de tous ceux qui vous ont lu ici. Je vous renouvelle avec bien du plaisir mes sentiments d'estime et d'attachement.

» Signé BOURRIENNE. »

Je crois que cela suffit pour faire connaître la vérité et pour me justifier d'avoir eu foi à la bienveillance d'un ancien camarade, peut-être trop enclin aux revirements, et dont la vanité, qui tendrait à faire croire que ma *Physiologie intellectuelle* est une composition de Gall, si celui-ci ne l'eût citée plusieurs fois comme mienne dans son grand ouvrage, serait inconcevable, si Érostrate, en brûlant le temple de Diane à Éphèse pour faire parler de lui, n'avait prouvé qu'il peut y avoir dans l'esprit humain un délire de gloire ou une folie de célébrité, appelée *rumsucht* par les Allemands, *doxomanie* ( manie de gloire) par les Grecs et les Latins, et sans nom dans notre langue, peut-être parce que le ridicule en France tue la sotte gloire et la rend plus rare. Si, du reste, j'avais gardé la-dessus un silence que je n'ai rompu qu'à regret après un long délai, et que mon âge ( soixante-dix-huit ans au 1er décembre ) ne me permettait pas de garder plus long-temps, les futurs érudits se seraient peut-être donné bien des peines pour retrouver un ouvrage de Gall qui n'aurait jamais existé, et que quelques-uns auraient cru perdu, tandis que d'autres lui auraient attribué le mien, comme l'ont déjà fait quelques collaborateurs de journaux, aussi superficiels qu'épris de leur savoir imaginaire. L'on conçoit d'après ce qui précède que, quand même Bourrienne ne serait pas mort, je n'aurais pu laisser figurer ma dédicace en tète de cette troisième édition qui, comme les précédentes, présente toute la doctrine de Gall en abrégé avec des éclaircissements et des additions que la science ne pouvait obtenir que des progrès du temps et des épreuves qu'elle a subies dans les discussions pour et contre.

Je puis donc espérer que comme abrégé et comme complément des acquisitions postérieures à la mort des docteurs Gall, Spurzheim, Broussais et autres propagateurs de la nouvelle doctrine, cette troisième édition pourra avantageusement entrer en concurrence avec les ouvrages déjà publiés, n'y eût-il pour cela que l'économie du temps et de la bourse pour acquérir des connaissances actuellement à l'ordre du jour. On y trouvera d'ailleurs relatés plus complétement et plus exactement que partout ailleurs, si l'on ne m'a copié, les visites de Gall dans les maisons de détention, où sa sagacité à déchiffrer le caractère particulier des détenus a étonné tous ceux qui en ont été témoins. Comme les renseignements que je donne ont reçu une sanction incontestable, celle de Gall et de Spurzheim, et n'ont suscité aucune réclamation de la part de ceux qui avaient été témoins des faits merveilleux que je rapporte, je pense que nul ne se vantera d'en savoir plus que moi à cet égard. Quant à la doctrine de Gall en général, je crois aussi pouvoir me flatter de la bien connaître, puisque celui qui l'a le mieux connue, Gall lui-même, m'en a donné le témoignage, en disant page 497 du tome troisième de son ouvrage en six volumes in-8°, que j'ai *fait une analyse très-exacte de son grand ouvrage*, dans le *Tableau analytique et critique* que j'en ai publié en 1822, dont la première édition est aussi épuisée. Je ne sache pas qu'il ait fait l'honneur d'un pareil témoignage à aucun autre de ses élèves, pas même à Spurzheim.

Enfin ce qui peut encore recommander ma *Physiologie intellectuelle* à l'attention du public, c'est l'*avant-propos* de la deuxième édition que je conserve dans celle-ci tel qu'il a paru d'abord, par ce qu'il présente le pour et le contre des premiers assauts livrés à la doctrine du cerveau, et que Gall m'en a su gré en ce qu'il est l'historique des connaissances intellectuelles de l'époque.

J'ai adopté la nouvelle orthographe dite de Voltaire dans cette édition, non que j'aie changé d'avis sur ce qu'elle laisse à désirer, mais par déférence pour l'usage devenu dominant et pour faciliter la composition la plus usitée de l'impression.

Comme Gall a très-amplement développé sa doctrine depuis la dernière édition de mon ouvrage, qui, d'après cela, n'est plus qu'un abrégé en comparaison du sien, j'ai cru ne pouvoir conserver le mot *développement* dans le second titre, où ce mot ne pouvait figurer avec vérité, qu'aussi long-temps que mon ouvrage a été le plus explicite de ceux qui avaient paru sur le même sujet. Cela n'empêche pas que la doctrine du cerveau ne s'y trouve expliquée dans toutes ses parties essentielles.

En citant les feuilles publiques auxquelles j'empruntais des citations ou passages, je me contentais souvent, dans ma seconde édition, de renvoyer à l'original en indiquant seulement les jours des mois qui sont les premiers mois de 1808 ou les derniers mois de 1807, Gall n'étant arrivé à Paris que le 30 octobre de 1806, et ma seconde édition n'ayant paru qu'en 1808. Ainsi, quand je citais le *Courrier de l'Europe* du 23 février sans indiquer l'année, il fallait entendre 1808, et quand il était question du *Journal de l'Empire du 14 novembre dernier*, c'était pour l'année 1807. Dans cette troisième édition j'ai ajouté l'indication de l'année à celle des jours et des mois, et il le fallait à cause de la différence des époques.

# AVANT-PROPOS.

Les vues physiologiques du docteur Gall, sur les organes des facultés intellectuelles, ont fixé l'attention générale. Ceux qui avant d'en juger ont cru devoir en prendre une connaissance exacte, les ont adoptées, sinon dans tous leurs détails, au moins dans leur base et dans leurs principes. Ceux qui n'en ont eu qu'une connaissance imparfaite, les ont interprétées de manière à les rendre ridicules ou suspectes, en y mêlant le merveilleux de leur imagination et les préjugés de leur éducation. Jusque-là néanmoins la passion a été muette, et, si tout n'a pas été apprécié avec discernement, tout a été jugé de bonne foi. Mais bientôt la jalousie s'est réveillée, et, alors le mensonge a remplacé l'erreur. La physiologie du cerveau a eu tort, non parce qu'elle portait à faux ; mais parce que l'homme qui la professait en offusquait un autre par son mérite personnel, ou bien parce que sa doctrine, en collision avec des erreurs accréditées, menaçait une réputation usurpée et difficile à refaire, ou enfin parce que la contradiction laissait entrevoir quelque avantage à l'amour-propre. Trop faibles contre la vérité, les adversaires ont dès lors créé de leur propre fonds les absurdités et les chimères qu'ils ont prétendu rencontrer dans la doctrine, afin de grossir leur parti en les combattant. Ils ont remué la fange des siècles barbares pour en tirer les fantômes d'une métaphysique délirante ; puis les produisant à la faveur d'une fausse lueur propre seulement à les rendre plus imposants et plus hideux dans une atmosphère de ténèbres, ils les ont présentés de toutes parts aux yeux de ceux qui cherchaient la vérité. Voilà comment le matérialisme et le fatalisme, ces enfants monstrueux de la superstition mariée au philosophisme, ont reparu menaçant toutes les avenues des sciences naturelles. Epouvantails de l'ignorance, ils ne marchent qu'escortés par la dissimulation, l'hypocrisie, l'imposture et l'injure, parce que c'est pour étouffer le savant avec la science qu'ils sont évoqués. C'est ainsi que, travestis en défenseurs de la vérité, les satellites du mensonge ont paru combattre des monstres qu'ils avaient enfantés ou ressuscités, et que, pour ne pas se trahir aux yeux de leurs dupes et n'être pas frustrés du salaire de leurs premiers efforts, ils restent fidèles à la même tactique et continuent à combattre sous les mêmes étendards. Ceux qui ont prétendu que la doctrine de Gall conduisait au matérialisme et au fatalisme, n'ont trouvé d'autres moyens pour le prouver, que de prêter leurs propres idées à ce savant, et de s'emparer des siennes pour combattre la doctrine absurde qui a été le résultat de ce manége. L'homme inepte et sans talent qui veut se rendre important ou acquérir une sorte de célébrité n'a pas besoin aujourd'hui de brûler quelque édifice fameux comme le temple de Diane à Éphèse; il lui suffit de s'assurer d'un poste où personne ne puisse l'attaquer, et d'où il puisse attaquer tout le monde à son gré. Ne fût-il qu'un pigmée et le plus chétif des humains, il est sûr alors de n'être jamais battu en faisant tout le mal dont il se sent capable. Il ne faut pas de magie pour en venir là, il ne faut qu'arriver à la rédaction d'un journal où l'on fait imprimer tout ce que l'on veut, et où celui qui est attaqué ne peut jamais rien faire insérer tel qu'il l'écrit. Voilà le poste inexpugnable d'où l'homme le plus hypocrite et le plus immoral peut impunément flétrir de son souffle empesté la réputation de l'honnête homme, et prêter aux vérités les plus utiles le coloris des doctrines les plus odieuses. Pour ramener à plus de justice et de décence les journaux qui, calculant leurs succès sur les préjugés vulgaires, ne s'attachent qu'à les flatter en dénaturant l'expression de la vérité et en souillant leurs feuilles par des personnalités outrageantes, il faudrait que leurs rédacteurs fussent contraints d'y insérer textuellement des réclamations de la même étendue que les articles qui les auraient provoquées; ce moyen, dont l'usage équivaudrait à la peine du talion, servirait à dévoiler l'ineptie ou la mauvaise foi d'un détracteur et à désabuser en même temps les personnes réellement trompées, ce qui n'arrive pas lorsqu'une réclamation ne peut être insérée que dans un journal différent. Quand même la mesure que je propose ne réprimerait pas l'impudence qui porte un détracteur à dire qu'il connaît mieux la pensée d'un auteur que cet auteur lui-même, celui-ci aurait néanmoins l'avantage de n'être jugé définitivement qu'après avoir été entendu à son tour : d'après l'adage *Audiatur et altera pars* (1). En assujettissant un journal à une maxime aussi sage, dont aucun tribunal de justice ne peut s'écarter, il faudrait encore le forcer à lever le masque de l'anonyme, afin que l'imposteur, en personnifiant les vingt-quatre lettres de l'alphabet, ne pût les rendre l'une après l'autre dépositaires de sa honte, ni les faire intervenir comme des autorités différentes à l'appui de ses assertions fallacieuses.

Telles sont les idées qu'a fait naître en moi la lecture de quelques feuilles qui, après avoir d'abord attaqué sans succès la nouvelle physiologie avec les armes du ridicule, et employé aussi inutilement contre elle l'arme perfide des personnalités, en essayant de réveiller contre son auteur le soupçon de *quelque grand crime* ou de *quelque passion abominable*, ont fini par adopter une nouvelle tactique, en donnant à outrance dans les fausses interprétations et en substituant une doctrine controuvée et odieuse à la véritable. Le docteur Gall, craignant enfin que la vérité, compromise par son sang-froid et un silence trop constant de sa part, ne suffît plus seule à

(1) Ce n'est que le 25 mars 1822 qu'a été portée la loi qui oblige les rédacteurs des journaux à insérer les réclamations des personnes blessées par des assertions offensantes et inexactes, dans le même journal qui les a provoquées; tandis que le vœu que j'en ai exprimé a été imprimé en 1808, c'est-à-dire quatorze ans avant qu'il fût réalisé.

déjouer les artifices du mensonge, tente de faire insérer ses réclamations dans les feuilles qui les ont provoquées, en déversant sur sa personne et sur sa doctrine tout ce qu'une plume envenimée peut distiller de plus faux et de plus odieux ; quoique ses réclamations soient conçues en des termes honnêtes et ne supposent que des erreurs involontaires dans les faux interprètes de sa science, ceux-ci, jaloux de ne laisser subsister aucun doute sur leurs intentions, refusent de les insérer et se maintiennent seuls dans leur poste inexpugnable sans entendre à aucune explication. Est-ce à de tels hommes qu'il appartient de moraliser le genre humain, en s'érigeant en apôtres de la bonne foi et de la religion? Comment ces sermoneurs du jour, qui étaient naguère en harmonie avec les moralistes du peuple, et qui de plus ont su se mettre plusieurs fois en cadence sur nos théâtres, peuvent-ils ne pas marcher droit en justice?

J'observerai pour ceux qui aiment à remonter aux éléments des choses, qu'un des premiers torts de Gall, aux yeux des vingt-quatre docteurs de l'A B C, c'est d'être *arrivé à Paris à* **12** *heures précises,* le jour même où un de leurs oracles annonçait qu'il se garderait bien d'y jamais aborder ; préludant ainsi, par une fausse prophétie de ce qui était déjà arrivé, aux grandes vérités que nous devions attendre du même canal pour l'avenir. Un autre tort de Gall, c'est d'avoir reconnu que l'ouvrage dont je donne aujourd'hui une nouvelle édition était *un de ceux qui présentent ses idées avec le plus d'exactitude et de fidélité;* une pareille déclaration ne pouvait être regardée comme un péché véniel, puisque les mêmes feuilles, qui avaient interdit au savant qui la faisait l'entrée de Paris, n'avaient pas même trouvé la *Physiologie intellectuelle* digne d'être annoncée, non plus que d'autres ouvrages dont j'ai moi-même déposé des exemplaires à leur bureau d'abonnement, où ils ont été gardés sans scrupule quoique les conditions auxquelles ils avaient été remis n'aient jamais été remplies. Mais voici le plus grand et le plus irréparable des torts : l'ouvrage préféré ne se vendait pas au profit d'un des co-propriétaires de ces feuilles périodiques : ce qui devait naturellement engager les employés de l'exploitation à prouver au docteur Gall qu'eux et *M. Frendens* (1), connaissaient mieux sa doctrine que lui-même, et que nécessairement un *tournoiement du sang*, une *substance saumâtre*, un *petit cerveau*, etc., étaient des signes infaillibles d'un grand talent pour l'exposer, aussi bien que de la bonne intention qu'il avait l'ingratitude de ne pas reconnaître. Le docteur Gall, qui est difficile à désorienter, ne s'empressa point de payer de retour la bonne intention de la personne qui lui disait tant de gentillesses, quoiqu'il lui eût suffi pour cela de la nommer, ni de changer d'opinion sur un ouvrage qu'il s'était contenté d'apprécier d'après l'exécution, sans manifester aucune opinion sur les motifs de son auteur, qui, à en juger par ce qu'il exige des autres, se laisserait sûrement faire tout le mal imaginable sans se défendre, pourvu qu'on lui garantît la bonté des intentions. Cette conduite était désespérante et elle força les officieux employés à user d'un dernier expédient, qui fut de soutenir mordicus, envers et contre tous, que la doctrine d'Allemagne n'était pas la doctrine de France, espérant que ce stratagème réveillerait chez quelques amateurs l'envie de comparer les deux doctrines, et par conséquent d'acheter le meilleur ouvrage qui, selon eux, eût encore paru sur la première. Quelques résidus de la vieille rancune porteraient à croire que cet expédient n'a pas encore eu un plein succès, s'ils ne sont toutefois dus à quelques autres peccadilles ; car il me souvient encore, entre autres petites choses, que le docteur Gall ne voulut point faire annoncer ses cours de physiologie par les faux prophètes de son arrivée, de peur qu'on n'y crût pas, et qu'il a toujours oublié volontairement de leur envoyer une carte d'entrée pour ses leçons...: *inde iræ.*

Voilà les traits, le tableau est parlant ; et l'on peut facile-

______

(1) Le traducteur d'un ouvrage du professeur Bischoff, sur la doctrine de Gall, avait, dans ses nombreuses méprises, imaginé que *frendens* participe présent du verbe latin *frendere, grincer les dents, déchirer*, etc., était un nom propre de personne.

ment y reconnaître les choses, et peut-être deviner les personnes. Celles-ci useront, en se faisant connaître elles-mêmes, si elles le jugent à propos, d'un droit qu'il faut même respecter envers des forbans qui ne respectent rien : *Dicere de rebus, parcere personis.* Mais il ne suffit pas de connaître les ridicules efforts d'un serpent qui se brise les dents en mordant une lime ; il faut encore purger cette dernière de son venin, pour pouvoir s'en servir avec sûreté : de même, pour rendre aux sciences leur utilité, il faut aussi les purger du venin des serpents littéraires. Voilà pourquoi je dois revenir à la question du matérialisme après un préambule rendu nécessaire par la conduite de ces journalistes qui, en prétendant qu'il faut encore à la nation allemande au moins vingt années pour arriver au même degré de culture que nous, même avec deux journaux sur le modèle du leur, auraient néanmoins eu de la peine à convaincre le docteur Gall des progrès de l'hospitalité, de la politesse, de la bonne foi et de la justice en France, si d'autres Français ne lui en avaient donné des preuves un peu moins sujettes à caution qu'eux.

Je commence par déclarer que jamais je ne me serais déterminé à faire connaître la doctrine de Gall, si j'avais trouvé qu'elle pût conduire à aucune idée contraire à la morale et à la religion. Pour s'entendre sur la question dont il s'agit, il faut d'abord convenir de la signification des termes. Le *matérialisme*, selon le Dictionnaire de l'Académie française, est l'opinion de ceux qui n'admettent point d'autre substance que la matière. L'Encyclopédie, muette au mot *matérialisme*, dit au mot *matérialistes :* L'ancienne église appelait *matérialistes* ceux qui, prévenus par la philosophie qu'il ne se faisait rien de rien, recouraient à une matière éternelle sur laquelle Dieu avait travaillé, au lieu de s'en tenir au système de la création qui n'admet que Dieu seul comme cause unique de toutes choses. Tertullien a fortement combattu l'erreur des matérialistes dans son traité contre Hermogène, qui était de ce nombre. On donne encore aujourd'hui le nom de *matérialistes* à ceux qui soutiennent, ou que l'âme de l'homme est matière ; ou que la matière est éternelle et qu'elle est Dieu, ou que Dieu n'est qu'une âme universelle répandue dans la matière, qui la meut et la dispose soit pour produire les êtres, soit pour former les divers arrangements que nous voyons dans l'univers. Voilà tout ce que l'on trouve relativement au matérialisme, dans les deux ouvrages précités. Pour laisser le moins possible à désirer sur ce sujet, j'ajouterai que les Allemands donnent aussi le nom de *matérialistes* aux épiciers-droguistes qui fournissent aux marchands détailleurs les matériaux de la pharmacie ou de l'épicerie (1).

En résultat, le *matérialisme*, dans son sens le plus général, serait la doctrine de ceux qui n'admettraient que la matière et ses modifications ; ce qui est très-opposé à la doctrine de Gall, puisque ce savant reconnaît que l'âme est nécessaire pour la vie et l'activité des organes corporels, et qu'il reconnaît en outre la nécessité de l'Être-Suprême, non-seulement par la considération des merveilles de la nature en général, comme tout le monde, mais aussi par la considération particulière de l'homme, où il trouve et démontre l'existence de l'organe de la théosophie, lequel ne peut être sans but et sans

(1) C'est faute de connaître toutes les acceptions d'un terme que souvent l'on ne s'entend pas, et que l'on tombe dans des méprises ridicules, comme celle que l'on raconte de Julien Offray de *La Mettrie*. On sait que La Mettrie, fameux matérialiste du siècle dernier, fut appelé à Berlin par Frédéric-le-Grand, qui en fit son lecteur. Arrivé dans cette ville, il demanda au maître de la maison où il logeait, s'il ne connaissait pas quelque matérialiste avec qui il pût s'entretenir. Oui, dit l'hôte, il y en a un tout près de chez moi, qui est fort honnête homme. Ah! faites-moi conduire chez lui, que je fasse sa connaissance, repartit La Mettrie. Il n'est pas nécessaire de vous déranger, vous devez être fatigué, reposez-vous ; je vais l'envoyer chercher, dit l'officieux Allemand ; il ne fera aucune difficulté de venir jusque chez moi. La Mettrie, à qui ses extravagances avaient fait si peu de partisans, se félicitait déjà de la découverte qu'il venait de faire à Berlin, et n'eut rien de plus empressé, dès qu'on lui annonça l'honnête matérialiste allemand, que d'aller se jeter dans ses bras pour l'embrasser. Mais quelle fut sa surprise de l'entendre lui demander à l'instant quelles étaient les épiceries et les drogueries dont il avait besoin, et de n'en pouvoir rien tirer que des offres de services dans le commerce de ces articles!

utilité dans la création, d'après cet adage généralement adopté : *Deus et natura nihil faciunt frustra* ( Dieu et la nature ne font rien en vain ). Contradictoirement aux insinuations de la sottise et de la calomnie, la doctrine de Gall offre donc de nouvelles preuves de l'existence de l'âme et de Dieu.

Quant au *fatalisme*, c'est la doctrine de ceux qui attribuent tout au destin. Par les mots *destin* et *fatalité* l'on entend la cause cachée des événements imprévus, relatifs au bien ou au mal des êtres sensibles. Quelques-uns ont entendu par ces mots la Providence ou Dieu lui-même qui, ayant tout prévu de toute éternité, a subordonné la création à sa toute-puissance, soit en déterminant immédiatement les causes secondaires à produire les effets nécessaires au bien et à la conservation de tout l'univers, soit en ne les déterminant que d'une manière médiate, c'est-à-dire par l'enchaînement de toutes les parties les unes aux autres, et par une sorte de dépendance de leurs actions réciproques, compatible néanmoins avec le libre arbitre et la liberté. La *prédestination*, admise par les Pères de l'Église et devenue article de foi, *est une volonté absolue et efficace par laquelle Dieu arrête en lui même de donner le royaume des cieux à quelques-unes de ses créatures* ( Epist. Synod. Episcop. Afric., cap. XIV). Il y a donc des hommes *destinés*, par une providence éternelle, à la gloire ; ce qui fait dire à saint Augustin dans son livre du *Don de la persévérance*, chapitre XIV : *Præscientia est præparatio beneficiorum Dei, quibus certissimé liberantur quicumque liberantur.* La religion et la philosophie répondent à ceux qui croient pouvoir se plaindre de n'être pas prédestinés à la gloire : Voudriez-vous que Dieu vous eût sacrifié tout l'univers? Savez-vous s'il ne fallait pas que vous fussiez ce que vous êtes, pour que le but de la création fût atteint? D'ailleurs, en prévoyant que vous ne résisteriez pas à vos penchants, Dieu ne vous a rien ôté de votre liberté pour y résister ; il a prévu que d'autres, avec les mêmes penchants que vous, y résisteraient par l'usage de leur liberté, et c'est en vertu de cette prescience ou de cette prévoyance qu'il les a prédestinés à sa gloire. Dans l'origine, et suivant l'étymologie, les termes de *fatalité* et de *destin* signifient *décret* ou *destination*. Le premier de ces termes vient du latin *fari*, *fa-tur*, *fatum*; en français, *parler*, *décréter*, *décret*. Dans son sens primitif, ce mot signifie donc le *décret* par lequel la cause première a déterminé l'existence des événements relatifs au bien et au mal; et les hommes, rapportant tout à eux, ne l'ont considéré que du côté par lequel il les intéressait. Dans le langage vulgaire on emploie plus particulièrement le mot *fatalité* pour désigner la cause des événements fâcheux, quoique dans son origine et en philosophie il serve à marquer indistinctement la cause des événements heureux et malheureux. Ce n'est qu'en fixant la signification des termes, que l'on parvient à s'entendre; ce qui n'est point le but de ceux qui, au lieu de chercher à faire connaître la vérité, cherchent au contraire à l'étouffer. La doctrine du fatalisme, qui a été celle des peuples anciens, et qui est encore celle d'un grand nombre de peuples modernes, s'est surtout répandue et accréditée par les poëtes, comme l'a très-bien expliqué M. *Salgues* dans le *Courrier de l'Europe* du 23 février 1808. Ne pouvant mieux faire que lui, je citerai une partie de son article.

« Le mot *fatalisme*, dit-il, est aujourd'hui fort à la mode. Depuis que le docteur Gall a parlé des protubérances de nos crânes, des petits bosses qui indiquent nos dispositions et révèlent le secret de nos penchants; depuis qu'il a dit que nos inclinations dépendaient de la forme de notre cerveau, tous les demi-savants répètent : *Le docteur Gall est un fataliste, le docteur Gall nous conduit au fatalisme*. A les entendre, il semble que ce docteur soit un novateur, un hérésiarque qui a inventé une doctrine inconnue jusqu'à ce jour. Ils ne savent pas, ces demi-savants, que la doctrine du fatalisme est aussi ancienne que le monde; qu'un savant docteur de Sorbonne, nommé Pluquet, a écrit un excellent ouvrage sur ce sujet, qu'il y a inséré toutes les opinions philosophiques et populaires qui s'y rapportent.

» Que le fatalisme soit une doctrine absurde, je le veux bien; et je renoncerai volontiers à l'influence de mon étoile, dont au surplus je n'ai pas trop à me louer : mais faut-il s'effaroucher si extraordinairement au nom de fatalisme? Ne le retrouve-t-on pas dans tous les livres, dans tous les temps, dans tous les lieux? et n'est-il pas étrange surtout que des poètes s'arment avec tant d'éclat contre lui? Ne sont-ce pas les poètes qui, les premiers, ont établi ou consacré la puissance du Destin? Ne trouve-t-on pas la doctrine du fatalisme dans toutes les pages d'Homère? Que les Grecs et les Troyens se combattent, s'entr'égorgent avec fureur, que les dieux se mêlent eux-mêmes à leurs sanglantes querelles, que la victoire reste incertaine et Jupiter indécis, n'est-ce pas alors le Destin qui décide tout, et le maître des dieux n'a-t-il pas recours à ses balances éternelles? Ne voyons-nous pas qu'il ne saurait lui-même sauver son fils Sarpédon, parce que le Destin s'y oppose? Virgile, qui a pris Homère pour modèle, s'est aussi fait un devoir de suivre sa doctrine, et n'a point oublié les balances; Hésiode place le Destin au-dessus de toutes les divinités, et lui donne pour ancêtres la Nuit et le Chaos.

» Quand les Grecs nous montrent sur leur théâtre OEdipe proscrit, ensanglanté, frappé de tous les malheurs qui peuvent accabler un innocent, n'est-ce pas le Destin qu'ils nous donnent comme l'arbitre de ces cruels événements?

» C'est le Destin qui poursuit Oreste; la fatalité pèse sur sa tête, il ne peut s'y dérober. Phèdre n'est adultère, incestueuse, que parce qu'elle est poussée par la rigueur de son étoile :

C'est Vénus tout entière attachée à sa proie.

La fatalité est le grand ressort de la tragédie ancienne; les poètes les plus habiles de nos derniers temps n'ont jamais manqué d'employer ce grand moyen, quand ils ont pu en faire usage. Voyez Caïn au moment même où il tue son frère, il conserve encore quelque droit à notre pitié. Pourquoi? c'est que le poète a eu l'habileté de nous le montrer plutôt comme une victime du sort, que comme un meurtrier. Retirez cette influence du destin, Caïn n'est plus qu'un vil scélérat, indigne de la scène tragique.

» On trouve partout des traces de cette triste superstition, qui fait croire aux hommes que leur destinée est écrite dans le ciel. Pourquoi les aruspices consultaient-ils les entrailles des victimes, si ce n'était pour y lire l'arrêt des peuples? Pourquoi tant d'emblèmes qui nous présentent l'univers enchaîné à une roue dont rien ne saurait détourner le cours? Combien de mots devenus proverbes, qui ne sont que des expressions de la même croyance: *Fata volentem nolentem trahunt: quem perdere vult Jupiter dementat!*

» Une partie des peuples d'Orient est encore aujourd'hui fataliste. C'étaient des fatalistes que ceux qui croyaient à l'astrologie judiciaire et prétendaient lire leur sort dans les constellations.

» Mille personnes sont fatalistes sans le savoir. Celui qui se fait tirer les cartes, dire la bonne aventure, qui craint de se mettre en route un vendredi, de couper ses ongles le mardi, n'est-il pas un fataliste? Il n'est peut-être pas une de nos actions où l'on ne trouve quelque trace de cette croyance.

» L'on a raison cependant de combattre le fatalisme; et l'on ferait mieux encore de s'en moquer. Il y a des doctrines qui ne valent pas la peine d'être combattues sérieusement. Quand Zénon d'Elée niait le mouvement, Diogène marchait et se moquait de lui.

» Mais la doctrine du docteur Gall conduit-elle au fatalisme? Voilà ce qu'il faudrait examiner de sang-froid et sans prévention, et surtout sans mauvaise foi.

» Il est constant que rien n'a été fait sans dessein dans l'univers; que toutes les parties qui le composent sont liées par des rapports admirables, témoignages éternels de la puissance et de la sagesse d'un Être-Suprême. Il est constant que de tous les êtres, il n'en est pas de plus parfait que l'homme; il est constant que les opérations de l'intelligence sont dépendantes de l'organisation physique. Il n'est pas moins évident que ces opérations ne sont pas les mêmes dans tous les individus ;que les animaux varient entre eux de facultés, de caractères, d'inclinations; qu'un dindon n'a pas le même instinct qu'un épagneul: qu'un serin est plus intelligent qu'un limaçon; qu'un poltron ne se bat pas comme un chevalier français. Il est reconnu qu'il y a des gens gais et des gens tristes, des caractères benins et des âmes malignes, des gourmands et des hommes sobres, des esprits lourds et des esprits légers (1).

» Vous voulez savoir d'où viennent ces différences?... On prétend que toutes nos opérations dépendent de nos sens; mais il est évident que tout ne vient pas d'eux. S'ils étaient les uniques agents de notre intelligence; lorsque les sens seraient les mêmes, les idées seraient les mêmes et leurs résultats semblables.... Il faut apparemment qu'il y ait une puissance supérieure aux sens, qui en modifie les opérations; il faut que leurs fonctions soient soumises à un agent plus parfait qu'eux. Cet agent, M. Gall le trouve dans le cerveau. Suivant lui les sens ne sont que des ministres que la puissance législative met en mouvement, et qui viennent lui rendre compte des ordres qu'ils ont exécutés. Comme toutes les têtes ne sont pas les mêmes, qu'il y a de gros et de petits cerveaux, que les uns sont plus renflés et les autres plus aplatis, M. Gall se persuade que ces différences constituent les différences des caractères et des facultés; il croit reconnaître la forme de notre cerveau à celle de notre crâne. Voilà tout son système. Se trompe-t-il? a-t-il fait une découverte neuve et réelle? C'est aux savants à décider. Mais sa doctrine conduit-elle au fatalisme? Tout le monde peut répondre à cette question... Quand un physionomiste entra dans l'école de Socrate, et qu'il prétendit trouver dans sa figure les signes de la débauche et de l'ivrognerie, les disciples du philosophe rirent au nez du physionomiste;

(1) Voici ce qui se passa dernièrement dans une société très-bien composée. Un savant distingué par des talents précoces et par un rang qu'il tient de la confiance du gouvernement, entendant un de ses amis également distingué par son mérite et par son rang, répéter contre la doctrine de Gall ce qu'il en avait lu dans son journal, le fit taire en lui disant à chaque objection : Si vous aviez été autrement organisé, par exemple si vous aviez été lapin, seriez-vous ce que vous êtes? Si vous aviez été barbet, vous auriez déjà été supérieur au lapin; mais seriez-vous ce que vous êtes? Si même vous aviez été femme, auriez-vous eu les mêmes sentiments, auriez-vous fait les mêmes choses, et enfin seriez-vous devenu ce que vous êtes? Si vous ne pouvez répondre par un seul oui à toutes ces questions, il faut qu'une différence d'organisation produise aussi quelques différences dans le caractère des espèces et des sexes, ou que vous admettiez des âmes masculines, féminines, etc.

mais Socrate, qui valait bien les beaux esprits de nos jours, avoua qu'il était né avec des dispositions à ces vices, et qu'il ne les avait corrigées que par la raison et l'éducation. Voilà ce que doivent faire ceux qui ont des têtes faites comme celle de Socrate, et ce que conseille le docteur Gall. Toute sa doctrine se réduit à deux lignes. Nous avons des dispositions naturelles, les unes bonnes et les autres mauvaises ; ces dispositions dépendent de l'organisation de notre cerveau. Aucune d'elles n'est irrésistible ; on les améliore, on les corrige par l'éducation : ce n'est que dans l'état de démence qu'elles sont incorrigibles.

» Je demande à tout esprit sage et impartial s'il y a trace de fatalisme dans cette doctrine. Au reste j'ai vu à ses leçons plusieurs ecclésiastiques connus à Paris par leurs lumières et leur religion, j'y ai vu des ministres protestants qui prêchent tous les jours la morale, et qui la pratiquent, ce qui vaut mieux encore ; aucun d'eux ne m'a paru choqué de la doctrine du docteur Gall. Il me semble que c'était à des hommes de ce mérite qu'il appartenait de défendre la morale, s'il était vrai qu'elle fût attaquée. »

On voit déjà par ce qui précède que la doctrine de Gall consiste, comme toutes les autres branches de la physiologie animale, dans la considération des phénomènes vitaux dépendant de l'organisation des animaux. De même que l'on peut considérer les phénomènes ou les actes vitaux qui dépendent des viscères de la poitrine et de l'abdomen, et apprécier leur perfection par celle des organes qui leur servent d'instruments ; de même aussi l'on peut considérer les phénomènes intellectuels ou les fonctions du cerveau, et juger de leur perfection d'après celle de l'organe dont elles dépendent. Ce point de doctrine est généralement admis, et a traversé les siècles depuis Hippocrate jusqu'à nous sans exciter de réclamations. L'on sait en effet et l'on convient qu'avec des poumons en bon état et une poitrine bien faite l'on respire mieux qu'avec des poumons malades et une poitrine difforme, et que sans poumons l'âme ne peut continuer la respiration, puisque celle-ci cesse absolument après leur destruction par la phthisie ; l'on sait également qu'avec un bon estomac l'on digère bien, et que sans estomac l'âme ne peut faire digérer ; l'on ne disconvient pas davantage qu'il faille les yeux pour voir, les oreilles pour entendre, des jambes pour marcher, et que, sans tous ces organes matériels, les fonctions qui leur sont attachées ne cessent d'être produites par l'âme. L'on est également convaincu qu'avec un cerveau en bon état l'on pense et l'on raisonne juste, qu'avec un cerveau malade ou difforme l'intelligence se trouve en souffrance, et que sans cerveau l'intelligence ne peut avoir lieu. L'on enverrait aux petites-maisons celui qui disconviendrait de ces faits, ou prétendrait qu'ils conduisent au matérialisme et au fatalisme, soit en avançant que l'âme n'a besoin d'aucun organe corporel dans cette vie pour respirer, digérer, voir, entendre, marcher et penser ; soit en concluant de ce qu'elle peut, moyennant ces organes, produire les fonctions qui en dépendent, qu'elle doit les produire nécessairement et constamment, et par conséquent respirer même dans l'asphyxie, digérer, voir, entendre, marcher, penser sans relâche ni pause, bon gré malgré elle. Si l'on était matérialiste pour croire que les organes corporels sont nécessaires à l'âme pour ses fonctions durant cette vie, ne s'ensuivrait-il pas que le premier des matérialistes serait Dieu lui-même, qui a voulu que les choses fussent ainsi et pas autrement, en réunissant l'âme au corps ? En effet, celle-ci ne se manifeste plus à nous par aucune fonction lorsqu'elle se trouve séparée du corps par la mort ; et avec un corps malade ou mal organisé, elle agit moins bien qu'avec un corps en santé et bien organisé. Ces vérités sont admises par tout le monde et prouvées par l'expérience journalière. M. *Ducler*, en les développant dans le *Publiciste* du 27 janvier 1808, observe qu'elles sont conformes au sentiment des Pères de l'église, dont la morale et la religion doivent être au moins aussi pures que celles des révérends pères qui, le même jour, criaient au scandale dans le *Journal de l'Empire*. M. *Ducler*, qui n'a parlé qu'après avoir suivi plusieurs cours du docteur Gall, termine ainsi son article : « Saint Augustin dit, liv. IX de la Cité de Dieu : *Anima etiam pessima melior in optimo corpore ;* et plus loin : *Corporis debilitas nimia etiam*

*vires animæ frangit.* Saint Chrysostome dit, Hom. II et III,
sur l'Épître aux Hébreux : *Corpore molli reddito et delicato
necesse est animam participare ex corporis morbo.* » Galilée.
Voltaire, Rousseau et mille autres ont été persécutés comme
matérialistes ; pourquoi M. Gall ne le serait-il pas? C'est
l'arme dont certaines gens ont constamment usé en France
contre toute idée nouvelle, toute grande découverte; lorsqu'ils manquent leur coup de cette manière, ils ont recours à
la plaisanterie, dont il est aujourd'hui bien plus difficile de se
défendre.

Mais personne n'a mieux secondé l'esprit de mortification
des pieux propagateurs de la bonne et véritable croyance en
France que M. *Salgues*, qui en leur donnant la discipline a
quelquefois trouvé la chair un peu rebelle, sans cependant
que l'esprit y participât. Je ne citerai de son journal que des
passages relatifs à la question du matérialisme et du fatalisme : « Le petit frère, dit M. Salgues par allusion à un
article du *Journal de l'Empire* du 14 novembre dernier, le
petit frère a une logique fort singulière... Il voit dans les
*dispositions innées* du docteur Gall des germes pernicieux de
matérialisme et de fatalisme, et il ne fait pas attention que
si notre âme naît corrompue et maligne, comme lui le prétend, il y a aussi là-dedans beaucoup de fatalisme. En vérité
l'on est fort embarrassé avec les grands docteurs de l'académie obscurantine. Quand Locke et Condillac établirent qu'il
n'y avait point d'idées innées, les docteurs obscurantins crièrent de toute leur force au matérialisme. Ils voulaient absolument que l'âme eût des idées métaphysiques dans le sein
même de la mère, et qu'elle arrivât au monde pourvue de
tout ce qui lui était nécessaire pour se conduire en créature
raisonnable. Ils accusaient Loke et Condillac de donner tout
à la partie grossière et matérielle des sens, au préjudice de la
partie noble et divine qui devait leur commander. Aujour-
d'hui le docteur Gall revient aux idées innées, et voilà qu'ils
crient de nouveau au matérialisme : car si l'âme a des idées
innées, il est évident qu'elle a un instinct : si elle a un instinct, il est évident que nous ressemblons aux bêtes ; et si

nous ressemblons aux bêtes, il est encore évident que voilà les grands docteurs du feuilleton exposés à figurer dans une ménagerie. Aussi il faut voir avec quelle sainte colère le jeune docteur s'élève contre ces horribles conséquences. Il prétend d'abord que le *comble de l'avilissement et de la bassesse* est de s'occuper de recherches sur la nature de l'âme et l'organisation du corps humain. Il se demande si ceux qui font ces recherches *ont commis quelques grands crimes dont ils n'espèrent pas l'expiation? s'ils sont livrés à quelques passions abominables dont ils ne veulent pas se détacher?* Il les traite de *fous*, de *furieux*, de *misérables*, de *bêtes stupides*; puis, se remettant un peu de son premier accès, il imagine qu'il serait possible qu'il y eût une race d'êtres qui portassent figure humaine, et il conclut que ces sortes d'êtres sont naturellement les anatomistes, les philosophes et tous ceux qui, comme le docteur Gall, attribuent nos vertus et nos vices à des bosses sur la tête.

» Il avoue que la doctrine du docteur Gall le jette hors des bornes de toute patience, et qu'il ne peut songer sans indignation qu'*il existe une créature raisonnante qui n'épargne ni soins, ni peine, ni travaux pour démontrer que son intelligence ne diffère point de l'instinct de la brute; qui cherche à établir au milieu des peuples policés un fatalisme absurde et plus grossier que celui des peuples les plus barbares.*

» Cette idée du fatalisme est surtout celle qui le tourmente le plus. Le docteur Gall a beau lui dire que ses *bosses* ne dominent pas l'âme, mais que c'est l'âme qui dominent les bosses; que l'éducation corrige, adoucit, aplanit même les tubérosités élevées par la nature pour indiquer la destination de chaque individu, le poète obscurantin ne veut rien entendre: C'est du *fatalisme*, répond-il, *je ne sors pas de là.* Or ce fatalisme est, suivant lui, un abominable système, un fruit exécrable de l'arbre du matérialisme; arbre plus contagieux mille fois que le *bohon hupas* de Java, et que les cultivateurs de la vigne du Seigneur ne sauraient trop se hâter d'arracher et de jeter au feu.

» Il faut cependant calmer un peu le saint homme sur les

horreurs du fatalisme. Je déclare d'abord que je ne suis point fataliste ; car il est bon de prendre ses précautions, pour ne pas être traité comme l'arbre du matérialisme. Mais je prie mon cher obscurantin de se rappeler que le fatalisme était la doctrine de l'antiquité ; que cette doctrine a été professée par de très-grands poètes, et notamment par Homère, qui avait bien autant voyagé que le cher frère obscurantin ; que ce système de fatalisme est encore aujourd'hui un dogme reçu chez plusieurs peuples ; que ces peuples n'en sont ni plus méchants, ni moins spirituels ; que les thomistes et les jansénistes ressemblent beaucoup aux fatalistes ; qu'il est évident qu'il y a des prédestinés, et que ces prédestinés ne sont tels que parce qu'une puissance supérieure les appelle au salut, de sa grâce spéciale, et sans égard à leurs œuvres ; qu'en supposant que le fatalisme eût lieu, les choses n'en continueraient pas moins d'aller comme elles vont, parce que chacun étant prédestiné à faire ce qu'il fait, et l'auteur de toutes choses ayant tout calculé, nous serions sous sa main comme des marionnettes conduites par le directeur des *fantoccini*. Or, dans cet ordre de choses, personne n'aurait rien à perdre ; chacun marchant à son but sans y songer, toutes choses s'accommoderaient comme il convient. Il y aurait toujours des rois pour commander, des peuples pour obéir, parce que le fatalisme conduisant tout, il y en aurait nécessairement qui seraient destinés à être rois, et un grand nombre destinés à être sujets. La même cause donnerait des juges pour décider les procès, des lieutenants de police pour maintenir la tranquillité, des gendarmes pour arrêter les malfaiteurs, des geôliers pour les enfermer, etc., la prédestination ayant des formes infinies, des combinaisons innombrables ; telle tête serait destinée à faire des vers, telle de la prose ; telle main à coudre des souliers, telle à plisser une fontange sur un joli bonnet. Ce serait encore la fatalité qui ordonnerait la tête du docteur Gall à s'amuser de la construction des autres têtes, et celle de M. N. de manière à dire beaucoup d'injures à M. Gall. Enfin il y aurait toujours un *Journal de l'Empire* pour déraisonner, et décrier les choses raisonnables ; il y aurait toujours des nigauds pour le lire, et des gens d'esprit pour s'en moquer.

» En restant soumis aux dispositions innées du docteur Gall, il n'y aurait donc pas, comme le prétend le *Journal de l'Empire*, un renversement absolu de l'univers. On ne serait pas tout à fait un être abominable, une créature d'une espèce abrutie et dégénérée, un assassin de grande route, une âme vouée éternellement à la peine du *dam*, parce qu'on aurait déclaré que le cerveau n'est point de la bouillie, et qu'au lieu d'en faire une substance médullaire, on établirait que c'est une vaste membrane roulée sur elle-même en mille plis différents. » *Extrait du Courrier de l'Europe et des Spectacles*, du 14 novembre 1807.

On reconnaît par la date de cette réponse aux fausses accusations et aux véritables injures du *Journal de l'Empire* contre la doctrine et la personne de Gall, qu'il entrait dans la fatalité de ce savant d'être jugé et condamné avant d'avoir été entendu, car alors il n'avait encore tenu aucun cours de physiologie à Paris ; comme il entrait aussi dans la fatalité des sonneurs de tocsin de juger avant de connaître, et de se laisser toujours guider par le même esprit de divination qui leur faisait prédire, le 30 octobre, que ce qui arrivait à **12** *heures précises* n'arriverait jamais. *Fata volentem nolentem trahunt ; quem perdere vult Jupiter dementat.*

**M.** Salgues, à qui Jupiter n'a point ôté l'esprit ni l'amour de la vérité, pour le livrer à une fatalité qui le perde, a nonseulement rendu un compte fidèle des séances du docteur Gall dans son journal, mais il a encore relevé avec sagacité plusieurs des erreurs et des inepties répandues et accréditées par les grands dogmatiseurs du jour. « Je vois d'abord, dit-il dans le *Courrier* du 3 décembre, que le docteur Gall n'est pas le seul qui ait attribué aux causes physiques une action immédiate sur les causes morales et intellectuelles. **Tous** les disciples de Locke et de Condillac sont d'accord sur un point, c'est que toutes nos idées nous viennent des sens, que nos jugements se composent de nos idées, et que nos déterminations se forment par nos jugements. Cette doctrine, anathématisée d'abord par les plus antiques suppôts de la Sorbonne, est aujourd'hui admise, soutenue, et personne n'est plus suspect de matérialisme, de fatalisme et d'athéisme pour la professer.

» La doctrine des tempéraments est bien d'une autre importance; car s'il est démontré que je suis triste ou gai, bon ou méchant, colère ou pacifique, suivant l'étendue de mon foie et le diamètre de mes poumons, comme il est évident que ce n'est pas moi qui ai fabriqué mon foie et mesuré mes poumons, il s'ensuit que la nature de mes affections est indépendante de moi, et que c'est ou mon foie ou mon cœur ou mon suc pancréatique qui déterminent la plupart de mes actions.

» Cependant cette doctrine est impunément soutenue par un grand nombre de médecins renommés, et jusqu'ici il ne s'est pas trouvé un seul petit familier du saint-office qui ait demandé qu'on grillât seulement la perruque d'un docteur, parce qu'il avait soutenu cette doctrine.

» M. Gall embarrasse singulièrement ses détracteurs, est-il dit dans le *Courrier* du 20 janvier. Ils voulaient le faire déclarer schismatique, hérétique, matérialiste, athéiste, fataliste; ils voulaient lui imputer des opinions erronées, pernicieuses et malsonnantes, ils regrettaient de n'avoir pas à leur disposition quelques honnêtes familiers du saint-office, pour l'appréhender au corps et le faire cuire, en cérémonie, à la grande satisfaction des âmes pieuses.

» Le docteur s'est tout à coup moqué d'eux, et a fort adroitement esquivé leurs petites broches. Au lieu de prêcher l'athéisme, il a parlé de Dieu avec plus de décence, de sagesse et de profondeur qu'on n'en trouve dans aucun des ouvrages de M. N., même depuis qu'il a consacré sa plume à la prospérité et à la gloire du *Journal de l'Empire*. Au lieu de transformer l'homme en automate, il en a fait un être libre, composé de deux natures, dont la plus noble, l'âme, commande toujours au corps son humble serviteur. Au lieu de nous soumettre à des penchants irrésistibles, il a déclaré qu'il n'existait de penchants irrésistibles que dans l'état de démence. Voilà donc un grand embarras pour ses adversaires, car de quelle accusation le charger maintenant? Mais ils ne sont pas hommes à se déconcerter si facilement, ils ont des ressources dans l'esprit, et la fable du loup et de l'agneau n'est pas une leçon perdue pour eux. Ils disent donc à M. Gall : *Si tu n'as pas enseigné cette doctrine en France, tu l'as prêchée en Allemagne; et si tu ne l'as prêchée ni en France ni en Allemagne, nous soupçonnons que tu avais l'intention de la prêcher. Ainsi, crucifige, crucifige.*»

Comme il s'agit ici de détruire une prévention principalement accréditée en France par deux poètes qui ont travaillé pour le théâtre avant d'être employés comme moralistes à l'exploitation du *Journal de l'Empire*, et que leurs dupes pourraient se trouver comme l'âne entre deux picotins d'avoine égaux, sans pouvoir se déterminer pour l'un de préférence à l'autre, si on les laissait entre deux autorités qu'ils croiraient peut-être se contre-balancer, quoiqu'elles diffèrent beaucoup entre elles, je vais en citer une troisième, celle de la *Gazette de France*, où M. O. a aussi rendu un compte fidèle des séances du docteur Gall. Pour que chacun puisse juger lui-même d'après les faits, je mettrai les trois journaux en parallèle dans leur compte-rendu sur l'organe de l'amour maternel, en plaçant le plus hardi à la tête.

« Selon M. Gall, toutes les mères qui ont cet organe développé, aiment avec passion leurs enfants, ou leurs jeunes; celles au contraire chez qui l'absence de cette bosse indique le peu de développement de l'organe, *ont pour leurs enfants l'indifférence la plus absolue*; et si malheureusement l'*organe du meurtre* se développe en elles, quand celui de l'amour maternel est resté affaissé ou restreint, cette mère qui, à une bosse près, aurait été si tendre, égorge impitoyablement l'enfant qu'elle devait chérir... Ainsi la différence qui existe entre la plus respectable et la plus abominable des mères, tient à quelques lignes de plus ou de moins dans le gonflement de quelque petite partie du cerveau! Si cette doctrine est fausse, c'est une erreur bien triste : si elle est vraie, c'est une découverte désespérante. Mais rassurons-nous; les preuves de

M. Gall ne sont point assez complètes pour que nous ayons le droit de dire à nos mères : Nous ne vous devons rien , vous n'avez aucun mérite à nous aimer , et il ne s'en est fallu que de trois lignes d'épaisseur que vous ne nous ayez tordu le cou quand vous nous avez donné l'existence... » (*Journal de l'Empire* , du 6 février 1808.)

« Il (Gall) a palpé avec une attention extraordinaire les crânes des bonnes mères ainsi que les crânes des marâtres , et l'organe de son toucher a confirmé tous ses soupçons. Vingt-cinq femmes coupables d'infanticide ont été soumises à ses observations , et sur vingt-quatre d'entre elles il a trouvé la protubérance presque nulle. Faut-il en conclure que ces mères cruelles et dénaturées n'ont été portées à ce crime que par l'aplatissement de leur occipital? Point du tout ; mais chez elles l'instinct de la nature n'a point lutté assez fortement contre les motifs criminels qui les ont déterminées. » (*Courrier de l'Europe et des Spectacles* , du 6 février 1808.)

« M. Gall a ajouté l'histoire d'une femme aliénée, enceinte, dont la folie était de croire qu'elle accoucherait de cinq à six enfants, et qui offrait cette protubérance des plus saillantes. Il s'est aidé de l'examen des femmes infanticides ; sur vingt-cinq qui ont été soumises à son observation , vingt-quatre lui ont offert cet organe à peine sensible : ce n'est pas qu'il regarde l'aplatissement de cette partie du crâne comme une disposition matérielle à ce crime, mais c'est une circonstance qui, privant les femmes d'un instinct qui le contre-indique, permet qu'elles cèdent plus facilement à des mobiles étrangers. » (*Gazette de France* , du 4 février 1808.)

A présent l'on peut dire du *Journal de l'Empire* : *Appensus est in statera et inventus est minus habens ;* car voilà deux journaux qui s'accordent parfaitement entre eux et ne s'accordent pas avec lui. Cependant il n'est *minus habens* que pour le bon grain : car pour la paille et le mauvais grain, il en a le plus.

J'observe que le docteur Gall avait exposé, comme il le fait toujours , les circonstances qui peuvent réduire une mère au dernier degré du désespoir ; l'expulsion de la maison paternelle, l'abandon et le mépris de tout le monde, l'impossibilité de trouver un asile pour y déposer son fruit, le défaut de moyens pour le conserver et l'élever, l'excès de la crainte, de la honte, de la misère, l'affaiblissement du corps, etc. Toutes ces circonstances, avait-il dit, ne feront point prendre une résolution criminelle à une femme qui aurait l'organe de l'amour maternel très-prononcé, tandis qu'une autre qui l'aurait moins y céderait beaucoup plus facilement. Il avait ensuite rapporté ces observations sur vingt-cinq femmes infanticides, et en remarquant que chez l'une l'organe de l'amour maternel n'était pas peu développé comme chez les vingt-quatre autres, il indiquait suffisamment que la cause directe de l'infanticide ne résidait point dans son peu de développement. Toutes ces explications avaient donc rendu l'erreur très-difficile, pour ne pas dire impossible. A cette époque il n'avait encore rien dit de l'organe du meurtre, que le *Journal de l'Empire* met déjà en avant comme organe de l'*homicide*; tandis que Gall n'en parle que comme de l'organe qui dispose l'homme à vivre de chair animale, comme les carnassiers; il ne parle jamais de *bosses*, mais de renflements, de saillies, de protubérances, pour indiquer le développement extraordinaire d'un organe; il répète souvent qu'il ne peut apprécier les développements minutieux qui ne porteraient que sur quelques lignes de plus ou de moins, parce que des différences légères peuvent facilement être effacées par l'éducation, qui exerce, développe, perfectionne les facultés, ou détruit les penchants, etc. Ainsi il y a dans le *Journal de l'Empire* altération et substitution d'*explication*, de *sens*, de *termes*, de *causes*, de *motifs*, et nécessairement de *conséquences*: l'on peut donc dire qu'on y façonne une doctrine fausse, absurde et odieuse pour se donner, aux yeux des ignorants et des sots que l'on trompe, le mérite de la combattre par de longs commentaires, dont les autres journaux sont dispensés en disant la vérité. On ne s'en tient pas à ces petites ruses; par un mouvement de générosité et de charité chrétienne peu commune, l'on se dépouille de son bien et on en fait le précieux cadeau au docteur Gall. Ce seul article suffit pour faire juger des autres comptes-rendus des mêmes feuilles, et l'on

peut dire comme Virgile en parlant de la fourberie des Grecs :
*Ab uno disce omnes.* En effet, ces comptes-rendus ont tous été
dictés par le même esprit, pour tromper agréablement les
lecteurs par des fictions poétiques, capables d'entretenir leurs
illusions et d'accréditer de plus en plus les bonnes idées qu'on
leur avait données de la doctrine et du docteur. S'il ne fallait
enfin s'arrêter, et montrer de la tempérance et de la sobriété
au milieu même des richesses et de l'abondance, j'aurais pu
faire encore des citations de ce qui a été publié sur la doctrine
de Gall par M. Julien, dans les *Archives littéraires;* par le docteur Marie de Saint-Ursin, dans la *Gazette de Santé;* par le
docteur Girandy,, dans le *Journal de Médecine pratique:* par
le docteur Tartra, dans le *Bulletin des Sciences médicales,* etc.,
et montrer par là aux habitués du *Journal de l'Empire,* que
cet oracle de leur science n'est pas seulement un *minus habens,*
mais bien un *minime habens,* dans la balance de la vérité, et
que les maîtres par lesquels ils jurent sont par conséquent des
Frères Minimes, qui ont des bosses de fictions prodigieuses,
à moins toutefois qu'il n'y ait deux docteurs Gall, un vrai
et un faux, comme il y a au théâtre le vrai et le faux Am-
phitryon, c'est-à-dire celui où l'on dîne et celui où l'on ne
dîne pas. Dans cette dernière supposition, le Gall dont nous
ont parlé les Frères Minimes serait celui qui se gardera bien de
*venir jamais à Paris,* et non celui qui y est arrivé *à douze heures
précises:* celui qui est un *infâme charlatan,* et non celui que tous
les médecins qui ont pris connaissance de sa doctrine regar-
dent comme un savant anatomiste et un profond physiologiste; celui que *quelque grand crime* ou *quelque passion abominable* aura porté à *disséquer des âmes* et non celui qui dans ses
cours dit que le médecin et l'anatomiste doivent s'en rapporter, comme tous les autres hommes, à la révélation sur cette
substance qui, étant spirituelle, ne peut être concentrée, sans
absurdité, dans un point matériel du cerveau, parce que,
quelque petit qu'on suppose ce point, il est toujours étendu
et doué des autres qualités de la matière; celui qui enseigne
qu'il y a des *penchants irrésistibles,* et non celui qui soutient
qu'il n'y a de penchants irrésistibles que dans l'idiotisme, la

folie et le délire ; celui qui suppose que quand on a un organe
pour quelque fonction , par exemple un œil pour voir , un estomac pour digérer, des jambes pour marcher, une *bosse* pour
faire des fictions , l'on est forcé de toujours voir , de toujours
digérer , de toujours marcher, de toujours donner dans la
même bosse en inventant des absurdités , des inepties , des
injures , etc., et non celui qui enseigne qu'avec un organe l'on
a la possibilité , la faculté et même , quand les circonstances
s'y prêtent , le penchant de faire ce qui dépend de cet organe
comme instrument de l'âme ; celui dont la doctrine conduit
*irrésistiblement au matérialisme et au fatalisme* , et non celui qui
subordonne les organes matériels à la puissance de l'âme , et
l'univers à la puissance de Dieu , en enseignant que plus on a
de facultés , plus on est libre , et dans le cas de choisir entre
celles que l'on veut exercer, la vie ne pouvant suffire à l'exercice de toutes ; celui qui escamotera tous les louis des revendeuses de la Halle , de Javotte , Marton , Galette , etc., si l'on
ne se hâte de mettre un cordon de troupes bien disciplinées
tout autour du carré des Innocents , pour empêcher sa doctrine d'y pénétrer , et non celui qui ne paraissant que dans les
meilleures sociétés de Paris , où les revendeuses et les Frères
Minimes , qui d'ailleurs ne pourraient le comprendre , ne se
rencontrent pas , a tenu pendant près de trois mois sans la
moindre rétribution des cours d'anatomie en faveur des médecins les plus distingués de la capitale, et qui encore aujour-
d'hui admet avec le même désintéressement un grand nombre
de personnes à ses cours de physiologie , quoiqu'il soit loin
d'être à couvert des dépenses qu'il a faites et qu'il continue de
faire tous les jours pour les progrès de la science qui l'occupe ;
celui que le journal des fictions a supposé malade et s'est hâté
d'enterrer par une farce de mardi-gras pour amuser ses dupes,
et non celui qui, se portant aussi bien que jamais , vient de
rouvrir deux cours de physiologie après une petite interruption demandée par quelques-uns de ses auditeurs durant le
carnaval, et mise à profit par lui pour rédiger des mémoires
qu'il se propose de présenter à l'Institut national; celui dont
la doctrine est dans les feuilletons des Frères Minimes , et non

celui qui, à la date du 10 février 1808, a fait insérer dans le *Publiciste*, le *Courrier de l'Europe*, la *Gazette de France*, etc., une lettre uniquement provoquée par ces frères qui, par des sentiments non équivoques, ont refusé de la divulguer, de peur de causer du scandale aux âmes pieuses dont ils dirigent la conscience, en *invitant* avec le véritable Gall *les hommes impartiaux à se défier des relations très - infidèles de ses leçons publiques*, etc., etc. Encore une fois, il faut être sobre, et au milieu de la plus grande abondance se borner à un petit nombre de différences, ne pouvant faire l'énumération de toutes celles par lesquelles on distingue le faux Gall, qui ferait, comme les frères moralistes du feuilleton, le métier de vendre des chapelets de fausses perles à tout le monde, même aux revendeuses de la Halle. Le véritable Gall, celui dont j'expose la doctrine, a trop de connaissances réelles et profondes, trop de discernement, trop de moyens, trop d'estime pour les autres et pour sa propre personne, il est trop convaincu de la bonté des principes de sa doctrine, pour n'avoir pas osé arriver *à Paris à douze heures précises*, contradictoirement à une prédiction démentie par l'événement avant d'être faite, et n'y pas professer les mêmes vérités que les bons ouvrages nous démontrent avoir déjà été professées par lui en Allemagne.

C'était une sage précaution d'avertir que la doctrine que je développe n'est pas celle du Gall dont le *Journal de l'Empire* a tant parlé, car autrement j'aurais pu être aussi soupçonné coupable de *quelque grand crime* ou de *quelque passion abominable*, pour l'expiation desquels les révérends pères de la bonne-foi m'auraient peut-être imposé sans hésiter la dure nécessité de disséquer des âmes toute ma vie avec leur Gall, en me désignant, pour rendre la pénitence plus facile et plus méritoire, à l'exécration publique dans ce monde, et à la miséricorde divine dans l'autre. Je prie ces révérends, attachés comme desservants au bénéfice du feuilleton, de ne pas comprendre dans leur sainte colère et leur foudroyante malédiction leur très-humble serviteur, lequel n'aurait jamais pensé à relever leurs bévues et à répondre à leur interpellation, s'ils ne se fussent pas si étrangement fourvoyés en déviant du sentier étroit de la foi qui nous sauve : *Amicus Plato*, *magis amica veritas*. Forcé de détruire des erreurs nuisibles aux progrès des sciences naturelles et de repousser des inculpations odieuses qui seraient retombées sur moi à titre de fauteur d'une doctrine sur laquelle ces bons apôtres, transportés par un zèle fanatique, ont cherché à égarer l'opinion publique, j'ai dû parler comme parlerait le docteur Gall lui-même, mais je ne l'ai point fait pour diminuer le nombre des habitués du *Journal de l'Empire* : ainsi ceux qui en font leur évangile, peuvent continuer à le lire, en faisant abstraction de tout ce que j'en ai dit : *Qui vult decipi, decipiatur.* Il y a des bosses si corrompues, qu'après les avoir disséquées, un apprenti en chirurgie ne peut, pour sa sûreté personnelle, se dispenser de laver soigneusement son scalpel avant de le remettre dans sa boîte. En me conformant à la même précaution, je souhaite n'avoir plus besoin du mien pour des dissections aussi désagréables et aussi ennuyeuses que la précédente.

En montrant combien la doctrine de Gall a été dénaturée et faussement interprétée par ceux qui ne l'ont pas comprise ou n'ont pas voulu la comprendre, je suis loin d'avoir épuisé tout ce qu'il y aurait à dire sur le matérialisme et sur le fatalisme, que l'hypocrisie et la sottise ont ressuscités dans tous les temps pour étouffer la vérité, empêcher la communication des grandes découvertes, et arrêter ou faire rétrograder les sciences naturelles dans leur marche, en les resserrant dans les cadres étroits d'une métaphysique absurde, et en soulevant contre elles les préjugés de l'ignorance et de la superstition. C'est ainsi qu'après avoir donné de fausses définitions de l'âme et de la matière, l'on a forcé tous les naturalistes à taire ou à expliquer faussement les faits et les phénomènes qui n'étaient pas d'accord avec ces définitions fantastiques établies sans l'aveu de l'expérience. Par exemple, dans la définition de l'âme, on disait que c'était un *être essentiellement actif;* et dans celle de la matière, que c'était une *substance inerte* ou *passive* et par conséquent incapable de mouvement. Ces deux définitions, qui n'avaient coûté qu'un moment d'extravagance à un *esprit* spéculatif, étant une fois admises et regardées comme des articles de foi dans les écoles, il fallut y adapter l'explication de tous les phénomènes : alors les astres furent conduits dans leurs courses par des anges, et les animaux ne furent plus que des machines, des automates, etc. Malheur à l'écrivain qui osa encore consulter l'expérience et expliquer la nature d'après ses données, la lunette de la sottise était faite ; et quiconque osa voir sans elle, fut accusé par les sots de tous les rangs et de tous les étages, comme de nos jours, d'être matérialiste, fataliste, hérésiarque, schismatique, athée, etc., car la superstition s'en mêla aussi. Pour la plus grande gloire de Dieu, il fallut méconnaître ses merveilles et sa toute-puissance. La divinité et la nature se trouvèrent renfermées dans le cercle étroit d'une mauvaise définition, en vertu de laquelle la création devait se renouveler sans cesse, sans qu'il fût permis à Dieu et aux esprits de jamais se reposer, et sans que la matière pût devenir capable de mouvement : l'âme fut elle-même affranchie de la toute-puissance divine pour son existence qui devint nécessaire et indépendante. Si Jésus-Christ fût alors revenu sur la terre pour éclairer les hommes, le divin moraliste, méconnu, eût été de nouveau crucifié par les partisans de l'erreur, toujours d'autant plus inaccessibles à la vérité qu'ils sont plus complétement dominés par l'ignorance. Vous n'y échappâtes point, Socrate, Vésale, Harvey, Galilée, Colomb, Descartes, Locke, Condillac, Buffon, Voltaire, non plus que tant d'autres savants, aux persécutions du fanatisme : et comment auriez-vous pu vous y soustraire ; puisque le fils de Dieu en éprouva lui-même toutes les fureurs, pour avoir enseigné des vérités nouvelles et utiles? Si vous n'aviez, par vos travaux et votre courage, renversé les autels érigés aux divinités infernales, n'en doutons point, les vérités nouvelles seraient encore expiées dans les cachots ou sur le bûcher ; la superstition s'agite encore, mais sans puissance elle ne fait plus que des mouvements inutiles et ridicules. Un génie heureux conduit les destinées du monde, et sous sa puissante protection le torrent des lumières coule sans obstacle en suivant sa pente naturelle. Les grandes actions et les grandes découvertes sont des phénomènes du même siècle. La nature n'a plus de limite que la nature pour le savant, et la toute-puissance divine est rendue à son immensité.

Le matérialisme suppose une âme matérielle; or, si l'âme est matérielle, dit-on, elle pourrait être anéantie, ce qui est révoltant. Mais si l'on ôtait à Dieu le pouvoir d'anéantir une âme spirituelle, il en résulterait qu'il ne serait plus tout-puissant ni le chef suprême de la création; il doit donc toujours lui être permis de replonger dans le néant tous les êtres créés, puisqu'il a pu les en tirer. D'ailleurs l'on croit à la résurrection de la chair, et par conséquent à celle de la matière : alors qu'importe le matérialisme à ceux qui partagent cette croyance? Tout cela prouve que ceux qui sonnent le tocsin contre le matérialisme, sont en contradiction avec eux-mêmes et avec les vérités évangéliques. Mais est-il vrai que la matière soit absolument inerte et incapable de mouvement? Comment concilier cette inertie avec la gravité, l'attraction newtonienne, les affinités chimiques, l'effervescence, la cristallisation des sels et des métaux, l'élasticité, les phénomènes de la foudre, de l'électricité, du galvanisme, du feu, de la combinaison des gaz, etc.? Comment expliquer la végétation des plantes, la fermentation du vin et les diverses mutations qu'il subit dans la cuve, dans les tonneaux et dans les bouteilles? Attachera-t-on aussi un ange ou un autre esprit à chaque molécule vineuse comme on en avait attaché un à chaque astre pour le conduire, ou n'admettra-t-on qu'un seul esprit pour tout le produit d'une vendange, lequel aurait ensuite la complaisance de se laisser diviser en autant de parties que l'on aurait de bouteilles! Est-ce par inertie que le champagne casse les bouteilles qui le renferment, ou fait jaillir au loin le bouchon qui en comprime le gaz? Le galvanisme qui excite des contractions et des mouvements dans les tissus musculaires du corps humain après la mort ou la séparation de l'âme selon le langage vulgaire, est-il un agent spirituel? Ce même agent qui excite les mêmes contractions dans les tissus musculaires de tous les animaux long-temps après leur mort, prouve-t-il d'une manière bien concluante l'inertie de la matière? Voilà ce qui doit réveiller le zèle endormi des partisans des ancien-

nes définitions et exciter leur animosité contre le gouvernement dont la généreuse munificence appelle les découvertes
galvaniques et contre tous les savants qui en étudient et en
publient les phénomènes. Faut-il, par complaisance pour la
secte de l'*obscurantisme*, renoncer à la connaissance des vérités physiques et abrutir ainsi l'espèce humaine pour prouver
la supériorité de l'homme et la perfection de son âme? Ou
faut-il méconnaître les merveilles de la nature, en renonçant
à de prétendues recherches téméraires et abominables, c'est-à-
dire rester au niveau des brutes, pour s'élever à la connaissance de la majesté divine?

Il y a des esprits abrutis qui, ne pouvant accélérer ni suivre
les progrès des sciences, tendent constamment à les arrêter,
et à décrier ceux qui marchent plus vite qu'eux : s'ils le pouvaient, ils ravaleraient l'espèce humaine au-dessous d'eux pour
se la rendre plus facilement tributaire, et la faire uniquement
exister pour leur avantage. Ces esprits sont comme les taches
opaques des corps lumineux, et la morale qu'ils prêchent est
une gangrène qui corromprait tout le genre humain, si l'on
ne travaillait à la borner pour en arrêter les progrès.

Le dogme de l'inertie de la matière une fois admis, il devint
surtout difficile de rendre raison des mouvements des animaux
et de leurs déterminations électives. Il fallait une âme pour
vaincre l'inertie de la matière; l'on ne pouvait dire que les
animaux fussent des êtres tout à fait sans mouvement. Comment expliquer tous les phénomènes de la nature animée, sans
compromettre les belles définitions des métaphysiciens et la
dignité de l'homme? Ne pouvant délier le nœud gordien, on
s'avisa de le couper; et si ce parti n'annonçait l'adresse et la
connaissance du mécanisme, il annonçait au moins un caractère déterminé et, ce qui avait aussi son mérite, il tirait d'embarras. C'est ainsi que le célèbre Descartes fut contraint, pour
s'accommoder à l'esprit des faux moralistes et des faux dévots
de son temps, de ne voir que des automates dans les animaux.
Ces pauvres bêtes n'ont été long-temps que des machines agi-
tées par des effluves, même où il ne pouvait y avoir aucun
effluve, à peu près comme un moulin est agité par l'eau ou

par le vent. Les hommes sensés, les vrais savants objectèrent
en vain contre cette hypothèse les ruses du chien qui court
le lièvre; celles du renard qui vole les galeries du blaireau,
ou qui veut enlever un marcassin; le vol adroit du chien, du
chat, de la pie; l'industrie du castor, de l'abeille; la docilité
plus ou moins grande de tous les animaux domestiques, etc.
Ces raisons étaient du pur radotage, du matérialisme, de
l'athéisme même ou de l'hérésie, selon qu'elles étaient présentées avec plus ou moins de force, et qu'il devenait plus ur-
gent d'y répondre sans réplique. Les machines et les automates animales furent maintenues, comme elles avaient été
établies, par l'unique ascendant du nombre et de la force des
autres machines mues, non par la raison, mais par les effluves
du fanatisme et de la superstition. Buffon parut, et diminua
bientôt par la force de son génie, le nombre des machines et
des automates animales. Forcé plusieurs fois par la Sorbonne
à se rétracter, et à désavouer les tableaux fidèles et élégants
que sa plume nous avait tracés des mœurs et du caractère des
animaux, il ne lui fut plus possible d'être vrai qu'en termes
cachés et seulement pour ceux qui auraient assez d'esprit pour
le comprendre. *Leroy* (*Charles-Georges*), qui avait succédé à
son père dans les fonctions de lieutenant des chasses, et dans
l'administration des bois et des parcs de Versailles et de Marly,
crut ne pouvoir se soustraire aux persécutions du fanatisme
dont il avait vu frapper *Rousseau*, *Voltaire*, *Helvétius*, *Diderot*
et *Buffon*, c'est-à-dire les écrivains dont la France s'honore le
plus, qu'en restant inconnu, et en attribuant à un philosophe
de Nuremberg les lettres et les faits par lesquels il prouve
*que les animaux ne sont pas de simples machines; qu'ils réunis-*
*sent tous les caractères de l'intelligence; qu'une sorte de perfecti-*
*bilité proportionnée à leurs organes et à leurs besoins, ne peut leur*
*être contestée; que, parmi les êtres sensibles, celui qui ne peut*
*faire que vingt pas, n'a pas moins la faculté de marcher que ce-*
*lui auquel il est possible de faire vingt lieues, etc., etc.* (1). Leroy,

(1) Voyez son ouvrage intitulé : *Lettres d'un philosophe de Nurem-*
*berg sur l'intelligence des animaux*. Il y en a eu une nouvelle édition
par M. *Roux-Fazillac*, ex-législateur.

qui estimait les talents de Buffon avec lequel il était très-lié, lui adressa un exemplaire de son premier ouvrage : Buffon ayant trouvé qu'il y combattait quelques-unes de ses opinions, lui répondit par ces mots qui méritent d'être consacrés : *Il est bien différent de faire parler les animaux à Nuremberg, ou de les faire parler à Paris.*

Ceux que leurs actions et leurs efforts nous annoncent comme les successeurs des fanatiques défunts se taisent aujourd'hui sur les mémoires qui se lisent fréquemment à l'Institut national sur l'intelligence des animaux, probablement parce qu'ils ne se sentent pas encore assez forts (1) : mais ils ne s'endorment pas ; et dès qu'un homme isolé paraît n'être pas tout à fait de leur orthodoxie, ils font incontinent main-basse sur lui, attendant l'instant favorable où ils auront assez façonné l'esprit public pour tomber aussi en force sur les sociétés savantes elles-mêmes, en faisant agir contre elles les machines qu'ils auront créées. Ils connaissent bien le principe de Caligula : *Divide et impera ;* et c'est parce qu'ils le connaissent très-bien, qu'ils ne s'attaquent d'abord qu'au savant qu'ils croient déjà isolé, et que, pour mieux assurer leur succès, ils travaillent à l'isoler encore davantage en tâchant d'exciter contre lui la jalousie nationale, ou d'accumuler sur sa seule personne tous les ridicules qui peuvent naître du sujet qu'il traite, ou de la nation à laquelle il appartient.

Le docteur Gall ne diffère des autres savants que parce qu'il admet un plus grand nombre d'organes qu'eux. Ils en admettent tous au moins cinq, ou même six, et ils les composent de toute la substance du cerveau : c'est de ces cinq ou six sens qu'ils dérivent et font dépendre toutes les opérations de l'âme, depuis que la doctrine de Loke et de Condillac a prévalu sur celle de Descartes, qui avait établi, sans scan-

(1) M. *Dupont de Nemours,* homme avantageusement connu par ses vertus philanthropiques, a publié quelques-uns des mémoires qui ont été lus à l'Institut sur l'intelligence et les mœurs des animaux, dans un ouvrage intitulé : *Quelques mémoires sur différents sujets ;* chez *Delance,* imprimeur-libraire. Paris, 1807.

dale et avec le consentement des âmes dévotes de son temps, que nous avions des idées innées. Gall dit que c'est la disposition qui nous rend capables de certaines facultés ou idées, qui est innée; et en cela il est d'accord avec **Locke** et **Condillac**, en ce que ces derniers admettaient comme lui que les cinq sens dont ils faisaient dépendre toutes les idées étaient également des dispositions matérielles innées. Si l'on pouvait s'expliquer aujourd'hui avec les cartésiens, nul doute que leur opinion ne se rencontrât aussi avec celle de Gall, et jusqu'à un certain point avec celle des disciples de **Locke** et de **Condillac**; car en soutenant la thèse des idées innées, les premiers ne prétendaient pas que les appareils matériels de la vue, de l'ouïe, du goût, de l'odorat et du toucher, ne servissent à l'âme pour s'en procurer d'autres qui n'étaient pas innées. Si le docteur Gall fût arrivé plus tôt, il est donc probable qu'il aurait mis d'accord toutes les écoles, en leur faisant voir qu'elles avaient toutes raison, quoiqu'elles n'eussent pas toute la raison. En effet, il y a des idées qui se développent sans l'intermédiaire des cinq sens généralement admis, comme cela est prouvé entre autres dans le chapitre **XXXIX**. Dans ce sens, on peut donc dire qu'elles sont innées, c'est-à-dire inhérentes à une disposition organique que nous apportons en naissant, à peu près comme la figure adhère à un corps visible et palpable. Gall admet aussi les cinq sens comme de véritables organes, et par conséquent comme des sources d'idées par où sa doctrine rentre aussi en partie dans celle de l'école opposée à celle de **Descartes**. Peut-on raisonnablement présumer que Descartes aurait triomphé sur l'esprit de son siècle et sur la doctrine d'Aristote; que Locke et Condillac auraient également triomphé sur l'esprit de leur siècle et sur les doctrines qui l'avaient subjugué, s'ils n'eussent saisi la vérité par quelque point? Croit-on que la doctrine de Gall, qui nous montre le vrai et le faux des anciennes doctrines, ait pu faire tant de sensation et ranger tant de bons esprits dans son parti, sans que la vérité y ait en aussi quelque part? Si pareille chose arrivait, ce serait pour la première fois; mais il est indubitable pour moi que les découvertes de Gall triompheront tôt ou tard, et que leur triomphe sera plus complet et plus durable que celui de Descartes, de Locke, de Condillac, etc., auxquels l'esprit humain doit cependant une partie de ses lumières. Ses devanciers avaient admis un cerveau de trois livres à peu près, pour servir d'organe à l'âme pour ses fonctions intellectuelles ; eh bien ! Gall n'en admet pas davantage. Comment peut-il être plus matérialiste qu'eux ? Ses organes étant au nombre de vingt-sept, sont naturellement plus petits qu'ils ne le seraient en n'en filant que cinq de toute la masse cérébrale ; car il faut absolument que les cinq organes généralement admis absorbent toute cette masse à eux seuls, s'il n'y en a pas davantage. S'il y en a davantage, on n'est pas plus coupable de prendre notice des uns que des autres, ayant tous été formés par le même créateur. Dire que l'homme a une partie du cerveau absolument inutile, et qu'il n'a pas plus de facultés que n'en ont les autres animaux doués d'une moindre quantité de substance cérébrale que lui, c'est se mettre dans une contradiction manifeste avec l'expérience, la raison et cette maxime de tous les temps et de toutes les écoles : *Deus et natura nihil faciunt frustra.* Il n'y aurait donc que la petitesse ou le nombre des organes qui pût faire une différence propre à accréditer le matérialisme. Or cette différence prise en considération, rendrait Dieu et la nature les premiers matérialistes, puisqu'ils ont créé des cerveaux et des appareils pour les cinq sens, d'une inégale grosseur et grandeur dans les diverses espèces d'animaux, et même dans les divers individus de la même espèce ; car l'aigle a sûrement le nerf optique plus gros que la taupe, et tous les hommes n'ont pas d'aussi grandes oreilles que ceux qui crient au matérialisme et au fatalisme au son du tocsin qui les rallie. Le volume des organes ne peut donc être pris en considération pour fonder l'accusation de matérialisme, sans que cette accusation n'atteigne la nature et la divinité elle-même. Si c'était le nombre des organes qui servît à établir cette accusation, même résultat encore ; car Dieu et la nature n'ont sûrement pas distribué le même nombre d'organes au polype qu'au chien, au castor, au singe et à l'homme. Le procès intenté à la doctrine de Gall devient un peu sérieux. Je crois devoir donner encore d'autres détails pour l'appointer.

L'âme n'est pas plus capable de connaître son essence sans la révélation que la matière n'est en état de se connaître elle-même sans les organes cérébraux animés ; pour aller au delà des vérités révélées, il faudrait donc que Dieu donnât à l'homme quelque chose de supérieur à sa nature réelle pour la lui faire voir. Il n'en est pas de même pour la matière : Dieu n'en a point fait un objet de révélation, parce qu'il avait donné à l'homme un principe qui peut la lui faire connaître jusqu'à un certain point. L'homme sage et sensé ne va point au delà de ce que l'Être-Suprème a voulu qu'il fît ; il sent en lui un principe différent de la matière ordinaire, l'existence lui en a été révélée : il n'a point de sens pour en savoir davantage.

Toutes les recherches que l'on a tentées depuis le commencement des siècles jusqu'à nos jours, sur la nature de l'âme et sur la manière dont elle se trouve unie au corps, ont été suivies d'égarements et d'absurdités sans nom ; la curiosité s'est toujours trouvée confondue dans ces tentatives téméraires, qui sont interdites à l'homme par sa propre nature ; il répugne à la raison d'attacher l'âme à un point du cerveau comme à son siége, parce qu'un tel point, quelque petit qu'il puisse être, conserve toujours une étendue et une divisibilité dont l'idée est incompatible avec celle d'un être simple et immatériel ; que conclure de tout cela, sinon que des recherches sur l'âme sont une occupation oiseuse, interdite à l'homme, et capable seulement de le conduire à la déraison et à la folie ?

Mais si Dieu n'a point donné de sens à l'homme pour connaître l'âme, s'ensuit-il qu'il ne lui en a point donné non plus pour connaître la matière ? Et si Dieu a donné à l'homme des sens pour lui faire connaître les diverses propriétés de la matière, était-ce pour qu'il ne s'en servît point ; et dès qu'il en fait usage, doit-il être réputé matérialiste ? Si cela est, je ne vois pas pourquoi l'agriculteur, le jardinier, le botaniste, le minéralogiste, le naturaliste, et en général tous les ou-

vriers et les artistes qui prennent connaissance d'un objet
quelconque, ne seraient pas aussi des matérialistes. Si l'anatomiste et le physiologiste sont matérialistes pour faire des
recherches sur la structure du cerveau, et sur les organes qui
s'y trouvent pour l'exercice des diverses fonctions intellectuelles, je ne vois pas pourquoi les professeurs Cuvier, Duméril, Sabatier, Boyer, Chaussier, Sœmmering, Loder, Reil,
Walter lui-même, ainsi que tous les autres professeurs de
physiologie et d'anatomie, tous les élèves en médecine et en
chirurgie, tous les médecins, seraient moins matérialistes que
le docteur Gall. Serait-ce parce que ce dernier admet un plus
grand nombre d'organes que les autres ? Mais nous avons vu
que, si l'accusation se fondait sur cette différence, elle se di-
rigerait contre l'auteur de la nature lui-même qui l'a établie.
Elle prouverait donc seulement que Gall a mieux cherché
que tous ses devanciers, s'il a raison ; et s'il n'a pas raison, il
serait encore beaucoup plus éloigné du matérialisme que
Bonnet, qui cependant n'en fut pas accusé dans un siècle
moins éclairé que le nôtre, pour avoir cru que chaque fibre
nerveuse était un organe ; il le serait moins que Lavater, cet
homme dévot, qui allait beaucoup plus loin, en admettant
aussi des organes dans la poitrine pour les affections de l'âme ;
il le serait moins que Vanhelmont, Lecat, etc., qui les mul-
tipliaient au point de les chercher dans l'estomac, le plexus
solaire, et ailleurs. Presque tous les savants et les antagonistes
de Gall sont beaucoup plus matérialistes que lui, car ils donnent à l'âme pour ses fonctions, non-seulement le cœur et le
sang, mais aussi le foie et la bile, les poumons, l'estomac, la
rate, c'est-à-dire toutes les parties qui élaborent et assimilent
les humeurs du corps et ces humeurs elles-mêmes, puisqu'ils
admettent les tempéraments comme causes déterminantes
de nos penchants, de nos affections, de nos actions et de nos
caractères. La doctrine des tempéraments généralement admise sans avoir excité l'animadversion des sots et des fanatiques donne à l'âme pour organes ou moyens d'action, non-
seulement les humeurs du corps et les parties solides qui en
résultent, mais aussi tous les aliments qui entrent dans l'es-

3.

tomac pour réparer ces humeurs, tels qu'un bon potage, un consommé, un morceau de bœuf ou de gibier, un fruit, un verre de vin, etc. Cette doctrine, qui, comme chacun peut le voir et le sentir, n'est pas tout à fait dépourvue de fondement, donne aussi aux médicaments propres à purger la bile beaucoup d'empire sur l'âme, qui doit obéir, non-seulement aux cholagogues, mais aussi au phlébotome, aux sangsues, etc. Si la quantité ou la qualité de la matière dont on fait dépendre les fonctions de l'âme dans cette vie peut être prise en considération pour statuer sur la tendance d'une doctrine au matérialisme, l'on peut donc avancer sans contredit que les partisans de la doctrine des tempéraments, qui sont en même temps les antagonistes de Gall, sont les matérialistes les plus consommés qui aient jamais existé. L'on voit que les absurdités et le ridicule jaillissent de toutes parts contre ceux qui ont accusé la doctrine de Gall d'une tendance au matérialisme, puisque, en raisonnant comme eux, les doctrines admises avant lui auraient toute la même tendance d'une manière encore plus marquée et plus directe. Telle est la futilité de toutes les accusations intentées par la mauvaise foi et l'ignorance. Semblables aux charlatans et aux empoisonneurs qui, jouant sur la santé du peuple, lui créent des maladies de fantaisie, afin de le guérir quand il se porte bien, ceux qui crient les premiers au matérialisme à l'occasion d'une découverte qu'ils ne prennent souvent pas la peine d'examiner ou qu'ils ne sont pas en état d'apprécier, empoisonnent l'opinion publique sous prétexte de l'éclairer sur des objets sur lesquels elle ne se serait jamais égarée. Le peuple livré à ses travaux et dirigé par le sens commun n'est nullement porté à s'occuper des idées abstraites de la métaphysique qu'il ne peut comprendre, et quand on le fait intervenir dans les discussions scientifiques des écoles ou de la politique, il suit toujours aveuglément les impulsions que lui donnent les plus furieux, dont il devient l'instrument contre le parti de la raison et de la vérité. Mais tel est le secret de tous les faux Esculapes et de tous les faux moralistes; ils créent eux-mêmes le mal sous prétexte de le combattre. Ce sont des moyens indirects d'attaquer la santé et la morale du peuple, et si l'on examinait de près ceux qui les emploient, l'on trouverait presque toujours leur conduite en contradiction avec la vocation qu'ils se donnent. La Mettrie, dont nous avons parlé précédemment comme du plus fameux matérialiste de son temps, accusa le savant baron de Haller d'être athée, et il supposa une histoire qu'il publia, afin de prouver ce qu'il avait gratuitement avancé contre ce grand homme. On peut dire à ceux qui accusent le docteur Gall de matérialisme : *Mutato nomine de te fabula narratur ;* car ils forgent une fausse doctrine qu'ils attribuent à ce savant , puis ils en tirent les conséquences qu'ils veulent répandre et accréditer. Aussi Gall répète-t-il , dans chacun de ses cours, qu'il n'a jamais eu d'adversaires de bonne foi qu'un seul, qui est le professeur Hufeland de Berlin ; mais celui-ci ne l'a jamais accusé d'enseigner une doctrine qui tendît au matérialisme, puisqu'au contraire il combat lui-même ce reproche et qu'il lui rend justice sur plusieurs points, en observant, comme on le verra plus loin, que lui-même a établi depuis long-temps que l'âme ne peut agir dans cette vie sans organes corporels. Il est impossible d'avoir une autre opinion que la sienne et que celle du docteur Gall, quand on réfléchit que les violences faites au cerveau et les maladies qui l'affectent, détruisent ou changent les facultés intellectuelles ; que celles-ci sont toujours en rapport avec le volume de leurs organes cérébraux, et que sans cerveau elles n'ont jamais lieu. S'il fallait encore d'autres preuves que celles que j'ai rapportées, j'observerais que l'opération du trépan causa chez le père *Massillon* un accroissement subit des facultés intellectuelles ; que *Fabrice de Hilden* parle d'un homme qu'une chute sur la tête rendit tout à fait imbécile ; *Haller*, d'un idiot auquel une plaie de tête donna de l'esprit ; que le professeur *Richerand* et plusieurs autres ont fait des expériences aussi positives à cet égard. En résumé, si le docteur Gall peut être accusé de matérialisme pour faire des recherches sur les parties matérielles du corps animal, tous ceux qui en font ou en ont fait comme lui doivent partager la même accusation ; sinon, elle n'est pas fondée. Mais si elle est fondée, il faut désormais renoncer absolument à l'histoire naturelle, à la médecine et à la chirurgie ; car ces sciences ont toutes les mêmes recherches pour objet. Or, jamais aucun moraliste, aucun ecclésiastique vertueux n'a trouvé que ces recherches conduisissent au matérialisme, ni fussent nuisibles à la morale ; donc il faut conclure en dernier résultat que ceux qui tiennent un autre langage qu'eux, sont de faux moralistes et de véritables hypocrites, à moins qu'ils ne soient les plus sots et les plus ignorants des hommes. Dans l'un et l'autre cas, les ténèbres sont leur élément, leur tendance est d'y engloutir l'esprit humain, et la morale gagnera plus à leur silence qu'à leurs discours : *Non istis defensoribus tempus eget.*

L'accusation de fatalisme n'est pas plus fondée, et il est aisé de démontrer que de toutes les doctrines enseignées jusqu'à ce jour, celle du docteur Gall est la moins propre à l'accréditer, en même temps qu'elle établit de la manière la plus évidente et sans réplique la liberté de l'homme, et, jusqu'à un certain point, celle des animaux eux-mêmes. Si notre organisation est la source de nos penchants, dit-on, elle nous maîtrise, et nous ne sommes pas libres ; car il nous est impossible de changer notre organisation, et par conséquent nos penchants. Rétorquons l'argument avant d'y répondre péremptoirement. Ceux qui n'admettent pas que nos penchants viennent de notre organisation, les attribuent aux tempéraments et à l'éducation : or, si nos penchants viennent de nos tempéraments et de notre éducation, nous ne sommes pas libres ; car il nous est impossible de changer nos tempéraments, et de nous donner notre éducation. On voit qu'en raisonnant aussi conséquemment que les antagonistes de Gall, il n'y aurait plus moyen d'être libre. Si l'on attribuait nos penchants à des vices de l'âme, ce serait pire encore ; car non-seulement nous ne pouvons nous choisir ou nous former une âme à volonté, mais nous n'aurions plus aucun moyen de corriger nos défauts : à moins d'attribuer à la matière, par exemple, à notre corps, un pouvoir sur l'âme, en donnant à celle-ci l'inertie, et à l'autre l'activité.

J'observe d'abord qu'il n'est pas de toute évidence que l'on ne puisse changer son organisation avec plus ou moins d'avantage ; car nous savons que Démosthènes, organisé de manière à ne pouvoir articuler clairement les mots de la langue grecque, parvint en haranguant les flots de la mer, la bouche pleine de petits cailloux, selon l'histoire, et en s'exerçant autrement, à être le premier des orateurs de son temps. Tous les jours nous voyons une organisation vicieuse céder aux moyens mécaniques et pharmaceutiques de l'art de guérir ; l'on sait que les estomacs des grands mangeurs et des grands buveurs n'avaient pas été organisés par la nature tels qu'on les trouve quelquefois. Nous savons aussi que des personnes d'abord mal organisées pour marcher et travailler des bras, finissent, en s'exerçant, par acquérir plus de force dans les jambes et dans les bras, que d'autres personnes d'abord mieux organisées, mais moins bien exercées. Les bras des bouchers, des boulangers, des forgerons, peuvent, comme les jambes des piétons et des commissionnaires, servir à détromper ceux qui croient que l'organisation ne se modifie pas d'après les habitudes. De même que l'exercice du corps modifie en bien ou en mal l'organisation primitive du système musculaire, de même aussi l'exercice de l'esprit modifie en bien ou en mal les dispositions primitives du système cérébral ; car, après une application soutenue de l'esprit, nous éprouvons une fatigue et une pesanteur de tête qui nous annoncent que c'est non-seulement là le laboratoire de nos idées mais aussi qu'il s'y est fait une affluence de sang que confirme encore la rougeur du visage et des yeux : c'est exactement la même chose qui s'observe dans toutes les parties les plus exercées. Or si le sang, qui est l'aliment de toutes les parties organisées, aborde en plus grande proportion dans un organe que dans les autres, il en résultera naturellement ce que l'expérience confirme tous les jours, savoir : que cet organe recevant plus du fluide dont il se compose, prendra aussi un développement plus considérable que dans le cas contraire. Tel est le pouvoir de l'exercice, et tel est celui de l'éducation, qui n'est que l'exercice bien ordonné de certaines facultés intellectuelles de préférence à d'autres. Se lon Gall, il n'y a qu'un seul cas où l'éducation ne puisse rien ; c'est lorsqu'on n'en est pas susceptible, comme dans l'idiotisme et la folie : alors il n'y a pas un assez grand nombre de facultés pour que l'on cultive les unes de préférence aux autres. Il en est de même des animaux sauvages que l'homme, malgré sa supériorité, n'a pu et ne pourra jamais apprivoiser dans leur espèce. Au contraire, plus l'animal a de facultés, plus il est susceptible d'éducation ; et dès qu'il en est susceptible, sa liberté n'est plus un problème, puisqu'alors il se détermine, d'après les motifs que l'on fait valoir, à des actions électives en s'abstenant de plusieurs autres qu'il pourrait exécuter. S'il en était autrement, comment l'homme pourrait-il spéculer sur l'éducation des animaux les moins dépourvus de facultés, par exemple, sur celle d'un chien de chasse, et savoir d'avance que, malgré son penchant à courir le gibier, il parviendra, par diverses corrections, à en faire un chien couchant ou un chien d'arrêt? L'homme ne calcule-t-il pas d'avance les résultats de l'éducation des chevaux et de plusieurs autres espèces d'animaux ? N'est-ce point également parce que l'homme peut se déterminer à l'exercice de certaines facultés de préférence à d'autres, que l'on a pu asseoir les bases et calculer les effets de l'éducation, de la morale, de la législation, de la civilisation et de la politique? Comment organiser une armée ou seulement un régiment, si la susceptibilité pour l'instruction et par conséquent pour les actions électives était douteuse, et qu'elle ne pût être calculée d'avance? Parviendra-t-on jamais à enrégimenter les idiots ou les brutes, en calculant de la même manière les résultats de leur éducation? D'où vient donc la plus grande docilité et la plus grande liberté, si ce n'est de la pluralité des organes? Voilà pourquoi l'on ne peut faire les mêmes calculs ni arriver aux mêmes résultats dans le crocodile et le tigre, que dans le veau marin et le chien. Dans ces différents cas les calculs et les résultats ne sont dans aucun rapport avec le sang, la bile, la lymphe, en un mot, avec tous les attirails des tempéraments, non plus qu'avec les cinq sens et l'éducation ; car toutes ces choses étant les mêmes, les diverses espèces et les divers individus gardent encore leurs différences spécifiques et respectives. Il n'y a que le cerveau dont les différences soient constamment en rapport avec les différences de facultés.

Or, Gall établit que de tous les animaux l'homme ayant le plus de cerveau, est aussi celui qui a le plus de facultés intellectuelles; il établit donc aussi qu'il a plus de liberté qu'aucun autre animal. Mais il ne l'établit pas seulement par comparaison, il le prouve d'une manière positive et absolue. Il admet vingt-sept organes différents, au lieu de cinq qu'admettaient ses devanciers, par conséquent vingt-deux de plus que les autres. L'on peut exercer chacun des cinq sens alternativement, c'est-à-dire que l'on peut voir sans entendre, goûter, flairer et toucher; il y a plus, l'exercice de ces cinq sens ne se fait bien qu'alternativement, et tous ne pourraient agir simultanément sans se contrarier réciproquement, en rendant l'action de chacun moins parfaite, et établir, en quelque sorte, une confusion d'idées et de sentiments. Voilà pourquoi l'on a dit de tout temps, que l'esprit occupé de plusieurs choses à la fois, avait un sentiment plus faible de chacune : *Pluribus intentus minor fit ad singula sensus.* Que conclure de là sinon que l'homme doit souvent choisir entre ses cinq sens celui dont l'exercice lui importe le plus, en laissant reposer ou en n'occupant que plus faiblement les autres? Si l'homme n'avait que ces cinq sens, sa liberté se bornerait donc à pouvoir en exercer un ou quelques-uns à la fois et alternativement sans aller au delà, ou à n'en exercer aucun, comme dans le sommeil. Il aurait cinq fois plus de liberté ou de choix que le polype, borné au sens du toucher qu'il exerce forcément sans pouvoir alterner avec ceux de la vue, de l'ouïe, du goût et de l'odorat, qu'il n'a pas. Mais si, au lieu de cinq sens, l'homme en a vingt-sept, alors il a vingt-sept fois plus de liberté qu'il n'en aurait avec un seul sens, et vingt et une fois plus qu'il n'en aurait avec cinq sens. Au lieu de conduire au fatalisme, la doctrine de Gall est donc celle qui lui est le plus opposée, et ses adversaires sont par conséquent de véritables champions du fatalisme, armés par l'ineptie et la sottise. Toute leur logique se réduit à dire que plus l'on a de choses à choisir, moins l'on a de choix, et réciproquement : que celui qui aurait vingt-sept mets sur sa table, ou vingt-sept habits à mettre, aurait moins de choix que celui qui n'en aurait qu'un, et qu'il est dans la triste fatalité de manger les vingt-sept mets et de mettre les vingt-sept habits à la fois, ou que s'il ne le fait pas, c'est précisément au plus mauvais qu'il donne irrésistiblement la préférence. Avec cette logique serrée, les adversaires parviennent aussi à prouver que celui qui se trouve à une table bien servie, et ne mange pas de tous les mets sans exception, n'a point d'estomac, ou que celui qui n'épouse qu'une seule femme n'a point de disposition pour le mariage, parce que sans cela il aurait aimé et épousé toutes celles qu'il aurait rencontrées sur son chemin, etc. (1). Il résulte donc de la doctrine de Gall que l'homme ne peut suffire à l'exercice simultané de toutes ses facultés, et que son organisation le met dans l'alternative de se reposer ou de choisir entre toutes, celle qu'il veut exercer de préférence ; car il ne peut être en même temps musicien, mathématicien, mécanicien, philosophe, peintre, architecte, astronome, géographe,

---

(1) On lit dans le *Journal de l'Empire* du 27 février 1808 : « Près de cette mère de famille, j'en vois une autre dont le caprice présente au docteur une terrible objection contre la théorie des organes. Cette femme a deux enfants, elle adore l'un et déteste l'autre ; celui qu'elle hait n'a pas plus de vices apparents, celui qu'elle aime n'a pas de meilleurs qualités ; et quand on lui demande le motif de cette préférence, elle répond, comme Montaigne : *Je l'aime parce que c'est lui, parce que c'est moi.* Cette mère demande quelle est la nature de son organe, et quelle forme doit avoir sa protubérance. M. Gall est prié de résoudre cette difficulté. » C'est parce qu'il s'est trouvé plusieurs échos du Journal de l'Empire que j'ai fait allusion à cette objection d'après laquelle il y aurait eu entre deux enfants une égalité bien difficile à rencontrer, et d'où il résulterait que le rédacteur de cet article n'a point d'estomac, ou qu'il mange toujours tout ce qu'il trouve, etc. Je voudrais bien qu'il se donnât lui-même la peine de nous expliquer mieux que Gall la difficulté qu'il propose, car il serait curieux de savoir s'il fait honneur d'une prédilection absolument injuste dans le cas qu'il cite, à l'âme, à la morale, à l'éducation ou aux tempéraments dont l'existence, en raisonnant à sa manière, ne pourrait être moins douteuse alors que celle des protubérances.

philologue, etc. S'il voulait exercer toutes ses facultés à la
fois, quelle confusion d'idées n'en résulterait-il pas, en supposant même que le point où elles aboutiraient comme siége
de l'âme, fût aussi gros qu'une lentille ? Il faut donc que
l'exercice des diverses facultés soit alternatif et successif, et
qu'au lieu d'avoir un seul siége pour toutes ses opérations,
l'âme agisse par chaque organe l'un après l'autre, sans être
néanmoins forcée d'agir par tous successivement, pouvant ne
jamais agir par quelques-uns. S'il fallait une preuve de ce que
j'avance ici, on la trouverait dans l'unité du *moi*, laquelle est
incompatible avec deux sentiments simultanés de la même
force, et dans l'expérience qui démontre que dans le cas de
plusieurs sensations, de plusieurs affections, l'on n'éprouve
que la plus forte, comme dans le cas de plusieurs blessures,
l'on ne sent que la plus douloureuse. J'ai rapporté dans le
VI<sup>e</sup> chapitre de ce livre les faits qui ont déterminé le docteur
Gall à regarder même l'action de chaque organe comme alternative dans chacun des deux hémisphères, et à croire, par
exemple, que l'on ne voit pas avec les deux yeux à la fois (1).

(1) L'on a objecté contre l'action alternative de chacun des deux yeux
qu'en regardant un objet, par exemple, un papier blanc avec un verre
jaune, le papier paraissait jaune ; qu'en le regardant avec un verre bleu,
il paraissait bleu ; mais qu'en le regardant en même temps avec un verre
jaune d'un côté et un verre bleu de l'autre, il paraissait vert ; qu'ainsi il
se faisait intérieurement une composition de deux couleurs, ce qui ne
pourrait avoir lieu si l'action des deux yeux n'était simultanée.

Le docteur *Guillotin*, président de l'Académie de médecine de Paris,
fit un jour, dans une société, cette objection à M. Gall, qui lui dit qu'il
n'avait probablement pas fait l'expérience lui-même, parce qu'elle portait
à faux. M. Guillotin, qui savait que le fait avait pour lui des autorités
respectables, entre autres celle de Buffon, fit faire une paire de lunettes
dont l'un des verres était bleu et l'autre jaune, et en parlant de la doctrine de Gall un jour au sortir de l'Académie de médecine, il me dit,
ainsi qu'à plusieurs autres membres, qu'il avait dans sa poche un argument contre l'action alternative des deux yeux. Nous essayâmes tous la
lunette aux deux couleurs différentes ; moi, je vis toujours bleu et jaune
sur les côtés dans le rayon visuel de chaque œil, et point de couleur
franche au milieu correspondant au nez ou à l'interstice des yeux ; il me
fut impossible, à quelque distance que je misse le papier, d'obtenir la

Cette alternative d'action que Gall établit entre les organes congénères, et qui doit aussi exister, jusqu'à un certain point, entre les divers organes, prouve que ceux qui l'ont accusé de conduire au fatalisme, ont absolument pris le change. En effet, si l'homme ne peut porter la fonction d'un organe à son comble d'activité que par l'exclusion des autres, sa liberté sera d'autant plus assurée qu'un plus grand nombre d'organes solliciteront leur part d'activité, en s'opposant collectivement par leur tendance naturelle à l'exercice exclusif d'une

sensation d'une couleur verte. Aucun des autres membres ne prétendit non plus avoir vu un vert franc, quoique quelques-uns fussent un peu préoccupés. Je fis observer qu'en supposant même qu'il en résultât une véritable couleur verte, cela ne suffirait pas encore pour prouver que la vision n'est pas alternative entre les deux yeux, et que cela prouverait seulement que l'impression d'un œil ne serait pas encore totalement effacée dans le moment où l'autre œil recevrait la sienne. J'ajoutai qu'en physique on démontrait qu'en faisant tourner un disque ou une roue chargée de diverses couleurs, l'on n'en voyait qu'une seule durant le mouvement lorsqu'il était rapide, et que les physiciens expliquaient ce phénomène en disant que dans ce cas l'impression de chaque œil ne peut cesser aussi rapidement que le point aperçu disparaît. J'en ai parlé depuis au docteur Gall, qui m'a dit que cette objection n'était pas nouvelle, et qu'on ne lui en avait pas encore fait une seule en France qui le fût, ni à laquelle il n'eût déjà répondu en Allemagne verbalement et par écrit ; que celle qui fait résulter la couleur verte du bleu et du jaune est absolument contraire à l'expérience, comme il s'en était assuré plusieurs fois dans des sociétés nombreuses en Allemagne, où personne n'avait jamais pu parvenir à obtenir une couleur verte de la lunette à deux verres, l'un bleu et l'autre jaune. Il me montra ensuite qu'il y avait répondu dans l'ouvrage qu'il a publié lui-même en 1806, à Halle, sous le titre de : *Réponse aux attaques du professeur Ackermann contre la doctrine de Gall, etc., par quelques élèves de celui-ci*, ou *Beantvortung der Ackermannschen Beurtheilung und Widerlegung der Gallschen Hirn-Schedel und Organen-Lehre, etc., von einigen Schülern des Herrn D. Gall, und von ihm selbst berichtigt. Halle*, 1806. L'on sait que le docteur Gall ne s'est pas contenté d'une simple réfutation par écrit, mais qu'il a été combattre M. Ackermann dans ses foyers, en allant tenir à Heidelberg des cours où il a toujours été clair et à la portée de ses auditeurs, tandis que son adversaire se perdait souvent dans le vague d'une métaphysique où peu de personnes pouvaient le suivre.

seule fonction. Il est donc évident que pour éluder le choix et
être privé de liberté , il faudrait ou que l'homme n'eût qu'un
seul organe , ou qu'avec plusieurs organes, l'un fût tellement
développé ou excité qu'il émoussât continuellement le sentiment dans les autres , ce qui n'arrive que dans les folies con-
tinues , dans l'exacerbation des folies intermittentes , dans le
délire et dans l'idiotisme, c'est à dire dans un état qui n'étant
pas naturel, fait une exception reconnue de tout temps. Donc
sous tous les rapports et dans tous les sens , la doctrine de
Gall est , de toutes celles que l'on connaît jusqu'ici, la plus
opposée au fatalisme , bien loin d'y conduire, puisque d'après
elle l'homme a plus d'organes qu'aucun des animaux. Ses antagonistes , au contraire , en ne donnant à l'homme que cinq
organes, ne peuvent, sans contradiction avec eux-mêmes, lui
donner plus de moyens de liberté qu'à la brute où ils reconnaissent aussi les cinq sens ; d'où il suit que c'est leur doctrine qui, ravalant l'espèce humaine au niveau de la brute,
c'est-à-dire , selon eux, au niveau d'un automate ou d'une
machine toute matérielle , fonde réellement le matérialisme
et le fatalisme dont ils osent se porter accusateurs contre la
doctrine de Gall.

Mais, dit-on , les faits rapportés par Gall prouvent l'existence de penchants irrésistibles , et par conséquent le fatalisme. Par exemple , le jeune garçon qu'il conseilla de
renfermer pour toujours , à Berlin , comme un voleur incorrigible ; le nommé *Fick*, de Strasbourg , ce prêtre scélérat,
qui égorgea un jour deux sacristains , après avoir déjà commis d'autres cruautés atroces auxquelles il prenait plaisir ;
cet autre homme de Hollande , qui nourrit des animaux pour
avoir le plaisir d'en tuer les petits ; ces cuisinières qui prennent plaisir à tuer les habitants d'une basse-cour , etc. ; ne
sont-ce pas là des faits qui établissent d'une manière évidente le fatalisme et l'irrésistibilité des penchants ?

Ces faits sont faux ou ils sont vrais. S'ils sont faux , ils
ne prouvent rien ; s'ils sont vrais , il faut de toute nécessité
qu'ils aient été produits par une cause quelconque. Je demande maintenant à ceux qui veulent que la cause n'en soit

pas dans une organisation vicieuse, s'ils veulent les attribuer
à une âme vicieuse que le Créateur aurait donnée à certains
individus ; si c'est là leur opinon, il est impossible d'être plus
fataliste qu'eux ; ajoutons même, et c'est la vérité, qu'il est
impossible d'avoir des idées plus révoltantes et plus déses-
pérantes que les leurs, car alors le penchant partant d'un
principe immatériel, essentiellement un et indivisible auquel
le corps est subordonné, il est impossible de le dominer et
d'y résister, à moins que d'établir le matérialisme absolu, en
soumettant l'âme au corps. Voilà donc les admirables résultats où l'on arrive par la doctrine des adversaires ingénieux
et profonds du docteur Gall ! Si au lieu de cette doctrine
horrible et effroyable de nos adversaires, nous attribuons à
l'organisation les crimes et les vices qui dégradent certains
individus de l'espèce humaine, alors le fatalisme disparaît,
et la divinité ne peut plus paraître injuste envers aucun individu. En effet nous avons vu, et l'expérience ainsi que toutes les institutions sociales nous prouvent que l'organisation
peut être modifiée par l'éducation dans tous les hommes
doués de raison. Alors les criminels ne sont plus que des individus qui, abusant de leur liberté, ont résisté à l'éducation
et se sont ensuite révoltés contre les institutions sociales. Selon cette doctrine, il ne peut plus y avoir de penchants irrésistibles que dans les idiots et les aliénés, c'est-à-dire dans
les individus qui ne seront pas assez intelligents pour saisir
les motifs propres à les déterminer à ne faire que les actions
conformes à la religion, à la morale et au bien commun de
la société. Dans ce cas, les organes de la ruse et du vol, qui
peuvent être nécessaires pour la conservation individuelle
dans l'isolement et hors de l'état social, en donnant à la faiblesse le contre-poids de la force et de la cruauté, seront d'un
usage inutile et criminel dans l'état social, où la loi com-
pense la force de tous par une égale protection, et où chacun
trouve le moyen d'exister sans l'exercice de ces organes. Ce
qui porte à croire que la nature a réellement donné ces deux
organes pour servir de contre-poids à la force, et soustraire
ainsi dans certains cas les animaux faibles aux actes de vio-

lence qui peuvent résulter de l'abus des forces, c'est qu'en
général les femmes et les femelles des animaux sont plus rusées que les hommes et les mâles, ce qui paraît d'ailleurs convenable pour la conservation des petits. L'organe du meurtre, qui n'est pas celui de l'homicide comme quelques
adversaires l'ont perfidement insinué, a dû être départi à tous
les animaux carnassiers, pour qu'ils pussent vivre d'une manière conforme à leur nature, autrement Dieu aurait mis
une contradiction dans les œuvres de la création, en donnant
des penchants et des besoins sans moyen de les satisfaire.
Avant Gall, tous les anatomistes et les physiologistes avaient
enseigné que l'homme était carnassier, et qu'il avait la faculté de tuer les animaux propres à sa nourriture ; l'expérience et l'état social qui n'a jamais proscrit les tueries, ni
exclu de son sein les bouchers, les charcutiers, les marchands
de volailles, ni fait un crime à personne de manger de la chair
d'animaux, répondraient d'ailleurs de la solidité de la doctrine des physiologistes sur l'existence d'une faculté qui n'est
révoltante que par le faux coloris qu'elle a reçu de l'ineptie
ou de la mauvaise foi. Que quelques individus abusent maintenant de cette faculté en s'en servant contre leurs semblables, c'est une suite et une nouvelle preuve de leur liberté,
car s'ils ne pouvaient en abuser, ils ne seraient pas libres, et
leurs bonnes actions n'auraient plus de moralité ; ils se trouveraient encore dans un coin de la fatalité, ne pouvant faire
que le bien ou ne pouvant faire que le mal. En n'admettant
point de faculté qui puisse être nuisible, les adversaires de
Gall établissent donc de nouveau le fatalisme, et détruisent
en même temps la possibilité de la morale, ainsi que la nécessité d'une législation divine et humaine ; car sans mauvais
penchants à combattre, point de morale, et sans la possibilité des mauvaises actions, point de nécessité d'avoir des lois
ni une religion ; par conséquent point d'actions méritoires,
point de récompense éternelle, etc., etc. Ainsi voilà donc encore ceux qui prétendent régenter le genre humain dans une
révolte manifeste contre le bon sens, l'expérience et tout ce
qu'il y a de plus sacré et de plus respectable parmi les hom-

mes. Voilà les heureux résultats où l'on arriverait en suivant l'impulsion de quelques jeunes poètes qui ne voulant plus avoir ni rime ni raison, se sont réveillés moralistes et physiologistes un beau matin, après avoir rêvé qu'ils viendraient à bout de renfermer la nature entière dans leur petite lanterne magique, et de suppléer à l'expérience qu'ils n'ont jamais consultée, par les arguties d'une métaphysique absurde. Leur métamorphose n'ayant que varié leur nature, sans la changer, ils ont continué à errer dans le pays des illusions et des fictions poétiques, où la prévention leur a constamment caché la vérité. Voilà pourquoi ils n'ont point pensé que d'après toutes les doctrines et l'expérience, la folie et l'idiotisme rendent incapable d'éducation et d'un bon usage de la liberté, à Berlin comme à Paris, et qu'il est beaucoup moins cruel de renfermer les fous et les idiots, dont les penchants sont pernicieux, que de les maltraiter journellement sans d'autres résultats que les faire souffrir. S'ils avaient été plus studieux de la vérité que des fictions, ils n'auraient pas vu dans le conseil que Gall donna à Berlin de renfermer à vie un jeune voleur de seize ans jusqu'alors incorrigible, au lieu de le maltraiter, plus de cruauté qu'il n'y en a dans le conseil d'un autre médecin qui fait renfermer un fou ou un autre idiot avec des penchants également nuisibles à la société ; ils se seraient peut-être souvenus que le prétendu sauvage de l'Aveyron, dont l'imbécillité est moins dangereuse, se trouve à Paris dans le même cas que le jeune voleur de Berlin, et cela d'après l'avis de personnes respectables et respectées pour leurs lumières et leurs vertus philanthropiques.

Quant aux vols et aux cruautés des individus qui n'étaient ni idiots ni aliénés, ce sont des faits qui ne prouvent pas plus l'irrésistibilité des penchants, que la solution d'un problème de mathématiques ou l'exécution d'une symphonie, d'une ariette, ne prouvent l'irrésistibilité du penchant aux mathématiques ou à la musique, ni qu'une promenade faite librement ne prouve l'impossibilité de rester à la maison. Ce sont là des actions qui n'auraient pu être projetées d'avance, différées ni exécutées dans un temps et un lieu de prédilection sans la liberté de les faire ou de ne les pas faire. Au reste, comme ces faits ont été admis par les adversaires de Gall, c'est à eux à les expliquer d'une manière plus raisonnable et plus satisfaisante que lui.

Dans le pays des fictions, il est peut-être plus humain d'exposer la fortune et la vie des personnes sensées honnêtes, en les mettant à la merci des fous et des forcenés, pour avoir lieu ensuite de maltraiter inutilement ces derniers et les imbéciles incorrigibles, que de prendre des mesures de sûreté aussi favorables aux uns qu'aux autres. Dans le même pays, il est peut-être aussi plus raisonnable d'attribuer à l'âme ou même à la divinité les mauvais penchants, que de les faire résulter de l'abus de la liberté ou de son défaut absolu, basé sur des vices d'organisation, quoique l'expérience nous démontre que l'âme ne fait pas courir sans jambes, respirer sans l'organe des poumons, digérer sans celui de l'estomac, etc. Il ne faut, en effet, rien moins que les illusions et les enchantements de ce beau pays qu'habitent nos poètes physiologistes, pour croire que l'âme humaine agit aussi bien dans un corps malade ou difforme, que dans un corps bien constitué et en parfaite santé, quoique les maladies et les difformités du cerveau prouvent le contraire, et que l'on sache qu'en général un ouvrier travaille mieux avec un bon instrument qu'avec un instrument cassé ou mal fait. Il n'y a que les revenants du pays merveilleux des fictions qui puissent se révolter contre le sens commun qui admet cette maxime de tous les âges : *Mens sana in corpore sano*, dont la signification revient à peu près à celle de cette expression française : *Une belle âme siège dans un beau corps.*

L'on rencontre beaucoup de ces faux savants qui ayant toujours pris les sciences à rebours, ne parviennent jamais dans leur sanctuaire. Au lieu d'en examiner la vérité ou la solidité réelle, ils commencent par leur supposer des conséquences qu'elles n'ont pas ; et après avoir employé tout leur temps et leurs efforts à en encombrer ainsi les avenues, ils s'en rendent l'accès encore plus impraticable qu'aux autres. On peut dire qu'ils souillent tout ce qu'ils touchent, et qu'ils en dégoûtent les autres, comme les harpies de la fable. Ce sont les maçons de la révolution, qui étaient seulement occupés à démolir et à encombrer tous les passages, mais non à reconstruire ni à déblayer. Semblables à celui qui voyant de loin une tour carrée, soutiendrait qu'elle est ronde, parce qu'elle lui paraîtrait telle dans le lointain, et refuserait néanmoins de s'en approcher pour rectifier son erreur ; ils nient les faits au lieu de les examiner, et ils en dénaturent un grand nombre d'autres pour les rendre suspects, ou y rattacher les travers de leur esprit. C'est ainsi qu'il devient impossible de leur faire avouer une seule vérité ; leur philosophie consiste à nier, et à nier même l'évidence, afin de faire sensation en paraissant plus savants que la vraie science. Cette philosophie, fort à la mode aujourd'hui, qui consiste à nier tout ce que l'on ne sait pas, tout ce que l'on ne peut comprendre, tout ce que l'on ne veut pas comprendre, est d'une étude extrêmement facile, car elle n'a d'autre catégorie que la particule *non*, avec laquelle l'animal le plus stupide, l'âne lui-même, peut triompher de tous les raisonnements de la véritable philosophie : *Plus potest negare asinus quam potest probare philosophus.* Le docteur Gall voudrait que ses adversaires se donnassent la peine d'examiner sa doctrine avant d'en juger, parce que, en faisant l'inverse, l'amour - propre se trouve trop intéressé dans le parti de l'erreur pour s'en détacher. Il voudrait qu'au lieu de nier les faits qu'il rapporte, on leur en opposât d'autres, ou qu'on prît la peine d'en donner une meilleure explication que lui, car l'on n'acquiert le droit de blâmer une explication qu'en en donnant une meilleure. En agissant ainsi l'on ne répandrait point des idées que l'on ne combat qu'en apparence, et que l'on accrédite en vérité. La doctrine de Gall étant vraie dans ses principes, doit enfin triompher des préjugés et de la mauvaise foi de ses adversaires ; alors quel peut être le résultat le plus réel de tous leurs vains efforts, si ce n'est d'avoir établi eux-mêmes le matérialisme et le fatalisme, en faisant croire qu'ils étaient une conséquence réelle d'une doctrine qui tôt ou tard sera généralement admise? Pourquoi avoir été reprendre dans l'arsenal de la barbarie ces armes rouillées qui dans tous les siècles ont été employées contre la vérité, sans d'autre succès que d'avoir arrêté ou fait rétrograder les sciences pour quelque temps, et d'avoir démoralisé le peuple en portant devant son tribunal des choses dont il ne peut prendre que des idées fausses et du scandale? Nous avons vu que tour à tour le matérialisme et le fatalisme avaient servi à combattre les doctrines les plus opposées, par exemple celle de Descartes qui admettait les idées innées, et celle de Locke et de Condillac qui les rejetait; nous avons vu aussi que c'est par les mêmes moyens, et toujours par une supposition gratuite de conséquences dangereuses, que Jésus-Christ ainsi que les sages et les savants de tous les siècles, Socrate, Vésale, Harvey, Galilée, Christophe Colomb, Descartes, Copernic, Locke, Condillac, Buffon, etc., ont été persécutés; nous avons également vu que les créateurs de la nouvelle chimie et les propagateurs de la vaccine n'ont pu échapper aux persécutions de la prévention, de la sottise et de la mauvaise foi. Toutes les nouvelles vérités et leurs auteurs auront le même sort tant qu'il y aura des sots et des hypocrites qui, au moyen de l'ignorance et des préjugés que leurs clameurs ne cessent de rappeler, voudraient redonner au monde le spectacle des croisades, du massacre des Incas, des persécutions religieuses, des tribunaux inquisitoires, de l'intolérance, des guerres de religion, des condamnations au feu pour de prétendues sorcelleries, et de tant d'autres fléaux dont le progrès des sciences naturelles a déjà affranchi l'humanité.

La doctrine de Gall repose sur ces deux bases : 1° que le cerveau est le principe matériel des facultés intellectuelles et morales; 2° que le cerveau n'est pas un seul organe, mais une collection de plusieurs organes. Qu'auraient fait des adversaires amis de la vérité? Ils auraient prouvé que le cerveau n'avait pas été donné à l'âme pour l'exercice des fonctions intellectuelles, et que cet organe était là pour d'autres fonctions, ou qu'il était inutile et de pure redondance dans la création; que l'âme

4.

exerçait toutes ses fonctions dans cette vie sans lui ; ou enfin qu'il n'y avait pas plusieurs organes, mais un seul. En prouvant cela par des faits au moins équivalents ou prépondérants· à ceux que rapporte le docteur Gall, toute sa doctrine tombait et ne pouvait plus avoir de conséquences ni bonnes ni mauvaises. La marche que l'on a prise étant exactement celle qui de tout temps a été suivie pour combattre les vérités nouvelles, au lieu de remplir son objet en infirmant la doctrine de Gall, aura donc produit l'effet contraire chez les hommes en état de juger, puisqu'elle les aura en quelque sorte convaincus que les bases de cette doctrine sont inattaquables, puisqu'on ne les attaque pas, malgré le zèle et l'animosité de ceux qui voudraient les ébranler ; mais si le talisman de la prévention et de l'hypocrisie est un moyen trop usé pour en imposer aux vrais savants, il n'en a pas moins un effet très-nuisible pour l'auteur de nouvelles découvertes et très-funeste pour les demi-savants et pour le peuple. Aussi le docteur Gall dit-il en parlant de ses adversaires : *Ils font le mal dont ils m'accusent, et moi je fais le bien dont ils se glorifient.* On lui reproche d'assimiler l'homme aux animaux sous les rapports de l'organisation, et d'enseigner qu'ils ont une intelligence qui souvent les rend capables d'éducation ; mais ce ne sont pas là des vérités nouvelles ni contraires à l'expérience et à la raison, car l'on a dit long-temps avant lui : *Ce chien a beaucoup d'intelligence, ce cheval est très-intelligent, il ne lui manque que la parole,* etc. Depuis long-temps l'on est convaincu et l'on enseigne dans les écoles que les animaux marchent, respirent, mangent, digèrent, voient, entendent, flairent avec des organes analogues à ceux de l'homme. Pourquoi donc n'auraient-ils pas aussi d'autres organes du cerveau analogues aux siens, quoiqu'ils soient moins parfaits et moins nombreux, pour les rendre capables de fonctions intellectuelles analogues aussi à celles de l'homme, quoique moins parfaites et moins nombreuses ? Puisque Buffon, Leroy, l'Institut national ont déjà sanctionné ces vérités avant Gall, que dans la vie commune l'on compare constamment l'homme aux brutes, et que par analogie l'on donne même le nom des dernières aux personnes peu sensées, pourquoi certains individus se récrient-ils si fortement contre le docteur Gall tout seul? que ne font-ils le procès à tout le monde, s'ils ont tant d'intérêt à ce que l'on ne fasse plus de semblables comparaisons? En soutenant que les animaux sont de véritables automates, des machines, n'établissent-ils pas le matérialisme beaucoup plus directement que ne pourraient le faire toutes les autres doctrines, puisque par là ils supposent la matière capable de tant de fonctions et d'actions diverses absolument inconciliables avec l'idée de *substance inerte* et *passive?* C'est à ceux qui crient au matérialisme contre Gall à expliquer ces contradictions manifestes de leur propre doctrine, et à prouver par là qu'elle ne conduit pas plus que toute autre à des conséquences absurdes et dangereuses. Mais si leurs dogmes n'ont pour résultats que des absurdités et des conséquences affreuses ou ridicules, qu'ils cessent d'en interposer la masse comme un corps opaque pour intercepter les rayons qui nous peuvent venir d'une doctrine plus lumineuse et plus solide, sans nous cacher un jour que leur amblyopie les empêche de chercher et de supporter.

Il suffira d'une lecture même assez superficielle de l'ouvrage que je publie, pour se convaincre que plusieurs gens de lettres ont prononcé sur le fond de la doctrine de Gall avec la même connaissance de cause que certain juge qui ayant dormi durant toute une audience, dit, quand il fut question de donner son avis, *qu'il fallait le pendre*, et sur l'observation qu'il ne s'agissait ni d'un voleur ni d'un assassin, mais d'un pré, repartit : *Eh bien! qu'on le fauche ;* et c'était précisément parce que le pré en litige se trouvait fauché par quelqu'un qui n'en avait pas eu le droit, qu'on venait de plaider. C'est presque toujours faute de s'être donné la peine de connaître une chose, que l'on en juge mal ; on se prononce parce qu'il faut avoir une opinion, vraie ou fausse, sous peine de rester nul et de n'être compté pour rien ; et comme l'amour-propre et la vanité empêchent ensuite qu'on ne revienne sur ses pas, l'empire de l'erreur et des préjugés devient absolu ; d'autant plus que la plupart des hommes sont incapables d'avoir aucune idée vierge : tout leur savoir consiste en idées reçues et le plus souvent apprêtées par la prévention ou le mensonge, qui les élabore et les façonne d'après les caprices de la mode régnante ; on se les passe ensuite réciproquement, et elles circulent comme une monnaie de convention dont il importe peu de connaître la valeur réelle, pourvu qu'elle ait cours dans le commerce journalier de la vie. Le torrent s'enfle et se grossit de tout ce qu'il rencontre, jusqu'à ce qu'il se perde dans l'abîme où il ensevelit tous ses ravages. Voilà l'image de l'opinion publique, à laquelle il est si difficile et souvent dangereux de résister. Ceux à qui il est plus aisé et plus avantageux de la flatter que de l'éclairer, ont toujours eu soin de se retrancher derrière quelque épouvantail capable d'effaroucher l'imagination du vulgaire, et pour cela il ne faut qu'un mot vide de sens ou capable de signifier tout ce qu'il plaira à ceux qui l'auront choisi pour leur but. C'est ainsi qu'avec le mot *sorcier* on faisait jadis tout le mal qu'on voulait ; qu'avec celui d'*impie*, l'Inquisition a même fait trembler ses maîtres : que dans des temps plus récents, avec les mots *aristocrate* et *suspect*, les Bailly, les Condorcet, les Verguiaud, les Rabaud, les Malesherbes et tant d'autres philosophes vertueux sont devenus victimes de leur dévouement à la justice et de leur courage à défendre les droits des opprimés, et qu'aujourd'hui encore un pareil abus de mots qui favorise les jugements en masse et par conséquent l'imputation de crimes fictifs, nous fait en quelque sorte croire à la métempsycose des âmes souillées des crimes de la révolution. Quoi qu'il en soit, il n'appartient qu'à la philosophie, toujours calme et étrangère aux excès, d'examiner les choses sans prévention, et par conséquent de les voir dans leur vrai jour ; aussi attentive à se garantir des préjugés de l'ignorance que des séductions de la mauvaise foi, elle n'a d'autre but dans ses efforts et ses recherches que d'accorder les diverses expériences entre elles et de lier les effets à leurs vraies causes, afin que toutes les conséquences qui en découlent naturellement viennent s'offrir à l'utilité publique sans aucune violence. L'épouvantail ou le prestige dont s'est servi la perfide hypocrisie pour attaquer la doctrine de Gall, c'est le *materialisme*, mot d'autant plus heureux pour en imposer aux idiots et aux esprits purement nourris d'idées d'emprunt et d'autorités *quibus stat pro veritate auctoritas*, qu'il est plus au-dessus de leur portée et par conséquent plus propre à désigner tout ce que les circonstances peuvent exiger pour la satisfaction de ceux qui s'estiment spiritualistes. C'est en réchauffant les serpents de l'hypocrisie dans son sein, que l'ombrageuse théologie ou plutôt la superstition eut quelquefois à rougir de ses égarements et de ses persécutions. « Je ne sais par quelle fatalité, dit Pauw dans ses *Recherches philosophiques sur les Américains* (vol 1, p. 225), les théologiens, comme fascinés sur leurs propres intérêts, se sont si souvent attribué des questions du ressort de la physique : en sortant de leur sphère, en prononçant sur des matières qu'on leur pardonne d'ignorer, que pouvait-il leur arriver, sinon d'avoir tort, d'être ridicules et de divertir leurs ennemis? Après avoir si mal décidé, peuvent-ils raisonnablement se plaindre qu'on méprise leurs décisions? Peuvent-ils dire que le siècle décline, parce qu'on n'est occupé qu'à leur reprocher leurs erreurs? Ne vient-il pas dans l'esprit de tout le monde qu'après s'être trompés en géographie, en condamnant l'évêque Vigile ; en astronomie, en condamnant Galilée ; en métaphysique, en condamnant Jordan Lebrun et l'immortel Locke ; en physique, en brûlant tant de magiciens, tant de sorciers, tant de bons livres, ils ne se trompent aussi en histoire naturelle?... » A présent ce ne sont point des théologiens ni des prêtres qui s'élèvent contre la doctrine de Gall ; le premier qui ait osé en déduire des conséquences dangereuses, c'est un médecin de Vienne, jaloux de la réputation d'un confrère auquel il ne pouvait pardonner le mérite d'avoir publié un meilleur ouvrage que lui, ni celui d'avoir fait des découvertes dont lui-même, avec beaucoup d'ambition, se trouvait incapable. D'autres médecins d'Allemagne et de France ont répété les accusations du médecin de Vienne ; mais la plupart se sont tus depuis qu'ils ont été mieux instruits, et ont prouvé par là que leur erreur avait été involontaire. A présent ce sont des poètes et des rhéteurs attachés à la rédaction de quelques feuilles périodiques qui entrent dans la lice, lorsque des hommes instruits ont prouvé par leur retraite qu'ils avaient eu tort d'y entrer, et que ceux qui auraient le plus de droit de s'y présenter encore se rangent du parti du vainqueur. C'est ainsi que l'on voit les poltrons et les traîneurs d'une armée, aussitôt que la victoire est décidée, s'agiter et faire beaucoup de bruit pour paraître braves. On a prétendu que la doctrine de Gall conduisait au matérialisme; mais il aurait fallu le démontrer, et c'est ce que l'on n'a pas fait. L'eût-on fait, l'illustre Bonnet n'aurait point encore déserté la vérité; et nous sommes de son avis lorsque, dans son *Analyse abrégée de la Palingénésie philosophique* (§ 19), il s'exprime en ces termes : « Si, parce que j'ai mis dans mon *Essai* (sur les facultés de l'âme) beaucoup de physique et assez peu de métaphysique, j'étais soupçonné moi-même de matérialisme, je serais un matérialiste qui aurait donné peut-être les meilleures preuves de l'immortalité de l'âme. Non, je ne suis point matérialiste, je ne crois point à la matérialité de l'âme : mais je veux bien qu'on sache que si j'étais matérialiste, je ne me ferais aucune peine de l'avouer.

» Ce n'est point parce que cette opinion passe pour dangereuse, que je ne l'ai pas adoptée ; c'est uniquement parce qu'elle ne m'a pas paru fondée. Une vérité dangereuse n'en serait pas moins une vérité : ce qui est, est ; et nos conceptions, qui ne peuvent changer l'état des choses, doivent lui être conformes. L'entendement ne crée rien ; il contemple ce qui est créé, et il contemple l'aconit comme la gentiane, et le serpent comme la colombe.

» Si quelqu'un démontrait jamais que l'âme est matérielle, loin de s'en alarmer, il faudrait admirer la puissance qui aurait donné à la matière la faculté de penser. »

M. *Villers*, après avoir observé, dans le numéro 189 du *Moniteur* de 1805, combien il est ridicule de craindre que la doctrine sur la nature et la destination organique du cerveau n'ait des inconvénients en morale, et ne conduise à une indulgence illimitée pour tous les genres d'erreurs et de crimes, à cause de leur dépendance de leurs organes respectifs dans le cerveau, quoique Gall et tous ceux de ses disciples qui ont écrit sur sa doctrine n'aient jamais eu cette opinion et qu'ils en aient au contraire toujours montré l'absurdité, termine par rappeler contre l'objection du matérialisme un passage de sa lettre à M. Cuvier, ainsi conçu :

« Voilà donc cette théorie que la cour de Vienne a jugé à propos de frapper d'anathème, et de défendre d'enseigner, par la raison, portait l'ordre prohibitif, qu'*elle tend à établir le matérialisme*. En cela le gouvernement autrichien s'est montré assez mauvais métaphysicien. Si c'est devenir matérialiste que de penser que notre âme, ou telle faculté de notre âme, se manifeste à l'aide de tel organe de notre corps, on le devient de même en pensant que l'âme en général est unie au corps et qu'elle se manifeste par la somme entière des organes; car ce qui vaut en ce cas pour la partie, vaut de même pour le tout. Sur ce pied, les gens les plus religieux seraient donc atteints et convaincus de matérialisme, pour ne pouvoir s'empêcher de croire que l'âme a besoin d'un organe matériel tel que l'œil pour voir, l'oreille pour entendre et ainsi du reste. »

Rappelons aussi à ceux qui reprochent à la doctrine de Gall une tendance au matérialisme, en la croyant absolument neuve, quelques idées que M. *Hufeland* a déjà manifestées depuis plus de dix-huit ans, et qui se retrouvent dans son ouvrage sur la longévité. « L'âme, dit ce savant, est à mes yeux un être tout différent du corps, appartenant à un monde plus sublime et intellectuel. Mais dans ses rapports d'union avec le corps, et pour être *âme humaine*, il lui faut des organes non-seulement pour les actions, mais aussi pour les sensations et même pour les fonctions plus élevées de la pensée et de la combinaison des idées : ces organes sont le système du cerveau et des nerfs. La première cause de la pensée émane donc de l'âme; mais le travail de la pensée (telle qu'il s'exerce dans la machine humaine) est organique. Ce n'est que de cette manière que peuvent s'expliquer le mécanisme si surprenant de plusieurs lois de la pensée et l'influence des causes physiques sur le rétablissement et le désordre du travail de la pensée ; il y a plus : c'est que l'on peut même considérer ce travail comme matériel et guérir en conséquence (devoir que nous impose souvent notre état), sans être matérialiste, c'est-à-dire sans regarder comme matérielle la cause première de la pensée, l'âme, ce qui me paraît au moins absurde. » Feu le professeur *Mayer*, de Francfort-sur-l'Oder, ne s'explique pas moins positivement que Gall lui-même, comme on peut le voir dans son *Traité du cerveau, de la moelle épinière et de l'origine des nerfs*, imprimé en allemand, en 1799, chez Decker, à Berlin.

« Le pont de Varole, la moelle allongée et la moelle épinière, dit ce savant auteur, sont les parties du cerveau que le Créateur a le plus étroitement liées à la vie.

» On demande : Les opérations des différentes facultés de l'âme se passent-elles dans différentes parties du cerveau spécialement organisées à cet effet? Cela devient vraisemblable par l'abolissement partiel de diverses facultés de l'âme dans les blessures ou maladies du cerveau.

» Je ne vois aucune contradiction à admettre que chacune des opérations de l'âme se fasse dans une région particulière du cerveau. Comme les différentes parties d'un tel endroit ou d'un tel organe se développent davantage par une répétition fréquente de l'opération, il en résulte que l'affluence des humeurs vers ce même lieu s'accroît également ( et doit par conséquent accroître aussi l'organe). » Voyez pages 36, 38 et suiv. de l'ouvrage cité.

Conclure avec les spiritualistes à la *non-existence* de l'âme parce qu'on reconnaît que, durant son union avec le corps, elle n'agit pas indépendamment des divers organes, c'est, dit M. *Meckel*, dans sa réponse à la critique de M. Walter (1, contre Gall, être aussi conséquent que de conclure qu'*il n'existe pas de joueurs de clavecin*, parce que, lorsqu'il man-

---

(1) *Walter* a mis tant de bonne foi et de délicatesse dans sa critique, qu'il l'a fait paraître corroborée de la signature non-seulement de son fils, mais aussi de cinq autres médecins sans leur aveu. M. *Walter* y est aussi très-conséquent, à peu près comme on peut l'être lorsqu'on se passionne; car en reprochant à Gall de ne voyager que par la *soif de l'or*, il oublie

que une corde à un clavecin, le ton que doit rendre cette corde ne peut plus s'exprimer.

Le fleuve détourné pour balayer les terres et les écuries d'Augias des immondices qui les infectaient et les rendaient impraticables, rentré dans ses limites, rendit aux lieux qu'il avait inondés leur aspect naturel. C'est ainsi qu'étant débarrassée des absurdités et des inepties qui en rendaient l'approche difficile, la physiologie intellectuelle pourra aussi être considérée sous son véritable point de vue. J'ai tâché d'en rendre les principes plus lumineux par l'ordre systématique que j'ai adopté, par la liaison de mes idées avec celles de Gall et par des citations nombreuses, lorsque le texte et ma conviction s'y sont prêtés. Gall commence ses leçons par réclamer contre le titre adopté dans plusieurs ouvrages publiés sur sa doctrine; il veut que l'on regarde l'ensemble de ses recherches et de ses découvertes comme un traité physiologique du cerveau et des organes de l'entendement, considérés dans l'homme comparativement aux diverses espèces d'animaux doués de facultés analogues; et non comme un traité de crâniologie ou de crânioscopie, parce qu'il ne parle qu'accessoirement du crâne et seulement pour faire connaître les rapports de ses dimensions et de sa forme avec celles du cerveau qui, comme on le verra, lui sert de prototype et

que lui-même a vendu fort cher son cabinet d'anatomie au gouvernement prussien, dont cependant il n'était point émané d'ordre prohibitif pour lui en défendre l'utilité, comme cela avait eu lieu à l'égard de Gall de la part du gouvernement autrichien, qui lui défendait de tenir des cours à Vienne. M. *Barbeguière* fait une allusion méritée lorsque, en parlant de l'injuste supposition de M. Walter, il s'exprime ainsi dans sa préface : « Gall n'est riche que de ses travaux et de sa gloire, *et s'il arrive qu'il rende un jour à quelque gouvernement le muséum qu'il a formé pour les progrès de sa théorie, ce ne sera pas des travaux d'un autre qu'il tirera avantage; ou, s'il le cède, il sera assez franc et assez délicat pour dire qu'il a eu des collaborateurs, et même les nommer.* » — Le mot de l'énigme est que Gall ayant appris que Walter était non-seulement jaloux, mais aussi très avare, et qu'il n'avait jamais admis *gratis* un seul étudiant à ses leçons, le traita comme il avait toujours traité les autres en le faisant seul payer parmi tous les professeurs de Berlin.

lui transmet sa configuration : il faut, dit-il, que le nom désigne la chose par ses principaux caractères : *A potioribus fit
denominatio*. Le titre que j'ai choisi est tout à la fois conforme
au sujet de l'ouvrage et à ses réclamations, dont il n'est point
difficile de sentir la validité. La science s'est amplifiée par
l'opiniâtreté du travail, par l'étendue des recherches et par
la multiplicité des faits, des observations et des découvertes,
ce qui a nécessité un cadre plus vaste qu'il n'était d'abord,
pour les recevoir. J'ai en effet observé (p. 145), et le docteur
Gall ne dissimule pas lui-même que ses premières observations se bornèrent à la forme extérieure du crâne, et que
long-temps l'induction fut le seul flambeau qui l'éclairât
dans sa marche. J'ai étendu la réforme au delà du titre, je
l'ai portée jusque dans le plan de l'ouvrage, dont j'ai envi-
sagé l'ensemble d'un seul coup d'œil, pour en bien saisir toutes
les divisions ; la méthode s'est alors présentée d'elle-même, et
j'ai suivi l'ordre dans lequel toutes les propositions se déduisent les unes des autres. Ce procédé, au lieu de nuire à la fidélité de l'exposé, est au contraire indispensable pour suppléer à plusieurs détails dont l'omission, si elle n'était ra-
chetée par quelque chose, ferait voir le système dans un faux
jour. Mais en renonçant à la fidélité de l'arrangement qui, à
mes yeux, n'est que l'esclavage, je puis néanmoins me flatter
que personne n'a, avant moi, présenté la même doctrine dans
un développement aussi complet, quoique je doive convenir
en même temps que cette doctrine perd encore beaucoup à
n'être pas exposée par Gall lui-même, dont l'élocution et la
clarté peuvent difficilement être remplacées par un autre.
Autant il m'a paru utile d'adopter un ordre un peu différent
du sien dans le développement des principes fondamentaux,
autant j'ai jugé superflu de rien changer à celui dans lequel il
a fait l'exposition des divers organes ; en sorte que dans cette
partie de l'ouvrage, celle qui a principalement fixé l'attention et réveillé la curiosité, quoiqu'elle ne soit qu'un simple
corollaire des bases que l'on a négligé de prendre en considération, j'ai traduit les leçons de l'auteur presque mot à mot,
sans en intervertir l'ordre en aucune manière : je n'ai pour-

tant pas fait scrupule de combattre quelquefois ici comme ailleurs avec mes propres arguments, les préjugés des gens du monde sur la possibilité ou les conséquences de certains organes ordinairement mal appréciés, tels que ceux de la cruauté, du vol, etc., lorsque ma mémoire, que j'ai toutefois eu soin de rafraîchir souvent par la lecture de mes notes et des principaux ouvrages écrits sur le même sujet, me laissait en défaut sur quelques moyens de démonstration administrés verbalement par le docteur Gall. Ce savant professeur parlant d'abondance et sans cahier ne suivait aucun ordre rigoureux; il jetait même souvent en avant des assertions dont le principe ne venait qu'après, entraîné en quelque sorte par la profusion des matériaux qu'il ne s'était pas encore donné le temps ni la peine de distribuer ni d'ordonner dans aucun écrit publié, quoiqu'il ne manquât nullement de talent pour bien s'en acquitter, comme le prouvent un ouvrage qu'il avait publié sous le titre de *Recherches sur la nature et sur l'art* (*Untersuchung über natur und kunst*), et celui qu'il publia à Halle en 1806 en réponse aux objections du professeur Ackermann. Il voit le domaine qu'il exploite s'agrandir devant ses travaux, et soit modestie, circonspection ou lenteur, il paraît ne vouloir construire son édifice qu'après le déblai de tout ce qui pourrait en encombrer les avenues, en dérober la perspective ou en ébranler les fondements. Au moins va-t-il dans ses voyages chercher les savants et surtout ses adversaires dans les universités les plus célèbres, peut-être autant pour s'enrichir des observations des uns et par les objections des autres, que pour détromper les prévenus, comme il y a réussi déjà plus d'une fois, quoique des esprits bas et perdus dans des spéculations purement mercenaires, lui fassent uniquement faire de sa doctrine ce qu'ils en feraient eux-mêmes, un moyen de lucre dont l'envie ne peut se consoler que par des injures et des calomnies. Il doit être permis à la vérité et à la reconnaissance de parler ici aussi haut que le mensonge et l'aveugle prévention, et j'observe en conséquence que ni moi ni plusieurs médecins de ma connaissance nous n'avons, après des offres réitérées, pu faire accepter au docteur Gall aucune rétribution pour ses cours, quoique des plumes, au moins légères et indiscrètes, les lui fassent vendre indistinctement fort chers, en l'accusant même d'avarice. Pourquoi les nouvellistes, dont la plume est si leste, ne consultent-ils pas les nombreux étudiants des universités de l'Allemagne, lesquels Gall admet partout à ses leçons sans aucun intérêt lorsqu'il y a lieu, avant de nous révéler des secrets qui n'ont d'autre source que la calomnie et une correspondance dont les mensonges, comme les vérités, se paient à tant par ligne? Que le plus grand nombre de ses auditeurs ne puisse fréquenter ses leçons avec la même facilité, est-ce au gazetier dont la rédaction est dûment salariée, est-ce au professeur, au médecin, au marchand, au magistrat, au général, au ministre, ou à tout autre homme, à lui faire un crime d'une rétribution que chacun d'eux reçoit pour son temps, ses avances, ses peines, ses sacrifices et ses succès, n'importe quel rang il occupe dans la société? Gall seul, sourd à ses propres besoins, à ceux de son épouse, à ceux même de la science qu'il cultive, doit-il donc sacrifier, sans aucun dédommagement, sa vie et son patrimoine, comme il a sacrifié une place distinguée à Vienne, une pratique aussi lucrative qu'heureuse, de même que ses jouissances les plus douces dans ses foyers, pour une science sur laquelle il a déjà un intérêt de plus de trente années de travaux? Les marchands, les aubergistes, les propriétaires de maisons, les maîtres de poste, les ouvriers qu'il doit nécessairement employer, lui fourniront-ils chacun, sans rétribution, ce qu'ils auront à sa convenance dès qu'il leur aura fait la confidence qu'il se propose de tenir des cours de physiologie *gratis?* Ce qui me paraît le mieux démontré dans son système, me dit un jour un médecin de Paris, à qui j'en parlais pour la première fois, c'est que cela lui fait gagner beaucoup d'argent, etc, et c'était précisément un médecin qui vend tous les matins, avant de sortir de chez lui, des recettes et des avis pour trois ou quatre cents francs, et chez qui les malades n'entrent guère sans y laisser chacun douze ou vingt-quatre francs, dont plusieurs éprouvent peut-être ensuite le besoin pour leur guérison. Au moins respectons-nous dans ce que nous disons des autres! L'on a même été jusqu'à confondre le docteur Gall avec les charlatans; mais il serait à désirer qu'il y eût beaucoup de charlatans comme lui, alors on se passerait facilement de médecins tels que ceux qui le qualifient ainsi. Tous les médecins de Vienne qui ont vécu avec lui le connaissent sous des rapports bien différents, car ils en parlent tous avec éloge et comme d'un travailleur instruit, incapable de parler contre sa manière de penser. « Cela n'empêche pas, dit le docteur J. Franck, tout en manifestant un sentiment contraire à celui de l'homme dont il parle, que je n'aie une très-grande estime pour les talents et l'esprit de recherches du docteur Gall, dont les vues, en cas qu'elles conduisent à une réunion de faits, doivent toujours être bien accueillies. Il faudrait ne pas connaître personnellement cet habile et excellent homme, pour ne pas l'aimer et pour avoir le moindre scrupule de se rendre le garant de la pureté de ses intentions. » Voilà ce que chacun peut lire dans le *Voyage de J. Franck à Paris, Londres*, etc., et dans l'analyse de cet ouvrage, insérée dans le cahier de juin 1806 du recueil périodique de la Société de médecine de Paris. Ce n'est point en comptant, mais en pesant les témoignages que l'on rend justice aux hommes, comme l'ont fait l'Académie des sciences de Stockholm, la Société médicale d'émulation de Paris, et un grand nombre d'autres sociétés savantes, en recevant le docteur Gall au nombre de leurs membres. A ces témoignages de l'estime que se portent réciproquement les personnes de mérite se joignent ceux des professeurs Hufeland, Reil et Loder, dont j'ai fait mention à la fin du chapitre XL. J'aurais tu ces détails en grande partie, s'il n'était démontré par l'expérience que les préventions contre un homme s'appliquent à la science qu'il professe, et que réciproquement la mauvaise foi et l'envie, désespérées de leur impuissance contre la science, se retranchent dans les personnalités. Il n'est donné qu'à l'homme probe et au vrai savant de poursuivre l'erreur jusque dans ses derniers retranchements, sans jamais violer volontairement le sanctuaire de la personne.

Il est assez étonnant que l'on ait aussi cherché dans les voyages du docteur Gall un sujet de critique contre lui et sa doctrine; cela prouve bien, comme on l'a observé depuis long-temps, que la critique est aisée et l'art difficile. Avant que le docteur Gall ne voyageât, on lui reprochait à Vienne l'insuffisance de ses observations pour prouver sa nouvelle doctrine; et depuis qu'il voyage afin de multiplier ses observations et de mûrir ainsi sa doctrine, on lui reproche ses voyages. La raison de toutes ces contradictions, c'est que l'on juge les hommes indépendamment des motifs qui les font agir et du but qu'ils se proposent; souvent même on ne leur en suppose pas de raisonnable, parce que ceux qui ne sont mus que par l'égoïsme, ne prenant aucun intérêt réel au progrès des sciences ni au bonheur de l'humanité en général, assimilent volontiers la conduite des autres à la leur propre. Le docteur Gall aurait pu s'attendre à voir les résultats de ses travaux et de ses recherches perdus pour l'humanité et pour sa gloire, peut-être même déjà de son vivant, s'il fût toujours resté à Vienne, où l'on sait qu'il lui fut défendu d'enseigner sa doctrine sur la tête, *sous prétexte qu'elle conduisait au matérialisme et n'était bonne qu'à faire tourner les têtes.* Si Gall eût voulu faire connaître ses découvertes par l'impression, aurait-il alors donné une grande preuve de sa déférence pour le gouvernement sous lequel il vivait et dont il tenait plusieurs places de confiance? Pouvait-il même espérer que son ouvrage serait acheté, et lui remboursé des frais d'impression, sa doctrine n'étant devenue un peu célèbre que depuis qu'il voyage? En supposant que la curiosité eût fait acheter son ouvrage, quelle confiance pouvait-il inspirer, et comment aurait-il été compris et interprété par les lecteurs, puisque tant de personnes ne le comprennent pas après l'avoir entendu lui-même expliquer sa doctrine avec beaucoup plus de détails que n'en comporte un livre, après avoir assisté à ses démonstrations et avoir pu se convaincre de l'exactitude des faits par l'inspection et la comparaison des crânes, des cerveaux, etc.? D'ailleurs, en restant à Vienne, où prendre tous les faits qui servent d'appui à ses assertions? Croit-on que

tous les talents extraordinaires et tous les génies se seraient
rendus par complaisance auprès de lui pour confirmer ses
données physiologiques qu'il est impossible de déduire des
talents ordinaires dont les différences sont presque aussi souvent dues à l'éducation qu'à la nature? Tous ceux qui auraient eu des objections à faire, soit par suite de leurs préjugés, d'une mauvaise interprétation ou de l'observation, se seraient-ils rendus auprès de lui pour en avoir la solution?
S'ils en avaient demandé la solution par la poste ou par l'impression, Gall aurait-il eu assez de fortune et de loisir pour
payer les frais de port, tenir des secrétaires et leur dicter
les réponses? Disons-le, il était impossible que la doctrine de
Gall fût suffisamment prouvée et connue sans ses voyages ;
et l'insuccès de celui qui en aurait jeté les fondementsn'eût
pas été très-encourageant pour tout autre physiologiste, en
supposant qu'il s'en trouve facilement d'autres qui aient les
mêmes moyens physiques et pécuniaires, les mêmes talents,
le même zèle, la même opiniâtreté, le même courage, le
même sang-froid, le même calme moral contre les personnalités, et les mêmes occasions de s'ouvrir une nouvelle
route aux découvertes. Vouloir qu'il ne voyage pas, c'est donc
vouloir que sa doctrine, vraie ou fausse, soit étouffée en naissant. Les gravures, d'ailleurs fort inférieures à la nature, ne
suffiraient pas dans un livre, quelque nombreuses qu'on
puisse les supposer, pour donner des idées justes de l'anatomie et de la physiologie comparées, outre qu'elles rendraient
le livre si coûteux que peu de personnes pourraient l'acheter
et s'en servir. C'est en allant combattre ses antagonistes dans
leurs propres foyers, par des faits nombreux et par des explications naturelles et lumineuses, que Gall est parvenu à en
ranger plusieurs au nombre de ses partisans, et c'est en voya-
geant que tous les jours il acquiert de nouvelles armes contre
eux : *Crescit eundo.*

Je n'ai pu rapporter tous les nouveaux faits qui, depuis
les cours que j'ai suivis à Hambourg et à Altona, sont venus
confirmer les mêmes principes que Gall avait déjà établis
alors et auxquels je n'ai pu rien changer dans cette nouvelle

édition. Cependant j'en ai rapporté plusieurs des plus frappants. En voici un autre qui est venu à ma connaissance durant l'impression de cet avant-propos, et que je crois devoir citer encore en réponse au *cui bono* des indifférents, pour leur donner une nouvelle preuve, que toute vérité est utile et par conséquent bonne à connaître. Une fermière des environs de Paris, à laquelle le professeur *Dubois* et le docteur *Bafos*, son neveu, ont donné des soins depuis plusieurs années, après avoir lu la *Gazette de France* du 27 janvier 1808, où il est question de la manière dont le docteur Gall considère les aliénations mentales et le penchant au suicide, alla avec son mari dire à ses anciens médecins qu'elle avait trouvé, dans le journal précité, une peinture fidèle de ce qu'elle avait éprouvé plusieurs fois, et qu'elle aurait envie de s'adresser au docteur Gall. L'on sait combien les talents et les connaissances de M. Dubois le mettent au-dessus de toutes les insinuations de l'amour-propre, et avec quelle franchise et quelle cordialité lui et son neveu exercent l'art de guérir; ils envoyèrent leur malade au docteur Gall, en lui donnant son adresse, et, ayant été prévenu, je me trouvai à la consultation. Cette femme, n'osant dire tout ce qu'elle avait déjà été tentée de faire, demanda la *Gazette de France* à son mari qui était avec elle, et dit au docteur Gall, en lui montrant la dernière page de l'article qui s'y trouve sur sa doctrine : *Tenez, voilà comme je suis, vous m'avez tout à fait déchiffrée dans cet article.* En la questionnant, nous apprîmes d'elle que depuis l'âge de 18 ans jusqu'à présent, où elle en a 28, elle avait eu périodiquement et souvent des tentations de laisser tomber ses enfants par la croisée dans la rue, de leur marcher sur le corps pour les écraser, de les lâcher au milieu de la rivière en se baignant, de leur donner des breuvages nuisibles, etc.; qu'elle avait été plusieurs fois dans le cas de crier à son mari d'ôter des couteaux, des haches et autres instruments dont elle éprouvait une forte envie de se servir contre lui et ses enfants, quoiqu'elle les aimât tous bien, et que dans d'autres périodes elle ne leur souhaite que du bien et ne cherche qu'à leur en faire. Elle dit qu'en voyant de gros tas de paille, dans ces circonstances, elle avait quelquefois été obligée d'éteindre sa chandelle et tout le feu de chez elle, en se jetant la face sur les genoux et sur un meuble, pour ne plus rien voir et résister plus facilement à son envie d'y mettre le feu. Elle dit que, dans ses accès d'idées noires et de projets de destruction, elle s'était souvent jetée à genoux pour implorer le secours de la Providence afin d'y résister, que long-temps elle avait cru être tourmentée par le démon, et qu'elle donnerait tout pour être guérie, dans la crainte de succomber un jour. Quand on lui demanda si elle ne craignait pas la justice, lorsqu'elle avait ses idées noires; elle répondit qu'elle n'y pensait pas du tout, mais que ses enfants la gênaient, qu'ils choquaient sa vue, qu'elle voulait en être débarrassée, et qu'un jour elle n'avait pu s'empêcher de marcher sur le corps d'un qui était couché par terre, et de donner un verre d'eau-de-vie à un autre, etc. Elle ajouta qu'elle avait eu une tante à peu près comme elle, laquelle avait fini par se tuer, et qu'elle connaissait une autre femme qui aussi avait eu de pareilles tentations, ayant voulu plusieurs fois jeter ses enfants au four, en le chauffant, etc. Le docteur Gall fit donner à cette femme une recette qui lui a déjà réussi chez beaucoup d'individus possédés de la manie de se détruire ou de détruire les autres, laquelle consiste dans la combinaison d'un demi-grain, au plus d'un grain de tartre stibié dans quatre ou six onces d'extrait de pissenlit (*leontodon taraxacum*) avec ou sans eau, dont le malade prend chaque jour, par cuillerée à bouche, ce qui lui est nécessaire pour avoir tous les jours une selle liquide de plus qu'à son ordinaire. Au bout de quelque temps il rend de grandes filandres de glaires; les embarras de l'abdomen ayant été levés de cette manière, la circulation du sang redevient libre, uniforme et régulière dans toutes les parties du corps, d'où il résulte qu'il n'aborde plus en trop grande ou en trop petite quantité dans le cerveau pour en déranger les fonctions. Gall engagea cette femme à revenir, elle ou son mari, lui rendre compte de son état au bout de quelque temps, en lui faisant espérer sa guérison, refusa ce qu'ils lui offrirent d'honoraire, quoiqu'ils eussent l'air d'être assez aisés, mais leur demanda l'historique par écrit de tout ce que cette femme avait éprouvé; ce qu'ils promirent de lui remettre, en le priant de ne pas faire connaître la malade à cause des préjugés vulgaires dont elle, son mari et ses enfants pourraient souffrir.

J'ajouterai, pour ceux qui ne l'ont pas lu ou retenu, l'article de la *Gazette de France*, qui est ainsi conçu : « Le docteur Gall a dit, avec juste raison, que la folie n'était pas une maladie de l'âme, comme quelques philosophes l'avaient cru, mais qu'elle supposait toujours une altération dans l'instrument matériel nécessaire à l'exercice des facultés de cette âme; il a dit que la cause de cette folie était tantôt dans le cerveau, tantôt dans d'autres parties du corps, surtout dans l'abdomen : il a distingué ces aliénations en partielles et en générales; il a montré que les premières finissaient par devenir générales et incurables, parce que, par suite de la souffrance, le cerveau diminuait de volume, s'atrophiait. Il a cité plusieurs faits d'aliénation qui tendaient à prouver que le plus souvent elles étaient produites par un état d'inflammation du cerveau. Il s'est étendu plus longuement sur le penchant au suicide, qu'il a prouvé n'être que très-rarement un résultat moral, mais presque toujours être une véritable maladie matérielle, une aliénation mentale; il a cité des exemples où cette maladie a été endémique, épidémique, il en a indiqué d'autres où elle était héréditaire dans certaines familles; il a suivi avec beaucoup de tact la progression des symptômes de cette malheureuse maladie, dans laquelle d'abord l'infortuné n'éprouve que des tentations qu'il combat par la religion, la morale, mais ensuite est entraîné d'une manière irrésistible par des inspirations qu'il croit réelles. Il l'a montrée plus funeste encore, lorsqu'elle s'étend aux personnes chères à l'aliéné, qui les comprend alors dans la fatale proscription qu'il médite, et à l'exécution de laquelle il revient plusieurs fois, lorsque ses premières tentatives ont échoué. Enfin il a cherché à expliquer les manies périodiques par l'observation qu'il a faite, que tous les mois à peu près, une cause générale, inconnue, excite une plus grande irritation dans le corps humain; d'où il résultait qu'une cause permanente, non suffisante pour déranger la santé continuellement, la dérangeait à cette époque de plus grande irritation. »

Je pourrais citer plusieurs autres faits outre ceux que j'ai rapportés dans le corps de l'ouvrage, pour prouver, non-seulement la justesse des données physiologiques de Gall, mais aussi l'utilité dont leur connaissance peut être et la nécessité où était ce savant de voyager pour les confirmer et les expliquer lui-même. Mais il faut convenir aussi que ses voyages eussent été peu profitables à la science, à l'humanité et à lui-même, si des amis de la vérité n'avaient souvent par leur témoignage et la fidélité de leurs récits détruit ou arrêté les progrès d'une prévention outrageante, accréditée par les partisans des préjugés et du mensonge, qui ont eu recours aux fausses interprétations et à une substitution de doctrine à la place de la véritable, pour mieux tromper le public.

La marche qu'ont suivie les tapageurs et les brouillons de la littérature, n'est propre qu'à faire des dupes et à détourner l'attention des juges de la question à résoudre. Pour renverser la doctrine de Gall, il faut d'abord attaquer sa base fondamentale en prouvant que le cerveau n'est pas nécessaire à l'âme pour l'exercice des fonctions intellectuelles, qu'elle a par conséquent des organes placés ailleurs, ou qu'elle agit dans cette vie indépendamment de l'organisation. Cette base une fois détruite, tout l'édifice de la nouvelle physiologie s'écroule pour jamais et ne peut plus être reconstruit. Si au contraire cette base est inattaquable, il y a de la mauvaise foi ou de l'ineptie à dire que c'est une science absolument fausse, puisque les erreurs ne peuvent plus venir que des principes secondaires ou des détails. Le second principe de la doctrine de Gall, c'est la pluralité des organes. Pour renverser cette seconde base, il ne suffit pas de la nier comme on fait; car en agissant ainsi un fou et un idiot pourraient renverser toutes les sciences et les vérités les mieux établies. Quand on aime réellement la vérité, l'on n'a point recours à un moyen aussi facile dont l'usage n'est propre qu'à perpétuer toutes les erreurs. Ainsi, pour prouver que le cerveau n'est pas une collection de plusieurs organes, il faut établir des faits contradictoires à ceux dont s'appuie le docteur Gall, ou opposer aux phénomènes intellectuels qu'il rapporte une explication plus satisfaisante que celle qu'il donne ; c'est-à-dire prouver : 1° que l'analogie des cinq sens affectés à cinq fonctions différentes est abusive ; 2° qu'une diminution de substance cérébrale n'entraîne jamais la diminution ni l'imperfection des facultés, et que celui qui a une seule faculté bien développée réunit toutes les autres au même degré : par exemple, que le bon musicien a une égale aptitude à devenir bon peintre, bon mathématicien, bon architecte, bon philosophe, etc. ; 3° que les facultés ne se développent pas et ne se perdent pas l'une après l'autre ; 4° qu'avec un seul organe pour toutes les facultés, l'on peut également rendre compte de la veille, du sommeil, des rêves, du somnambulisme et de plusieurs autres phénomènes tant physiologiques que pathologiques, inexplicables avant la doctrine de Gall ; 5° que les cinq sens suffisent à l'acquêt de toutes les idées possibles, et que le cerveau, qui n'est pas employé à la formation de ces cinq organes, est d'une redondance superflue et absolument inutile, etc. Si l'on n'attaque la thèse de la pluralité des organes, que par des raisons équivalentes à celles qui l'établissent, la question reste indécise, et si on l'attaque par de meilleures raisons, cette seconde base étant renversée, la première n'en subsiste pas moins. Le troisième principe de la doctrine de Gall, c'est que le crâne a une capacité qui correspond au volume du cerveau, et qu'il peut servir jusqu'à un certain âge à en représenter la forme générale et les développements partiels très-prononcés. Pour renverser ce troisième principe, il faut prouver contradictoirement avec Gall et par des faits plus positifs et plus nombreux que ceux qu'il rapporte, que les choses ne se passent pas ainsi ; que la régénération et l'absorption partielles, c'est-à-dire la nutrition animale est un rêve ; que l'accroissement du crâne proportionnel à celui du cerveau est encore un rêve ; que son épaisseur et sa diminution progressive dans l'âge avancé est un autre rêve, et ainsi de suite. En rapportant contre ce troisième principe des raisons aussi solides que celles sur lesquelles il est fondé, la question sera encore indé-

cise, car il y aura parité de preuves pour et contre ; en rapportant des raisons plus solides, ce troisième principe de la
nouvelle physiologie étant renversé, les deux premiers n'en
subsisteront pas moins. Mais si l'on ne peut renverser ces trois
bases ou ces trois principes fondamentaux de la doctrine de
Gall, ce savant aura déjà assez fait pour la science et méritera
la reconnaissance publique ; alors les injures dirigées contre
sa personne ne peuvent plus être que des titres de honte et
d'infamie pour leurs auteurs. Si les trois principes fondamentaux dont je viens de parler ne peuvent plus être attaqués, il
en résulte encore que les erreurs ne peuvent porter que sur
des objets de détails, et que si le docteur Gall n'est point parvenu jusqu'ici, par ses recherches, à trouver de véritables organes, il faut les chercher ou prouver que leur découverte est
une chose impossible, autrement il sera encore injuste et tout
à fait indigne de l'honnête homme et de l'ami des sciences
d'employer le ridicule, l'injure et la calomnie, comme l'ont
fait quelques-uns de ses adversaires, pour le décourager et le
détourner de ses louables efforts. Si le docteur Gall est tombé
dans des erreurs de détail, ce qui est très-possible, comme il
en convient lui-même, il faut les relever et les faire connaître avec la même franchise et la même urbanité qu'il a mise à
exposer la vérité, car la découverte d'une erreur est aussi une
vérité qui n'a pas besoin des attirails honteux réservés au seul
mensonge.

Le docteur Gall est si convaincu de la solidité de sa doctrine,
que non-seulement il va la professer dans les universités et les
villes où il a les plus forts et les plus nombreux antagonistes,
mais qu'il se refuse même à toutes les démarches qui paraîtraient
avoir pour but de lui obtenir des suffrages d'autorité et non
de conviction. Entre autres preuves que je pourrais en rapporter, je me bornerai à la suivante, qui suffit pour faire connaître sa manière de penser. Je souhaitais, lorsqu'il fut arrivé
à Paris, que les professeurs de l'École de médecine de cette
ville, ne fussent pas des derniers à prendre une connaissance immédiate de ses démonstrations anatomiques ; j'en
parlai à l'un d'eux, en lui disant que le docteur Gall ne se

refuserait sûrement pas à faire des démonstrations à la Société de l'École de médecine, à cause des connaisseurs et des bons juges qu'il y trouverait. Le membre à qui j'en parlais me dit que si le docteur Gall venait lui-même les offrir, la Société les accepterait, mais qu'elle n'était pas dans l'usage de demander. Pour lors elle n'en aura point, répondis je, car le docteur Gall ne les offre jamais, il ne les fait que par complaisance et pour faire plaisir aux médecins qui en sont curieux. Le fait est que la Société de l'École de médecine de Paris n'ayant point fait d'invitation à Gall, celui-ci n'y a pas fait ses démonstrations d'anatomie, et que ses membres ont été obligés d'aller s'en instruire ailleurs ou de les ignorer absolument.

Gall ayant su quelques jours après ce que j'avais dit, m'en fit des réprimandes. *Si vous parlez de la sorte*, me dit-il, *on croira que c'est moi qui vous mets en avant, et que j'ai besoin d'autorités pour ma doctrine ; laissez venir ceux qui ont envie de la connaître, je n'ai besoin du suffrage d'aucune Société : parce que si ma doctrine est fausse, cela ne la rendra pas vraie ; et si elle est vraie, tant pis pour ceux qui n'en auront pas pris connaissance.* Cette manière de parler, qui m'a inspiré plus de réserve, n'est pas celle d'un homme qui n'aurait pas la conviction intime de la rectitude de ses principes.

On a vu, dans la préface, qu'ayant accompagné madame Bourienne, lorsqu'elle alla avec ses enfants rejoindre, en l'an X, son mari alors ministre de France à Hambourg. j'y trouvai le docteur Gall. Une critique qui condamne en masse sans préciser l'objet sur lequel elle tombe, ou qui affecte le ridicule sans alléguer des motifs suffisants, n'ayant jamais servi qu'à me convaincre de l'incompétence ou de la mauvaise foi de celui qui la fait, je n'avais pris aucune prévention de ce que les journaux avaient publié jusqu'alors pour discréditer des recherches d'une grande importance à mes yeux ; je n'eus en conséquence rien de plus à cœur, après avoir rempli le but principal de mon voyage, que de saisir l'occasion qui se présentait de satisfaire pleinement ma curiosité sur un objet que je voulais une fois bien connaître, pour en profiter,

si j'y trouvais quelque chose de bon, et ne plus m'en occuper
dans le cas contraire. Une visite que je fis au docteur Gall avec
mon ancien ami le docteur Ehlers, d'Altona, me confirma
dans mon dessein, en me procurant la conversation de cet
homme franc, honnête et sans prévention, lequel ne faisait
aucun frais en société pour faire valoir sa personne ou sa doctrine. J'ai suffisamment prouvé ce que je pense de cette dernière par le développement que j'ai tâché de lui donner, développement que l'on aurait alors cherché en vain ailleurs;
car l'ouvrage du docteur *Froriep*, dont il a paru une traduction française depuis plusieurs années, est devenu très-in-
complet par les progrès que les voyages du docteur Gall ont
fait faire à la science qui fait l'objet de ses recherches. La
traduction publiée par M. *Barbeguière*, de l'ouvrage du professeur *Bischoff* sur le même sujet, qui est avec celui de
M. *Blœde* ce que l'on a donné ensuite de mieux et de plus
complet, laisse non-seulement à désirer plus d'ordre, de correction et de justesse dans les expressions, mais aussi toutes
les observations que Gall a faites depuis qu'il a été à Berlin,
de même que les nombreux rapprochements, les citations et
les faits confirmatifs dont j'offre l'ensemble dans un seul et
même corps de doctrine. Sans vouloir faire la critique d'un
ouvrage que j'estime et dont je me suis même quelquefois
aidé pour perfectionner la première édition du mien, je crois
pouvoir me permettre, à l'appui de mon assertion, les observations suivantes, en disant avec Horace :

Non ego paucis offendar maculis ubi plura nitent.

La plupart des organes sont désignés dans cette traduction de manière à ne pouvoir rendre l'idée que Gall y attache, comme l'observe le traducteur lui - même (p. 80),
en s'excusant sur la difficulté d'interpréter en français le
mot *sinn*, qui ajouté à d'autres mots allemands les modifie
convenablement dans leur signification ; ainsi M. *Barbeguière* a lui-même senti qu'il manquait de justesse en disant
les organes : 1° *de l'amour physique;* 2° *de la tendresse pour
les enfants et pour les petits* (ce qui malgré sa longueur n'ex-

prime pas la pitié filiale attribuée au même organe par le docteur Gall) ; 3° *des choses ;* 4° *des lieux ;* 5° *des personnes ;* 6° *des couleurs :* 7° *des nombres* (mathématiques) ; 8° *des langues* (glossomathie), etc. Tout le monde sentira facilement la fausseté de ces expressions, même sans lire ce qui doit s'y rapporter, parce qu'il est plutôt question d'organes pour les choses, pour les lieux.... que d'organes des choses et des lieux. Le docteur *Friedlænder* n'a été guère plus heureux pour le choix des expressions dans l'*Exposition du système crâniologique de M. Gall,* qu'il a fait insérer dans le cahier du mois de mars 1806 du *Journal de Physique,* etc., et le libraire qui l'en a détachée pour la vendre séparément y a de plus adapté un titre ampoulé qui donne a Gall le talent de pénétrer, au moyen de ses découvertes, *les plus secrètes pensées* du cœur, etc. Une telle annonce sent réellement un peu la charlatanerie et ne peut que faire tort à la doctrine en question dans l'esprit de ceux qui ne la connaîtraient pas encore. Il est à présumer que le docteur *Friedlænder* n'y a eu aucune part, et que s'il a tant laissé à désirer, c'est uniquement faute d'avoir puisé à la vraie source.

L'ouvrage publié l'année dernière chez le libraire *Nicolle,* sous le titre de *Crânologie* ou *Découvertes nouvelles du docteur F.-J. Gall,* concernant *le cerveau, le crâne et les organes,* est une traduction tronquée, pleine de contre-sens et de termes impropres, par conséquent très-inférieure aux originaux allemands qui lui ont servi de base, ce qui a forcé le docteur Gal à la désavouer par une lettre insérée dans le *Publiciste* du 14 novembre 1807.

Aussi convaincu que tout autre de l'impossibilité de rendre plusieurs mots allemands par des équivalents en français, j'ai cru qu'au lieu de rester en défaut il convenait d'aller puiser dans la source ordinaire de nos termes techniques ; je veux dire dans le grec, qui, ayant de l'analogie avec l'allemand, ne s'oppose pas à la composition des mots par la fatigante interposition des particules dont la langue française ne peut se passer. J'ai néanmoins usé de ce droit, accordé à tout Français en pareil cas, avec réserve et discrétion, en m'astreignant à l'analogie et en donnant toujours la préférence aux termes déjà francisés par d'autres adoptions. Ainsi sans recourir au grec, quand j'ai pu m'en dispenser, j'ai adopté pour le principe un *organe de l'énergie générative* ou *du rapprochement des sexes* qu'il ne faut pas confondre avec l'organe de la génération ou de l'amour physique qui lui est subordonné comme pouvoir exécutif. Mais je n'ai pas trouvé de termes convenables en français pour exprimer 1° *philogénésie* (du grec φίλος ou φιλῶ, ami, j'aime, et γένεσις, race, origine, par conséquent, *amour de sa race*) ; 2° *cosmognose* (de κόσμος, monde, et de γνώσκω, je connais) ; 3° *prosopognose* de πρόσωπον, personne, figure, etc.) ; 4° *chromatique* (de χρῶμα, couleur, ou du latin *chromatice*, art de la teinture, etc.) ; 5° *onomatosophie* (de ὄνομα, nom, et de σοφία, savoir, sagesse) ; 6° *glossomathie* (de γλῶσσα, langue, et de μανθάνω, j'apprends). J'ai cru que ces termes ne seraient pas plus étrangers dans notre langue que beaucoup d'autres tirés des mêmes souches, tels que généalogie, genèse, palingénésie, philologie, philosophie, cosmétique, cosmopolite, gnostique, diagnose, prognose, pronostic, prosopographie, prosopopée, chromatique, chrôme (nom d'un nouveau métal découvert par M. *Vauquelin*, qui l'a ainsi nommé à cause de sa propriété colorante), onomancie, onomatopée, glose, glossaire, glotte, épiglotte, mathématiques, polymathie, etc. Quoique les termes grecs que j'ai adoptés rendent assez exactement le sens des termes allemands correspondants, le docteur Gall voulant être clair et intelligible pour tout le monde, leur a préféré dans ses cours de Paris des expressions purement françaises ou imitées du latin. C'est pour répondre à ses vœux et à ceux du docteur *Spurzheim*, que j'ai ensuite fait comme celui-ci une nouvelle nomenclature consistant uniquement en expressions françaises. C'est celle qui a été adoptée pour les têtes dessinées par M. *Spurzheim :* comme elle n'est pas toujours aussi exacte ni aussi concise que celle que j'avais d'abord imaginée en me servant de quelques termes tirés du grec, j'ai fait usage des deux nomenclatures dans la table placée à la fin de cet ouvrage ; l'une ayant le mérite de la concision, et l'autre le mérite de la clarté. Le docteur Gall n'en étant pas encore tout à fait content, y substitue quelquefois d'autres expressions, telles que celles d'*éducabilité* pour *docilité*, de *pugnacité* pour *rixe*, etc.

Je craindrais de ne pas finir, si je voulais m'attacher à relever toutes les inexactitudes de l'ouvrage de M. *Barbeguière*, qui sans mériter une contradiction absolue, méritent cependant une explication pour prévenir les fausses idées qu'elles tendent à donner de la doctrine de Gall. Pour me faire comprendre, je me contenterai de l'exemple suivant qu'on peut lire à la page 76 de la traduction citée.

« Il est nécessaire d'observer, dit M. *Barbeguière*, et ceci se rapporte aux réflexions de M. Moreau (de la Sarthe) sur la doctrine de Gall, que ce dernier n'admet plus d'organe pour le *courage*, la *mémoire*, la *faculté procréatrice*. Il dit l'organe *de la passion de se battre* (*der Raufbegierde*), l'organe de l'*amour physique* (*der Geschlechtsliebe*). »

Ne semble-t-il pas, d'après une pareille explication, que Gall se serait trompé sur le siége des organes en question, ou qu'il n'admet plus aujourd'hui ces organes qu'il admettait autrefois, tandis que rien de tout cela n'est vrai? En s'expliquant avec plus de précision, ce qui est nécessaire pour ne pas favoriser des erreurs déjà accréditées ou recherchées avec complaisance, M. *Barbeguière* aurait dit, comme je l'ai fait en parlant des mêmes organes, que Gall ayant trouvé le sens de quelques-unes de ses premières expressions impropre ou trop étroit, y en avait substitué d'autres d'une signification plus précise ou plus étendue, et que s'étant par exemple aperçu que le *courage* supposait l'exercice de plusieurs facultés, et que la *mémoire* n'était qu'un attribut ou une gradation d'une autre faculté, il appelait aujourd'hui *organe de la rixe* ce qu'il avait d'abord désigné comme *organe du courage*, et *organe de la docilité* ce qu'il avait pris pour l'*organe de la mémoire*, avant de s'être affranchi de l'ascendant qu'avaient pris sur son esprit tant de philosophes célèbres qui regardaient la mémoire comme une faculté particulière. Voyez ce que j'ai dit en parlant de ces organes.

J'observe que *Raufbegierde* ne signifie pas la *passion de se bat-*

*tre*, mais l'envie ou le penchant à la *rixe*, ce qui comprend tout à la fois une disposition à chicaner, à se quereller, à se disputer, à se battre, etc. Le mot allemand qui veut dire *passion* est *Leidenschaft;* et ce qui veut dire *se battre* est *sich schlagen.* La passion n'existe point dans l'état naturel (v. ces organes).

Dans les deux cours de Gall que j'ai suivis en Allemagne, il n'a désigné aucun organe par *Geschlechtsliebe*, ce qui ne veut pas dire *amour physique*, comme le traduit M. *Barbeguière*, mais *amour du sexe.* Gall a employé les mots *Geschlechtstrieb* ou *Fortpflanzungstrieb*, qui veulent dire *impulsion pour le sexe, pour la propagation.* On trouve aussi ces dernières expressions dans l'ouvrage du docteur Bischoff, de même que dans ceux des autres élèves de Gall tels que *Blœde, Salpert*, etc., ce qui prouve qu'à Berlin, à Hambourg, et ailleurs, Gall savait que *l'amour* est un effet de la moralité, et qu'il ne peut guère avoir lieu chez les brutes, auxquelles il suffit de *l'impulsion* ou de *stimulus* pour se reproduire. Si l'ouvrage allemand de M. Bischoff présente indistinctement les deux terminaisons *Liebe* et *Trieb*, c'est une confusion due au langage vulgaire ou à une faute d'impression. Il y a une grande quantité de pareilles incorrections dans l'ouvrage de M. *Barbeguière*, et, quoiqu'elles paraissent insignifiantes, elles suffisent pour empêcher toutes les personnes qui ne savent pas aider à la lettre ou qui ne sont pas accoutumées à prendre les choses dans le sens le plus raisonnable et le plus conforme à l'esprit de l'auteur, de se faire une idée juste de la doctrine de Gall. Il faut avoir une bonne dialectique grammaticale et avoir bien approfondi l'allemand pour le traduire, parce qu'il admet une diction beaucoup plus libre, plus vague, plus obscure que le français, dont la marche est plus précise, plus correcte et plus régulière. On peut juger par les inexactitudes d'un des meilleurs ouvrages sur la doctrine de Gall, combien les autres offriraient de matière à la critique.

La difficulté de s'accorder sur l'orthographe, qui, chez nous, est plutôt soumise aux caprices aveugles de la mode qu'à une analogie raisonnée, lorsque les autorités sont partagées, suffit pour expliquer le défaut d'uniformité dans l'impression de certains mots, tels que *siége*, il *jéte*, *François*, *Leipsig*, etc. *Un principe général d'euphonie et d'harmonie veut, dans toutes les langues, qu'une syllabe se renforce à proportion de la faiblesse ou de l'obscurité de la suivante et réciproquement, surtout lorsqu'il n'y a point d'autre syllabe sur laquelle la voix puisse se reposer.* Voilà pourquoi la pénultième des mots *mener*, *amener*, *acheter*, *jeter*, *projeter*, *achever*, etc., prend le ton ou l'accent, lorsque la dernière devient muette, comme dans il *mène*, tu *amènes*, il *achète*, il *jéte*, je *projète*, tu *achèves*... C'est par la même raison et d'après la même règle, que la même syllabe est tantôt accentuée et tantôt muette ou sans accent dans les diverses formes des mots suivants : ils *crièrent*, ils *criront*, ils *parlèrent*, ils *parleront*, tu *amèneras*, nous *amenons*, ils *prènent*, *prenons*, *faisant*, *fesons*, je *ferai*, je *ferais*, *faire*, vous *faites*, ils *reviennent*, *revenant*, *votre* livre, le *vôtre* ; et que l'accent change dans tu *répètes*, tu *répétais*, il *cède*, il *cédait*, *sincèrement*, *sincérité*, etc. Ceux dont l'orthographe est routinière, ou au moins inconséquente, écrivent, comme l'Académie française, qui n'est pas toujours d'accord avec elle-même, je *jette*, tu *projettes*, que je *prenne* (malgré que le primitif soit *prenant* avec un seul *n*), qu'il *revienne*, nous *faisons*, *faisant*, etc., contradictoirement à ce qu'ils font pour des cas absolument analogues ; car ils n'écrivent jamais j'*achette*, tu *emmennes*, il *promenne*, il *achevve*, nous *fairons*, je *fairais*, etc. Dans les mots *siége*, *collége*, *piége*, *médecin*, *médecine*, *aimé-je*, *eussé-je*, etc., l'accent aigu ou fermé est en contradiction avec la prononciation et l'analogie ; aussi les enfants, les étrangers, et même plusieurs personnes d'ailleurs instruites écrivent volontiers *aimai-je*, *eussai-je*... avec *ai* que Voltaire et ses imitateurs emploient au lieu de *oi* pour représenter le son de *è* ou *é*.

Souvent plus brillant et plus séduisant que solide, Voltaire a opposé à un abus un abus encore plus grand. Pour obvier à l'ambiguité de la double prononciation de *oi* dans les *François* et *saint François*, il a adopté *ai* pour le premier de ces deux mots et ses analogues ; ce qui s'appelle recourir à un remède pire que le mal. En effet, *ai* ne se prononce pas de même dans *faisant*, *faisan*, *bienfaisance*, *douairière*, *travailler*, *bétail*, *j'ai*, *geai*, *jais* (ou *jayet*), *j'aimai*, *j'aimais*, *je serai*, *je serais*, etc. Il y a là au moins cinq prononciations différentes pour *ai*; pour accoutumer plus aisément les enfants et les étrangers à distinguer les divers temps des verbes, il faut même se servir de grammaires qui présentent les conjugaisons avec l'orthographe de l'Académie française, des *Montesquieu*, des *Fénelon*, des *Bossuet*, des *Corneille*, des *Racine*, des *Boileau*, des *Rousseau*, des *Barthélemi* etc., etc. C'est donc bien le cas de dire de Voltaire :

> Incidit in Scyllam dum cupit vitare Charybdim,

puisque, pour parer à l'ambiguïté qui peut résulter de la double prononciation de *oi*, il adopte *ai* dont la prononciation est encore plus variable, plus vague et par conséquent plus ambiguë.

Selon le *Traité de la formation mécanique des langues*, par le président *de Brosses*, et selon la réalité, les voyelles prononcées de suite, c'est-à-dire depuis la plus grande ouverture de la bouche jusqu'à la plus petite, se succèdent dans l'ordre suivant, *a, e, i, o, u;* ou, en complétant les sons mitoyens pour le Français, dans celui-ci : *a, è, e, i, e, o, ou, u*. Les Latins, les Allemands, les Danois, etc., représentent la voyelle la plus ouverte après *a* par *æ* pour marquer qu'elle a un son moyen entre *a* et *e*. Les Français indiquent le même son par *è*, en inclinant l'accent vers *a*, pour montrer que *è* s'en rapproche le plus pour le son; mais ils emploient *é*, en inclinant l'accent vers *i*, pour montrer que leur e qui seul n'a plus aucune valeur déterminée, se rapproche plus du son de *i* que du son de *a*. Jusqu'ici tout est assez conséquent. Mais Voltaire a été très-inconséquent en adoptant le son ambigu de *ai* pour désigner le son précis de l'*è* des Français ou de l'*æ* des autres nations. S'il avait eu plus de raisonnement, ce qui n'était guère possible qu'en mettant un frein à son imagination vive et brillante qui ne lui montrait souvent que le beau côté d'une chose, sans lui laisser le temps d'en examiner le pour et le contre, il aurait adopté de préférence *æ* ou *ei*, dont la prononciation bien déterminée, toujours invariable et absolument semblable à celle de *è*, *ai*, ou *ois* des imparfaits et des conditionnels, aurait levé toute ambiguïté ; ou bien il aurait préféré avec Wailly le signe *é* ; mais le plus mauvais choix qu'il pût faire, était de prende *ai* ; s'il ne voulait multiplier les difficultés en ajoutant à la confusion, particulièrement pour les divers temps des verbes. Ainsi, l'autorité de l'Académie française, celle de la majorité de nos bons écrivains, l'analogie, la clarté et tout ce que la grammaire et la logique offrent de conséquence inductive pour le choix des signes ; voilà, je pense, de quoi justifier l'orthographe que j'avais d'abord suivie, d'autant plus qu'un nouvel abus, substitué à un ancien, ne sert qu'à rendre la réforme désirée encore plus difficile. La double prononciation de *oi* ne date que du règne des Médicis en France, et vient de ce que les Italiens dont se composait la cour d'alors, ne pouvant prononcer qu'avec peine *oi*, comme il se prononce dans *moi*, *toi*, *roi*, en corrompirent peu à peu le son dans les polysyllabes les plus usités, en sorte que la prononciation originale ne resta que dans les mots moins communément employés alors, et dans ceux qui, tels que les monosyllabes, devenaient méconnaissables par la nouvelle prononciation. La cour, principalement en France, a toujours servi de modèle :

> Regis ad exemplar totus componitur orbis,

et voilà pourquoi l'innovation devint enfin règle. Nos pères n'ayant originairement attaché qu'un seul son à *oi*, ne devaient pas avoir, comme nous, deux signes. En résultat, je crois que la réforme proposée par Voltaire était raisonnable, dès l'instant qu'il y a eu deux prononciations, mais le choix du signe grammatical qu'il a adopté ne me le paraît pas ; et cependant, l'usage en ayant prévalu, je l'adopte dans cette troisième édition comme j'ai déjà fait pour d'autres ouvrages imprimés depuis la seconde édition de celui-ci, pour en faciliter l'impression : entraîné par le torrent,

> Meliora video proboque, deteriora sequor.

Les Latins variaient leur orthographe selon la variété de prononciation, sans que cela ait jamais empêché de connaître les racines de leurs mots; ainsi ils écrivaient et prononçaient: *advenire*, *appellare*, *arridere*, *inire*, *immensus*, etc. Quant à nous, communément gouvernés par les frivolités et séduits par les puériles subtilités de nos étymologistes, nous sommes encore dans notre langue comme des enfants affublés des habits de leurs ancêtres, en dépit des convenances et des besoins qui ne sont plus les mêmes.

J'écris *Leipsig* comme l'on écrit *Hambourg*, *Bamberg*, etc., c'est-à-dire avec le *g* toujours employé en allemand pour ces mots.

J'écris *Vôges* avec l'accent circonflexe, comme on écrit le vôtre, l'apôtre, la tête, etc. J'aurais écrit *Vosges* avec un *s*, si ce mot se prononçait de la sorte, ou si l'on écrivait encore le *vostre*, le *nostre*, l'*apostre*, la *teste*, la *conqueste*, la *fluste*, etc. Au lieu de *crânologie*, j'ai employé le mot *crâniologie* du grec κρανίον, *crâne*, et λογός, *discours*, *traité*, c'est-à-dire *traité* ou *discours sur le crâne*. Le mot grec κρανίον ne signifie point *crâne*, mais *tête* en général; et encore n'est-il pas d'un bon usage, ce qui est cause que les Latins ont aussi désigné la boîte osseuse qui renferme le cerveau par le mot *cranium* et non par *cranum*. *Crânologie* est donc une composition bâtarde, d'autant plus fausse, plus impropre et plus triviale que le mot *crâne*, dont elle paraît dérivée, signifie, dans le langage familier, un *fou*, un *tapageur*, un *écervelé*; ce qui n'indique nullement des rapports avec le cerveau, qui seul le fait prendre en considération dans la doctrine de Gall.

J'ai cru devoir faire les observations précédentes, pour faire voir que j'aimerais d'être d'accord avec moi même, avec l'analogie et avec l'usage accrédité par un grand nombre de nos meilleurs auteurs, si les collections des caractères des imprimeries et l'habitude des compositeurs et des protes, n'avaient réclamé, avec l'usage qui prévaut chaque jour, un changement d'orthographe de ma part.

# SYSTÈME PHYSIOLOGIQUE

## DU DOCTEUR GALL

## SUR LE CERVEAU ET SES FONCTIONS.

## CHAPITRE PREMIER.

L'entendement et les facultés qui s'y rattachent ont des organes, c'est-à-dire des appareils physiques sans lesquels leur manifestation est impossible dans cette vie.

De même qu'il faut l'œil pour voir, l'oreille pour entendre, des muscles pour se mouvoir, un appareil gastrique pour digérer, il faut aussi quelque chose de physique qui soit, pour ainsi dire, l'instrument de la mémoire, du jugement, de l'industrie, de la circonspection, etc. ; en sorte que la perfection des diverses fonctions tient à celle des organes dont elles dépendent, et leur régularité à un équilibre d'influence réciproque qui empêche l'exaltation de l'un sur l'autre.

Affirmer le contraire c'est admettre des effets sans causes et sans moyens ; c'est donner, contradictoirement à l'expérience et à sa propre conscience, les mêmes dispositions, les mêmes talents et les mêmes vertus à tous les hommes, puisque la différence alors ne pourrait exister que dans l'âme, que l'on suppose la même pour tous ; c'est placer l'enfance

dans l'âme et non dans le corps, et laisser l'éducation sans objet, c'est rejeter la nécessité de la législation et de la religion pour régler nos actions qui,
si elles provenaient uniquement de l'âme sans l'influence des organes corporels, ne pourraient jamais
être différentes dans les divers individus, ni recevoir aucun amendement par les institutions humaines ; c'est détruire même la possibilité de la
vertu, qui ne peut se concevoir sans penchants à
combattre, ou bien il faudrait ranger les substances
inanimées, par exemple, un bloc de marbre parmi
les êtres les plus vertueux. Nier que les fonctions
intellectuelles ne doivent pas être rapportées à une
différence dans l'organisation pour la différence de
leur perfection, c'est faire courir les boiteux, les
asthmatiques et les estropiés aussi vite que ceux qui
n'ont aucun défaut corporel ; c'est donner la même
adresse, la même force, et la même activité à l'homme
malade qu'à l'homme en santé ; c'est dire que le
nerf optique de l'aigle, qui égale presqu'en grosseur
celui de l'homme, malgré la disproportion du reste
du corps, ne donne pas à ce dominateur des airs un
degré de perfection dans la vue, que l'on chercherait en vain dans la taupe, où le même nerf est presque nul. La médecine elle-même n'aurait plus
d'objet, particulièrement dans le traitement de l'a-
liénation mentale, si l'on plaçait les différences et
les anomalies individuelles hors de la matière organisée. Il serait aussi absurde de refuser des organes
aux fonctions intellectuelles qui meurent avec le

corps, que de nier la réalité de ceux qui président à la vue, au goût, à l'odorat, à l'ouïe, au tact, à la digestion, à la circulation, à la respiration, au mouvement, etc.

« Je ne doute point, dit M. Richerand dans son *Traité de physiologie* (p. 456), que l'influence de l'organisation sur les facultés intellectuelles ne soit tellement prononcée, qu'on ne puisse regarder comme possible la solution du problème suivant, analogue à celui par lequel Condillac termine son livre sur l'origine des *Connaissances humaines :*

» *L'homme physique étant donné, déterminer le caractère et l'étendue de son esprit, et dire en conséquence, non-seulement quels sont les talents dont il donne des preuves, mais encore quels sont ceux qu'il peut acquérir.* »

*Galien* a déjà enseigné que les dispositions de l'âme prennent le caractère des organes corporels (*quod animi mores corporis temperamenta sequantur*), et que par conséquent l'on peut conclure des unes aux autres.

*Dupaty*, emporté par l'éloquence de l'enthousiasme, s'écrie, à la vue des richesses accumulées par Fontana dans le Muséum anatomique de Florence : « La philosophie a eu tort de ne pas descendre plus avant dans l'homme physique; c'est là que l'homme moral est caché : l'homme extérieur n'est que la saillie de l'homme intérieur. » 33ᵉ *Lettre sur l'Italie.*

« L'homme, a dit un illustre professeur de l'École

de médecine de Paris, un membre des plus respectables de l'Institut national, l'homme a des besoins; il a reçu des facultés pour les satisfaire; et les uns et les autres dépendent immédiatement de son organisation.

» Est-il possible de s'assurer que les pensées naissent et que les volontés se forment par l'effet de mouvements particuliers, exécutés dans certains organes, et que ces organes sont soumis aux mêmes lois que ceux des autres fonctions?

»..... Dans tous les temps, on a voulu convenir, à ce sujet, de quelques points incontestables, ou regardés comme tels. Chaque philosophe a fait sa théorie de l'homme : ceux même qui, pour expliquer les diverses fonctions, ont cru devoir supposer en lui deux ressorts de nature différente, ont également reconnu qu'il est impossible de soustraire les opérations intellectuelles et morales à l'empire du physique : et dans l'étroite relation qu'ils admettent entre ces deux forces motrices, le genre et le caractère des mouvements restent toujours subordonnés aux lois de l'organisation. » ( *Rapports du physique et du moral de l'homme*, par Cabanis, pages VI et VIII de la préface.)

## CHAPITRE II.

Les hommes naissent inégaux en moyens, c'est à-dire qu'ils naissent avec des organes ou des dispositions plus ou moins heureuses, que l'éducation dirige, perfectionne et développe, sans pouvoir jamais les remplacer ni les suppléer où elles manquent.

Pour prouver cette proposition il suffit d'en appeler à l'expérience de tous les hommes, mais particulièrement à celle des instituteurs et des chefs de famille, qui ne trouvent jamais les mêmes dispositions dans tous leurs enfants, quoique placés dans les mêmes circonstances. Les uns se distinguent par une mémoire heureuse sans jugement, d'autres par un jugement solide sans mémoire; on en voit qui ont de l'aptitude pour les mathématiques, ou pour l'histoire, et n'en ont aucune pour les langues et la musique, et *vice-versâ;* quelques-uns sont nés poètes, *nascuntur poetæ*, selon l'expression d'Horace; quelques autres sont irrésistiblement entraînés vers les arts mécaniques, qu'ils cultivent avec le plus grand succès. Cela a été tellement senti de tout temps, qu'il en est résulté la maxime générale de ne jamais contrarier les inclinations des enfants pour le choix d'un état; ce qui est d'autant mieux vu, selon Gall, que ce choix n'est point factice ou une combinaison de l'amour-propre, mais une tendance naturelle, combattue plusieurs fois inutilement.

Le docteur Gall trouve dans l'histoire des exemples nombreux qui confirment sa doctrine. Il cite, entre autres, un enfant de cinq ans qui possédait si bien plusieurs langues qu'il corrigeait déjà les anciennes traductions ; un autre qui, à quatre ans, possédait la musique à un degré surprenant ; le jeune Mozart qui, à treize ans, était très-bon musicien, et composait, sans s'être beaucoup appliqué ni avoir pu profiter du talent et des leçons de son père, mort trop jeune, et doué aussi, dès son enfance, des mêmes facultés ; il cite le jeune Roscius, qui, à sa première apparition sur le théâtre de Londres, étonna tous les spectateurs par la perfection de son jeu, quoiqu'il ne se fût pas exercé auparavant, et que son éducation ne l'eût point préparé pour cette carrière. Un sourd-muet de l'Institut de Vienne, dont le docteur Gall était médecin, arrivé depuis peu de la campagne, s'avisa, dans un divertissement de carnaval, de se travestir pour jouer ses camarades ; ce à quoi il réussit tellement que tout le monde y fut trompé. Gall rappelle le rapport authentique fait à l'Institut national de France par l'instituteur Bodeau de Vimontier, dans le département de l'Orne, sur les dispositions étonnantes de Robert Desvaux, enfant de sept ans et quatre mois, qui, quoique né dans l'indigence et sans éducation, fait de mémoire et avec la plus grande facilité les calculs les plus difficiles, et n'a pas de plus grand plaisir que d'aller trouver les marchands dans leurs boutiques, ou au marché, pour les aider dans leurs comptes ou les rectifier. L'instituteur lui demanda, entre autres choses, *combien faisait le tiers et demi de* **16** *francs :*

l'enfant ne sut d'abord ce que c'était qu'un tiers; mais lorsqu'on lui eut dit que trois tiers faisaient un entier, il ne fut plus embarrassé de trouver la réponse juste. Regardant ensuite fixement celui qui l'interrogeait, il lui demanda à son tour s'il savait combien faisaient 1,000 sous, 1,000 demi-sous, 1,000 liards, 1,000 demi-liards, 1,000 deniers et 1,000 demi-deniers. Comme il vit l'instituteur hésiter, il lui dit en riant, plein d'une joie maligne, que cela faisait 100 francs, puis se sauva. Ce fait est consigné dans la Revue ou Décade philosophique, littéraire et politique du 30 pluviôse an XIII.

Gall aurait pu donner quelque relief à sa liste des talents faciles et précoces, en y ajoutant le nom de Jacques Grévin, né en 1538 à Clermont en Beauvoisis, qui, à l'âge de treize à quatorze ans, publia une tragédie intitulée *César*, et deux comédies, la *Trésorière* et les *Esbahis* qui firent l'étonnement de Paris. Il étudia ensuite la médecine à Paris, où il fut reçu docteur; écrivit contre l'usage des préparations antimoniales en médecine, publia deux livres sur les poisons, mit en vers les ouvrages de Nicandre, et publia plusieurs autres ouvrages, quoiqu'il fût mort, selon le président de Thou, le 5 de novembre 1570, n'ayant pas encore trente-deux ans, à Turin, conseiller et médecin de Marguerite de France, épouse du duc de Savoie, laquelle étant très-affligée de sa perte lui fit faire de magnifiques funérailles. C'est de Grévin que Ronsard a dit pour marquer ses talents précoces :

. . . . . . . . . . . Toi, Grévin,
A qui vingt et deux ans n'ont pas clos les années,
Tu nous as autrefois les Muses amenées
Et nous as surmontez qui sommes jà grisons,
Et qui pensions avoir Phœbus en nos maisons.

Un homme d'un talent encore plus précoce, qui s'est aussi distingué dans plus d'un genre, c'est *François de Neufchâteau*, qui, dès l'âge de sept ans, faisait des morceaux de poésie charmante, et qui, à quatorze, fut reçu membre de l'Académie de Dijon. Le nom de *Voltaire* ne serait point déplacé non plus sur cette liste : *Que me fera cet enfant?* dit un homme que lui adressa un jour son professeur pour lui faire un placet en vers qui eut tout le succès désiré. C'est même ce placet qui procura, dit-on, au jeune Arouet la connaissance et la faveur de Ninon de l'Enclos avec des fonds pour une bibliothèque, parce qu'ayant vu les vers qui étaient pour son portier, elle voulut connaître le jeune poëte qui les avait faits. On peut ajouter aux exemples précédents la notice suivante donnée par le *Constitutionnel* du 12 avril 1839 : « Les dames Ursulines de la communauté de Beaugency ont, en ce moment, parmi leurs élèves, un véritable prodige de mémoire : Mademoiselle Augustine Péan, âgée de douze ans, d'une faible complexion, d'une intelligence précoce, transcrit des conférences, des sermons entiers de dix, douze et quinze pages qu'elle n'a entendus qu'une fois. Elle a la facilité de réciter, presque sans hésiter, des morceaux quelque longs qu'ils soient, ou de prose ou de vers, qui ont été

débités devant elle, mais elle aime mieux les écrire
que les répéter; il semble que le temps que la
plume met à tracer une phrase revenue à l'esprit,
donne à la phrase suivante le temps d'y arriver plus
facilement et plus complétement. »

Ajoutons à ces exemples celui dont parle le *Journal de Paris* du 18 mars 1807, où se trouvait ce
qui suit :

« Il est arrivé ici depuis quelques jours un enfant
étranger, dont les talents précoces ont étonné tous
ceux qui en ont vu les essais. Cet enfant, âgé de six
ans, nommé Pio Cianchettini, né d'un père italien
et d'une mère allemande, parle très-bien l'italien,
l'allemand, le français et l'anglais, joue du piano-
forte, non-seulement avec une grande force d'exécution, mais, ce qui est plus extraordinaire, avec âme
et goût. Cet enfant rappelle le fameux Mozart, qui,
au même âge, parcourut l'Europe, et s'y fit admirer par les preuves qu'il donnait déjà de ce génie
musical qu'il déploya par la suite avec tant de supériorité. »

En rendant compte d'un concert donné au théâtre
de l'Impératrice, au bénéfice de Pio Cianchettini,
où cet enfant s'est fait admirer, non-seulement par
la précision avec laquelle il a joué, mais aussi par la
facilité avec laquelle il a improvisé sur des thèmes
qui lui ont été donnés par plusieurs personnes, le
*Journal de l'Empire,* du 19 mai suivant, observe que
ces thèmes pourraient bien n'avoir pas été tout à fait
neufs pour le jeune compositeur, auquel on ne peut

toutefois refuser le talent d'une exécution pure et vraiment touchante; puis il ajoute : « Un autre prodige, peut-être plus étonnant encore, c'est le jeune Desales, enfant de douze à treize ans, élève de Kreutzer, qui a joué un concerto de violon hérissé de difficultés avec une vigueur et une adresse tout à fait extraordinaires. Cet enfant a l'air de sentir vivement ce qu'il exécute; son style est large et plein de verve. Il manie son violon comme les plus grands maîtres, et peut déjà tenir un rang parmi les virtuoses qui possèdent le mieux cet instrument; il ne peut y avoir là aucun soupçon de supercherie et de charlatanisme. »

Le *Journal de l'Empire*, du 4 avril 1813, cite encore Zeroh Colburn comme un enfant extraordinaire pour le calcul.

On lit encore ce qui suit dans le *Journal des Connaissances médico-chirurgicales* d'août 1837 :

« Le hasard a fait découvrir qu'un enfant de dix ans et quatre mois, *Vito Mangiamele*, fils d'un berger des environs de Syracuse, qui ne lui a pu donner aucune instruction, résout, par des méthodes à lui, des problèmes qui, au premier coup d'œil, sembleraient exiger des connaissances mathématiques assez étendues. »

Ce journal rapporte ensuite une série de questions de calcul très-difficiles qui lui ont été adressées devant l'Institut par M. Arago, et que l'enfant a résolues, etc.

Selon le *Diario di Roma* du 13 juin 1837, et le

*Constitutionnel* du 26 juillet suivant, le garçon *Paterno Fulvio Cachillo*, âgé de huit ans, natif d'Amoro, royaume des Deux-Siciles, sait lire dix langues sans avoir eu d'instruction. Il est à remarquer que c'est du même royaume que sont sortis les calculateurs extraordinaires Vincenzo Zaccaro et Vito Mangiamele.

Croit-on que l'examen et l'étude de sujets doués de talents aussi précoces et aussi extraordinaires ne puissent conduire, par une induction comparative, à la découverte des développements du cerveau particuliers et extraordinaires qui, comme causes, concordent avec de pareils talents comme *effets?* C'est par là que Gall a réussi à déterminer le siége de plusieurs facultés, dont les organes sont caractérisés par des renflements du cerveau que la légèreté a cru pouvoir reléguer au rang des chimères, contente de son petit savoir qu'elle prend pour les limites de la science, comme le campagnard ignorant prend l'horizon pour les bornes du monde.

Quand nous voyons les organes de la vue, de l'ouïe, de l'odorat, du goût, du mouvement, etc., varier dans chaque individu, sans que l'éducation la mieux dirigée puisse effacer les différences naturelles, et faire, par exemple, un presbyte d'un myope, comment oser admettre gratuitement que le reste de l'organisation ait été travaillé sur un autre plan et jeté en quelque sorte dans un moule uniforme et invariable, tandis que, parmi des millions d'individus de la même espèce, l'on n'en a pas en-

core trouvé deux qui fussent parfaitement semblables, depuis le premier instant de la création jusqu'à nous; tandis aussi que l'anatomie nous montre
des différences de textures, de volume, de figure,
et de proportion, très-prononcées et variées à
l'infini?

Ceux qui croient pouvoir faire honneur à la seule
éducation de tous nos talents et de toutes nos vertus,
sont invités d'apprendre la musique aux chiens, ou
à d'autres animaux sans organes pour cet art; de
former l'hyène et le tigre à garder leur personne, à
tourner la broche sans toucher au rôti, et à faire
toutes les autres gentillesses du chien; de dresser
les autruches au vol ou à la chasse comme les faucons; les bœufs à la course ou au manége comme le
renne et le cheval; de faire d'un idiot ou d'un crétin
du Valais, un Voltaire ou un Montesquieu; ou seulement de se transporter dans les établissements des
Sourds-Muets pour y consulter les instituteurs, et y
observer par eux-mêmes, dans les hommes bruts
qu'y livrent les campagnes, l'étonnante différence
des dispositions naturelles. Gall trouve des preuves
en faveur de son opinion jusque dans l'Écriture-
Sainte, qui donne à notre premier père deux fils
dont l'un fut naturellement bon et l'autre naturellement méchant, quoique placés tous deux dans les
mêmes circonstances et à la même école. En prenant des exemples plus près de lui, il cite aussi
deux frères de la ville de Brunswick, dont l'un
est resté très-honnête homme, et l'autre est devenu

un scélérat déterminé et se trouve aujourd'hui en détention.

Pour répondre à une objection dont on a en quelque sorte fait un épouvantail pour les esprits faibles, et qui doit se représenter ici à l'esprit de tout le monde, il observe que sa doctrine est très-étrangère à la fatalité qu'on lui a prêtée, et qu'en opposant des digues plus fortes à des torrents plus impétueux, l'on prévient les ravages et les débordements. C'est ainsi, dit-il, que, par une éducation variée selon le besoin, et par le choix des motifs propres à contre-balancer des penchants dominants, d'après la connaissance du caractère des enfants, dont les uns se rient des châtiments qui font trembler les autres, on aurait pu faire un grand homme d'un scélérat actuel. Supposons, continue-t-il, pour rassurer ceux qui ne me comprennent pas, deux chiens également doués des organes de la digestion et également pressés par la faim; l'un est un chien d'attache ou de berger, et l'autre un chien domestique, libre et de bonne éducation. Si on les met en présence d'un rôti bien savoureux, le premier tombera dessus et le mangera sans remords; tandis que le second, imbu de meilleurs principes et plein de l'idée des coups de bâton qui l'attendent s'il y touche, par la réminiscence de ceux qu'il a déjà reçus pour pareille gourmandise, regardera avec commisération son pauvre compagnon manger ce fatal morceau, et n'y touchera pas lui-même. Voilà à quoi mène ma doctrine, ajoute-t-il; à trouver le contre-poids des effets vicieux d'un organe dans l'organisation même.

> . . . . . . Si quid novisti rectius istis,"
> Candidus imperti . . . . . . . .

Mais après avoir prouvé la futilité des craintes des antagonistes, nous leur dirons encore avec Horace : que ce qui gâte une liqueur c'est l'impureté du vase qui la reçoit :

> Sincerum est nisi vas,quodcumque infundis acescit.

De même, c'est la mauvaise qualité de l'esprit qui fait tirer de fausses conséquences des sciences en y mêlant ce qui leur est étranger.

Au reste, l'objection précédente fût-elle plus fondée qu'elle ne l'est, le célèbre Bonnet y aurait répondu d'avance dans sa *Palingénésie philosophique* (§ XIX), en disant :

« Une vérité dangereuse n'en serait pas moins une vérité : ce qui est, est; et nos conceptions, qui ne peuvent changer l'état des choses, doivent lui être conformes. L'entendement ne crée rien : il contemple ce qui est créé; et il contemple l'aconit comme la gentiane, et le serpent comme la colombe. »

Il n'y a donc qu'un profane, indigne d'approcher jamais du sanctuaire des sciences, qui puisse avoir d'autre motif d'adoption ou de rejet, que la vérité ou la fausseté. C'est dans l'organisation qu'il faut chercher le succès de toutes les institutions humaines; car c'est là qu'elles ont pris naissances. Ainsi, le législateur qui néglige de tirer parti de la religion pour rattacher, selon l'étymologie du mot, les hommes les uns aux autres, et régler les actions secrètes que les lois ne peuvent atteindre, se prive d'un contre-poids puissant, aussi capable de réprimer les vices cachés, et l'essor des passions lorsqu'il leur est opposé, que propre à les exalter et à les rendre même insurmontables, lorsqu'il agit de concert avec elles.

Gall appuie aussi son assertion sur les dispositions naturelles qui caractérisent chaque espèce d'animaux, en observant, par exemple, que la rapine et la cruauté sont naturelles au lion et au tigre; que l'industrie l'est au castor, l'adresse à l'éléphant, l'imitation et l'attachement pour ses petits au singe, la finesse au renard, le vol à la pie; que le chien chasse de race sans aucune éducation préalable, et ainsi de suite. D'où il conclut que si la nature n'avait l'initiative, rien n'empêcherait de changer les mœurs de ces animaux par l'éducation, ni de les dresser tous sur un même plan.

Il avertit qu'il ne faut cependant pas confondre les dispositions naturelles avec les facultés qu'elles rendent possibles; ces dernières peuvent être paralysées par les circonstances, sous l'empire desquelles elles se trouvent plus immédiatement placées. C'est ainsi que l'industrie du castor pour bâtir est, dans les lieux où il ne jouit d'aucune tranquillité, une simple disposition organique dont la faculté reste au nombre des choses possibles. Sans dispositions, une chose ne peut se faire; mais avec la disposition, elle ne se fait pas nécessairement, ni toujours; car avec des yeux et des oreilles, on ne voit ni n'entend pas toujours. C'est donc une absurdité sans nom que l'on prête à Gall quand on lui fait connaître jusqu'aux plus secrètes pensées du cœur (*Journal de Physique* du mois de mai 1808 ) : ce qui n'est pardonnable qu'à ceux qui ne connaissent sa doctrine que par imagination, puisque ni lui, ni aucun de ses élèves n'ont jamais rien avancé de pareil. Pour y croire, il faut même supposer que les savants les plus distingués de l'Allemagne, tels que Reil, Loder, Blumenbach, Schéel de Copenhague, Hufeland, Bischoff, Blœde, Walther, Knoblanch, Froriep, Salpert, Reimarus, Grasmeyer, Rambach, Schultz, Wolstein, Unser, Ehlers, ainsi que tant d'autres qui n'en parlent qu'après avoir assisté à ces cours, sont frappés de cécité ou sont tombés dans le délire, puisqu'ils rendent tous un témoignage favorable de Gall, et qu'en restreignant leurs éloges plus particulièrement à certaines parties de sa doctrine, ils prouvent qu'ils ne l'ont point jugée comme certains érudits qui dévorent plus de science qu'ils n'en digèrent. Est-il croyable que ces savants, dans leurs objections et leurs observations sur le système de Gall, auraient passé sous silence des résultats dont le merveilleux n'est surpassé que par l'absurdité? Moi, je sais, pour l'avoir entendu de la bouche de Gall lui-même, qu'il s'explique positivement contre ces faux devins de son système, semblables aux suisses qui restent à la porte

des appartements où ils se chargent d'introduire les
autres, sans jamais y pénétrer ni les connaître eux-
mêmes. Il n'y a qu'un seul cas où Gall puisse conjecturer avec beaucoup de probabilité les actions humaines;
c'est lorsqu'on lui présente une collection d'hommes
qu'il sait d'avance être coupables, comme cela s'est
fait à la maison de détention de Torgau, et ailleurs.
Sachant alors qu'il a devant les yeux des hommes
presque toujours sans éducation et coupables, il lui
est facile de présumer qu'ils auront cédé à l'influence de leur organisation, et de préférence à leurs
dispositions naturelles les plus dominantes. Voilà
tout le secret de la sagacité et de la pénétration avec
laquelle il étonne les ignorants, en découvrant les
crimes ou les causes pour lesquels les détenus
ont été privés de leur liberté. Quelques-uns de ses
auditeurs prétendent qu'il a même quelquefois dit
que certains sujets remis en liberté, commettraient
de nouveau les mêmes crimes : ce qui est très-possible : car, indépendamment de sa doctrine, l'on
peut savoir qu'un criminel, par exemple, un voleur
sans aucune éducation, aucun moyen d'existence ni
aucune habitude du travail, et déjà trop âgé pour se
réformer facilement, recommencera, au sortir des
prisons, le seul état qui puisse le faire vivre, vu
qu'il n'est pas naturel ni ordinaire qu'on se laisse
mourir de faim, sans chercher quelque moyen de
se nourrir ; et cela doit se faire d'autant plus infail-
liblement chez le voleur du caractère ci-dessus, que,
dans les maisons de détention, l'on ne force ordi-

7.

nairement pas les détenus à un travail nourricier pour les y habituer; qu'au contraire, on les y laisse ensemble dans la plus grande et la plus scandaleuse oisiveté, se corrompre davantage mutuellement. Il s'en trouve même plusieurs qui voudraient n'en pas sortir, et qui cherchent à y revenir, parce qu'ils n'y sont pas plus mal que dans leur état de liberté.

Gall fait les distinctions suivantes :

Une *disposition* est un arrangement organique préétabli pour certaine fonction : une *faculté* est la puissance ou la facilité d'agir conformément à une disposition quelconque; et le *talent* est l'aptitude native ou acquise pour l'exercice de certaines facultés. Par ORGANE il entend un appareil corporel, spécialement affecté à certaine fonction qui, sans lui, serait impossible. C'est par sa disposition particulière qu'un organe devient le sens exclusif d'une fonction, préférablement à tout autre. Ainsi l'œil, et tout ce qui en fait partie, est un organe disposé pour voir; l'oreille et tout ce qui en dépend, un organe disposé pour entendre. L'effet ou l'inclination qui résulte de la disposition physique, se prend au moral pour la disposition elle-même, quoique ce n'en soit que la spontanéité. Ainsi, l'on est ou l'on n'est pas en disposition de boire, de manger, de chanter, de courir, etc. Quant au siége des organes, Gall ne veut pas qu'ils soient circonscrits au point où ils sont visibles, et que, par exemple, l'on ne considère les organes intellectuels que dans les circonvolutions du cerveau où ils se voient; mais il veut qu'ils soient considérés dans leur ensemble, depuis leur origine jusqu'à leur fin, c'est-à-dire, au dehors comme au dedans du cerveau.

Gall admet d'ailleurs, comme Bichat, la distinction très-fondée entre la vie *animale* et la vie *organique*. Mais il conviendrait peut-être mieux d'appeler cette dernière *vie végétative,* pour la distinguer de la première, qui a aussi ses organes particuliers sans lesquels l'homme, au milieu de tous les objets qui l'entourent, serait isolé et sans relation active avec eux, absolument dans la même condition que la plante, dont l'état est passif pour tout ce qui ne l'a pas pénétrée. La vie végétative ou organique est sous l'empire de la spontanéité, et peu ou point sous celui de la volonté. Les nerfs qui y président n'ont point de rapport direct avec le cerveau : ainsi la digestion, la respiration, la circulation, la nutrition, la sécrétion de la bile, des urines, etc., sont des fonctions de la vie végétative; et leurs organes agissent indépendamment de notre conscience et de notre volonté. Au contraire, les organes de la vie animale ou intellective qu'on peut aussi appeler *vie de relation,* quoique doués aussi de la spontanéité, dépendent néanmoins plus particulièrement de la volonté, et tiennent ainsi que le mouvement volontaire aux fonctions du cerveau, qui est le point central de leur activité.

Il se présente ici une objection spécieuse, que Gall croit néanmoins beaucoup plus propre à confirmer sa doctrine qu'elle ne lui est contraire. S'il fallait, dit-on, rapporter la différence de l'intelligence des hommes à la différence de leurs dispositions naturelles, et non à la seule éducation, les hommes sauvages que l'on trouve quelquefois, dans les forêts, ne seraient pas dans un abrutissement si complet, et tel à peu près que celui des animaux parmi lesquels ils ont vécu, au point qu'en les retirant de leurs forêts, leur éducation ne réussit plus.

Gall a eu occasion, comme médecin de l'institut des Sourds-Muets de Vienne, de voir et d'examiner plusieurs de ces prétendus sauvages que l'on avait amenés à cet établissement. Il leur a trouvé à tous la conformation du crâne très-vicieuse, et telle à peu près que l'a observée M. *Pinel* dans son Traité médico-philosophique sur l'aliénation mentale, au sujet de ceux qui étaient atteints de l'idiotisme le plus complet; ce qui rend probable, ou plutôt démontre évidemment, que ces enfants étaient devenus sauvages par suite de leur organisation, n'ayant pas eu assez d'intelligence pour se retrouver après avoir été égarés, ou peut-être exposés par des parents désespérés de leur nullité onéreuse, ou bien s'étant évadés d'eux-mêmes pour se soustraire à la gêne d'une éducation aussi pénible qu'infructueuse. Il en a donc été de ceci comme de tant d'autres choses : en prenant la cause pour l'effet, leur nullité intellectuelle, d'où venait leur vie sauvage, a été considérée comme le résultat de cette vie. S'il en était autrement, pourquoi n'a-t-on jamais trouvé, dans les forêts, de parents aussi sauvages, à ces infortunés, quoiqu'il soit de toute évidence, même pour le bon sens le plus commun, qu'immédiatement et assez long-temps après leur naissance, ils n'auraient pu pourvoir à leur nourriture, ni se défendre contre la voracité des autres animaux, ni même résister aux injures de l'air?.D'ailleurs, comment auraient fait les premiers hommes, avec une pareille organisation, pour sortir de l'état sauvage? serait-ce aussi l'éducation qui les en aurait tirés? Gall raconte qu'un jour on apporta à l'hospice dont il était médecin, une femme muette, toute paralysée d'un côté, laquelle on avait aussi trouvée au milieu des bois comme sauvage. Cette femme ne pouvait faire aucun mouvement, ni même sortir seule de la position où elle se trouvait, une fois placée. Comment aurait-elle fait pour vivre jusqu'à cet âge, si elle eût été réellement sauvage? quels animaux assez tendres ou assez pitoyables, lui auraient apporté son pain quotidien, si elle n'eût été exposée et abandonnée par quelque malheureuse famille à laquelle elle avait fini par être trop à charge? Ignore-t-on que, dans les familles nombreuses, il y a souvent un sujet né pour le malheur de tous les autres, tant ses dispositions naturelles sont nulles ou vicieuses? Il faut donc ranger les hommes sauvages dans la même catégorie que les hommes marins d'autrefois, qui se pêchaient dans toutes les mers et les grandes rivières, et dont la race sortie de la nuit des préjugés, et de la vase de l'ignorance, s'est enfin perdue ainsi que celle des sorciers dès que la philosophie a voulu en connaître la nature.

## CHAPITRE III.

**C'est dans la substance cérébrale qu'il faut chercher le germe et la réunion des organes de nos facultés intellectuelles et morales ; car ces dernières, dont les anciens faisaient honneur au cœur, ne sont qu'une modification ou un produit des premières, tellement que la morale commence et s'évanouit avec l'intelligence.**

L'on a vu toutes les parties du corps emportées, détruites, comprimées ou malades, tant par les accidents de la guerre que par d'autres causes d'un effet plus lent ; mais tant que le cerveau est resté intact, les facultés intellectuelles sont restées dans leur intégrité, et le domaine de la pensée n'a point souffert. Au contraire, toutes les fois que le cerveau n'a pas existé, comme dans les enfants acéphales, ou s'est trouvé malade, alors les facultés intellectuelles se sont trouvées nulles ou en souffrance. Une compression, un épanchement de sang ou de pus, une exostose, une induration, une inflammation, une esquille osseuse, un coup violent, quand les deux hémisphères du cerveau en sont lésés, mettent le trouble dans l'entendement ; toutes ces mêmes causes agissant sur une autre partie quelconque du corps, même sur la moelle épinière, ne changent rien à l'intellect ; seulement les violences exercées sur cette dernière, en interrompant la communication du cerveau, font cesser l'influence de la volonté sur les parties placées au-dessous du point lésé, et déterminent leur paralysie, qui cesse ensuite par la guérison de la moelle épinière. Lorsque les accidents et les maladies du cerveau cessent, le retour du sentiment et de la pensée a lieu à l'instant. La ligature d'un nerf qui communique au cerveau, détruit le sentiment dans la partie située au-dessous de la ligature. Selon *Loder* (*Programma de tumore scirrhoso*) une pression à l'origine du nerf olfactif détruit l'odorat; selon *Haller* (*Elementa physiologiœ*) et *Morgagni* (*De sedibus et causis morborum*), la même cause agissant sur le nerf optique, produit le même effet sur la vue; et *Lapeyronie* rapporte dans les Mémoires de l'Académie de chirurgie (tome I, part. II, p. 166), qu'une cécité causée par un épanchement de pus à la suite d'une blessure qui avait pénétré jusqu'aux corps calleux dans le voisinage des nerfs optiques, cessait chaque fois par l'évacuation du pus. Il résulte des *Recherches expérimentales sur les propriétés et les fonctions du système nerveux dans les animaux vertébrés*, publiées en 1842, par M. *Flourens*, 2ᵉ édition, que la partie la plus essentielle de l'audition réside dans le *limaçon* qui forme l'oreille interne : d'après les expériences consignées dans ce même ouvrage, expériences d'autant plus concluantes que M. Flourens a cherché à isoler les phénomènes en isolant les organes, il faudrait admettre que les nerfs, la moelle épinière, la moelle allongée, les tubercules bi- ou quadri-jumeaux *excitent* seuls immédiatement l'action musculaire; que les lobes cérébraux se bornent à *vouloir* et ne l'excitent pas; que dans la moelle épinière même, les parties qui *excitent* le mouvement ne sont pas celles qui produisent la *sensibilité;* qu'ainsi il y a dans le système nerveux trois propriétés essentiellement distinctes : l'une de *percevoir* et de *vouloir,* c'est l'*intelligence;* l'autre de *recevoir* et de *transmettre* les impressions, c'est la *sensibilité*; enfin la troisième d'*exciter immédiatement la contraction ou l'action musculaire,* c'est l'excitabilité. Selon Helvetius (*De l'Esprit*), *sentir* suffirait à l'explication de tous les phénomènes de l'intellect, philosophiquement parlant; et physiologiquement, d'après M. Flourens, il y aurait dant le système nerveux trois propriétés distinctes, l'une de *percevoir* et *vouloir,* l'autre de *sentir,* et la troisième de *mouvoir;* ce qui prouve encore que percevoir, sentir et mouvoir ont des organes distincts et essentiellement différents, c'est qu'après l'amputation d'un membre, le sentiment de la douleur qu'il causait, subsiste encore; il est même irrésistiblement rapporté au membre amputé par ceux qui l'éprouvent; ce qui ne peut venir que d'une affection ou d'une modification des fibres du cerveau, analogue à celle qu'y produisait le membre malade avant l'amputation.

En parcourant la chaine des divers animaux depuis les acéphales jusqu'à l'homme, l'on trouve que les facultés de l'entendement sont toujours en raison directe de la substance cérébrale, sauf quelques modifications particulières, insuffisantes même pour faire exception; et que, si l'homme a beaucoup plus de cervelle qu'aucun autre, c'est aussi lui qui réunit le plus de facultés et qui présente la collection imposante de toutes celles que l'on ne retrouve qu'éparses, ou tronquées dans l'ensemble des classes inférieures en général, bien que des organes spéciaux ou des renflements particuliers puissent être aussi ou plus développés et donner à leur cervelle une masse ou un poids égal et supérieur à celui de l'homme, comme dans l'éléphant.

Les différences qui paraissent ne pas résulter directement du volume du cerveau, Gall les attribue à des circonvolutions plus variées et plus nombreuses de sa substance, à la prédominance de certaines parties cérébrales ou de certains nerfs sur d'autres, ou à un défaut d'analogie et de point de contact pour établir la comparaison entre des animaux de mœurs très-opposées. Il prétend qu'en analysant le cerveau de tous les animaux pris ensemble, l'on n'en pourrait recomposer un cerveau humain, parce qu'il y a des facultés, telles que la théosophie, l'aptitude aux mathématiques, etc., qui lui sont exclusivement propres. Ce point de sa doctrine, à l'appui duquel il cite un grand nombre de changements que les anomalies et les altérations du cerveau produisent dans les facultés intellectuelles, est en tout conforme aux leçons des meilleurs physiologistes. Cependant il ne faut pas oublier ici que le cerveau se compose de deux hémisphères, dont l'un restant sain peut vicarier les fonctions de celui qui serait malade, comme une main non lésée remplace l'autre main blessée ou devenue impotente, ou comme un œil sain peut suffire seul à la vision après la perte de l'autre. Ainsi l'intelligence peut persister avec la lésion et même la suppuration d'un seul hémisphère.

La prévention, qui m'oblige de prouver les choses les moins douteuses, ne pourra, je pense, me blâmer de faire parler les auteurs eux-mêmes dans le sens de Gall, plutôt que de parler moi-même d'après eux ou d'y renvoyer, comme le fait souvent ce physiologiste ; si la marche que j'adopte a l'inconvénient d'être plus longue, elle me paraît avoir aussi l'avantage d'être plus sûre et plus satisfaisante pour les lecteurs, qui d'ailleurs y gagneront par la variété du style. C'est dans les ouvrages les plus connus et les plus estimés en France, que je choisirai les citations et les faits confirmatifs de la doctrine que j'expose.

« De tous les animaux, dit M. *Richerand*, dans ses Éléments de physiologie (pag. 105), l'homme est celui dont le crâne est le plus grand relativement à la face ; et comme le volume du cerveau est toujours proportionné à la grandeur de la boîte osseuse qui le contient, l'homme est aussi celui dont le cerveau est le plus considérable. Cette différence de grandeur entre le crâne et la face, donne assez bien la mesure de l'intelligence des hommes et de l'instinct des animaux ; la stupidité de ces derniers et leur férocité sont d'autant plus marquées, que les proportions des deux parties de leur tête s'écartent davantage des proportions de la tête de l'homme.

» L'oblitération complète des facultés intellectuelles, dit le même auteur (pag. 170), qui fait le caractère de l'idiotisme, lorsqu'elle n'a pas pour cause une commotion forte et subite, une émotion inattendue et profonde qui brise tout à coup les ressorts de la pensée, lorsque ce vice est originel, tient toujours à la mauvaise conformation du crâne, à la gêne des organes qui y sont renfermés. Ces défauts d'organisation se rapportent, comme le citoyen Pinel l'observe, à la petitesse excessive de la tête, relativement à la stature entière, ou au manque de proportion entre les diverses parties du crâne. C'est ainsi que dans l'idiot dont la tête se trouve gravée dans l'ouvrage sur la manie (pl. ii, fig. 6), elle n'a en hauteur que le dixième de la stature entière, tandis que cette hauteur devrait en être le septième, plus trois parties et demie, en prenant l'Apollon du Belvédère pour le type de la perfection idéale de l'homme. Un idiot que j'ai actuellement sous les yeux, a l'extrémité occipitale tellement rétrécie, que la grosse extrémité de l'ovale que présente sa face supérieure, au lieu de se trouver en arrière comme dans le reste des hommes, est au contraire tournée en avant et répond au front, qui est d'ailleurs très-incliné des orbites vers le sinciput. Le diamètre du crâne est très-aplati sur les côtés.

» Dans deux autres enfants, également idiots et qui se trouvent actuellement à l'hôpital Saint-Louis, le crâne très-large en arrière, finit par une extrémité très-rétrécie, et le front, très-court, n'a pas plus de deux pouces et demi de largeur, etc.

» Aux preuves démonstratives qu'a données de l'influence du physique sur le moral de l'homme, le philosophe que je viens de citer (*Cabanis*), et qui fait tant d'honneur à la médecine, je ne me permettrai que d'ajouter une seule observation; ce n'est point, j'en suis bien sûr, la première de cette espèce, mais personne, à ce que je crois, n'en a publié de semblables. Le lecteur se rappelle sans doute la vieille femme dont il est parlé à l'article des mouvements du cerveau, qu'une carie énorme des os du crâne permettait de constater sur elle. J'abstergeais le pus sanieux qui couvrait la dure-mère, et je faisais en même temps des questions à la malade sur son état; comme elle éprouvait peu de douleur de la compression de la masse cérébrale, j'appuyai le tampon de charpie, je pressai légèrement dans une direction perpendiculaire, et tout à coup la malade qui répondait sainement à mes demandes, se tut au milieu d'une phrase; sa respiration continuait cependant de s'effectuer, son pouls battait encore ; je retirai le tampon, la malade ne dit rien; je lui demandai si elle se rappelait la dernière question que je lui avais adressée, elle m'affirma la négative. Voyant que cette expérience était sans douleur et sans danger, je la réitérai trois fois, et suspendis trois fois tout sentiment et toute intelligence.

» Un homme trépané pour une fracture du crâne

avec épanchement de sang et de pus sur la dure-
mère, sentait ses facultés intellectuelles baisser, le
sentiment de son existence s'engourdir et menacer
de s'éteindre dans l'intervalle de chaque pansement,
à mesure que la collection du liquide devenait plus
considérable. »

Ce passage du professeur Richerand est conforme
aux opinions accréditées avant Gall; mais les rapports comparatifs de la face avec le crâne et le cerveau, sont des signes illusoires de l'intelligence. La
grandeur du crâne n'est à considérer que relativement
à celle du cerveau qu'il contient, et nullement dans
ses rapports avec la face que Gall, n'a jamais prise en
considération non plus que la stature, dont l'esprit des bossus et des rachitiques ne souffre pas
quand leur cerveau est bien développé. C'est l'inverse de Lavater, qui n'a assis son système physio-
gnomonique que sur les caractères du visage dont
l'expression dérive uniquement des fonctions du
cerveau. En effet l'observation a démontré que les
proportions du développement de la face humaine
ne changent rien et n'ont aucune signification relativement aux qualités intellectuelles et morales,
et examinant les mandibules et les diverses parties
de la face des animaux en général, l'on n'y trouve
que des rapports d'aptitude pour se nourrir d'une
manière préférablement à une autre, sans indices
réels sur le nombre ou le développement de leurs
facultés intellectuelles et instinctives.

Quant à la gêne des organes qui sont renfermés

sous le crâne ou la boîte osseuse, elle est supposée ; car
cette boîte se modèle sur le développement du cerveau dans les diverses phases de la vie, dont l'action
n'est point réglée par une force mécanique proportionnée à la dureté et à la résistance des parties,
mais dépend d'une alternative d'absorption ou d'im-
bibition de sucs nourriciers qui suppléent les parties
successivement résorbées, comme par usure et au
delà dans la jeunesse et l'état de santé. L'expérience n'a-t-elle pas aussi suffisamment prouvé qu'un
bel homme, fût-il modelé sur l'Apollon du Belvédère, est très-souvent inférieur en moyens intellectuels à un autre beaucoup moins favorisé pour
la stature et les avantages de la taille, mais doué
d'un cerveau plus volumineux, tels que Kant, génie
philosophique et profond, dont le front haut et saillant portait sur un corps d'une frêle et petite stature, et
un grand nombre d'autres personnes des deux sexes,
qu'on rencontre journellement dans le monde ? La
petitesse ou le rétrécissement de la boîte osseuse
qui contient le cerveau, indique seulement une
absence ou une faiblesse des facultés attachées aux
parties défectueuses, dont les plus caractéristiques de
l'humanité constituent le développement du front et
de la partie antérieure et supérieure de la tête ; et c'est
ce qui a déjà été observé dans l'antiquité : car les
Grecs s'appliquaient déjà à la *métoposcopie*, qui est
l'art de conjecturer les qualités de l'homme par
l'examen ou l'inspection de son front, art qui se
rapproche beaucoup plus de la doctrine de Gall que

de celle de Lavater, qui a tiré ses inductions des traits de la face.

Mais, Lavater n'étant par médecin, il lui a suffi, comme à beaucoup d'autres, de quelques cas particuliers, de grandes mâchoires montées sur un petit crâne, pour en tirer des conclusions générales sur leur importance, en négligeant celle du cerveau placé sous le crâne.

On voit que ce n'est pas sous le rapport des proportions de la face et de la stature que j'ai cité M. Richerand, et que c'est uniquement l'importance de ses observations sur le cerveau qui a motivé ma citation. Je prie le lecteur de ne pas oublier, en lisant les citations suivantes, que Gall et moi nous ne considérons les mâchoires que comme des instruments de table qui fonctionnent spécialement au profit de la vie végétative.

« On remarque en général, dit M. *Burdin* dans son Cours d'études médicales (t. I, p. 26), que la perfectibilité d'organisation dans les animaux est en raison inverse du peu de capacité du crâne et du grand allongement des mâchoires. L'homme est de tous les animaux celui qui a le crâne le plus grand et la face la plus courte. »

« Si, comme l'observation semble le démontrer, dit M. *Duméril*, la quantité de substance cérébrale contenue dans le crâne, détermine le plus ou le moins d'intelligence chez les animaux, l'homme est celui de tous qui doit être le plus favorisé, puisque sa cervelle est extrêmement volumineuse, surtout à proportion de la grosseur de sa tête, dont la face n'occupe qu'une très-petite partie. Ensuite, si les organes des sens sont d'autant plus parfaits qu'ils présentent une plus grande surface, nous verrons que l'homme n'a aucun des sens qui résident à la tête parfaitement développé, et que celui du toucher est chez lui le plus perfectionné. Peut-être même l'homme doit-il sa grande perfection à cette sorte d'équilibre qui existe entre les sens. » Voyez page 367 du *Traité élémentaire d'histoire naturelle* adopté par le gouvernement pour l'instruction publique.

Il serait fastidieux d'accumuler les citations les unes sur les autres. M. *Cuvier*, dont l'autorité est d'un grand poids, à raison de l'étendue de ses connaissances, dit aussi que la grandeur comparée du crâne et de la face est un objet important d'étude, et que l'expérience montre en effet que les animaux sont d'autant plus stupides ou plus féroces, que la face l'emporte plus chez eux sur le crâne, c'est-à-dire, qu'ils ont moins de cervelle. Nous désignons proverbialement la même chose, en disant d'un homme que *c'est une mâchoire*. M. *Portal* ne s'explique ni autrement ni moins positivement dans son Traité d'anatomie. Le Traité des rapports du physique et du moral de l'homme, par M. *Cabanis;* le Traité médico-philosophique sur l'aliénation mentale, par M. *Pinel;* le Projet d'éléments d'idéologie, par M. *Destutt-Tracy*, et plusieurs autres bons ouvrages abondent dans le même sens. Les auteurs anglais et allemands qui ont touché ce sujet, pensent de même; et c'est à tort que l'on a fait dire à *Sœmmerring* que le cerveau de la femme était plus gros et plus pesant que celui de l'homme, car il affirme, au contraire, qu'en cas de disparité il donnerait l'avantage et la prépondérance à celui de l'homme. Selon ce savant anatomiste, le cerveau et le cervelet pèsent de deux livres et demie jusqu'à trois livres ; car on en trouve de deux livres et cinq onces et demie jusqu'à trois livres et une ou deux onces. *Haller* l'évalue à quatre livres en général, ce que *Sœmmerring* croit exagéré, s'il s'est servi des poids allemands ordinaires, parce que, dans plus de cent cinquante cervelles qu'il a pesées, il n'en a point trouvé du poids de quatre livres. Selon *Sœmmerring*, le cerveau seul pèse beaucoup au delà de deux livres ; et le poids de la cervelle en général varie beaucoup moins que celui du reste du corps humain, qui va de cent soixante à huit cents livres. Le cervelet, considéré seul, équivaut ordinairement à la sixième ou cinquième partie du cerveau, et se trouve dans une disproportion troujours croissante, en revenant de la puberté vers l'enfance. En général la pesanteur spécifique du cerveau d'un adulte est relativement à l'eau comme dix mille trois cent dix est à dix mille, selon l'évaluation de *Musschenbroeck*.

Dans les autres animaux, la disproportion de la masse cérébrale, relativement au reste du corps, est infiniment plus grande. Les rapports deviennent enfin imperceptibles dans les insectes et les vers, où la cervelle n'est plus représentée que par un

petit renflement de la moelle épinière en forme de
point, et manque enfin totalement dans les zoophytes
appelés par cette raison *acéphales*, c'est-à-dire, *pri-*
*vés de la tête.*

Voilà le sens dans lequel j'avais fait parler Gall
dans la première édition de cet ouvrage, séduit moi-
même parce que j'avais appris des autres physiologistes avec lesquels je le croyais absolument d'accord;
ce qui n'est vrai que pour la base fondamentale qui
consiste à regarder le cerveau comme l'organe exclusif de l'intelligence. Quant aux inductions accessoires : Gall diffère entièrement des savants que je
viens de citer, n'attachant aucune importance à la
comparaison du cerveau ou du crâne avec le reste
de la tête ou du corps; il lui suffit, d'après ses découvertes anatomiques, de considérer le cerveau
isolément, pour expliquer toutes les différences d'intellect entre les diverses espèces, et je pense qu'il y
réussit même beaucoup mieux qu'on ne peut le faire
d'après les idées reçues jusqu'à présent. La seule
comparaison intéressante à faire, est celle des facultés intellectuelles avec le volume du cerveau dans
la considération des espèces; mais dans la considération des individus il convient aussi de faire leur
part à l'exercice, à l'éducation, aux circonstances,
au climat, aux aliments, à l'état de santé, et peut-
être aussi à la finesse des tissus de chaque animal,
quoique Gall paraisse ne tenir aucun compte de la
finesse et de la différence de la texture originelle,
qui me paraît cependant avoir aussi part dans l'ex-

pression des facultés intellectuelles. Quant aux conséquences qu'on a voulu déduire de la comparaison du cerveau avec les mâchoires, la face ou le reste du corps, je les regarde aussi comme illusoires et trompeuses.

Les anciens avaient déjà saisi la vérité que nous établissons; car on trouve une petite tête à toutes leurs statues colossales et athlétiques, où il fallait exprimer la prédominance des forces musculaires. Le père des dieux, le roi de la nature, seul est représenté chez eux avec une grosse tête, assise sur un corps d'une grandeur et d'une force proportionnées; comme si l'intelligence qui embrasse les destinées de l'univers ne pouvait loger que dans un vaste cerveau.

Hippocrate lui-même était aussi avancé que les modernes sur ce sujet, car, dans son livre *De aere, locis, et aquis,* il parle de grosses têtes *(De macrocephalis),* et dit que les grandes sont estimées les meilleures : *longissima enim habentes capita generosissimos existimant.* Il répète la même chose dans la VIe section du IIe livre des Épidémies, etc.

S'il est prouvé, comme je le crois, que le cerveau est l'organe spécial et exclusif de l'intelligence ; s'il est également démontré que tous les organes remplissent d'autant mieux leurs fonctions qu'ils sont plus développés, soit naturellement, soit par l'exercice, il est facile de conclure avec l'expérience, que les facultés intellectuelles se mesurent sur le volume du cerveau, par conséquent aussi sur la grosseur de la tête, à l'exclusion toutefois de la face.

Ce n'est donc pas sans fondement que *Sœmmer-ring* dit, dans son Encéphalotomie allemande, qu'il est plus que vraisemblable qu'une plus grande somme d'intelligence demande aussi une plus grande masse cérébrale, et que, par exemple, la mémoire a un organe corporel. Aussi remarque-t on beaucoup d'esprit aux bossus, dont le rachitisme a épargné la tête qui, par cette raison, se trouve seule bien conformée, et en quelque sorte mieux développée que de coutume, peut-être même aux dépens du reste du corps. Il faut néanmoins faire une exception pour ceux dont la tête a aussi été affectée du rachitisme, parce qu'alors le cerveau mal développé occasionne l'idiotisme ou la stupidité. Aussi a-t-on vu des hommes qu'une chute ou une ouverture du crâne avaient rendus plus intelligents, reprendre leur état borné à mesure que la plaie se refermait ; ce qui ne peut s'expliquer que par le plus ou moins de développement ou d'excitation d'une partie quelconque du cerveau. Ce viscère peut d'ailleurs avoir été affecté de diverses maladies qui ne lui donnent qu'une grosseur spécieuse, comme cela arrive dans les sujets d'un tempérament lymphatique, et dans les hydrocéphales, où la substance cérébrale doit son développement à des humeurs qui lui sont étrangères, et qui entravent le jeu de ses fonctions, comme la bouffissure et l'enflure en général gênent les mouvements des membres et leur ôtent de leur force.

Il n'est assurément pas si facile de déterminer ,

dit encore le même auteur, si un génie extraordinaire tient à un développement plus marqué de quelque partie du cerveau, principalement parce qu'il peut y avoir, dans la conformation physique de cet organe, des dispositions pour certains talents qu'un concours de circonstances très-variées empêche de se manifester. C'est ainsi que nos usages rendent nulles, dès l'enfance, les dispositions manifestes de la nature pour les mouvements de l'oreille extérieure ; et il en est de même de plusieurs autres muscles dont nous ne nous servons pas de toute notre vie. Sans les circonstances de la révolution française, combien de talents militaires, admirés aujourd'hui de toute l'Europe, n'auraient pas même été soupçonnés ! Combien de paysans courbés comme Cincinnatus sur le manche de la charrue, fussent devenus de grands hommes, si le défaut de moyens pécuniaires, la piété filiale, l'esprit d'indépendance, l'invraisemblance du succès et surtout la perspective des humiliations réservées à l'indigence, à l'obscurité de naissance et à la privation de tout appui n'eussent comprimé les élans d'un génie qui tendait à s'élever !

Gall se contente de considérer la masse cérébrale sans attacher beaucoup d'importance au nombre et à la finesse des replis auxquels *Malacarne* a donné une si grande influence sur nos facultés, dans ses lettres à Bonnet et dans son *Encefalotomia universale,* où il dit n'avoir trouvé dans le cervelet d'un fou que trois cent vingt-quatre replis, au lieu de sept cent ou sept cent quatre-vingts qui se trouvent ordinairement dans le cervelet d'un homme sensé. Mais quand un cervelet est plus petit qu'à l'ordinaire, il doit aussi avoir moins de plis ou de circonvolutions ; et les inductions tirées du nombre des plis n'auraient une valeur démonstrative, qu'en les comparant au poids et au volume du cervelet. L'anatomie comparée nous montre que la cervelle des brutes a, relativement à celle de l'homme, très-peu de circonvolutions ; en sorte qu'en descendant successivement des premières espèces aux dernières, l'on finit par ne plus trouver de replis au cervelet, qui n'est plus qu'un appendice vermiculaire dans les ovipares, et manque ensuite totalement. Le cerveau perd aussi ses replis dans la même progression, jusqu'à s'évanouir tout à fait. *Sœmmerring* remarque également que les circonvolutions du cerveau varient beaucoup en nombre et en caractère ; qu'elles sont imperceptibles dans le cerveau d'un enfant de quatre mois, à moins qu'on ne le mette dans l'esprit de vin ; qu'elles sont plus petites et moins profondes dans l'enfance que dans l'âge adulte ; enfin, qu'un petit cerveau avec beaucoup de circonvolutions est préférable, pour l'intelligence, à un plus grand qui en aurait moins. Voilà un objet d'études nouvelles qui rend l'opinion de Gall, qui ne considère que la masse cérébrale, aussi problématique que celle de ceux qui prennent aussi en considération les replis du cerveau et du cervelet ainsi que leur finesse pour expliquer la somme d'intelligence.

La nature, si fidèle à son premier type, dans la formation des diverses parties du même corps qu'elle coordonne les unes avec les autres, aurait-elle fait les fibres du cerveau et fixé le nombre plus ou moins grand de leurs circonvolutions, sans laisser deviner le secret de son ouvrage, non-seulement par les saillies de l'intelligence, mais aussi par une sorte d'analogie avec d'autres parties extérieures telles, par exemple, que les cheveux, qui sont gros ou fins, plats ou frisés, dont les nuances et la forme varient avec l'âge, aussi bien que celles du cerveau, qui se régénèrent comme la substance de ce dernier et qui sont également sensibles à l'action de l'esprit de vin, qui les crispe et les fait boucler, etc. ? Pourquoi la marche, le parler, les gestes, les mouvements et toutes les actions, même les plus minutieuses en apparence, peignent-elles avec tant de précision l'homme intellectuel et moral, si ce n'est par une suite de cette analogie qui met toujours la nature d'accord avec elle-même en établissant la convenance des parties d'un même tout entre elles, et le rapport exact des effets avec leurs causes physiques? La texture plus ou moins fine des fibres du cerveau, leur plus ou moins de consistance et de souplesse, en un mot tout leur caractère me paraît devoir être marqué dans toutes les autres parties visibles du corps, aussi bien que dans les actions qui les modifient et les font ressortir.

S'il en était autrement, comment retrouverait-on jusque dans les os, qui sont les parties les plus brutes de toute la machine animale, toute la finesse ou la grossièreté des parties qui les recouvraient, tellement que l'on y distingue les âges et les sexes ? Nul doute que les conjectures et les savantes illusions, basées sur les tempéraments pour expliquer les phénomènes du monde intellectuel, ne doivent être rapportées à un faux aperçu de l'analogie et de la coordination des organes secondaires à l'organe primitif qui les gouverne. On met tout sous l'empire des tempéraments, et, sans être arrêté par la contradiction qui est frappante, on laisse la volonté à l'organe intellectuel, auquel on ne donne qu'un rôle subalterne.

Comme les petites têtes, selon Gall, ont beaucoup improuvé cette partie de sa doctrine, il a dû recueillir le plus grand nombre des preuves en sa faveur. C'est pourquoi il fait passer sous les yeux de ses auditeurs des têtes d'idiots en parallèle avec des têtes bien organisées, dont quelques-unes ont appartenu à des hommes de mérite qu'il prend la peine de nommer ; il y fait particulièrement remarquer l'élévation et la largeur du front, la hauteur du sinciput, ainsi que la distance qui mesure le trajet d'une bosse pariétale à l'autre, et celui du front à l'occiput. Il ouvre ensuite un grand portefeuille où se trouvent les portraits de beaucoup d'autres personnes qui se sont distinguées en différents genres ; il fait voir que l'élévation et la largeur du front les caractérisent toutes plus ou moins, ou sont rachetées par d'autres dimensions qui compensent celles-là.

Mais le portrait qu'il montre avec le plus de complaisance et avec un air de triomphe, c'est celui de
cette tête puissante que quelqu'un, pour renverser l'édifice de sa doctrine d'un seul coup, quand
il aurait fallu l'examiner, avait citée comme très-
petite au sein d'une société respectable d'ailleurs
par ses lumières. Voyez, dit le docteur Gall, ce front
élevé et majestueux, et toute cette vaste capacité où
loge le génie qui embrasse actuellement les destinées
de l'Europe. Il est probable, ajoute-t-il en souriant,
que celui qui l'a citée comme petite, a cru qu'elle
était semblable à la sienne, ou qu'en bon orateur,
plus familiarisé avec les figures de rhétorique qu'a-
vec l'objet de nos recherches, il aura pris la partie
pour le tout et la face pour la tête entière.

Gall ne se borne pas à apprécier la masse cérébrale d'après les différences qu'elle présente parmi
les individus d'une même race d'hommes, comparés
entre eux et avec les autres animaux ; il fait encore
voir que la race européenne est plus richement dotée
que les autres, c'est-à-dire que la mongole, la négre
et l'hyperboréenne, à en juger d'après la capacité
que présentent quelques têtes dont *Blumenbach* et
d'autres savants ont enrichi sa collection. La petitesse proportionnelle des crânes des autres races, relativement à l'européenne, a aussi été observée par
les voyageurs qui ont visité les diverses nations,
entre autres par *Fabricius* de Kiel et *Larrey*. Gall
fait surtout remarquer, d'après diverses figures,
l'étonnante difformité de la tête des Caraïbes, qui

ont le front si peu élevé au-dessus des orbites, et le sinciput tellement aplati, qu'il est vraisemblable, comme le prétendent plusieurs voyageurs, que dans leur enfance on leur assujettit le haut du crâne avec une planche que l'on y laisse à demeure, après l'avoir fixée, afin de les rendre courageux, en faisant bomber leur tête latéralement, ce qui n'empêche pas qu'ils ne soient, au contraire, les plus lâches et les plus cruels des hommes. Est-ce d'après le sentiment des effets de la même difformité, se demande Gall, qu'il s'est établi, dans beaucoup de langues, des locutions analogues à celles-ci : *C'est un plat personnage, un plat sujet, une physionomie plate, c'est un écervelé,* etc.

Lorsque Gall enseigna qu'il se rencontrait des hydrocéphales dans lesquelles les facultés intellectuelles restaient à peu près intactes, le père Walter, professeur d'anatomie à Berlin, nia ce fait, en soutenant aussi qu'alors la substance cérébrale se trouvait dissoute dans l'eau. Gall avait des preuves trop bien acquises du contraire, pour se laisser ébranler dans son opinion; et il a eu depuis occasion de la confirmer plusieurs fois dans ses voyages. Le docteur *Larrey,* entre autres, lui a encore fait voir, depuis qu'il est à Paris, un enfant hydrocéphale dont l'intelligence n'avait pas notablement souffert, et dont le cerveau, à l'examen duquel j'ai moi-même assisté après sa mort, n'était nullement dissous. *Morgagni, Baillie* et d'autres bons pathologistes ont également observé que dans les hydropisies internes de la tête l'eau reste claire et transparente au milieu du cerveau, qui, au lieu d'être dissous par la macération comme le prétend Walter, se trouve seulement développé en forme de membrane épaisse, et aplati contre le crâne, dont il tapisse l'intérieur. Gall a vérifié cette observation sur plusieurs sujets et entre autres aussi chez une femme de cinquante-deux ans qu'il a soignée lui-même, et dont il montre la tête très-développée et très-curieuse à ses auditeurs. Le professeur *Bischoff*, de Berlin, particulièrement lié avec M. *Hufeland*, dont il est l'élève et l'ami, a donné en allemand une exposition de la doctrine de Gall, avec plusieurs objections critiques de son maître et plusieurs fragments de la correspondance des professeurs *Loder* et *Reil* de Halle ; comme ces fragments, très-avantageux pour Gall, quoique ces illustres professeurs aient été peu disposés en sa faveur avant de l'avoir entendu, jettent un grand jour sur la doctrine que j'expose, et servent souvent à l'éclairer et à la confirmer, j'en extrairai plusieurs passages, en commençant par le suivant, qui concerne une hydrocéphale observée, le 7 août 1805, par *Loder*. « L'eau, dit-il, dont la quantité allait à dix pintes, était principalement dans le ventricule droit. Gall a parfaitement raison de dire que le cerveau se trouve déplissé par l'eau ; cela se voyait ici de la manière la plus évidente. L'eau qui se trouvait dans le ventricule, comme je l'ai vu plusieurs fois, était claire. »

En faisant une visite au professeur Walter, à Berlin, Gall trouva en vérité, dans son cabinet d'anatomie, sept têtes d'hydrocéphales ; mais elles y étaient encore entières, n'ayant jamais été ouvertes ni examinées intérieurement : plusieurs d'entre elles avaient d'ailleurs été envoyées par la poste ; ce qui fait croire que l'eau qui s'y trouvait était réellement trouble, quoique celui qui l'affirmait n'eût rien fait pour s'en convaincre.

Gall s'étant aperçu que l'hydropisie de la tête faisait entièrement disparaître les circonvolutions du cerveau, en le développant et en l'étendant comme une membrane épaisse contre la table interne des os du crâne, a essayé d'en dérouler aussi mécaniquement les circonvolutions, et, en assistant à ses démonstrations, j'ai pu m'assurer plus d'une fois qu'il réussissait très-bien, lorsque la membrane vasculaire a été enlevée, sans employer aucun instrument tranchant, mais seulement au moyen de ses doigts ou plutôt de ceux du docteur *Spurzheim*, son aide et son compagnon de voyage.

Avant Gall on était accoutumé à regarder le cerveau comme un viscère pulpeux et non fibreux, et son déplissement fit d'abord une grande sensation parmi tous les anatomistes du temps. Ce qui doit étonner ceux qui ont assisté sans prévention aux démonstrations que Gall en a faites, c'est l'erreur de ceux qui supposent qu'au lieu d'être déplissé par les doigts de Spurzheim, le cerveau n'était que déchiré et pétri comme une pâte. Si MM. Ribes et Isidore Bourdon n'étaient des médecins distingués, je croirais inutile de rapporter le passage suivant que j'ai lu dans le Constitutionnel du 3 mai 1839, pour y joindre quelques réflexions et venger Gall d'un vernis de charlatanisme que ce passage lui donne :

« Dans une brochure fort judicieuse où le docteur Ribes, médecin principal des Invalides, traite de l'organisation du cerveau, nous trouvons mêlées à beaucoup de choses connues, des recherches nouvelles et parfois des découvertes. M. Ribes, un des hommes modestes d'un siècle où l'on dédaignait la modestie, apparemment parce que cette vertu rappelle une ère de despotisme, avoue d'abord qu'il ne connaît que bien imparfaitement le cerveau... Cependant M. Ribes, comme Stenon, connaît bien tout ce qu'ont pu faire ses prédécesseurs et ses contemporains. Vieil ami et ami très-constant de feu Chaussier et de M. Larrey, il assistait avec eux, en 1809, au déplissement du cerveau, par Gall, le jour où ce grand homme démontra chez Cuvier et devant Cuvier ce fait curieux pour la première fois. Ce jour-là et avant de déplisser le cerveau, Gall exposa en peu de mots, tout en conversant et sans emphase ni prétention, mais avec cet esprit séduisant qu'on rencontre plus rarement à Vienne qu'à Paris, les moyens de reconnaître, à la simple vue, d'après la configuration de la tête, quelques indices des dispositions intellectuelles et morales, aptitudes spéciales, génies, vices et vertus. M. Ribes fut d'abord dans l'admiration, jeune homme qu'il était alors. Mais quand il vit que Spurzheim, aide assistant du docteur Gall, ne déplissait le cerveau qu'en déchirant toute la substance médullaire, oh ! alors ses illusions se dissipèrent. Ce fut en vain que Gall parla ensuite des idées innées, des aptitudes natives, des talents, des vertus, venus sans exemples et sans culture ; toutes ces magnifiques assertions trouvèrent M. Ribes incrédule. Il ne pouvait pardonner à Gall de n'avoir déplissé le cerveau qu'en le déchirant ; et il se disait que sans doute Gall trouverait les faits pour les rendre propres à ses doctrines, comme il lui avait vu dilacérer la cervelle.

» Il résulte de là que M. Ribes ne doit pas être compté parmi les partisans de la *crânologie*, et nous devons dire que ceux qui liront sa brochure, toute savante qu'elle est, courront risque de divorcer pour toujours d'avec la *phrénologie*. »

M. Ribes a bien raison d'avouer qu'il ne connaît que bien imparfaitement le cerveau. Mais cet aveu prouve qu'il est très-inconséquent de traiter de son organisation. D'un autre côté M. Bourdon, qui rend un compte si flatteur du livre dont il s'agit, dit, en opposition à l'aveu précédent, que M. Ribes connaît bien tout ce qu'ont pu faire ses prédécesseurs et ses contemporains, qu'il a fait des recherches nouvelles et même parfois des découvertes, dont il ne cite aucune. Il paraît donc que toutes les découvertes que M. Bourdon prête à son ami se réduisent à avoir remarqué que le déplissement du cerveau par Gall ne consistait qu'en un déchirement de la substance médullaire. Il est bien sûr que si la substance du cerveau est médullaire, comme l'ont cru les prédé-

cesseurs et plusieurs contemporains de M. Ribes, il
doit être difficile, pour ne pas dire impossible, d'en
faire le déplissement sans le déchirer; mais ce n'est
pas là une découverte, c'est une vieille erreur quant
à la nature de cette substance, et le prétendu déchirement est une conséquence forcée de cette erreur, mais déchirement purement imaginaire. La
dénégation du déplissement par MM. Ribes et Bourdon ne fait pas preuve, à moins que ce ne soit de
leur ignorance et de leur maladresse sur cet objet.
Une affirmation de deux personnes, par exemple, de
Gall et de moi, équivaudrait à la dénégation susdite,
mais je ne m'en tiendrai pas à ce simulacre de preuve.
Une seule leçon ne pouvait suffire pour rendre M. Ribes habile à déplisser les circonvolutions du cerveau,
et, jeune homme qu'il était alors, il crut qu'il en savait assez pour s'insurger avec assurance contre Gall
en pronostiquant qu'il trouverait des faits pour les
rendre propices à sa doctrine. Mais son ami Larrey et
Cuvier ont fini par adopter la réalité du déplissement
et ont fourni en outre des faits et des observations
à l'appui de ses autres découvertes, etc. Cuvier avait
d'abord révoqué en doute le déplissement dans son
rapport sur le mémoire de Gall présenté à l'Institut.
C'est alors que je suggérai à Gall l'idée de faire dans
différents points du cerveau des injections d'eau
avec une petite seringue sous les yeux de Cuvier, qui,
voyant que, par ce moyen, la séparation des deux
membranes des circonvolutions se faisait dans le
milieu où elles sont adossées l'une à l'autre, se ren-

dit à l'évidence. Gall y ajouta l'insufflation d'air, qui opéra de même. Ce n'étaient donc pas les doigts seuls qui opéraient les disjonctions, comme se l'était imaginé M. Ribes : c'était l'eau, l'air, et l'hydrocéphale.

Durant le séjour que Gall venait de faire à Copenhague, il y avait vu une hydrocéphale, si considérable que la tête avait plus de trois fois son volume ordinaire, sans que la jeune fille, qui en était atteinte, eût perdu l'usage de ses facultés intellectuelles, qui néanmoins n'étaient pas dans un état brillant. Gall avoue que chez quelques autres personnes attaquées d'hydrocéphale, qu'il a vues, il y avait bien diminution de l'énergie intellectuelle, mais non perte totale de l'entendement, quoique ceci arrive aussi quelquefois. Mais si l'eau des hydrocéphales déchirait les circonvolutions du cerveau, ce qui serait immanquable si la substance en était médullaire ou pulpeuse, au lieu d'être fibreuse, il en résulterait toujours la perte de l'entendement par le déchirement ou la dissolution, à moins que cela ne se fît que dans un hémisphère, ou une partie du cerveau : nier cette conséquence, ce serait nier que le cerveau soit l'organe de l'entendement et de ses spécialités. Ce qui vient d'être dit concerne les hydrocéphales internes où l'eau se ramasse dans les ventricules, et non les hydrocéphales externes où l'eau se trouve entre le cerveau et le crâne. Gall ne paraît pas avoir observé de ces dernières, qui sont extrêmement rares, et Walter n'en parle pas non plus.

Une autre objection, très-séduisante au premier

aperçu, est que le chien et le cochon ont à peu près la même masse cérébrale, et que néanmoins le dernier le cède de beaucoup au premier pour l'intelligence; que la même chose s'observe chez le cheval, relativement à l'âne, et chez l'éléphant, relativement à beaucoup d'autres animaux.

La première réponse à cette objection, c'est qu'elle porte absolument à faux. L'ignorance de l'anatomie du cerveau lui donne seule tout ce qu'elle a de spécieux, comme nous le verrons dans le chapitre qui est consacré à cette partie. En admettant le principe des autres physiologistes, l'on pourrait même renforcer cette objection, par l'observation que relativement au reste de leur corps ou de leur tête, les oiseaux ont plus de cerveau que l'homme, et que par conséquent ils devraient avoir aussi plus d'intelligence que lui. En ne considérant le cerveau de l'éléphant que comme un seul organe et une masse homogène sans distinction des diverses parties, qui le constituent, cet animal devrait aussi avoir plus d'intelligence et de facultés que l'homme. Voilà des difficultés à résoudre, beaucoup plus fortes que toutes celles que l'on oppose à la doctrine de Gall, difficultés insurmontables pour tous les autres physiologistes, quoiqu'elles puissent se résoudre facilement d'après les découvertes anatomiques du professeur de Vienne, qui démontre jusqu'à l'évidence, que les deux hémisphères qui constituent le cerveau naissent uniquement des éminences pyramidales. Or, en déduisant du cerveau proprement dit, les diverses paires de nerfs dont la cinquième dans l'éléphant est si considérable qu'elle égale le pouce de l'homme dans sa trompe, l'on trouvera toujours un cerveau proportionné à la somme ou à la force des facultés intellectuelles. Il en est de même pour les oiseaux, dont quelques-uns, par exemple l'aigle, ont le nerf optique presque aussi gros que celui de l'homme, mais un cerveau infiniment plus petit. N'oublions pas non plus que le cerveau des brutes peut prendre son volume seulement d'une ou de quelques parties plus développées que dans l'homme, sans que les autres parties s'y trouvent aussi ou y soient dans la même proportion ; d'où il résulte, en admettant la pluralité des organes, qu'elles n'auront que quelques sens plus perfectionnés que l'homme, sans égaler son intelligence en général. En comparant l'âne avec le cheval, il faut aussi déduire du cerveau proprement dit, ce qui s'y trouve joint sans en faire partie, tel que le cervelet, les nerfs acoustiques dans l'âne, etc.; et alors on se convaincra que le plus intelligent des deux a aussi le plus grand cerveau. Gall enseigne que plus un organe est développé, plus aussi la fonction en est parfaite. Mais les gens à préjugés, ne le comprenant point, oublient les facultés des cinq sens, et plusieurs autres nullement ou mal évaluées, en même temps qu'ils grossissent le cerveau par les organes de ces mêmes facultés. Cette explication, qui lève toutes les difficultés, s'applique aussi à la comparaison du cochon avec le chien, que l'on croit faussement avoir la même quantité de cerveau l'un que l'autre. D'ailleurs nous connaissons moins les mœurs du sanglier, qui est le cochon sauvage, que celles du chien; et le cochon domestique, n'ayant point de liberté ni d'éducation, ne peut être comparé qu'à un chien d'attache et non à un chien dressé avec soin. Enfin, n'appréciant que les qualités qui ont du rapport avec nos mœurs, nous croyons le sanglier très-stupide, quoique les chasseurs le trouvent souvent très-rusé, etc. On peut faire des observations analogues sur l'âne et sur le cheval, et ainsi de suite.

Gall, qui sait tirer parti des difficultés même qu'on lui oppose, produit à cette occasion des têtes de plusieurs races de chiens, pour montrer que le degré de docilité qui les distingue entre eux, correspond toujours au plus ou moins de cervelle qui peut être logée dans leur crâne.

Une autre objection peut-être peu commune, puisque Gall n'en parle pas, c'est que l'intelligence ne peut être séparée du sentiment et de la vie, qui émanent du sang et du cœur, comme le prouvent la syncope et la mort, qui ont lieu dès que le sang n'arrive plus au cerveau.

La défaillance a lieu en effet, quand le sang artériel n'arrive plus au cerveau. Ce viscère paraît alors s'affaisser immobile sur lui-même, et suspend l'exercice de ses fonctions, peut-être moins encore par l'absence du sang que par l'absence de sensation ou d'impulsion qui lui soit transmise par les nerfs, compris eux mêmes dans le collapsus général et privés du degré de tension convenable pour agir. On passe dans une lipothymie, et l'on en sort sans malaise ni douleur ; on en sent même l'approche et on peut en prévenir les assistants, comme j'ai eu occasion de le faire pour moi-même dans une maladie très-grave.

C'est l'image la plus parfaite du sommeil, et ce dernier n'a lieu que par l'absence de sensation. Les moyens qui remédient aux lipothymies prouvent encore cette analogie. Ce sont la plupart des excitants nervins, qui, comme au réveil d'un profond sommeil, déterminent d'abord des contractions de fibres, après lesquelles la circulation se ranime ou même se rétablit, si elle a entièrement cessé : ce serait toujours l'inverse si le sentiment tenait immédiatement à la présence du sang.

Dans les paralysies complètes, où il y a perte de mouvement et de sentiment, la circulation n'a point cessé ; ce qui prouve évidemment que ce n'est point au sang que tiennent ces deux phénomènes de la vie.

Cependant le sang est l'excitant naturel de tous les organes, son impression peut suffire pour les rendre à leurs fonctions, et c'est peut être pour cela que la situation horizontale obvie et remédie aussi aux défaillances ; bien qu'il soit au moins aussi plausible de croire qu'alors les lois de l'hydraulique opposant moins de résistance à l'action du cœur, pour distribuer le sang d'une manière égale dans toutes les parties du corps, ce viscère suffit plus aisément à ses fonctions, et les reprend aussi avec moins de peine. Voilà pourquoi il est utile pour remédier à une défaillance, de desserrer les vêtements qui par leur compression ralentissent ou empêchent la circulation, de même que pour prévenir la syncope lors d'une saignée, il convient aussi de faire ôter ou desserrer les jarretières et les cordons des vêtements étroits et trop justes. Moïse plaçait l'âme dans le sang probablement à cause qu'il est l'excitant de la sensibilité nerveuse, car on lit au chapitre xvii du Lévitique : *Anima omnis carnis in sanguine est.*

Ce qui achève de démontrer la justesse des observations précédentes, ce sont les affections vives et inopinées, telles qu'une frayeur qui glace, une joie excessive qui rend immobile, une indignation profonde qui pétrifie, la vue d'un objet qui interdit, une douleur qui anéantit, une odeur qui révolte ou suffoque, une colère qui fait pâlir, etc.; toutes ces affections, dont on place faussement le siége au plexus solaire du grand sympathique, qui est un agent de la nutrition et ne peut, par conséquent, être l'intermédiaire d'affections émanées de l'intellect, causent aussi des faiblesses et même la mort, comme les républiques de la Grèce et d'autres peuples en ont donné des exemples dans des mères sensibles, trop vivement affectées par le retour d'enfants qu'elles croyaient avoir perdus. C'est donc encore en prenant l'effet pour la cause, qu'on a cherché dans la circulation et dans le plexus solaire, la cause de phénomènes exclusivement revendiqués, par leur nature, aux organes de la vie intellective.

Le cerveau est tellement l'organe du sentiment, indépendamment du cœur, que ce dernier peut être presque entièrement paralysé par l'ossification ou par un polype, sans préjudice de l'entendement. L'apoplexie, qui a aussi la perte du sentiment et de la connaissance pour symptôme, n'est-elle pas causée par une trop grande accumulation de sang dans le cerveau, lorsque la plénitude de l'estomac, un squirrhe, des obstructions, la strangulation, une hydropisie, une grossesse, une exostose, un polype, etc., en empêchent le retour dans les parties inférieures par la compression des vaisseaux sanguins ? Deux causes diamétralement opposées, la syncope et l'apoplexie, ou, si l'on veut, l'absence et l'accumulation du sang dans le cerveau sont donc suivies du même résultat, ce qui prouve qu'il y a des conditions données pour tout. Si l'on voulait mettre le sentiment et la vie dans le cœur et dans le sang, d'après les causes présumées de la syncope, il faudrait aussi, par la même conséquence, y mettre la négation du sentiment et la mort, d'après les causes de l'apoplexie ; mais en suivant ce raisonnement, on trouverait, de proche en proche, que c'est le chyle et son réservoir, puis l'estomac et le suc gastrique, et finalement un morceau de bœuf ou un fruit qui sont en nous les organes de la pensée. Il est faux que le sang soit un liquide plein de vie, et que la mort ait lieu dès que le cerveau ne reçoit plus de sang artériel. Le sang est une collection de matériaux passifs qui, quoique déjà préparés à leur destination, ne sont pas plus pleins de vie qu'une collection de pierres, taillées et amoncelées indistinctement jusqu'à ce qu'elles soient employées à quelque belle construction, n'est pleine d'art. Quant à la mort, elle n'a pleinement lieu que lorsque le corps animal a perdu l'irritabilité ; autrement il faudrait aussi ranger les lipothymies et les asphyxies parmi les morts réelles, quoiqu'en ressuscitant la réaction des fibres organiques par les excitants, on rallume le flambeau de la vie, souvent après plusieurs heures et même des jours entiers de mort apparente.

La vie, sujet de tant de discussions et de recherches, est une spontanéité organique ou une tendance native des organes à recevoir les impressions par lesquelles ils se conservent, se développent et fonctionnent. Ces sortes d'impressions sont sympathiques pour les organes ; car la sympathie est un rapport naturel qui rapproche les êtres qui se conviennent. Les sympathies sont basées sur des arrangements primitifs de la matière auxquels correspondent des impressions coordonnées, c'est-à-dire des impressions qui peuvent s'adapter à ces arrangements primitifs sans trouble ni désordre, ou qui y sont reçues sans lésion. Les impressions ne sont pas *reçues*, mais *souffertes* par les organes qui, faute de sympathie ou de coordination, s'en trouvent lésés. Des fruits livrés à l'estomac *souffrent* l'action ou les impressions de ce viscère qui les animalise par suite de sa spontanéité ; livrés à la terre, ces mêmes fruits *reçoivent* d'autres impressions et se développent par leur spontanéité végétative qui domine ici , au lieu qu'elle était dominée dans le premier cas. C'est la spontanéité organique qui anime et vivifie toute la nature ; elle est inhérente aux arrangements primitifs de la matière, comme la couleur et la forme le sont à un corps visible et palpable. Elle est dans les corps organisés ce que l'attraction est dans les corps inorganiques. Par l'attraction les molécules similaires et disposées à l'affinité sont rapprochées, juxtaposées, agglomérées, cristallisées. Plusieurs attractions en sens inverse l'une de l'autre amènent la dissolution, la disgrégation et la putréfaction. Par la spontanéité, un organe réagit aussi nécessairement, dès qu'il est stimulé par une impression sympathique, qu'un corps élastique rebondit, dès qu'il est frappé, ou qu'un corps pesant le déplace, dès qu'il est abandonné dans un milieu plus léger que lui. L'effet de la réaction organique, qui n'est que l'exercice de la spontanéité, est d'assimiler les parties homogènes et de repousser les hétérogènes. Les forces vitales et toutes les espèces de forces dont on nous étourdit en pure perte, ne sont et ne peuvent être que les divers actes de la spontanéité organique.

L'existence de l'animal se compose d'une double spontanéité ou d'une double vie, celle de la nutrition et celle de l'intellect qui, pris dans le sens le plus vague et selon sa valeur étymologique, convient à tous les animaux. L'existence du végétal ne se compose que de la spontanéité de nutrition que *Blumen-bach* a nommée *nisus formativus*. La vie est annoncée par l'irritabilité comme l'irritabilité est annoncée par la réaction.

Dire que le sang est plein de vie, c'est lui donner une spontanéité intellective ou végétative qu'il ne peut avoir, sans passer de l'état passif à un état actif qui le soustrairait à l'action de l'organisme. Comme la mort n'est que la perte de la vie ou de toute spontanéité organique, le sang ne peut mourir, et jamais on ne s'est avisé de dire qu'il mourait au sortir de la veine.

En dernier résultat, la spontanéité ou la tendance native du cerveau pour saisir les rapports des objets extérieurs avec l'*unité idéale* appelée le *sensorium commune* ou le *moi*, est préétablie dans l'arrangement primitif de ses fibres, de la même manière que la tendance native d'un grain ou d'un germe pour se développer est préétablie dans l'arrangement primitif de ses molécules ; la première dépend encore moins du sang que la seconde ne dépend de l'humus. Le germe peut perdre sa spontanéité faute de sucs nourriciers, comme le cerveau perdrait son activité faute d'être entretenu par la nutrition.

Une quatrième objection, c'est que l'on a vu des cerveaux presque réduits de moitié par la suppuration, sans que les sujets eussent perdu leurs facultés intellectuelles.

Gall rapporte lui-même, à ce sujet, l'histoire d'un prédicateur qui avait fait son sermon et l'avait préché trois jours avant de mourir; après sa mort l'on trouva une moitié de son cerveau enflammée, et l'autre moitié détruite et convertie en une sanie purulente.

Il est inutile de répondre à cette objection, dit Gall, pour ceux qui savent que le cerveau est divisé en deux hémisphères égaux, dont l'un peut suffire à toutes les fonctions de la vie intellective durant la maladie ou la destruction de l'autre; comme cela se voit dans l'hémiplégie, où souvent les fonctions de la vie organique s'exécutent aussi uniquement par le côté sain. C'est ainsi qu'un œil ou une oreille suffisent encore pour faire distinguer avec exactitude les couleurs et les sons. Ce n'est que par cette duplicité de l'organe intellectuel que l'on peut expliquer la conscience qu'ont certaines personnes de leur manie ou de leur délire; car l'on voit souvent des maniaques ou des malades, tels que les hydrophobes, avertir les assistants de les enfermer et de s'éloigner : ce qui n'a lieu que parce que l'exaltation ou la maladie ne gagnent pas les deux hémisphères du cerveau à la fois. Il y a même des cas où l'un des deux hémisphères n'étant aucunement atteint de maladie, prévaut constamment sur celui qui est malade, et empêche les écarts auxquels ce dernier dispose. Ne pourrait-on pas au reste faire la même objection contre d'autres organes et dire, par exemple, que, si les poumons servaient à la respiration, l'on ne verrait pas tous les jours des personnes qui respirent quoique la moitié de leurs poumons soit détruite par la suppuration? La même réponse peut suffire à ceux qui objecteraient que l'hémiplégie n'amène point l'abolition ni le dérangement des facultés intellectuelles.

C'est ici le cas, je pense, d'exposer plusieurs expériences assez curieuses sur le cerveau, lesquelles étonneraient bien davantage si l'on ne connaissait la duplicité de cet organe. Je prends les faits suivants dans l'Encéphalotomie allemande de *Sœmmerring*, qui les rapporte en partie d'après *Arnemann*, dont il faut lire les Expériences, surtout le second volume, sur le cerveau et la moelle épinière.

Une perte légère de la substance du cerveau n'occasionne rien de particulier; mais si cette perte est un peu considérable, il s'ensuit la paralysie des membres du côté opposé : au bout de quelques jours, les animaux, tels que les chiens et autres, tournent en rond du côté opposé; ce qui s'observe également, selon *Goetze* et d'autres auteurs, dans les bêtes à laine dont une partie du cerveau se trouve rongée par le *tænia hydatigena*. La volaille tourne aussi la tête de la même manière. La perte d'une partie encore plus considérable, principalement dans la région postérieure du cerveau, paraît plus douloureuse et rend les animaux moins remuants. En augmentant successivement la perte de substance, il se manifeste d'abord de petits frémissements qui deviennent bientôt plus intenses, des anhélations, une respiration laborieuse, une salivation forte, des marques de douleur plus distinctes, mais cependant moins prononcées que dans la lésion d'un nerf. En poussant la soustraction de substance jusqu'aux ventricules, la conservation de la vie devient impossible.

Des chiens de moyenne grandeur supportent une perte de 50 à 60 grains, les lapins une de 6 grains seulement, les poules et les pigeons une de 10 à 12 grains, et la guérison s'opère heureusement. Les jeunes animaux, s'ils ne sont pas tout petits, supportent aussi bien ces pertes que les plus âgés. Voici comment se fait la guérison : il s'élève de tous les points de la plaie du cerveau, une nouvelle substance jaunâtre, plus molle et plus légère que l'ancienne, dissoluble et facile à enlever par l'esprit-de-vin, très-analogue à la substance corticale et empreinte, dans l'état frais, des mêmes circonvolutions. Telle est la nouvelle substance qui remplit et fait disparaître la plaie, sans être jamais tellement identique avec l'ancienne, qu'on ne puisse en retrouver la ligne de séparation. Il est difficile de dire si c'est une vraie substance corticale ou une simple production cellulaire. En même temps le ventricule du cerveau perd de sa turgescence par un suintement d'humeur et se dévie, vraisemblablement à cause de la partie du crâne enlevée; ce qui fait paraître la régénération plus complète. Ordinairement les circonvolutions se rapprochent et s'enfoncent même à cette place. Il ne faut pas confondre cette substance régénérée avec les champignons qui naissent promptement de la dure-mère. Si la substance coriace, réunie à la substance régénérée pour fermer l'ouverture du crâne,

s'étend jusque dans le cerveau, l'épilepsie en est la
suite.

Dans les plaies un peu considérables du cervelet,
il y a une contraction spasmodique de la tête vers la
partie blessée, lésion de la vue et tendance des
hommes et des animaux à heurter de la tête contre
les murailles. Les plaies et les maladies du cervelet
sont de peu de conséquence pour les accidents con-
sécutifs, à moins qu'il n'y ait en même temps lésion
d'autres parties importantes.

Les blessures faites à la moelle épinière sont plus
dangereuses que celles de la substance cérébrale,
dont il n'y a pas une partie qui ne se soit trouvée
quelquefois malade par blessure, induration ou suppuration, sans préjudice bien apparent pour la vie
et pour l'esprit. L'incision de la moelle épinière à
la base du crâne est immédiatement suivie de la
mort : elle devient d'autant moins dangereuse qu'elle
est plus loin de la cervelle : selon *Haller*, *Arnemann*
et *Monro*, la guérison en est même quelquefois possible, quoiqu'il n'y ait pas de régénération ; et alors
la paralysie des extrémités inférieures cesse aussi.
En irritant la portion de la moelle épinière qui tient
à la cervelle, les muscles de la face entrent en contraction spasmodique ; la même chose arrive aux
muscles des extrémités quand on irrite la portion
qui tient au tronc.

Le cerveau supporte les piqûres, les irritations,
les cautérisations, les incisions et les excisions de
sa surface sans douleur en certains cas ; tandis que

dans d'autres une légère pression, une esquille osseuse, un ulcère occasionnent des douleurs atroces.
Plus les lésions sont profondes, plus la douleur et
les convulsions se déclarent d'une manière terrible;
cependant on a vu des cas où la couronne du trépan
a pénétré jusqu'au manche dans la substance cérébrale sans causer d'accidents funestes. C'est ainsi que
les os, insensibles dans l'état naturel, deviennent
d'une sensibilité extrême dans certaines maladies, et
qu'en général la pléthore et surtout l'inflammation
sont très-propres à exalter la sensibilité de toutes les
parties. En général, la circonférence du cerveau et
particulièrement sa substance corticale n'ont point
le même degré de sensibilité que sa base où se fait
la réunion des nerfs.

Il paraît que l'homme peut, sans préjudice de sa
santé, et même sans un dérangement notable de ses
facultés intellectuelles, supporter la perte de quelques onces de substance cérébrale, grise et blanche.
Cependant un tel homme peut perdre beaucoup
d'idées sans qu'il y ait moyen de s'en assurer, parce
que celui qui pourrait le mieux s'en apercevoir perd
la possibilité et la conscience de ces idées avec la
partie du cerveau qui en était l'organe. C'est ainsi
que le jardinier qui coupe une branche ne sait (malgré qu'ici le juge soit intact dans ses facultés) de
combien de fruits il prive l'arbre, parce qu'on ne
pourrait s'en assurer que par l'existence de ces fruits,
laquelle a été rendue impossible par l'excision de la
branche. Ceci explique pourquoi personne n'est mé-

content de son esprit ni content de sa fortune; c'est
que pour être content ou mécontent d'une chose il
faut avoir un sens pour l'apprécier. Voilà pourquoi
les fous méconnaissent aussi leur propre folie, quand
même il leur reste assez de raison pour remarquer
celle des autres. L'homme n'est que l'interprète de
son organisation actuelle, et il ne saurait avoir aucune idée de ce dont elle n'est pas ou plus susceptible. De même que l'on peut retrancher plusieurs
parties du cerveau, sans le priver totalement d'idées;
de même aussi on pourrait retrancher successivement plusieurs parties ou branches d'un arbre, sans
l'empêcher de produire encore des fruits, et même
des fruits de plus d'une sorte, si les greffes avaient
été choisies et faites pour cela. Le préjudice des
facultés intellectuelles n'est, comme on voit, pas plus
possible à constater après la mutilation d'une partie
du cerveau qu'il ne l'est de constater les idées d'un
enfant mort-né ou venu au monde sans cervelle.
Quant à la santé, elle n'est nullement dans la dépendance directe du cerveau, puisque les idiots et
les animaux, qui n'ont que très-peu ou point de
cervelle, jouissent en quelque sorte d'une meilleure
santé que ceux dont la cervelle est plus considérable. Les enfants sans cervelle vivent et se développent dans le sein de leur mère comme les autres.
Les aveugles et les sourds par accident se portent
aussi bien après qu'avant la perte de leurs organes;
et en général on observe que la vie est d'autant plus
tenace et la reproduction d'autant plus facile que

l'animal a moins de cervelle, comme le prouvent les acéphales ou les polypes, que l'on coupe et divise en tout sens et partout sans les faire périr, et qui se reproduisent entièrement de chaque division de leur corps; comme le prouvent aussi les grenouilles et d'autres amphibies que la faux du faucheur mutile souvent d'une manière affreuse sans les faire périr, bien qu'elles ne reçoivent pour tout pansement que des coups de râteau. Ainsi plus les animaux se rapprochent du règne végétal, plus aussi ils ressemblent aux plantes qui se reproduisent et se multiplient de boutures.

Le cerveau est donc l'organe exclusif de la pensée, puisque nous avons vu dans ce chapitre que toutes les autres parties du corps, excepté lui, peuvent être détruites ou mutilées sans que les idées se perdent; mais il n'est l'organe de la vie qu'indirectement et autant que l'instinct animal, c'est-à-dire un stimulus interne, dérivé du besoin, l'avertit sympathiquement de la souffrance des autres organes, et change ainsi la direction de la volonté ou de son empire qui est tellement absolu que la maladie et la mort s'ensuivraient si les organes du mouvement qui sont sous sa dépendance refusaient les matériaux nécessaires aux organes de la nutrition : mais ces matériaux une fois administrés les organes de la nutrition, qui sont les vrais agents de la vie et de la santé, travaillent dans une indépendance presque absolue et en quelque sorte à l'insu du cerveau ; ils agissent même contradictoirement à la volonté, comme cela a lieu chez ceux qui digèrent une médecine destinée à les purger.

Beaucoup de savants et de gens d'études minent leur santé et se causent une mort prématurée pour augmenter le domaine de leurs idées ; les mélancoliques, surtout ceux qui ont le *spleen,* les malheureux prennent des déterminations également contraires à la vie, malgré les réclamations des organes qui l'entretiennent.

Il faut ou beaucoup de cervelle ou l'exaltation de quelque faculté intellectuelle, comme chez les mélancoliques et les fous, pour résister long-temps à un instinct qui entraîne la sympathie de tous les organes. Aussi ce ne sont jamais ceux dont les facultés intellectuelles sont bornées ou presque nulles qui savent s'imposer des privations ou supporter celles que les circonstances leur réservent. Saint Paul dit une vérité physiologique, lorsque, dans son Épître aux Romains, il s'écrie : *Je sens un combat d'opposition entre mes membres et mon esprit (Video aliam legem in membris meis repugnantem legi mentis meæ).* Voilà donc l'*homme double (homo duplex)* de Buffon ; le principe du mal et le principe du bien ( *Arimane* et *Oromase)* des gnostiques et des manichéens, adopté par saint Paul lui-même, qui reconnaissait, comme tous les savants de l'antiquité, les déterminations de l'*instinct* et celles de la *raison,* déterminations souvent opposées et dont les dernières seront toujours sans vigueur partout où il y aura des institutions qui tendront à en étouffer le principe. Ceux que l'on appelle *hommes de cœur* sont véritablement des hommes de cervelle, car le vrai courage ne peut venir que de l'ascendant que prend un esprit vigoureux sur tous les organes de la nutrition dont il fait taire les besoins naturels quand il lui plaît. Cependant les nerfs qui communiquent au cerveau sont les messagers de la volonté qui y réside ; ils stimulent les veines et les artères qu'ils accompagnent ; la circulation s'anime et le cœur s'échauffe ; mais tout cela est l'effet et non la cause du courage.

C'est de la même manière, je veux dire, en confondant la cause avec l'effet, ou en prenant la conséquence pour le principe, que l'on a mis la colère dans le foie et l'effervescence de la bile ; la joie dans la rate ; que *Bacon* et *Vanhelmont* l'ont ensuite transportée dans l'estomac ; *Lecat*, dans le plexus nerveux, etc. Il résulte de ces considérations que les organes des deux vies se contrarient réciproquement dans leurs fonctions, par une activité simultanée. Voilà pourquoi le sommeil, qui est le repos de l'intellect, est si puissant pour réparer les forces du corps ; c'est qu'alors les organes nourriciers entrent dans toute la plénitude de leurs fonctions, comme l'a marqué Hippocrate par ce peu de mots : *Somnus labor visceribus.*

J'ai cru la connaissance des faits précédents et des observations qui s'y rapportent, propres à prévenir et à terminer des objections interminables. Il ne doit pas être difficile, d'après ce qui précède, de s'expliquer pourquoi l'académie de Dijon, dont les lumières ont toujours jeté un grand lustre sur les sciences, et qui avait pressenti dès long-temps les vérités que Gall enseigne aujourd'hui, n'a pas obtenu de réponse satisfaisante à une question bien importante qui avait pour objet de déterminer, par des expérience sur le vivant, et surtout par la mutilation successive de certaines parties du cerveau, le foyer particulier de chaque espèce d'idées. A part la difficulté de constater un foyer d'idées qui ne peuvent plus exister, et le trouble que les violences et les tourments mettent dans leur production, il y avait impossibilité d'enlever entièrement un organe, en supposant même que l'on n'eût pas opéré sur un seul hémisphère, ce qui serait revenu à ne pas opérer du tout. Comment en effet circonscrire un organe dans le cerveau et le poursuivre dans ses prolongements de manière à lui rendre toute fonction impossible, vu surtout l'étroite liaison des parties d'un même tout et l'affinité de certaines fonctions, dont plusieurs paraissent se confondre dans la mémoire et l'imagination? En enlevant un nombre quelconque de fibres cérébrales, c'est comme si l'on enlevait un certain nombre de fibres musculaires; supposons même que ce soit exactement un ou deux muscles congénères : cela est loin de rendre les autres muscles ineptes à toute fonction. Mais si l'on n'avait opéré que sur un seul membre, le membre opposé, intact, n'est-il pas aussi propre à toutes ses fonctions que l'hémisphère du cerveau sur lequel n'aurait point porté l'opération? Ne voit-on plus, quand on a perdu un œil? Cesse-t-on même d'avoir toute idée de vision, lorsqu'on a perdu les deux yeux, et n'a-t-on pas des visions sans le secours de ces organes? La raison en est, que l'organe de la vue ne se termine point dans l'orbite où il est visible. Cependant, comme cet organe s'affaiblit faute d'exercice et se flétrit peu à peu, il devient avec le temps toujours moins propre aux fonctions qu'il exerçait. Voilà pourquoi les aveugles par accident sont d'abord inconsolables sur leur perte, parce que les idées attachées à la vue existant encore avec une sorte de plénitude et de vivacité, leur font éprouver la privation des jouissances qu'elles donnent; mais ils se consolent insensiblement, lorsque les mêmes idées sont devenues plus rares et plus faibles par les progrès de l'oblitération physique, d'autant plus qu'ils croient, non sans quelque raison, que leur perte est compensée par une énergie plus grande dans les autres organes.

Le peu de succès de toutes les recherches physiologiques sur les éléments de la pensée, tient à ce qu'en partant de l'unité de l'âme, l'on n'a point considéré la duplicité du cerveau ni la pluralité des organes, répétés dans chacun de ses hémisphères. Le despotisme et la superstition ont long-temps égaré ou comprimé les esprits, en substituant les fantômes de la métaphysique aux réalités physiques, ou en brisant tous les ressorts que sa main invisible ne faisait pas mouvoir. Il a donc fallu, pour acquérir le droit de parler de phénomènes naturels, commencer par faire un cadre métaphysique pour les caser, en rejetant tous ceux qui ne s'y prêtaient pas. Il en est résulté que chacun a parlé de ce qu'il ne savait pas comme de ce qu'il avait appris, et que, pour ne pas être soupçonné de matérialisme, le physiologiste lui-même a dû être théologien et psychologiste dans ses recherches physiques, et n'a pu voir la nature que dans une lanterne magique dont tous les effets avaient été calculés et prévus d'avance. Gall s'est tenu en garde contre cette source d'erreur; mais il n'a pas entendu en se renfermant strictement dans son objet, qui est la recherche des conditions physiques de l'entendement, improuver les idées de spiritualité qui sont reçues; il a cru que, sans mettre la confusion du chaos dans les sciences, l'on ne pouvait exiger qu'il parlât de choses qui n'ont jamais fait l'objet d'aucune de ses études, et qu'il ajustât à des notions qu'il n'a pas et dont il ne s'est jamais cru susceptible, l'explication de faits qu'il n'a envisagés que sous leur point de vue physique.

Spurzheim a été moins sage et moins conséquent que son maître, en désignant par le terme de *phrénologie* la physiologie du cerveau qui aurait été spécifiée d'une manière moins équivoque par *dianologie* (traité sur l'intelligence), si l'on voulait n'avoir qu'un seul mot pour circonscrire sa sphère, à l'exclusion des fonctions étrangères au cerveau. Le mot phrénologie, dont je récuse le choix pour mon ouvrage, se présente à l'esprit comme une conception amphibologique, propre à confondre le fictif avec le positif, parce qu'il suppose, dans la manifestation des facultés intellectuelles, l'intermédiaire de l'âme qui, appartenant entièrement au domaine de la métaphysique, doit rester étrangère à la physiologie. Le mot phren (φρην) n'a jamais signifié le cerveau en grec. Il désigne le diaphragme dont les anciens avaient fait le siége de l'âme, afin que, placée au milieu du corps, comme une araignée au milieu de sa toile, elle pût agir sur toutes les ramifications et les fibres de la vitalité corporelle, et leur servir de point d'union pour établir l'unité du *moi* ou du sens intime que l'on ne pouvait accorder avec l'idée d'inertie et de divisibilité infinie que l'on admettait comme propriétés caractéristiques de la matière. Voilà pourquoi l'âme fut désignée figurément par le mot *phren,* comme un prince l'est souvent par le mot *trône* qui le représente sur son siége. Si plus tard on a placé l'âme dans le cerveau, celui-ci n'en est pas devenu synonyme comme le diaphragme.

Spurzheim a d'ailleurs rendu sa doctrine ridicule, en imaginant, sans nécessité, une nomenclature barbare qui fausse la signification ordinaire des mots, heurte le génie de notre langue et l'usage reçu. Sa *philogéniture* pour philogénésie, est une composition hybride prise dans deux langues différentes. *Amativité* pour instinct génératif et *affectionnivité* pour attachement, sont des mots hétéroclites, sans filiation grammaticale, et qui, synonymes dans leur racine (*aimer, affectionner*), sont impropres à exprimer le sens intentionnel de leur inventeur. Le mot *sécréti-vité* est une création aussi vicieuse et d'un sens encore plus faux, pour désigner la ruse qui est moins caractérisée par le secret que par la flatterie, le mensonge, l'artifice, etc; la crainte, la prudence, la circonspection, l'indifférence même font garder le secret, et la nomenclature de Spurzheim est si baroque qu'il fait dépendre la ruse d'une nullité d'action et d'organes, car se taire n'est pas agir. Ce n'est d'ailleurs point en gardant le secret que les animaux sauvages trompent la vigilance des chiens et des bergers ou désorientent le chasseur. Voilà ce qui s'appelle estropier une langue à plaisir, et ce que ne rachète pas le grand nombre d'amours mentionnés dans ses *Observations sur la phrénologie*, etc., publiées en 1818, à Paris, chez *Treuttel* et *Wurtz*.

Cela suffit pour montrer que Spurzheim s'est étrangement mépris et singularisé par un néologisme de mauvais goût et sans précision, qui, en faussant le sens et l'acception des mots, jette souvent un vernis d'erreur et de logomachie scolastique sur ses opinions que je ne puis adopter sans une grande restriction, tout en lui accordant le mérite d'avoir recueilli beaucoup de faits à l'appui de l'organologie cérébrale. Mais ce que je trouve admirable en lui, c'est qu'il a eu le talent ou le bonheur, comme Améric Vespuce, de donner un nom à des découvertes faites par un autre que lui. Et ce qui me paraît encore plus admirable, c'est que ce nom ait été presque généralement adopté, pour désigner comme identiques les facultés du cerveau et celles de l'âme, c'est-à-dire la physiologie et la psychologie ; cela ne peut manquer d'entraver les progrès de la première de ces deux sciences, et d'embrouiller l'autre par la confusion des idées.

Cela me paraît déjà prouvé par les réflexions du docteur Laurent Cerise dans son *Exposé et examen critique du système phrénologique*, etc. ; par *La psychologie et la phrénologie comparées* du professeur de philosophie, M. Adolphe Garnier ; par l'ajournement à l'Académie de médecine, après plusieurs séances successives de controverses, en 1836, des discussions phrénologiques, *jusqu'à l'époque où des faits plus précis, plus nombreux, plus généralement reconnus pourront lui fournir des bases plus solides*. Voici quelques fragments d'une improvisation de M. *de Mussy* pour motiver cet ajournement.

« ....J'ai entendu qu'il fallait comprendre sous le titre de *phrénologie*, non la science de l'entendement humain, ce qui serait plus conforme à l'étymologie du mot ; mais cette science, qui a pour objet d'assigner dans le cerveau la place des divers organes qui président, dit-on, à nos diverses facultés, qui déterminent nos divers penchants. Je ne parlerai donc que de cette dernière science. Or, Messieurs, je déclare qu'il est démontré pour moi, par ce que j'ai entendu pendant trois ou quatre séances, que s'il est dans les destinées de la phrénologie d'être un jour une science, cette science est encore toute à faire ; que les principes qu'elle a posés jusqu'ici n'offrent qu'incertitude et instabilité; que les résultats qu'elle a donnés comme acquis, ont été souvent démentis, souvent modifiés, je ne puiserai mes preuves que dans la discussion même...

» Un des plus puissants défenseurs de la phrénologie, pour rendre compte de l'énergie des fonctions auxquelles le cervelet des oiseaux serait chargé de présider, a dit qu'*il ne faut pas seulement avoir égard au volume des organes, mais encore à leur activité.* C'est l'application d'un principe reçu en mécanique, et incontestable quand il s'agit de force matérielle, où l'expression d'une force est donnée par le rapport composé de la masse et de la vitesse. Ainsi, une masse comme quatre, animée d'une vitesse comme un, n'est qu'une force absolument égale à une masse comme un qui aurait une vitesse comme quatre. Le développement matériel des organes ne serait donc qu'un des éléments de leur puissance, ce qui ne signifie rien si vous ne pouvez mesurer aussi l'activité qui les anime...

» Le même membre a parlé de certaines protubérances situées dans les parties latérales du cerveau, et où l'on avait placé l'organe du meurtre ou de la destructivité. Comme depuis on a retrouvé ces mêmes organes dans les animaux herbivores, il a fallu en changer la destination, et on nous a dit : Ce ne sont pas seulement des organes de destruction, mais bien des organes qui président aux mouvements nécessaires à la conservation de l'individu; et d'ailleurs, a-t-on ajouté, *les moutons ne détruisent-ils pas des vé-*

*gélaux?* En sorte, Messieurs, que ce qui fait que le loup mange le mouton, fait également que le mouton mange l'herbe. Avec des explications aussi élastiques, on conçoit qu'il y a toujours réponse à toute difficulté.

» Un autre défenseur de la phrénologie nous a fait voir sur des plâtres que ces mêmes protubérances n'existaient pas sur la tête de Fieschi, et qu'elles se trouvaient sur celle du général Foy...... A cette occasion, j'ai entendu avancer une proposition dont je reste encore étonné; on a dit que *Fieschi avait été tout ce que son organisation avait voulu qu'il fût.* Je présume que notre honorable collègue a voulu dire que Fieschi avait été tout ce que lui-même avait voulu être sous l'influence de son organisation ; et ce qui me le persuade, c'est qu'il a appelé Fieschi un *grand criminel.* Or, si Fieschi n'a été que l'instrument d'une organisation malheureuse, il n'a point été criminel. Je n'appelle pas criminelle la pierre qui tombe et qui me blesse en tombant. Ce sont ceux qui l'ont jugé et condamné qui ont commis un acte de cruauté coupable, à moins qu'eux aussi n'aient été sous la domination d'une organisation homicide. Sans doute telle n'a pas été la pensée de notre confrère ; il n'a certainement pas voulu établir une doctrine qui tue toute liberté, toute moralité, toute espérance, pour ne laisser que la fatalité de la pierre qui tombe. »

Je ne crois pas avoir affaibli la logique serrée de M. de Bussy, dont j'ai conservé le propre texte ; sauf

quelques petites suppressions qui m'ont paru ne pas
en changer ni affaiblir le sens. J'en tire la conséquence que le vague des idées et des explications de
Spurzheim et la légèreté de ceux qui jurent sur les
paroles du maître, ont nui et nuiront encore à la
véritable science de l'organologie cérébrale dont j'a-
dopte les bases générales, en admettant avec Gall que
le cerveau est l'organe physique de l'intelligence, et
qu'il est composé d'une pluralité d'organes. Mais la
sphère d'activité de chacun n'est pas encore spécifiquement circonscrite ni bien déterminée, quoique
des observations sanctionnées par des expériences
réitérées ne me laissent que peu ou point de doute
sur le siége et le sens principal que Gall a assignés
à plusieurs d'entre eux. Gall a toujours combattu
l'erreur de ceux qui prètent à un organe quelconque
un entraînement irrésistible. Il tire même de la pluralité des organes cérébraux son argument le plus
fort contre cette prétendue irrésistibilité qui serait
incontestable, si le cerveau ne constituait qu'un seul
organe. Ce n'est donc point contre l'organologie cérébrale, mais bien contre l'interprétation qu'en ont
faite des indiscrets qui n'en ont qu'une fausse notion, que M. de Bussy a argumenté, et, quoiqu'il ait
tiré des conséquences bien logiques, ses arguments
ne prouvent rien contre la doctrine de Gall, parce
que ses prémisses, fausses sous ce rapport, ne peuvent s'y appliquer. Je conteste à M. de Bussy, non-
seulement ses prémisses, mais aussi la justesse du
raisonnement, d'où il conclut que le développement

matériel des organes, n'étant qu'un des éléments de leur puissance, ne signifie rien, si on ne peut aussi mesurer l'activité qui les anime. L'activité d'un organe est naturelle ou acquise. Dans le premier cas, elle se mesure sur le développement de l'organe, et alors il n'y a qu'un élément. Dans le deuxième, c'est un phénomène accidentel dont les causes peuvent être très-variées, ce qui ne rend pas la puissance naturelle de l'organe plus problématique que celle de la circulation et de la respiration dont l'état normal est accidentellement dérangé.

Le prétendu organe de *destructivité* de Spurzheim, qui place le loup et l'agneau sur la même ligne phrénologique, n'est qu'un rêve, *velut ægri somnia*. Il est douteux pour moi que la nature ait départi un organe spécial de destruction à un animal quelconque, et, si le meurtre existe, il est peut-être plus raisonnable de le considérer comme moyen de nutrition des animaux carnassiers et comme moyen de défense pour d'autres, ce qui nécessite le concours de plusieurs organes. L'homme n'aurait ni le libre arbitre ni la liberté morale, s'il ne pouvait abuser des moyens de défense dont il est pourvu; et il en abuse évidemment contre le vœu de la nature par le suicide, etc. Comme on ne peut isoler la sphère d'activité d'un organe, et que très-souvent on ne parvient que difficilement à en connaître la faculté primitive et fondamentale, on se jette facilement dans l'erreur en adoptant l'impulsion exclusive d'un seul pour des phénomènes qui demandent le concours de plusieurs. De là des interprétations fausses données et reçues avec assurance et sans examen, quand il aurait fallu les vérifier. Doit-on admettre, par exemple, que la tête de Fieschi, envoyée, je crois, à M. Lélut pour en spécifier les organes, a été convenablement interprétée? Le doute que j'élève a deux motifs. Premièrement, le passage suivant que j'ai lu dans l'analyse d'une leçon de phrénologie de Broussais en 1836, qui admet comme moi le concours de plusieurs organes pour la perpétration d'un crime que d'autres voudraient faire dépendre d'un seul organe : « On objecte que les criminels n'ont pas tous la proéminence du crime qui les rend odieux et punissables ; les meurtriers n'ont pas tous la bosse du meurtre ou de la cruauté, c'est vrai ; voyez Fieschi, voyez Lacenaire! Mais on peut tuer par orgueil comme l'un d'eux, par cupidité comme l'autre. La convoitise conduit à l'assassinat aussi souvent peut-être que l'atroce amour du sang : beaucoup de voleurs deviennent meurtriers, espérant cacher le premier crime par un autre crime plus grand.

Secondement, j'ai lu, dans la *Gazette médicale de Paris* du 19 septembre 1835, cet autre passage d'un autre auteur dont on ne peut révoquer le savoir en doute.

« M. Vimont termine en disant qu'il aurait bien d'autres observations à faire sur le langage que M. Leuret prête aux phrénologistes ; mais il suffit de lire ces observations pour être convaincu que ce médecin est complétement étranger à la science dont il a fait la critique. »

## CHAPITRE IV.

Le crâne est soumis à l'action du cerveau, dont il prend tellement la figure
et les empreintes qu'il peut servir de moyen au physiologiste, pour
juger de la masse cérébrale et de ses développements partiels, **principa-**
lement dans l'homme, où les sinus varient peu et où les deux tables
osseuses sont en quelque sorte parallèles l'une à l'autre.

Gall prouve ceci par l'inspection en faisant passer
sous les yeux de ses auditeurs un grand nombre de
crânes pris dans tous les âges, dans les deux sexes,
dans plusieurs races d'hommes et dans différentes
espèces d'animaux. Il fait d'abord observer que l'é-
cartement est assez uniforme dans les deux tables,
et tel que les renflements et les élévations un peu
considérables de la table externe correspondent à
des enfoncements ou à des creux analogues de la
table interne, et que ces derniers répondent eux-
mêmes à des developpements partiels du cerveau. Il
note en même temps les exceptions qui pourraient
induire en erreur; puis il entre dans le détail des
différences qui caractérisent les âges, les sexes, les
races, les espèces et les individus, soit naturellement
ou accidentellement. Je ne m'attacherai pas à reproduire minutieusement tous ces détails dont l'énumération pourrait devenir fastidieuse dans une narration
qui n'a rien à présenter aux yeux. Je me contenterai
de signaler les principales variétés.

Il est de fait que le cerveau et son enveloppe
osseuse changent de volume, de forme et de consis-

tance avec les ans, ce qui est prouvé, en partie, par l'augmentation successive de la tête qui, quoique déjà très-développée dans l'enfance relativement au reste du corps, se trouve cependant beaucoup moins volumineuse que dans l'âge adulte. Le cerveau, dans l'enfance, est beaucoup plus mou, plus rempli d'humeurs, plus saillant antérieurement et plus gros non-seulement par rapport au reste du corps, mais aussi relativement au cervelet, que dans l'âge adulte et que dans la vieillesse, comme le remarque aussi *Sœmmerring,* qui dit que le cerveau relativement au cervelet est chez les enfants comme 7 est à 1, et chez les adultes comme 5 est à 1. Aussi l'os frontal n'est-il jamais plus saillant que dans l'enfance et moins saillant que dans la vieillesse, où il fuit en arrière en forme de toit. Les bosses pariétales sont aussi plus prononcées dans les enfants que dans les adultes et les vieillards. L'occiput et la nuque des enfants sont, proportionnellement à l'âge viril, très-petits, et augmentent sensiblement vers l'âge de puberté. L'extrémité postérieure des deux hémisphères du cerveau est proportionnellement plus développée chez la femme et chez l'enfant que chez l'homme; elle est aussi plus prononcée chez les nègres que chez les Européens: voilà pourquoi l'on trouve à la partie supérieure et moyenne de leur occiput, une protubérance en dehors presque semblable à celle qui caractérise la tête des singes. Cette saillie postérieure ne vient point d'avoir porté des charges sur la tête, comme M. Hufeland prétend qu'elle pourrait venir, car elle s'observe aussi distinctement chez les femmes les plus délicatement élevées que chez les autres ; elle n'est point due non plus à l'action des muscles, puisqu'elle manque ordinairement, ou qu'elle est moins prononcée chez les hommes où se trouvent les mêmes muscles. L'os frontal est au contraire ordinairement moins élevé et moins saillant chez la femme que chez l'homme, et présente aussi moins de capacité pour le cerveau. Dans l'âge adulte, la substance cérébrale présente une consistance moyenne et en quelque façon élastique, qui met les fibres dans un rapport plus immédiat entre elles sans en gêner ni ralentir le jeu, comme dans la vieillesse et à la suite des maladies, où plus rigides et moins tendues, à cause de la lenteur de la circulation et de la déperdition progressive, elles se prêtent plus difficilement aux oscillations et au jeu de leurs fonctions. Cette variété de consistance et d'état dans la substance cérébrale se trouve assez analogue à celle des dispositions intellectuelles des divers âges. Gall a fait jeûner des lapins, et il a trouvé, après les avoir tués, que leur cerveau était beaucoup plus léger que celui d'autres lapins de la même grosseur qui avaient continué à être bien nourris. Il a remarqué que le cerveau des vieillards était plus léger et plus petit à proportion que celui des adultes. Leur crâne gagne ordinairement en pesanteur et en épaisseur à raison de la diminution et de l'affaissement que le cerveau éprouve; cependant il donne aussi un exemple frappant du con-

traire dans la tête, extrêmement légère, quoique
très-épaisse, d'une négresse morte à l'âge de cent
sept ans. Gall a également remarqué que le crâne
des suicides acquérait une pesanteur extraordinaire.
La même chose a lieu chez ceux qui ont éprouvé
une aliénation mentale très-longue, et leur cerveau
perd aussi beaucoup de consistance. Le docteur
*Pinel* fait la même observation dans son Traité
médico-philosophique, sur l'aliénation mentale. Les
espèces de folies qui produisent le plus immanqua-
blement ces altérations, ne peuvent encore être
bien déterminées; mais il est probable que ce caractère appartient à celles qui sont accompagnées
de délires violents et long-temps soutenus avec une
sorte d'opiniâtreté dans les inclinations, et alors,
pour les guérir, il serait à propos d'empêcher l'affluence des humeurs vers la tête, en calmant ou en
faisant révulsion à l'irritation cérébrale qui peut en
être la cause. Gall a aussi fait l'observation tout
opposée, c'est-à-dire qu'il a trouvé des crânes
d'aliénés, épais et cependant beaucoup moins pe-
sants; alors leur cerveau n'avait plus la même consistance que dans le cas précédent. Cette particularité aurait-elle lieu dans l'imbécillité et la presque
nullité des facultés intellectuelles ? Si cela était, le
rgime fortifiant conviendrait mieux pour les guérir,
que les saignées et que toute la méthode affaiblis-
sante, devenue presque banale, avant que la philosophie d'observation eût fait crouler l'édifice de la
routine.

Cette différence de dureté et d'épaisseur des crânes peut aussi être due à d'autres causes, par exemple, à l'habillement ; et tout le monde connaît le fait rapporté par Hérodote qui, en visitant le champ d'une bataille donnée entre les Perses et les Égyptiens, où les corps des morts avaient été séparés selon la nation à laquelle ils appartenaient, trouva que les crânes des derniers, accoutumés à aller tête nue, étaient si durs que les plus grosses pierres pouvaient à peine les briser, tandis que ceux des Perses, accoutumés à se couvrir la tête d'une tiare épaisse, comme ils le font encore aujourd'hui, étaient si minces et si fragiles qu'un petit caillou les perçait aisément.

Pour prouver combien le crâne, malgré sa résistance apparente, est souple et docile à l'action du cerveau, Gall remonte à la première ossification qui s'établit par un point d'où partent ensuite des fibres osseuses, rayonnantes en tout sens. Ces fibres, naissant de l'apposition successive de la matière osseuse dans les interstices d'une membrane qui recouvre le cerveau et en affecte exactement la forme, ne peuvent que se ranger conformément au moule qui les reçoit, d'autant plus que ce moule est lui-même compris entre la calotte aponévrotique et les méninges du cerveau, toutes formées sur le même modèle. Les fontanelles et les sutures, ne s'ossifiant qu'à la longue, favorisent aussi l'action du cerveau ; et l'élasticité des os, quand une violence quelconque en change la forme, seconde pareillement la même action. Voilà pourquoi la tête d'un enfant reprend d'elle-même et si facilement sa forme naturelle, après un accouchement laborieux, quelque violence qu'elle ait d'ailleurs éprouvée, pareille à un arbre que l'élasticité redresse, lorsqu'il a été courbé. Gall fait encore voir que toute la cavité du crâne est sillonnée par l'impression des veines et des artères; que l'épine cruciale doit son existence à l'absence de substance cérébrale dans toute son étendue; que les six lobes se sont fait des creux analogues à leur forme dans le crâne, qui est passif à l'égard du cerveau, doué de deux mouvements dont l'un, plus lent, est isochrone à la respiration, et l'autre, plus vif, répond à la circulation. Le sens commun, jugeant par un premier aperçu, ne voit les masses que toutes formées, et il fait céder les plus molles aux plus dures, parce qu'il ne réfléchit jamais ni à la différence d'activité, ni aux principes, qu'il livre sans inquiétude au chaos ou au hasard, quoique la régularité et la précision des formes repoussent avec horreur ces deux agents du désordre. Cependant la pathologie prouve journellement qu'un anévrisme, qui est une tumeur molle, causée par la dilatation ou la dilacération des membranes d'une artère, laisse l'impression de sa forme dans les os les plus durs. La physique montre également qu'une goutte d'eau suffit, par une chute réitérée, pour creuser un rocher beaucoup plus dur qu'elle : *Gutta carat lapidem, non vi, sed sæpe cadendo.*

Gall cite enfin les hydrocéphales, dont quelques-unes peuvent, en un seul mois, rendre le volume de la tête double de ce qu'il était auparavant ; et comme cette maladie n'est pas assez rare pour n'être pas connue de tout le monde, elle suffirait seule à prouver son assertion. Il offre à la curiosité plusieurs crânes d'hydrocéphales, non-seulement très-volumineux, mais tellement amincis et privés de substance osseuse, qu'ils en sont devenus presque tout membraneux.

Pour ne rien laisser à désirer sur ce chapitre, remarquons que toutes les parties qui composent le corps ont été molles et même liquides avant d'être solides ; au fur et à mesure que le système de la nutrition en apporte de nouvelles, pour remplacer les anciennes, les parties solides redevenant molles et liquides, sont résorbées et reportées dans le torrent de la circulation, pour être rejetées au dehors comme inutiles à l'économie, qui renouvelle le même procédé dans tous les instants de la vie jusqu'à la mort. C'est ainsi que le crâne, par exemple, qui existait il y a un an, a été retiré partiellement par la résorption et recomposé de nouvelles parties nutritives aussi molles que celles du cerveau, sur lequel elles se sont rangées successivement, comme parties passives, en suivant toutes les variations de sa forme, selon l'impulsion vitale qui les meut, selon aussi la longueur et la direction des couloirs qui les charrient. Voilà comment, dans l'économie animale, la forme des parties dures est aussi facile à déterminer que celle des parties molles.

Malgré cette correspondance entre la forme du contenant et celle du contenu, l'organologie serait en quelque sorte encore illusoire dans son application comparative, si le même organe n'occupait pas toujours dans le cerveau à peu près la même place symétrique par rapport aux autres, comme on serait d'abord tenté de le croire à raison de la mollesse de ce viscère, laquelle paraît le prédisposer à des dérangements faciles. Mais cette apparence n'est point d'accord avec la réalité et l'observation ; la symétrie des circonvolutions cérébrales et par conséquent celle des organes qu'elles expriment est constante ; elle ne peut paraître susceptible de trouble et de dérangement qu'aux yeux de ceux qui ne connaissant pas la structure fibreuse du cerveau, n'y voient qu'une pulpe inorganique d'une consistance plus ou moins grande, dans laquelle les anatomistes ont jusqu'à présent tranché comme dans un pain de beurre ou un fromage, sans y rien voir ni chercher que ce que l'on y a observé depuis plusieurs siècles. L'analogie symétrique est encore plus facile à saisir chez les animaux dont la cervelle a, comparativement à celle de l'homme, un assez petit nombre de replis et de circonvolutions. C'est en consacrant à l'observation et aux recherches un temps que d'autres prodiguent à de vaines contradictions et à des discussions puériles, qui n'ont d'autre base ni d'autre objet que leur amour-propre humilié, que Gall a pu trouver et apercevoir des choses que tout le monde aurait pu trouver et apercevoir en faisant comme lui.

Les professeurs *Hufeland* et *Walter*, de Berlin, *Ackermann*, de Heidelberg, etc., ont objecté contre cette doctrine, que les deux tables du crâne étaient plus ou moins écartées l'une de l'autre, selon l'action plus ou moins forte des muscles qui s'attachent à la table externe, et selon la grandeur des sinus qui, étant dus à l'action de l'air introduit entre les deux plans, devraient varier selon les habitations basses ou élevées, sèches ou humides ; qu'ainsi c'était à tort que Gall attribuait à la seule action du cerveau, ce qui était le résultat de plusieurs autres causes ; que c'était également à tort qu'il voulait juger des renflements du cerveau par les renflements de la table extérieure du crâne.

Gall répond à ces objections, qu'il regarde comme purement hypothétiques, par des faits, en montrant que les renflements, visibles et palpables sur la table externe du crâne, répondent réellement à des fosses ou à des creux visibles et palpables sur la table interne ; et dans les sujets frais il montre que les renflements extérieurs du crâne répondent réellement à de pareils renflements du cerveau qui en a été le type. Cependant il fait observer que, passé l'âge de quarante ans, il peut quelquefois se rencontrer des dépressions ou usures de la table externe et du diploé subjacent, lesquelles étant ordinairement dues à l'âge ne répondent point à des creux analogues de la table interne qui reste intacte ; ce dont il donne plusieurs exemples sur des crânes qu'il soumet aux yeux de ses auditeurs. Des violences extérieures peuvent aussi produire le même effet, comme il le montre sur le crâne d'un soldat qui avait reçu plusieurs coups de sabre à la bataille d'Oczakow, en 1644, et sur un autre crâne qui peut-être doit ses dépressions latérales à un accouchement laborieux. C'est d'après la connaissance de ces anomalies, qui sont faciles à constater et rentrent toutes dans le domaine de la pathologie comme affections morbiliques, que le physiologiste doit modifier son jugement. Le professeur *Reimarus*, de Hambourg, vieillard presque octogénaire, toujours animé du même zèle qui a enrichi les sciences physiques de plusieurs découvertes utiles, a fait remarquer au docteur Gall et à plusieurs autres médecins une pareille usure sur un côté de sa respectable tête, usure dont l'origine et la cause lui sont inconnues. Le même savant me dit un soir, chez lui, que les fosses internes du crâne ne répondaient pas non plus toujours exactement à des renflements proportionnels en dehors, et à l'instant il alla chercher le crâne d'un enfant qui constatait la vérité de cette observation. Gall, qui n'ignore pas ces exceptions, puisqu'il en parle lui-même à ses auditeurs, dit qu'elles ne peuvent détruire la vérité de sa doctrine, qui est fondée sur les généralités, et ne tient point à la mesure minutieuse des renflements ni à une proportion mathématiquement exacte de leur grandeur avec celle des fosses internes correspondantes, mais seulement à la considération des développements comparativement plus grands dans un crâne que dans l'autre. De pareilles exceptions ne portent d'ailleurs que sur des signes négatifs, lesquels sont de très-peu de valeur dans son système, et n'ont lieu que dans certains cas assez faciles à déterminer pour qu'on ne puisse s'y méprendre ni en tirer une fausse conséquence qu'il s'attache lui-même à prévenir. Mais ces anomalies, fussent-elles encore plus grandes et plus fréquentes, en bonne logique elles rentrent dans le domaine de la pathologie qui a pour objet les affections morbifiques, et ne sont d'aucune conséquence contre des vérités physiologiques qui supposent toujours l'état le plus naturel et une santé parfaite. Les éminences minutieuses et insignifiantes que l'ignorance et la prévention mêlent à sa doctrine n'y entrent pour rien. Il ne s'attache qu'aux différences réelles et aux caractères bien prononcés, n'ayant pas, dit-il, le talent qu'on lui suppose de voir des choses imperceptibles ni la minutieuse puérilité de prendre en considération des inégalités pareilles à des brins de paille.

Après ces explications préliminaires, Gall fait observer que les endroits où s'attachent les muscles occipitaux sont précisément les moins saillants et les moins épais, et que le trajet sur lequel s'exerce leur action est une partie très-saillante, contradictoirement aux objections qu'on lui fait. L'action musculaire ne devrait porter que sur la table externe, et cependant les deux tables sont aussi parallèles aux endroits de leur insertion qu'ailleurs. Ceux qui supposent gratuitement que les apophyses mastoïdes

sont dues à l'action musculaire oublient ou ne savent sans doute pas que des muscles plus forts, par
exemple les masseters, prennent précisément leur
insertion sur une partie du crâne qui se trouve plate
et même déprimée, comme le fait voir Gall sur une
tête de lion où ces muscles n'ont sûrement pas dû
agir faiblement ; d'ailleurs dans cette hypothèse,
démontrée fausse par l'insertion de plusieurs autres
muscles, tous les hommes ayant les mêmes muscles
avec les mêmes attaches devraient présenter les mêmes
renflements proportionnels sur leur crâne, ce qui est
également contraire à la réalité.

Quant à l'action de l'air pour disjoindre les tables
osseuses, il en trouve l'idée ridicule : 1° parce que
l'air ne peut avoir accès dans tous les sinus ; 2° parce
que son action est contraire aux lois de l'économie
animale dont les tissus ne deviennent passifs que
par la mort ; 3° parce que les poissons et les animaux
aquatiques ont souvent des sinus beaucoup plus considérables que les habitants des régions élevées et
aérées, ce qu'il fait voir en produisant diverses espèces
de crânes. Cela est particulièrement prouvé par le
crâne du cochon, qui a des sinus frontaux considérables, quoiqu'il vive dans les lieux bas et humides,
tandis que le cerf n'en a point, comme l'observent
aussi *Cuvier, M. Duméril,* etc.

Gall rapporte ici une observation dont il est, dit-
il, redevable à un officier français qui savait se procurer à lui-même et à ses amis des chevaux de la
meilleure qualité, en portant la main entre leurs

oreilles, pour s'assurer de la distance qui les séparait et du renflement de leur crâne en cet endroit. Il rebutait tous ceux dont les oreilles, trop rapprochées l'une de l'autre, annonçaient la petitesse du crâne. Gall dit avoir souvent étonné les propriétaires en désignant la qualité de leurs chevaux d'après cet indice confirmatif de sa doctrine dont l'exploration peut se faire, sans le secours des yeux, dans l'écurie la plus obscure. C'est aussi à cette occasion qu'il fait voir à ses auditeurs des crânes de diverses espèces d'animaux, tant pour leur faire distinguer la grandeur de leurs sinus respectifs, que pour les convaincre que les moins renflés et les moins élevés au-dessus des orbites, comme chez le crocodile, coïncident toujours avec la plus petite capacité crânienne et avec les mœurs les plus stupides ou les plus féroces : ce qu'il est surtout facile à tout le monde de constater par la comparaison des différentes races de chiens.

C'est dans ce chapitre que Gall parle aussi d'une objection ou d'une plaisanterie assez ordinaire, laquelle a même déjà franchi les mers avec le bruit de son système, comme le prouve un nouveau roman anglais, assez jovial, publié à Londres, en 1804, sous ce titre : *Flim-Flams, or the Life and Errors of my uncle*, etc. Le héros de ce roman cherche à prouver, par le système de Gall et d'après d'autres philosophes distingués, *that all our faculties are in the power of the midwife, hwo may give the head, as its birth, the oval form of genius or the flatness of boo-*

*byism :* c'est-à-dire que toutes nos facultés sont à la discrétion de la sage-femme, qui peut donner à la tête, lors de la naissance, la forme ovale du génie ou l'aplatissement de l'idiotisme. »

Cette objection est suffisamment répondue par ce qui précède, à moins qu'il ne dépende aussi du caprice de la sage-femme de retrancher arbitrairement une portion quelconque du cerveau qui, après les accouchements laborieux, rétablit toujours le crâne dans sa forme naturelle en moins de vingt-quatre heures, comme le prouve l'expérience journalière. Le mal qui résulterait du pétrissement indiscret de la tête par la sage-femme, serait donc moins un changement de forme dans le crâne, qu'une lésion vitale. Gall engage tous les aplatisseurs de bosses à s'exercer dans l'aplatissement d'une vessie ou d'un ballon exactement remplis d'air, sans donner aucune issue à ce dernier. Il ne nie pourtant pas qu'une violence, long-temps continuée et non interrompue, ne puisse produire sur le crâne le même effet que Blumenbach assure avoir lieu chez les Caraïbes, à la suite d'une dépression mécanique ; parce qu'à la longue, l'économie animale parvient à produire de nouvelles fibres, les unes plus longues et les autres plus courtes, dans la substance du cerveau et du crâne : c'est ce que fait aussi l'économie végétale dans un arbre long-temps courbé, sans que l'écorce, qui en est la partie la plus tendre, coopère plus ou moins à ce nouvel état que ne peut faire le crâne dans l'autre supposition. Cependant, comme les organes ne se présentent point dans la masse cérébrale comme des îlots sans contact les uns avec les autres, et qu'au lieu d'être circonscrits en un seul point isolé ils sont au contraire dans une connexion réciproque si étroite que toutes leurs fonctions se lient et se rattachent toujours à un seul moi identique, il est assez croyable qu'en voulant arrêter, par une pression mécanique, l'exubérance de quelque organe, l'on ne réprimerait pas moins puissamment l'essor des autres organes, tranchés plus économiquement, et qu'ainsi, loin de rétablir l'équilibre, l'on ôterait de la balance les contre-poids propres à le maintenir ou à le ramener. Ceci se conçoit d'autant mieux, qu'une partie ne peut-être refoulée sur elle-même, qu'elle ne refoule en même temps les parties voisines et subjacentes ; et comme la perte ou le préjudice qui résulterait de la pression mécanique, est toujours, pour chaque organe, en raison inverse de son volume, il est clair que les moins développés seraient mis dans une disproportion encore plus grande avec les plus développés : par exemple en ôtant un sou d'un décime et d'une pièce de 5 francs, la première pièce perd la moitié de son volume et la seconde ne perd que la centième partie du sien ; d'après cela la proportion des deux pièces qui, avant toute soustraction, était comme 2 à 100 ou comme 1 à 50, n'est plus que comme 1 à 99. L'objection qui donne tant de pouvoir à la sage-femme, si jamais elle a été faite sérieusement, ne peut donc venir que de personnes chez qui le jugement n'est pas monté à la hauteur de l'imagination. Il serait indubitablement plus raisonnable et plus sûr de développer, par l'éducation et par l'exercice, les organes qui ne le sont point assez, à l'exclusion de ceux qui auraient une prédominance nuisible. L'expérience parle au moins en faveur de cet usage, et l'analogie vient à son appui, en nous montrant que les boulangers et les bouchers acquièrent, par l'exercice de leur état, beaucoup de force dans les bras; que ceux qui s'exercent à marcher de bonne heure, acquièrent de la force dans les jambes, etc. C'est de la même manière que l'on voit la mémoire se fortifier par la culture, et toutes les fonctions intellectuelles devenir plus faciles par l'habitude, dont l'influence est si puissante chez tous les animaux, peut-être moins par un développement particulier de quelques organes que par l'excitation permanente qu'elle y entretient, tandis que les autres sommeillent, ensevelis dans la torpeur.

D'après ce qui vient d'être dit, il est difficile d'attacher beaucoup d'importance à une autre objection du docteur Hufeland, qui prétend que la forme naturelle du crâne doit être changée par l'habitude de porter des fardeaux sur la tête. Outre que ces fardeaux n'agissent que momentanément, leur action est encore tellement subordonnée aux forces de ceux qui les portent, qu'elle devient nulle par leur contre-poids. En supposant, au reste, que la pesanteur d'un fardeau ne fût point suffisamment contre-balancée par un excès de force dans celui qui le porte, ce ne serait point le crâne, mais les autres parties du corps, telles que l'épine et les jambes, qui céderaient. La construction du crâne en voûte lui donne une telle force de résistance à toutes les impressions graduées qui lui viennent du dehors, qu'il pourrait supporter, sans altération, un poids excédant de beaucoup la somme des forces individuelles. Pour se faire une idée de la résistance d'une voûte, il suffit de réfléchir à l'impossibilité de casser un œuf, pris par chaque bout entre les deux mains, malgré le peu d'épaisseur et la faiblesse extrême de sa coque, considérée sous tout autre rapport.

## CHAPITRE V.

Les facultés primitives de l'entendement ont différents sens ou organes particuliers qui, réunis dans la masse cérébrale, agissent de concert et se modifient mutuellement comme partie d'un même tout.

A ne consulter que l'analogie et la marche uniforme de la nature, l'on ne pourrait se refuser à admettre un organe particulier pour chaque faculté primitive. Nous ne voyons point par le même sens que nous entendons, et il est plus que probable que le nerf optique viendrait à passer par l'oreille qu'il ne pourrait encore saisir les sons ; ou le nerf acoustique s'épanouirait sur la rétine, qu'il n'apercevrait point les couleurs. Il en est de même du goût, de l'odorat et du tact. Cependant les nerfs des cinq sens aboutissent et se perdent dans la même masse cérébrale. Quoique le goût se perde en partie, quand il n'est pas secondé par l'odorat, et que les cavités où sont reçues les sensations de l'un et de l'autre, se touchent et se confondent; quoique le toucher se trouve encore plus intimement lié aux mêmes surfaces, nous distinguons néanmoins toujours les affections de chacun par des caractères et des nuances qu'il serait même impossible de transmettre à qui n'aurait jamais joui de ces sens : nous pouvons nous en convaincre par les aveugles et les sourds de naissance, dont les premiers n'ont aucune idée des couleurs, et les derniers aucune idée des sons, ce qui est précisément la cause de leur mutisme, et fait qu'ils n'apprennent à parler, comme je l'ai vu à Leipsig, que par l'imitation des mouvements propres aux organes vocaux.

Si la nature n'avait divisé le cerveau en divers compartiments intellectuels, elle n'aurait pu, en en diminuant la masse, laisser intactes certaines facultés ou même leur donner plus d'intensité, et établir ainsi des rapprochements entre des espèces d'animaux très-éloignées l'une de l'autre. C'est néanmoins ce qu'elle a fait, car nous voyons que non-seulement les espèces voisines se ressemblent, mais aussi que les plus éloignées ont des points de contact qui les rapprochent. En voyant avec quelle adresse étonnante l'oiseau bâtit son nid, par quelle mélodie enchanteresse il captive nos sens, et avec quelle facilité quelques-uns apprennent même à parler, peut-on croire que la nature ait fait dans

leur cervelle la même coupe que dans celle du bœuf,
de l'âne et du chien? Peut-on supposer que l'art
merveilleux de l'abeille dans la composition et la division de ses rayons, ne tienne point à un organe
que l'on chercherait en vain dans le taon sanguinaire? En admirant l'attachement et la fidélité du
chien, l'industrie du castor, l'adresse de l'éléphant, etc., peut-on raisonnablement admettre que
ces qualités, qui les rapprochent de l'homme, ne
tiennent pas à quelques dispositions physiques et
particulières que l'on chercherait en vain chez d'autres animaux de mœurs tout opposées? Mais si la
nature a pu ainsi laisser ou soustraire certaines facultés aux animaux, si elle en a admirablement varié
les espèces par des compensations multipliées, il
serait absurde de conclure qu'après avoir ainsi tranché les organes, pour en distribuer isolément les
facultés, elle aurait pu ensuite reproduire collectivement toutes ces mêmes facultés éparses par un
même faisceau de fibres, et aurait confondu dans un
seul organe les attributions de plusieurs. Avons-
nous jamais vu l'eau et le feu jaillir d'une même
source, le blanc et le noir colorer un même point,
la pesanteur et la légèreté s'allier dans un même
corps, le repos et le mouvement se prêter des forces
mutuelles? La nature a-t-elle cumulé, ou plutôt
confondu la digestion, la circulation, la respiration, les sécrétions et la nutrition dans un même
organe?

Si toutes les fonctions intellectuelles étaient concentrées sur un même point ou dans un seul appareil absolument identique, il serait de toute nécessité que celui qui excellerait dans un genre quelconque, excellât également dans tous, et que, par exemple, le bon musicien fût en même temps bon philosophe, bon poète, bon mathématicien, bon historien, bon grammairien, bon botaniste, etc., etc. C'est cependant le contraire qui a ordinairement lieu; le jeune Roscius, sorti de la scène où il vient de briller, retourne se confondre au milieu des enfants d'où on l'a tiré pour son triomphe, et s'y voit à tout instant humilié par l'adresse de ses compagnons de jeu; le bon et inimitable La Fontaine était, hors de l'apologue, un objet de comparaison humiliante, et il en a été de même de plusieurs autres génies.

Mais à quoi bon donner un cerveau plus volumineux aux mieux dotés des animaux, si la même fibre ou le même faisceau est l'organe de toutes les facultés, et si une plus grande masse de matière ne sert pas à former un plus grand nombre de tissus ou d'arrangements organiques? Le grand architecte de l'univers aurait-il, moins adroit qu'un simple luthier qui cherche et trouve la perfection des instruments de musique dans l'assortiment de différentes cordes sonores, ce grand et admirable architecte, aurait-il grossi inutilement le cerveau humain de plusieurs milliers de cordes semblables et absolument du même timbre, pour en tirer la plus grande variété de sons et la plus belle harmonie de toute la création? Si une faculté demandait l'action simultanée de toutes les fibres du cerveau, ce qui serait, s'il n'y avait qu'un seul organe, alors l'excellence et la perfection de toutes les facultés seraient mesurées sur la masse cérébrale; et comme celle-ci est beaucoup plus considérable chez l'homme que chez tous les autres animaux, il les surpasserait tous également par chacune de ses facultés, au lieu qu'il est très-inférieur à l'aigle pour la vue; au renard, à l'âne et aux oiseaux pour l'ouïe; au chien et au cochon pour l'odorat: car on sait que les oies réveillèrent les Romains surpris au Capitole par les Gaulois, et que l'on emploie les chiens et les cochons à la découverte des truffes, etc. Si l'exercice d'une faculté demandait l'action simultanée de toutes les fibres cérébrales, il serait encore inconcevable que la grande quantité ne nuisît pas à l'unité et à la célérité de l'action; car le désordre et l'entrave doivent nécessairement résulter de la multiplicité superflue des agents identiques. Si, au contraire, l'exercice d'une faculté ne demande qu'une action partielle des fibres cérébrales, celles qui sont inactives seraient inutiles si elles ne servaient d'organes à d'autres facultés. Mais il n'y a rien d'inutile dans les ouvrages de Dieu et de la nature : *Deus et natura nihil faciunt frustra.* Ainsi, s'il ne fallait qu'une seule corde intellectuelle pour toutes les facultés, il n'y en aurait qu'une, et alors plus de raison pour que l'être le plus intelligent de la nature eût un cerveau plus volumineux que tous les autres. Le simple bon sens nous dit qu'une cinquième roue à un chariot est une entrave, parce qu'il conçoit combien il est absurde de chercher la perfection dans l'inutilité des moyens et dans l'excès des matériaux. Puisque la contradiction et l'absurdité jaillissent de toutes les suppositions contraires à la pluralité des organes pour les diverses fonctions primitives, nous sommes donc forcés à l'admettre ou à renoncer à faire aucun usage de notre raison.

Au reste, la vérité dont j'administre les preuves n'est point la propriété exclusive de Gall, comme il l'observe lui-même, elle appartient au domaine intellectuel d'un grand nombre de savants distingués, tels que Boerhaave, Haller, Meyer, Vanswieten, Schellhammer, Glaser, Jacobi, Sœmmerring, Prochaska, Tiedemann, Bonnet, etc. Albert-le-Grand, archevêque de Ratisbonne, mort à Cologne en 1280, avait saisi et manifesté la même idée, comme on peut s'en assurer par la lecture de ses ouvrages où il y a même des figures de crânes avec désignation de divers organes. En remontant plus loin dans l'antiquité, on trouve que la même vérité a aussi été professée par *Plutarque* (De placitis philosophorum, l. IV, c. 4 et 21), par *Diogène de Laerte* (De vitis et dogmatibus philosophor., s. VII, f. 167 et 159), par *Galien* (De dogmatibus Hippocratis, lib. 2, p. 111 et 123, edente Baldinger), par *Tertullien*, qui dans son livre (De anima, c. 14) rapporte avec un soin particulier les opinions des anciens philosophes sur les diverses parties de l'âme, comme le fait aussi *Tiedemann* dans la seconde partie de son Système des philosophes stoïciens, etc. Ayant cité, à la fin du chapitre III, le sujet de prix proposé par l'Académie de Dijon pour déterminer le siége de divers organes, qu'il me suffise ici d'y renvoyer.

Que penserait de Gall et de son système le célèbre Bonnet, s'il vivait encore, lui qui dans sa Palingénésie philosophique et particulièrement dans son Essai analytique sur les facultés de l'âme (§ 9 et s.) s'exprimait de la manière suivante : « J'ai donc pensé que les fibres sensibles sont construites de manière que l'action plus ou moins continuée des objets y produit des déterminations plus ou moins durables, qui constituent la physique du souvenir. Je n'ai pu dire ce que sont ces déterminations, parce que la structure des fibres sensibles m'est inconnue ; mais si chaque sens a sa mécanique, j'ai cru que chaque espèce de fibres sensibles pourrait avoir la sienne. Ayant considéré les fibres sensibles comme de très-petits organes, il ne m'a pas été difficile de concevoir que les parties constituantes de ces organes pouvaient revêtir, les unes à l'égard des autres, de nouvelles positions, de nouveaux rapports auxquels était attachée la physique du souvenir.

» J'ai donc considéré chaque fibre sensible comme un très-petit organe qui a ses fonctions propres, ou comme une très-petite machine que l'action des objets monte sur le ton qui lui est approprié. J'ai jugé que le jeu ou l'effet de la fibre doit résulter essentiellement de sa structure primordiale, et celle-ci de la nature et de l'arrangement des éléments. Je ne me suis point représenté ces éléments comme des corps

simples, je les ai envisagés comme les parties constituantes d'un petit organe, comme les différentes
pièces d'une petite machine destinée à recevoir, à
transmettre et à reproduire l'impression de l'objet
auquel elle a été appropriée.

» Il suit de là qu'une intelligence qui connaîtrait
à fond la mécanique du cerveau, qui verrait dans le
plus grand détail tout ce qui s'y passe, y lirait comme
dans un livre. Ce nombre prodigieux d'organes infiniment petits, appropriés au sentiment et à la pensée, serait pour cette intelligence ce que sont pour
nous les caractères d'imprimerie. Nous feuilletons
les livres, nous les étudions, cette intelligence se bornerait à contempler les cerveaux? »

Outre les raisons alléguées, l'on peut encore dire
que, si toutes les fonctions de l'entendement se rat-
tachaient à un seul et même organe, l'homme fatigué
d'un ouvrage ne pourrait passer à un autre pour se
distraire et se récréer. Cependant après s'être fatigué par une étude sérieuse, telle que celle de la médecine, de la philosophie ou des mathématiques, il
arrive que la musique, la lecture d'une gazette, d'un
roman, d'une histoire, d'un conte, d'un poëme, les
jeux et même ceux qui demandent beaucoup d'attention, tels que les cartes, les échecs, le billard, la
conversation, la comédie, la tragédie, etc., deviennent encore des occupations également amusantes
et récréatives. Quel est l'auteur qui, fatigué par une
composition de longue haleine, n'ait trouvé plus
d'une fois un vrai plaisir et un délassement réel

dans la lecture des bons ouvrages? N'est-ce pas dans la variété des occupations que consiste le secret d'un travail soutenu, et n'est-ce pas là aussi que l'on trouve le charme de l'ennui et de la fatigue? L'ennui a-t-il d'autre cause que l'uniformité d'état ou l'identité accablante des aliments de l'esprit? Les choses les plus agréables d'abord, je veux dire la musique, les divertissements et tous les plaisirs ne finissent-ils pas eux-mêmes, par leur continuité ou leur répétition trop fréquente, par lasser et ennuyer? La seule différence qu'il y ait, est dans les mots; l'on est blasé sur les jouissances, et l'on est fatigué du travail. Comment expliquer tous ces phénomènes, comment en concevoir la possibilité, si nous n'avions qu'un organe ou qu'un sens qui fût en butte à toutes les impressions et devînt le centre unique de tous les sentiments? D'ailleurs, les facultés que nous avons vues se manifester successivement et jamais simultanément dans l'enfant; ne les voyons-nous pas aussi s'affaiblir de même dans le vieillard? L'intelligence du moribond s'exhale-t-elle tout d'un coup par le dernier soupir, ou meurt-elle partiellement avec le corps? Si les facultés du moribond s'évanouissent l'une après l'autre, et souvent à des intervalles très-éloignés, ce n'est que parce que leur perte est subordonnée à la mort ou à la paralysie partielle et successive d'organes distincts.

La pathologie médicale et chirurgicale a constaté plusieurs faits qui prouvent que le développement ou la perte de certaines facultés ont été le résultat de maladies graves, de coups, de chutes ou d'opérations qui ont produit un changement dans le cerveau; changement qui, n'ayant été que partiel, n'a pu causer le développement de tous les organes, ni occasionner leur perte générale, comme cela arrive lorsque la lésion affecte la totalité de la substance cérébrale. Après une maladie grave, où j'avais été dix jours dans un état à peu près désespéré, j'ai moi-même éprouvé une perte de mémoire telle que je ne pouvais me rappeler ni les noms ni les doses proportionnelles des médicaments que je voulais prescrire aux premiers malades que je vis dans ma convalescence; et cependant je me souvenais de leurs principales vertus, des livres et des chapitres qui en parlaient, au point que je me suis souvent procuré les renseignements dont j'avais besoin, à l'ouverture du livre. Je ne m'aperçus d'aucun changement dans le jugement ni dans les autres facultés, m'étant bien trouvé de tout ce que j'avais jugé convenable pour ma guérison, et ayant eu la satisfaction de voir guérir aussi tous les malades qui s'adressèrent alors à moi. A leur première visite, j'étais obligé de les mettre tous au régime, en les invitant à revenir, afin d'avoir le temps de me rafraîchir la mémoire, par la lecture, pour la prescription des médicaments nécessaires.

M. Villers, dans son exposé du système de Gall, parle d'une jeune femme qui, dans sa première couche, perdit tellement le souvenir de tout ce qui s'était passé depuis son mariage, qu'elle ne voulait entendre parler ni de son mari, ni de son enfant, et qu'il fallut toute l'éloquence et l'ascendant de ses parents et de ses amis, pour lui persuader qu'elle était épouse et mère : jamais elle n'a recouvré le souvenir de la première année de son mariage. J'ai aussi accouché une femme dans les convulsions qui éprouva une perte de mémoire analogue, mais moins considérable, ne se souvenant pas d'une saignée dont elle avait aidé à faire les préparatifs, quoique d'ailleurs elle jouît de la plénitude de son jugement et de toutes ses autres facultés.

Dans la manie, au contraire, la mémoire reste très-souvent, tandis que le jugement se perd. Cette maladie présente en général des aliénés avec des idées dominantes ou, comme le dit Gall, avec des idées fixes dont l'effet est de les faire délirer sur un seul objet, tandis que leurs autres facultés restent dans la plus parfaite régularité. Il est arrivé à plus d'un curieux, en visitant les lieux qui renfermaient des fous, de chercher quelquefois long-temps le genre de folie particulier à chacun, sans pouvoir le découvrir. Tout le monde connaît le trait de folie d'un aliéné qui, après avoir discouru très-sensément avec un étranger, lui cria, au moment où celui-ci allait lier conversation avec le voisin : *Monsieur, ne parlez pas à cet homme-là ; c'est un fou qui croit être Dieu le fils, ce qui est faux : car moi qui suis Dieu le père, je le saurais mieux que personne.* Il y a à Paris beaucoup de personnes qui ont connu une dame qui raisonnait très-conséquemment sur tous les objets, quand on lui parlait à une certaine distance ; si l'on s'approchait d'elle, elle reculait effrayée, en disant : *Prenez donc garde de casser mon verre*, s'imaginant être dans une bouteille d'esprit-de-vin.

Le Journal de Paris, du 9 mars 1807, rapporte, à l'article *Caen,* un nouvel exemple qui prouve combien il serait injuste d'arguer d'une idée fixe, erronée, un dérangement général des facultés intellectuelles. « Il s'est offert, y est-il dit, à la Cour d'appel de Caen, un phénomène aussi rare qué surprenant dans l'ordre judiciaire. M. H...., ancien avocat, distingué par ses talents et ses lumières, avait été interdit pour cause de démence et de fureur ; les causes de cette interdiction étaient la manie de croire que les aliments qu'il achetait étaient altérés, gâtés et malfaisants : ce qui l'avait porté à quelques actes de violence contre des fournisseurs. Sur l'appel, il a, pendant deux audiences, plaidé lui-même sa cause avec une éloquence mâle, une profondeur de pensées, de raisonnement et d'érudition qui annonçait un homme autant instruit que sage et réfléchi.

» La Cour, après l'avoir entendu en particulier à la chambre du conseil, a reconnu que la manie qu'on lui reprochait, n'était qu'une erreur de l'esprit, qui ne pouvait compromettre ni la sûreté de sa personne, ni celle de sa fortune, que d'ailleurs il administrait fort bien ; que les faits de fureurs n'étaient que quelques vivacités qui ne pouvaient troubler l'ordre public : par son arrêt du 13 février

1806, elle l'a relevé de son interdiction et l'a rendu à la société.

» M. Chantereyne, substitut de M. le procureur-général, a donné en sa faveur des conclusions savantes dans lesquelles il a développé, avec son éloquence et son énergie ordinaire, les grands principes sur le respect dû à la dignité et à la liberté de l'homme. »

Le Traité médico-philosophique sur l'aliénation mentale, par le professeur Pinel, contient des exemples nombreux d'aliénation partielle, lesquels prouvent, par leur diversité, que les fonctions intellectuelles sont partagées entre plusieurs organes différents. J'en citerai seulement ce qui suit :

« Un commissaire vient un jour à Bicêtre pour rendre la liberté aux aliénés qu'on pouvait croire guéris. Il interroge un ancien vigneron, qui ne laisse échapper dans ses réponses aucun écart, aucun propos incohérent. On dresse le procès verbal de son état, et, suivant la coutume, on le lui donne à signer. Quelle est la surprise du magistrat de voir que celui-ci se donne le titre de *Christ*, et se livre à toutes les rêveries que cette idée lui suggère ! »

Voici un autre exemple très-remarquable tiré du même auteur.

« Des brigands, lors du massacre des prisons, s'introduisent, en forcenés, dans l'hospice des aliénés de Bicêtre, sous prétexte de délivrer certaines victimes de l'ancienne tyrannie qu'elle cherchait à confondre avec les aliénés; ils vont en armes de loge en

loge; ils interrogent les détenus, et ils passent outre
si l'aliénation est manifeste. Mais un de ces reclus,
retenu dans les chaînes, fixe leur attention par des
propos pleins de sens et de raison, et par les plaintes
les plus amères. N'était-il pas odieux qu'on le retînt
aux fers, et qu'on le confondît avec les autres aliénés? Il défiait qu'on pût lui reprocher le moindre
acte d'extravagance; c'était, ajoutait-il, l'injustice la
plus révoltante. Il conjure ces étrangers de faire
cesser une pareille oppression et de devenir ses libé-
rateurs. Dès lors il s'élève, dans cette troupe armée,
des murmures violents et des cris d'imprécation
contre le surveillant de l'hospice; on le force de
venir rendre compte de sa conduite, et tous les sa-
bres sont dirigés contre sa poitrine : on l'accuse de
se prêter aux vexations les plus criantes, et on lui
impose d'abord silence quand il veut se justifier. Il
réclame en vain sa propre expérience, en citant
d'autres exemples semblables d'aliénés nullement dé-
lirants, mais très-redoutables par une fureur aveugle. On réplique par des invectives, et sans le courage de son épouse, qui le couvre de son corps, il
serait tombé plusieurs fois percé de coups; on or-
donne de délivrer l'aliéné, et on l'emmène en triomphe aux cris redoublés de *Vive la république !* Le
spectacle de tant d'hommes armés, leurs propos
bruyants et confus, leurs faces enluminées par les
vapeurs du vin, raniment la fureur de l'aliéné; il
saisit d'un bras vigoureux le sabre d'un voisin, s'escrime à droite et à gauche, fait couler le sang; et si

on ne fût promptement venu à s'en rendre maître, il eût cette fois vengé l'humanité outragée. »

« Les fonctions de l'intelligence humaine, est-il dit dans le n° 20 de la Bibliothèque médicale, publiée par le docteur *Royer-Collard*, qui sont, d'après les métaphysiciens modernes, l'*attention*, la *comparaison*, le *jugement*, la *réflexion*, l'*imagination*, la *mémoire* et le *raisonnement*, peuvent être, dans un accès de manie, tantôt abolies, affaiblies toutes ensemble, ou vivement excitées; tantôt cette altération ou perversion ne tombe que sur une ou plusieurs d'entre elles, pendant que d'autres acquièrent un nouveau degré de développement et d'activité qui semble exclure toute idée d'aliénation mentale. Cet aliéné, par exemple, qui est plongé dans une idée exclusive qui l'absorbe tout entier ou qu'il manifeste à tout moment, ne porte-t-il pas l'*attention* au plus haut degré? Cet autre qui sans cesse s'agite, *rit*, chante, pleure, et montre la mobilité la plus versatile, n'en est-il pas, pour ainsi dire, entièrement privé ?

» Le *jugement*, totalement effacé chez certains aliénés qui prononcent des mots sans ordre et sans suite, reste dans toute sa vigueur chez d'autres qui font les réponses les plus justes et les plus précises aux questions des curieux.

» Les écarts de l'*imagination* chez les maniaques, sont trop connus pour s'y arrêter. La *mémoire*, quelquefois nulle chez eux, acquiert chez certains une perfection étonnante : ils se rappellent, au moment de leur accès, de longs passages des auteurs dont l'étude a occupé leur jeunesse. Mais à l'égard de la mémoire, il faut remarquer encore que certains aliénés ne conservent aucun souvenir de leurs extravagances ; tandis que d'autres se les retracent vivement, et sont comme pénétrés de repentir à la vue des écarts où une impulsion aveugle et irrésistible les a entraînés.

» Enfin la *comparaison*, la *réflexion*, et le *raisonnement* subissent des modifications analogues : tantôt détruits, tantôt dans toute leur énergie ; d'autrefois enfin pervertis. Actuellement, chez un aliéné qui tient les propos les plus absurdes, ils se rétablissent lorsqu'un objet vient le fixer au milieu de ses divagations chimériques. M. Pinel engagea un aliéné d'un esprit cultivé à lui écrire une lettre dans un moment où il tenait les propos les plus extravagants, et cependant cette lettre était pleine de sens et de raison. Un orfévre qui s'imaginait qu'on lui avait changé sa tête, avait construit dans l'hospice les machines les plus ingénieuses, et qui semblaient supposer les combinaisons les plus profondes. »

On lit dans *le Droit* et *le Constitutionnel* du 11 janvier 1842 :

« La femme Linard, portière, passage Saint-Avoie, fut prise, il y a quelque temps, d'une singulière monomanie. Cette femme, dont les habitudes avaient toujours été paisibles, manifestait constamment l'envie de couper le cou à quelqu'un. On la plaça dans un hospice où, après un séjour de plusieurs mois, elle parut avoir recouvré sa raison ; elle rentra donc chez son mari la semaine dernière, et deux jours après elle se présentait chez le commissaire de police, en lui disant fort tranquillement qu'elle désirait couper le cou à son mari. Ce magistrat cherche à lui faire entendre raison, et il prévient le sieur Linard de prendre ses précautions. Hier on vint l'appeler pour constater un suicide, c'était cette malheureuse insensée qui avait tourné contre elle sa funeste monomanie ; elle avait trouvé sous sa main les rasoirs de son mari, et s'était fait au cou une horrible entaille.

» Un médecin venait d'essayer une guérison bien douteuse, en cherchant à rapprocher toutes les chairs ; mais la femme Linard repoussait ses soins, en disant : — Si vous me guérissez, je couperai le cou à mon mari. — Vous lui en voulez donc ? lui dit le commissaire. — Non, répondit la pauvre insensée ; mais il y a une voix d'en haut qui me crie sans cesse que je dois lui donner la mort pour son bonheur. Elle a expiré quelque temps après. »

D'après tous ces phénomènes, et tant d'autres qu'il est inutile de mentionner, peut il rester le moindre doute sur la division du cerveau en plusieurs organes dont les uns sont exaltés, ou affaiblis, tandis que les autres restent dans leur état naturel et exercent leurs fonctions avec la plus grande régularité ? Il y a tant d'autres preuves encore de cette vérité, qui paraît n'avoir pas été assez sentie jusqu'à présent ni avoir suffisamment fixé l'attention des philosophes, que l'on n'est embarrassé que du choix. Ce n'est qu'en l'admet-

tant, ajoute Gall, que l'on peut expliquer d'une manière satisfaisante plusieurs autres phénomènes de la
vie, tels que la veille, le sommeil, les rêves, le somnambulisme, les visions, les extases, etc.

La *veille* consiste dans l'activité immédiate de tous
les organes de la vie intellective, et le *sommeil* résulte de leur tendance simultanée à l'inaction, parce
qu'il est dans leur nature de ne pouvoir persister
continuellement dans le même état, et que c'est
même là un des principaux caractères qui le distinguent des organes de la vie végétative, ces derniers
étant destinés à remplir leurs fonctions, sans aucune
interruption, depuis le premier jusqu'au dernier
instant de la vie. Cette différence de nature dans les
organes des deux vies est principalement fondée sur
la différence de leurs fonctions respectives : si les
organes de la vie végétative cessaient d'agir sur les
matériaux de la nutrition, introduits dans les ca-
naux de l'économie animale, ces matériaux, mus par
les lois de l'attraction physique et livrés aux affinités
chimiques, opéreraient la dissolution et détruiraient
par conséquent l'organisme et la vie pendant toute
la durée du repos ou du sommeil de ces organes; au
lieu que les fonctions de la vie intellective, consistant
dans la réaction des organes de cette vie sur des objets extérieurs ou de sens intime, réaction qui est
sollicitée par des impressions reçues presque toujours *volontairement* de la part de ces organes, ne
peuvent, par leur discontinuation, compromettre l'é-
conomie animale, qui n'a plus aucune communica-

tion avec les objets extérieurs, dès que la volonté a fermé toutes les portes de l'entendement aux impressions du dehors. Cependant, à raison de l'irrita-. bilité propre à toutes les parties vivantes du corps animal, la volonté, qui n'est pas illimitée, peut être vaincue par une surexcitation spontanée ou accidentelle produite durant la veille ou par des impressions qui ne seraient pas coordonnées à la capacité de l'organe qui en serait affecté; et il suffit aussi que l'équilibre d'influence réciproque soit troublé entre les organes par une exaltation particulière, pour que l'un ou plusieurs d'entre eux ne puissent plus être protégés par le concours sympathique des autres contre les impressions involontaires. De même que la spontanéité des organes digestifs peut être vaincue et paralysée par la qualité et la quantité des aliments aussi bien que par un vice ou un défaut d'action du foie, etc., de même aussi la spontanéité des organes intellectuels peut être vaincue et détruite par des impressions disproportionnées à leur force aussi bien que par un défaut d'accord dans la réaction; car dans ce cas la volonté, placée entre deux influences contraires, est comme un corps brut entre deux puissances motrices opposées, restant immobile ou cédant à la plus forte, selon l'égalité ou la prédominance d'action. C'est là l'unique source du délire dans les maladies, des rêves de toute espèce, de l'extase et de la catalepsie, etc. L'on se couche après avoir fatigué plus ou moins les divers organes, ou après les avoir mis dans un degré d'excitation in-

égale par l'application qui a précédé; les plus excités
poursuivent encore leurs fonctions, que ceux qui le
sont moins ont déjà quitté entièrement les leurs : de
là les rêves du premier sommeil, qui tiennent à l'activité partielle du cerveau ou de quelques organes.
Mais si, au moment où l'on se couche, tous les organes sont dans une espèce de détente générale et
qu'aucun ne soit exalté par un excitement particulier, alors le sommeil est tranquille par la généra-
lité de leur repos, comme cela arrive principalement en voyage, après la chasse et à la suite de tous
les exercices corporels un peu fatigants; parce qu'a-
lors les membres fatigués étant le point irrité deviennent le centre de la réaction et du mouvement
circulatoire, c'est-à-dire qu'ils font révulsion à l'irritation du cerveau, dont toutes les fibres sont relâ-
chées. Voilà pourquoi le travail de l'esprit réussit
mal ou devient impossible après la fatigue du corps,
et c'est aussi par cette raison que l'exercice répété
des mêmes parties du corps sert à leur développement, en y sollicitant une circulation plus active qui
y laisse plus de sucs nourriciers. Au contraire, si,
immédiatement avant de se coucher, l'on occupe son
esprit de quelque chose qui puisse y produire une
impression forte et durable, par exemple, que l'on
entreprenne une composition littéraire qui excite la
verve ou une lecture qui frappe l'imagination, alors
le cerveau deviendra en même temps le centre d'activité des deux vies, et ce sommeil sera difficile ou
agité par des rêves; aussi est-ce d'après une expé-

rience bien fondée que l'école de Salerne indiquait le repos ou l'exercice du corps après souper par ce vers latin si connu et d'un sens si sage :

Post cœnam stabis aut passus mille meabis.

Ceux qui ont cru que *cœnam* pouvait indistinctement s'interpréter par *souper* ou *dîner*, signifiant ici *repas* en général, n'ont pas saisi le sens de cette maxime, dont le but est encore plus de donner le secret d'un bon sommeil que celui d'une bonne digestion. Si le sommeil se prolonge au delà du strict besoin, les organes intellectuels qui ont été le moins fatigués ou ceux qui dominent par leur développement plus considérable, ceux qu'on a l'habitude d'exercer le plus, de même que ceux qui sont destinés à percevoir des impressions que le hasard amène les premières, reprennent leur activité avant les autres : de là les rêves du dernier sommeil, rêves qui sont d'autant plus clairs et distincts, c'est-à-dire d'autant plus ressemblants aux idées de l'état de veille, qu'un sommeil plus excessif laisse un plus petit nombre d'organes dans l'inactivité absolue. Cette explication doit paraître d'autant plus satisfaisante qu'elle est plus d'accord avec l'expérience, qui nous montre que, plus le sommeil est prolongé ou plus certains organes ont été exaltés durant la veille, plus aussi le sommeil est agité et rempli de rêves. Les animaux dont le sommeil dure tout l'hiver sont précisément ceux dont l'intelligence est dans une grande disproportion d'activité

relativement à la nutrition, qui concourt elle-même,
à raison de sa perfection, à la bonté du sommeil. Le
*somnambulisme* ne diffère du rêve proprement dit que
par l'accession du mouvement, et tient à ce que
l'organe ou les organes actuellement actifs solli-
citent les muscles soumis à la volonté quand leur
réaction se lie nécessairement ou accidentellement
au mouvement. Je n'entrerai point dans le détail
des phénomènes, souvent très-curieux, de cet état
qui, en concentrant l'activité d'un organe et en écartant toute distraction de la part des autres, facilite
souvent la solution de problèmes très-difficiles, et
garantit de plusieurs dangers que l'on ne courrait
pas impunément dans l'état de veille, comme de marcher sur les toits, au bord des précipices, etc. Pour
mieux concevoir l'effet salutaire de cette concentration d'activité sur quelques organes dans le somnambulisme, il suffit de se transporter en idée sur une
très-haute tour, par exemple, sur celle de Strasbourg : s'il y a des parapets, l'on ira sur le bord du
plateau et l'on s'y tiendra sans crainte et sans s'ap-
puyer; qu'on ôte au contraire le parapet, l'organe
de la circonspection réveillera tellement, surtout chez
les personnes peu exercées à ces expériences, le
sentiment de la frayeur, qu'elles n'y pourront rester
tranquillement comme auparavant, ou même qu'elles
s'évanouiront et tomberont si on ne les retient.
Voilà pourquoi il est dangereux d'éveiller les somnambules. Les rêves, particulièrement le somnambulisme, ne sont pas uniquement bornés à des im-

pressions internes et au sens intime, comme on serait tenté de le croire; ils s'allient très-bien à des impressions reçues du dehors, par exemple, par le sens de la vue ; autrement il serait impossible de corriger des manuscrits en rêvant, et de placer exactement les mots qui remplacent les ratures. Gall a connu un prédicateur, somnambule, qui très-souvent, lorsqu'il avait à prêcher, se relevait en dormant, composait son discours presque en entier, le coupait par des divisions régulières, faisait des ratures et les corrigeait à peu près comme dans l'état de veille, puis se recouchait, et se levait enfin sans se souvenir de rien.

Le délire, la vision, la commotion, l'extase, la catalepsie, l'épilepsie, l'hystérie, l'hypocondrie, etc., maladies qui sont toutes alliées de l'apoplexie, reconnaissent comme elle, pour symptôme principal, une lésion plus ou moins générale des fonctions intellectuelles ; et pour cause, une irritation accompagnée d'une congestion plus ou moins grande au cerveau. Le *délire* et la *vision* tiennent à une excitation contre nature de certains organes, avec cette différence que, dans le délire, il y a en même temps oppression des organes non excités ; au lieu que, dans les visions, ces derniers restent à peu près dans l'état naturel. Voilà pourquoi dans le délire, où aucun organe n'est dans l'état naturel, tout est illusoire; au lieu que, dans la vision, les erreurs ne portent que sur un objet. Cependant il serait quelquefois injuste d'accuser le visionnaire d'hypocrisie, parce que, malgré l'intégrité de plusieurs facultés, il peut, par l'exaltation concentrée d'un organe, s'en imposer à lui-même au point de croire à la présence réelle de l'objet de sa vision, comme le ferait celui à qui on a fait l'amputation d'un membre sur le siége de sa douleur, si le toucher, le défaut d'exaltation et l'absence de tout préjugé favorable à son idée ne l'aidaient à rectifier son jugement. M. *Blœde* cite, dans son Exposé du système de Gall, un certain *Wœzeln* de Leipsig, qui paraît avoir été dans la bonne foi lorsqu'il faisait tant de bruit sur l'apparition de sa femme défunte. L'art peut produire le même effet, surtout chez les personnes dont la mollesse et la grande irritabilité prêtent facilement aux illusions, comme le prouve la fantasmagorie de *Robertson* et de *Bienvenu. Paracelse,* qui donnait le nom de fantômes ou de spectres aux objets gigantesques des visions nocturnes, indique dans ses ouvrages la manière de faire des miroirs constellés propres à faire voir des revenants à volonté; et un juif allemand, nommé *Léon*, établi, en 1772, rue de la Harpe, à Paris, a gagné plus de quarante mille livres à vendre de ces miroirs constellés, qui produisaient réellement leur effet chez les personnes crédules et dominées par les préjugés, pourvu toutefois que leur imagination s'y trouvât naturellement préparée, ou qu'elle y eût été disposée par les discours du juif sur l'origine mystérieuse du miroir, par des prières, par l'obscurité de la chambre, par diverses figures hiéroglyphiques, etc. Les miracles du prêtre *Gasner*, de

*Graham,* de *Cagliostro,* de *Mesmer,* etc., n'étaient également que des enfants d'une imagination exaltée, en supposant toutefois que l'on n'ait point employé de gaz asphyxiants, ni d'autres moyens propres à causer des congestions au cerveau, pour hâter les effets désirés, qui alors auraient ressemblé à ceux de la foudre, et auraient pu être dissipés très-promptement par l'alcali volatil ou le dégagement de quelque acide, selon la nature des gaz, ainsi qu'ils le sont d'ordinaire, mais plus lentement, par le grand air. L'art du prestige n'est donc que l'art d'isoler un organe, en fermant la porte à toutes les impressions qui lui sont étrangères, ou en le mettant dans un tel état d'excitement que ses sensations émoussent toutes les autres, comme une douleur très-forte ôte le sentiment de toutes les douleurs plus faibles. Mais cela n'est point le caractère du délire, où une partie des sensations est plutôt détruite par la congestion qu'émoussée et prédominée par quelque autre. Nous rencontrons tous les jours, dans la société, les prestiges d'une fantasmagorie en miniature dans les discours adroits et insinuants de ceux qui veulent nous tromper, ou qui, ayant été trompés eux-mêmes, nous communiquent officieusement leurs erreurs et leur enthousiasme à les défendre; et les personnes intéressées à la conservation de certains préjugés ont bien soin de fermer, chez les particuliers comme chez les souverains, toutes les avenues de l'intelligence aux impressions de la vérité, en éloignant ou en gagnant tous les indiscrets qui pourraient, en ouvrant les rideaux de la chambre obscure, dissiper les illusions fantasmagoriques.

Dans la lipothymie magnétique, que quelques-uns ont aussi appelée *désorganisation mesmérique,* pour désigner le repos qui en résulte pour tous les organes intellectuels, l'irritation, quelle qu'elle soit, produit une sorte de léthargie apoplectique par la congestion qui se fait au cerveau; et si cette congestion n'est pas portée trop loin, elle peut, en isolant l'intellect de toutes les impressions qui viendraient du dehors, donner plus de précision au sentiment intérieur; et alors les organes de ce sentiment peuvent déterminer des mouvements indicatifs de sa cause, c'est-à-dire, faire porter la main au siége de la douleur qui le réveille. C'est ainsi qu'en perdant connaissance par la violence d'un coup sur la tête, ou par une indigestion qui détermine une congestion au cerveau, l'on voit le malade porter assez souvent et presque automatiquement la main au siége de sa plus grande douleur, qui est la tête ou le creux de l'estomac. Cela prouve qu'il reste au moins un organe quelconque dont l'activité n'est point comprise dans l'anéantissement général, et que cet organe, n'étant plus influencé par l'activité simultanée des autres, acquiert en même temps plus de précision sur des sensations peu intenses, comme nous avons déjà vu que cela arrive aussi dans les rêves et le somnambulisme.

Dans la commotion physique, soit par un coup de foudre ou par une chute, la suspension des fonctions intellectuelles est générale ou partielle, conformément à l'effet général ou partiel produit sur les organes. Je tiens d'un capitaine de haut bord, digne de foi, M. *Clément de La Roncière*, actuellement à Brest, qu'à la suite d'un coup de foudre qui frappa en pleine mer le vaisseau qu'il montait, lui et quatre autres personnes qui se trouvaient sur le tillac tombèrent immobiles sans pouvoir ni parler ni remuer, et restèrent environ quatre jours dans cet état, voyant ce qui se passait devant eux, et entendant délibérer si on les jetterait à la mer ou non, sans pouvoir parler ni donner aucun signe d'improbation. Une autre tempête, arrivée quatre jours après, les rendit peu à peu à leur état naturel en les allégeant d'un fardeau accablant. Il a même dû y avoir un rapport de cette observation présenté à l'Académie des sciences d'alors; et rien n'est plus propre à prouver que toutes les fonctions du cerveau ne sont pas concentrées dans un même organe.

Dans l'extase et la catalepsie, une impression subite, inattendue, et d'une force extraordinaire, agissant comme un coup de foudre sur un organe particulier, y détermine, dans l'extase, un sentiment qui domine et fait taire tous les autres, ou propage, dans la catalepsie, la commotion à toute la masse cérébrale, et brise les ressorts de la réaction, comme un coup de vent impétueux qui brise ou déracine les arbres que les vents ordinaires agitent et ébranlent seulement, sans détruire la réaction ou l'effet de l'élasticité, qui tend continuellement à les redresser. Par l'extase, mot grec qui veut dire *ravissement*, l'homme, transporté en quelque sorte hors de lui-même, exhale et concentre tout son sentiment dans une idée contemplative qui le charme et l'absorbe, au point que les impressions faites sur les autres organes cessent de l'affecter à peu près de la même manière qu'une douleur violente et atroce fait taire pour le malade toute autre douleur moins forte. Les organes non extasiés n'ayant point perdu pour cela leur spontanéité, pas plus que les parties moins douloureuses ne perdent leurs lésions par la lésion plus forte d'une autre partie, il résulte que l'influence du cerveau sur les membres, quoique non sentie, n'est point détruite, et que ces derniers ne restent pas dans une immobilité opiniâtre telle qu'elle a lieu chez le cataleptique, dont les membres retiennent la position qu'ils ont ou qu'on leur donne. Dans la catalepsie, qui en grec signifie *détention* ou *saisissement*, c'est un coup de foudre moral dont la violence portée sur un sens particulier, tel que celui de l'amitié, l'amour, etc., se propage à tous les autres, qui se trouvent sympathiquement saisis et arrêtés dans leurs fonctions par le même sentiment, en sorte que les muscles soumis à la volonté restent immobiles, et que les membres conservent toutes les positions dont ils sont en possession ou qu'on leur donne mécaniquement, tandis que les muscles et les organes de la vie végétative continuent leurs fonctions autant qu'elles peuvent s'exécuter sans le secours des muscles soumis à la volonté. **M.** *Pinel,* dans son Traité sur l'aliénation, cite, sous le titre de l'Idiotisme, une catalepsie qui me paraît bien caractérisée. La voici : « A la même époque (l'an II de la république) deux jeunes réquisitionnaires partent pour l'armée, et, dans une action sanglante, un d'entre eux est tué d'un coup de feu à côté de son frère ; l'autre reste immobile et comme une statue à ce spectacle. Quelques jours après, on le fait ramener, dans cet état, à la maison paternelle; son arrivée fait la même impression sur un troisième fils de la même famille. La nouvelle de la mort d'un de ses frères et l'aliénation de l'autre le jettent dans une telle consternation et une telle stupeur que rien ne réalisait mieux cette immobilité glacée d'effroi qu'ont peinte tant de poètes anciens et modernes. J'ai eu longtemps sous mes yeux ces deux infortunés ; et, ce qui était encore plus déchirant, j'ai vu le père venir pleurer sur ces tristes restes de son ancienne famille. » Il y a lieu de croire que la musique ne serait pas moins utile en pareil cas que dans la piqûre de la tarentule, parce que l'organe de l'ouïe, étant le mieux protégé contre toute compression et toute secousse violente par la construction du rocher, devrait éprouver des lésions moins profondes, et rester par conséquent plus susceptible de nouvelles impressions.

Dans l'hystérie et dans l'épilepsie, la perte de connaissance est subordonnée à la congestion sanguine que le spasme produit au cerveau; et les convulsions, qui marquent les alternatives de l'irritation nerveuse et de la réaction cérébrale, ne cessent naturellement que par la compression et par l'insensibilité subséquente de ce viscère, comme le prouvent les causes occasionnelles, les moyens de guérison les plus heureux, la couleur de la face, le gonflement des veines du cou et de la tête, la céphalalgie et la dyspnée, ainsi que la stupeur et l'assoupissement en quelque sorte apoplectique qui terminent communément cette lutte entre le chef et ses ministres. L'opium lui-même, que j'ai vu employer quelquefois si indiscrètement par des médecins routiniers peu soigneux de reconnaître et d'éloigner les causes morbifiques, ne fait souvent cesser le spasme qu'en hâtant la congestion sanguine au cerveau et la stupeur qui en est la suite; ce qui arrive principalement dans les convulsions des enfants, dont le principe tient plus ordinairement à la plénitude ou à l'atonie de l'estomac qu'à d'autres causes.

Dans le tétanos, au contraire, l'irritation nerveuse, concentrée d'abord sur une partie du corps, ne trouble point l'entendement, à moins que le spasme, devenu plus général et plus profond, ne finisse aussi par déterminer une congestion sanguine au cerveau, laquelle ne peut guère être que fatale à raison de la permanence et de l'intensité progressive de sa cause. Tous ces phénomènes du système nerveux sont d'autant plus propres à confirmer le point de doctrine que j'établis, que nous y pouvons encore observer une cessation partielle et successive des fonctions intellectuelles. Une dame de ma connaissance, hystérique au dernier point, et n'existant plus, pour ainsi dire, que pour la honte et le désespoir des médecins, tombe dans un de ses plus violents accès, et ne donne bientôt plus de signe de connaissance. Le feu prend à une cheminée de sa maison ; on y court, et on la laisse un instant seule : les cris, l'alarme et le tumulte des gens qui se portent précipitamment en dehors pour fuir, et en dedans pour arrêter le feu, vont jusqu'à ses oreilles. Elle se précipite de son lit, vole au feu, reconnaît le danger, fait son possible et multiplie toutes ses forces pour y parer ; elle y réussit enfin, et se trouve entièrement guérie, sans aucune récidive depuis plusieurs années. L'organe de l'ouïe, protégé contre la congestion et la compression par tout l'appareil du rocher, était donc resté à peu près intact ici comme dans le cas de tempête précédemment cité, et comme dans plusieurs cas de fièvres putrides avec stupeur profonde et insensibilité apparente, où les malades entendaient prononcer leur arrêt de mort par des médecins qui, les croyant tout à fait sans connaissance, jugeaient péremptoirement et sans défiance pour leurs oreilles.

Dans plusieurs circonstances la mémoire elle-même, qui s'accommode assez d'une circulation active et copieuse au cerveau, si nous en jugeons par la comparaison de l'enfant avec le vieillard, se soutient presque aussi long-temps que l'ouïe, qu'on peut regarder comme l'*ultimum moriens* de nos sens. La vue peut aussi, dans une perte apparente de connaissance, telle que dans l'épilepsie, recevoir et transmettre à l'intérieur des impressions assez vives pour vaincre la torpeur ou la tendance des organes vers un état périodique et habituel dont la vie intellective est peut-être seule susceptible, malgré l'apparence du contraire dans les fièvres intermittentes et d'autres affections. Un chirurgien-major voit un soldat tomber d'épilepsie, dans un régiment où cette maladie s'était propagée par l'effet de l'imitation; désespéré de n'en pouvoir arrêter les progrès, il se précipite sur lui un couteau à la main, comme pour le sacrifier à l'intérêt du corps, après avoir paru plusieurs fois regretter de n'y avoir pas sacrifié le premier qui avait apporté cette maladie. Le soldat se relève, se sauve d'abord, puis se retourne de honte en tirant son sabre pour se défendre. Cette scène, qui avait d'abord paru devoir être tragique, divertit le régiment et guérit le soldat pour toujours. *Boerhaave* obtint un succès encore plus grand à l'hospice des Orphelins de Leyde, où l'épilepsie s'était aussi beaucoup répandue par l'effet de l'imitation. Ce médecin ordonna un jour, où il attendait le retour des accès de cette maladie, d'allumer un grand feu au milieu de la cour de cet hospice, d'y faire rougir de grands grils et des fourches de fer fabriqués exprès; il fit amener les enfants épileptiques, et menaça, d'une voix terrible et d'un air courroucé, de faire jeter dans le brasier et griller vifs tous ceux qui tomberaient encore d'épilepsie, n'ayant plus d'autre moyen d'arrêter cette maladie. La cure fut radicale. Cependant la frayeur, comme on sait, est une cause fréquente d'épilepsie, et l'on vient de voir qu'elle peut en être aussi le remède; ce qui empêcherait de dire en ce cas : *Contraria contrariis curantur*. Cela prouve qu'ici, comme dans la catalepsie, il est possible de détruire l'habitude et de donner une autre direction à la manière d'agir d'un organe, tel que celui de l'imitation, en changeant le ton de ses fibres par une impression forte et insolite qui en exalte un autre, tel que celui de la peur ou de la circonspection : ce sont alors deux combattants qui s'arrêtent et s'observent réciproquement, ou deux puissances égales qui contrebalancent leur action réciproque, et maintiennent l'équilibre de la balance intellectuelle.

La même chose peut avoir lieu dans la mélancolie et dans plusieurs autres affections analogues, comme un professeur d'Iéna en fit un jour l'expérience sur un étudiant mélancolique, qui était tellement préoccupé et convaincu qu'il devait mourir tel jour et à telle heure, qu'on n'avait pu l'en dissuader par aucun moyen, et que cette idée paraissait devoir amener elle-même la réalité de son objet. Le jour et l'heure de la mort présomptive arrivés, le médecin fit avancer toutes les montres durant un sommeil qu'il tâcha de prolonger par une potion, et, se trouvant au réveil du mélancolique, il lui témoigna son étonnement de le trouver encore en vie après l'heure de sa mort. Cette innocente supercherie, jointe aux plaisanteries des assistants, produisit une impression qui, par la diversion que l'amour-propre blessé fit aux idées dominantes, amena bientôt une guérison radicale. C'est de la même manière que le médecin habile change le mode d'action vicieuse des organes digestifs, et rétablit la régularité de leurs fonctions, en produisant, par des médicaments judicieusement choisis, des impressions qui ramènent le ton de ces organes au rhythme de la santé, soit qu'il attaque directement le vice à corriger ou qu'il en neutralise sympathiquement les effets par des moyens révulsifs.

En résumé, nous venons de voir, 1° que les facultés primitives de l'entendement tiennent à divers organes; 2° que leur régularité tient à un équilibre d'influence réciproque et naturelle, qu'une maladie, une exaltation particulière ou des impressions insolites, peuvent troubler et ramener, en mesurant le mouvement imprimé sur la résistance de l'obstacle à vaincre; 3° que dans les maladies, les facultés s'évanouissent en détail l'une après l'autre et non simultanément ni au même degré.

Il est, je crois, très-utile de connaître les faits et les observations consignés dans ce chapitre, pour pouvoir traiter convenablement les maladies nerveuses et cérébrales que le régime affaiblissant, les saignées si exclusivement prodiguées autrefois, sans égard pour la cause du mal et pour les dispositions

actuelles du malade, pouvaient peut-être quelquefois
pallier, mais que le temps seul ou le hasard guéris-
saient, si guérison s'ensuivait. Quelques cures, dues
à des impressions fortuites et inattendues, avaient
surtout donné l'idée indigeste des bains de surprise
dont la médecine routinière faisait une selle à tous
chevaux, les employant à tort et à travers jusqu'à la
mort ou la guérison, sans remonter aux causes ni
aux circonstances actuelles, qui doivent toujours diriger et faire varier le traitement. Il n'est point de
mon objet de parler ici de thérapeutique; cependant,
comme le plus grand reproche à faire à une découverte serait celui de stérilité pour la pratique, j'ai
cru devoir jeter dans l'occasion quelques indications
curatives en avant, tant pour répandre un plus grand
jour sur les explications données que pour répondre
au CUI BONO des personnes prévenues, qui ont pour
principe de juger avant de connaître.


# CHAPITRE VI.

Chaque organe intellectuel, répété identiquement dans chaque hémisphère
du cerveau, est double ou symétrique; et il est probable que son activité alterne aussi dans chaque hémisphère, au lieu de s'exercer simultanément et de concert, comme on l'a cru jusqu'ici à l'égard des sens
doués d'un double appareil extérieur.

Les antagonistes du système de Gall ont prouvé
eux-mêmes, dans le troisième chapitre, la première
partie du titre de celui-ci, en objectant que les facultés intellectuelles se soutiennent encore dans
l'hémiplégie et après la destruction d'un hémisphère

du cerveau par la suppuration. Je crois en conséquence pouvoir renvoyer à ces objections et aux réponses explicatives qui ont été faites. J'observe aussi qu'en suivant l'analogie, qui n'est que l'accord de la nature avec elle-même dans ses procédés, nous trouvons deux organes pour la vue, pour l'ouïe, pour l'odorat et même pour le goût et le toucher, qui subsistent encore d'un côté, lorsqu'une hémiplégie les a détruits de l'autre; nous avons aussi deux poumons, deux reins, deux bras, deux jambes, etc., dont une moitié reste encore souvent et long-temps saine et active, après la paralysie ou la mort de l'autre. L'anatomie et la physiologie rendent d'ailleurs raison de l'espèce d'opposition qu'il y a entre la lésion idiopathique, placée d'un côté du cerveau, et la lésion sympathique, placée du côté opposé du corps, par l'entre-croisement des fibres des pyramides à la partie supérieure de la moelle épinière, dont la division en partie gauche et en partie droite, analogue à celle du cerveau, ne se trouve interrompue qu'à cet endroit. Gall fait observer que c'est précisément à la base du crâne où cet accroissement a lieu, que les animaux carnassiers, guidés par leur instinct, portent toujours leur dent meurtrière, et que c'est ainsi que de très-petits animaux en domptent souvent de beaucoup plus forts. Il a mis de vieux furets dont il avait usé ou cassé les dents, en ne leur donnant pour toute nourriture que des os à ronger, aux prises avec de jeunes lapins, sans préjudice pour ceux-ci, que des furets ayant les mâchoires bien armées faisaient tomber à l'instant. Les vautours et les aigles en s'abattant sur leur proie, lui enfoncent aussi le bec précisément au même endroit.

Ce qui donna au docteur Gall la première idée que les opérations intellectuelles n'étaient point simultanées, mais alternatives dans chacun des deux organes auxquels elles se rapportent, c'est la considération de la marche des hommes dans la neige. En voyant que cette marche n'était jamais droite, mais qu'elle allait toujours plus ou moins en zigzag, il s'en demanda la raison. Comme tous les animaux s'écartent également de la direction rectiligne en marchant, il crut que la cause devait en être générale. Voici les principaux motifs pour la rapporter à la vision alternative de chaque œil : 1° pour tirer droit et à coup sûr avec une arme à feu, il faut ou fermer un œil ou confondre le rayon visuel des deux yeux, en tirant non devant soi, mais de côté, dans la direction de l'épaule avec le bras; 2° en regardant un crayon placé directement devant une chandelle, son ombre tombe toujours d'un côté et non au milieu du nez, ce qui ne pourrait avoir lieu, si la vision se faisait simultanément par les deux yeux; 3° la nature, qui est si conséquente et si uniforme dans ses ouvrages, a placé les yeux de la plupart des animaux tellement de côté, qu'il leur est impossible d'apercevoir un objet par les deux yeux en même temps, comme le font aussi observer *Cuvier* et *Duméril*, dans leurs leçons d'anatomie comparée, sutout au sujet des oiseaux et des reptiles.

## CHAPITRE VII.

**La bonté** ou l'excellence d'un organe tient primitivement à son volume ainsi qu'à l'idiosyncrasie individuelle, et secondairement à l'habitude de s'en servir et au degré d'excitation où il se trouve.

Les développements donnés au texte du troisième chapitre, démontrent aussi la vérité de celui-ci, qui n'en est qu'un corollaire. En effet, il est impossible que les organes ne participent pas au volume proportionnel du cerveau; or, nous avons vu que, toutes choses étant égales d'ailleurs, les hommes les plus intelligents sont ceux qui ont le plus de cervelle, et que, parmi les animaux d'une même espèce, l'instinct et l'adresse se mesurent aussi sur le volume du même viscère. Chacun sait que c'est sur l'ampleur des naseaux que le chasseur juge de la perfection de l'odorat d'un chien de chasse; que la grosseur du nerf optique de l'aigle lui donne une perfection peu commune dans la vue; que l'éléphant doit l'adresse que lui donne sa trompe, à un nerf aussi gros que le pouce d'un homme; que le renard et tous les animaux dont l'ouïe est très-parfaite, ont un nerf auditif proportionnellement plus développé que ceux qui ont l'ouïe dure. L'analogie nous montre aussi que les membres remplissent d'autant mieux leurs fonctions qu'ils sont plus développés, et qu'il en est de même des poumons et de toutes les parties du corps, pourvu toutefois que le développement, purement apparent, ne soit pas morbide comme dans l'œdème, la bouffissure, etc. Comme le sens du toucher réside dans les nerfs, lesquels sont proportionnellement plus gros, plus rapprochés et ordinairement moins recouverts dans une petite main que dans une grosse, il ne faut pas chercher la finesse et la perfection de ce sens dans une grosseur due aux muscles, aux durillons ou à une congestion d'humeurs ramassées par les engelures et d'autres irritations sur les mains, et arguer de là une exception contre l'avantage du volume organique, mais seulement présumer une force plus grande, si les muscles sont plus gros. C'est ordinairement en plaçant les organes où ils ne sont pas, que l'on s'abuse. Il ne faut pas non plus confondre la bonté qui consiste dans la plénitude et la régularité de la fonction, avec la qualité qui concerne la manière dont cette fonction s'exécute et qui peut dépendre de plusieurs circonstances étrangères à l'organe lui-même. Par exemple, la myopie se trouve ordinairement réunie à un nerf optique très-développé sur une rétine proportionnée au globe de l'œil qui, dans ce cas, est rarement aussi petit que dans la presbytie. Néanmoins l'on ne peut inférer de là que le volume de l'organe nuise ici à sa bonté, car les myopes voient pour le moins aussi bien et aussi distinctement les objets rapprochés, que les presbytes voient ceux qui sont éloignés; la vue des premiers est d'ailleurs plus durable et s'accommode mieux de l'obscurité que celle des derniers. C'est donc à tort que M. *Hufeland* cite cet exemple contre l'avantage qui peut résulter du volume des organes, lequel il paraît considérer ici dans le globe de l'œil, qui n'est qu'un intermédiaire propre à rassembler les rayons lumineux pour les transmettre jusqu'à la rétine où commence plus spécialement l'organe. En jugeant de la sorte, l'on prendrait aussi l'oreille externe pour l'organe de l'ouïe, tandis qu'elle n'est guère que l'intermédiaire propre à recueillir les vibrations sonores pour les transmettre au foyer organique. Si parce que l'on entend moins bien, lorsque l'oreille extérieure est petite ou aplatie contre la tête, et encore beaucoup moins lorsqu'elle manque tout à fait, l'on voulait inférer de là qu'elle est l'organe de l'ouïe, et que l'on appliquât le même raisonnement au globe de l'œil en général, rien n'empêcherait d'aller plus loin, et de placer ces organes l'un dans l'air et l'autre dans la lumière ou dans le soleil, parce que leurs fonctions ne peuvent s'exécuter sans les vibrations de l'air et sans les rayons lumineux.

Quant à l'avantage qui résulte de l'exercice fréquent d'un organe, il est tellement senti par l'expérience journalière de tous les hommes, qu'il serait fastidieux de s'y arrêter long-temps, chacun sachant très-bien que les hommes, et particulièrement les dames, faute d'exercer leurs jambes, marchent très-mal; que la mémoire, fortifiée par la culture, se détériore faute d'aliments; que l'on perd de la facilité à parler une langue, faute d'usage; que les écoliers, les musiciens, les danseurs, les orateurs, les comédiens et tous les divers talents, cherchent la facilité, la force et la perfection dans des répétitions fréquentes. Il en est de même du degré de force communiqué par l'exaltation, comme on le voit dans les fièvres, dans la folie, dans certains rêves, et comme chacun l'éprouve quelquefois soi-même dans certains moments de verve ou d'irritation. L'on peut même dire que l'influence favorable de l'exercice et de l'exaltation sur nos facultés, est tellement reconnue et si généralement sentie, qu'on la regarde volontiers comme la seule cause de leur différence, et que les adversaires du système de Gall en font leur plus puissant moyen de séduction pour refuser l'initiative à la nature.

## CHAPITRE VIII.

### Recherches et analyse des organes.

Les hommes jugent volontiers des autres d'après eux-mêmes; et l'on doit s'attendre que tous les esprits superficiels et spéculatifs, purement occupés de l'ajustement des vaines théories dont ils accouchent d'abord si laborieusement et avec tant de bruit pour en encombrer ensuite le domaine des sciences, ne manqueront pas de ranger le résultat des recherches de Gall dans la même catégorie que leurs rêves. Cependant, ce dernier ne doit rien aux suppositions ni aux conjectures : guidé par l'expérience et par l'observation qui ont précédé et amené toutes ses conclusions, ce n'est qu'après avoir comparé long-temps le pour et le contre dans un nombre presque infini de têtes, de bustes et de portraits des personnes les plus distinguées, et même après avoir confirmé les analogies humaines sur les analogies respectives des autres animaux, qu'il a tiré des conséquences, ou plutôt, qu'il a laissé parler les faits, souvent même dans un ordre très-peu systématique, que je n'ai tâché de corriger qu'autant qu'il ma paru nuire à l'enchaînement et à la clarté des idées. Pour ne point laisser de lacune dans ce qu'il peut être utile de connaître, je vais entrer dans quelques détails à cet égard.

Une erreur très-ordinaire qu'il faut d'abord prévenir, c'est de croire à la nullité absolue des organes qui ne sont pas assez prononcés pour qu'on les distingue facilement. Cependant, avec un peu de réflexion, l'on se persuaderait facilement qu'il doit être bien rare, pour ne pas dire impossible, que des hommes, tous organisés sur un même type original, soient tellement étrangers à leur espèce, qu'ils ne présentent plus aucune trace des caractères qui la distinguent. Ainsi, l'on peut être assez mal partagé du côté de la vue ou de l'ouïe, pour ne pas se distinguer par ces sens, et cependant avoir encore des idées fort nettes sur les couleurs et les sons. Il en est de même de toutes les facultés; et quoique dans l'examen qui en sera fait, Gall ne mette sur la liste positive que les organes très développés, réservant la négative pour les autres, il ne prétend pas pour

cela nier l'existence absolue de ces derniers. C'est
pour être moins exposé aux méprises, qu'il a cru
devoir en agir de la sorte, en ne s'attachant qu'aux
caractères très-saillants et extraordinaires, parce
qu'ils sont en quelque sorte les seuls sur lesquels
l'influence des circonstances ne puisse faire prendre
le change, vu que la nature sans le secours de l'éducation et l'éducation sans l'initiative de la nature,
ne peuvent donner que des talents très-bornés et à
peine sensibles. Pour être encore plus sûr, il a considéré ces caractères de préférence chez les hommes
bruts et les plus incapables de dissimuler et de se
composer sur les convenances sociales.

Il avait voulu s'attacher d'abord à une forme générale du crâne qui pût servir de type ou de modèle
à toutes ses comparaisons. Mais ce procédé lui parut
bientôt insuffisant pour découvrir les particularités
différentielles qui, n'étant prononcées que sur un
seul point, devenaient imperceptibles dans le coup
d'œil général. L'examen du crâne en détail lui fit
quitter la considération des différences qui, variées
à l'infini, même chez les personnes les plus semblables par des talents analogues, ne lui donnaient aucun
résultat qui le rapprochât du but de ses recherches.
Il vit alors qu'il fallait suivre la marche inverse, et
que pour parvenir à la découverte de la cause physique d'une conformité de talents, il fallait considérer, non les différences, mais les ressemblances
partielles de formes, parce que la nature devait avoir
coordonné la similitude des causes avec la similitude

des effets. En partant de ce nouveau point de vue, il ne tarda pas à découvrir dans les crânes les plus différents au premier coup d'œil des analogies partielles qui lui avaient échappé auparavant; et la répétition de ces analogies, trouvées identiques sur beaucoup de sujets qui se distinguaient par le même talent extraordinaire, ou trouvées plus ou moins grandes selon le plus ou le moins d'éminence du même talent, le conduisit naturellement à conclure, par induction, que la similitude des formes physiques du cerveau et du crâne, considérées comme causes, devait fonder la similitude des facultés intellectuelles considérées comme effets. Gall se procura dès lors tous les moyens de vérifier les probabilités et les présomptions qui découlaient de cette source, soit en recherchant la société des personnes distinguées par quelque talent extraordinaire, soit en se procurant leurs portraits ou leurs bustes, soit en cherchant à obtenir leur tête après leur mort, le tout pour établir des comparaisons avec ce que leur biographie ou des actes judiciaires présentaient de plus saillant dans le moral. Les plus grandes difficultés ne sont plus venues ensuite que des nuances souvent extrèmement différentes sous lesquelles se présentaient au moral des dispositions absolument semblables dans leur principe naturel. Pour donner une idée de la difficulté d'accorder quelquefois les causes avec leurs effets, Gall cite l'exemple d'un mendiant dont le haut du crâne présentait le même renflement très-prononcé qu'il n'avait auparavant trouvé que chez les personnes caractérisées par l'orgueil et la hauteur. Cependant en étudiant le caractère de ce personnage et en le questionnant, Gall apprit que c'était précisément l'orgueil qui l'avait réduit à son état humiliant; ayant toujours été trop fier et ayant dès son enfance eu trop bonne opinion de sa personne pour travailler, il n'avait plus trouvé de ressource que dans la mendicité, après avoir mangé son bien.

Gall se trouvait placé avantageusement pour faire ses observations; étant médecin en chef de l'Institut des sourds-muets de Vienne, il avait constamment sous les yeux des hommes bruts, tels qu'ils sortent des mains de la nature sur lesquels il pouvait rechercher, sans aucune contrainte, les causes physiques des différences, souvent énormes, de leur susceptibilité pour l'éducation. Il a également mis à profit tous les phénomènes que des lésions pathologiques pouvaient faire concourir au but de ses recherches. Mais il s'est toujours bien gardé de prononcer sur les premiers aperçus. Après avoir comparé entre eux les hommes de la nature, il transportait la comparaison à toutes les classes de la société, cherchant à s'assurer en quoi l'influence des circonstances pouvait modifier celle de la nature. C'est dans ce dessein qu'il a souvent rassemblé chez lui les gens du commun, tels que les fiacres, en les engageant par différents moyens à faire connaître leur caractère, soit qu'il les prît par la vanité et l'amour-propre, soit qu'il les brouillât l'un avec l'autre pour savoir ce qu'ils se reprocheraient réciproquement. Il a presque toujours trouvé que chacun tirait vanité de toutes ses dispositions extraordinaires, bonnes ou mauvaises, et que les voleurs, les querelleurs, etc., s'applaudissaient autant de leurs défauts, lorsqu'ils pouvaient parler sans contrainte, que l'on pourrait s'applaudir des plus grandes vertus, regardant avec mépris ou pitié tous ceux qui leur étaient inférieurs ; ce qui explique assez comment et pourquoi tous les voleurs ne sortent que plus fins et plus rusés des maisons de détention où ils se trouvent confondus ensemble : c'est là qu'ils se révèlent réciproquement leurs bévues et leur finesse, en témoignant leurs regrets d'avoir manqué certains coups à faire, et en discutant les moyens de succès pour d'autres occasions, qu'ils concertent entre eux, en convenant de s'aider mutuellement dans l'exécution au sortir des prisons. Gall a aussi considéré les talents et les défauts chez les grands et chez les personnes de la meilleure éducation lorsque les hommes, pris le plus près possible de la nature, lui avaient fourni les premières données. Il a fait plus : en comprenant dans la comparaison tous les animaux rapprochés par des mœurs analogues, il a poursuivi les causes physiques des analogies morales dans tous les anneaux de la chaîne animale et jusque dans leurs dernières ramifications. Ce point de vue est d'autant plus précieux qu'il y a des facultés dont les organes sont beaucoup moins marqués chez l'homme que chez les brutes. C'est ainsi qu'il a retrouvé, par exemple, le talent industrieux du castor, et celui des oiseaux pour la musique, annoncés par les mêmes caractères physiques que ceux de l'homme; ce qui fait voir que l'organisation de tous les animaux est filée sur une analogie réelle, et se trouve basée sur des modifications de matière soumises aux mêmes lois. Au reste, la grande variété des dispositions naturelles, des talents, des inclinations et des autres qualités ne présente pas un phénomène plus difficile à résoudre que la grande variété des traits et des formes qui empêchent la ressemblance parfaite, et donnent aux petits des animaux les moyens de reconnaître leur mère; ou, si l'on veut, que les combinaisons infinies qui peuvent résulter de l'arrangement des dix chiffres ou des vingt-quatre lettres de l'alphabet. Ainsi il n'y a aucune nécessité d'admettre des organes à l'infini pour expliquer toutes les différences des phénomènes intellectuels. Gall n'a encore découvert que vingt-sept organes, sans oser dire s'il y en a plus, ou même si l'on ne peut à la rigueur les réduire encore à moins, convenant lui-même qu'il n'a point fourni toute la carrière qu'il a ouverte le premier, et que c'est à d'autres à suppléer ce qu'il n'aura pu faire et même à rectifier ce qu'il aurait mal fait, par la raison toute simple que les sciences ne sont pas portées du premier jet à la perfection.

Le hasard et l'émulation ont présidé aux découvertes de Gall, qui, dès l'âge de quatre ans, prenait plaisir aux observations d'histoire naturelle, faisant dès lors des collections d'insectes et de diverses espèces de pierres et de cailloux. A treize ans, son éducation fut confiée à un oncle qui, pour exciter son émulation, lui associa le fils d'un aubergiste. Gall, supérieur à ce dernier sous plusieurs rapports, lui était inférieur pour la facilité d'apprendre par cœur, et ne put jamais, malgré ses efforts, l'égaler à cet égard. Envoyé à Bruchsal, ville située assez près de Tiefenbrunn où il est né, pour y continuer ses études, Gall y trouva aussi des compagnons qui apprenaient beaucoup plus facilement par cœur que lui; ils avaient de gros yeux à fleurs de tête, à peu près comme son premier compagnon. C'est alors qu'il lui vint à l'idée que peut-être ces yeux sortants de la tête annonçaient la mémoire. Ayant ensuite été envoyé à Bade, il y trouva encore des camarades qui avec la même espèce de mémoire avaient aussi les yeux très-saillants et, comme on dit vulgairement, très-gros, quoique cette grosseur puisse n'être qu'apparente et tienne à ce que le globe de l'œil est repoussé en dehors par un développement plus considérable du cerveau, qui en resserre l'orbite. Envoyé ensuite à l'université de Strasbourg, à l'âge de dix-neuf ans, pour y commencer l'étude de la médecine, il y retrouva encore la mémoire annoncée par la même conformation. Il chercha dès lors à s'assurer par des observations suivies du degré de probabilité que l'on pouvait attacher à ce signe, et il dirigea même une partie de ses études médicales vers cet objet. Depuis lors jusqu'à ce moment, où il touche à sa cinquantième année, c'était en 1808, c'est-à-dire dans l'espace d'environ trente-deux ans de recherches, Gall prétend n'avoir jamais trouvé ce signe totalement en défaut, quoiqu'il convienne que le manque d'exercice, que les maladies et d'autres causes puissent le faire paraître défectueux; de même qu'une personne bien constituée dès l'enfance pour marcher et courir, pourrait, faute d'exercice ou par maladie, faire douter de ces dispositions naturelles. Ses observations l'ont forcé d'admettre comme réelle et fondée sur l'expérience, la division des Jésuites, qui admettaient une mémoire de mots (*memoria verbalis*), une mémoire de faits ou de choses (*memoria realis*), et une mémoire de lieux (*memoria localis*). Il va plus loin, car il admet une mémoire de sons, de couleurs, etc., ou plutôt il considère chaque organe dans quatre degrés d'énergie ou de puissance, dont le premier produit le sentiment; le second, la mémoire; le troisième, le jugement, et le quatrième, ou le superlatif, constitue l'imagination ou le génie. Ce n'est qu'en revenant aux premiers éléments de la pensée et en considérant isolément chaque faculté individuelle, que Gall a pu s'affranchir de l'ascendant qu'avaient pris sur son esprit tant de philosophes profonds qu'il n'avait d'abord pu soupçonner d'erreur. Le métaphysicien établit des généralités, le physicien détermine les propriétés spécifiques, le naturaliste groupe les familles d'après les caractères individuels, le chimiste seul découvre les éléments des produits de la nature en dissociant les principes constitutifs des corps; ce n'est qu'en imitant ce dernier que Gall est parvenu à l'analyse des facultés intellectuelles. Suivons-le dans sa marche.

L'enfant naît avec une disposition organique pour la musique, dont le premier effet est de lui procurer un sentiment *agréable*, sans lui laisser aucun souvenir distinct; bientôt l'organe se fortifie, saisit les partitions harmoniques, les conçoit dans la même succession qu'elles lui ont été données, et peut les reproduire, au moins mentalement, dans le même ordre : c'est ce qui constitue la *mémoire*, différente du simple *souvenir* qui la précède et peut n'être que la conscience obscure d'un sentiment déjà éprouvé. Le même organe encore plus développé reproduit, l'un à côté de l'autre, le souvenir distinct du sentiment et celui des diverses partitions de sons qui l'ont fait naître, en comparant, par réflexion, leur analogie réciproque; si la comparaison ne laisse rien à désirer à la sympathie organique, il y a assentiment; sinon, il y a dissentiment; ce qui constitue le *jugement positif* ou *négatif*. En portant l'activité du même organe plus loin, il tirera de lui-même des combinaisons nouvelles, d'autant plus justes et plus parfaites, qu'elles auront un accord sympathique plus marqué et plus général avec leur principe productif; de là les compositions musicales auxquelles on reconnaît l'empreinte de l'*imagination* ou du *génie*, selon que la route par laquelle elles pénètrent jusqu'au sentiment, est plus ou moins commune. L'imagination n'est qu'un génie tronqué, car elle ne fait qu'embellir ou charger de nouvelles nuances, plus ou moins assorties, les objets qui lui sont offerts, au lieu que le génie, productif, peut faire sortir du néant les objets eux-mêmes avec tout l'appareil qui les décore.

L'on conçoit que le jugement, en se bornant à comparer les faits et les objets qui lui sont offerts, sans y rien changer, c'est-à-dire, en ne s'exerçant que sur des matériaux donnés, ne nous égare pas facilement, à moins qu'il ne se laisse quelquefois dominer par l'imagination ou par une mémoire luxurieuse et vagabonde qui lui substituent d'autres matériaux, avant qu'il ait digéré les premiers. Le jugement est solide et devient discernement, lorsqu'il s'exerce sans se laisser dominer par la mémoire ni par l'imagination, mais qu'il leur commande comme à des serviteurs fidèles. Il est la première et la plus salutaire qualité du médecin, parce que c'est le jugement qui le lie et l'enchaîne à l'observation, loin de laquelle la mémoire et l'imagination tentent toujours de l'entraîner, pour peu que l'une ou l'autre domine. Voilà pourquoi le simple bon sens, tout modeste qu'il est, convient infiniment mieux, pour faire un bon praticien, que le bel esprit; parce que ce dernier, suffisant et dédaigneux, ne peut jamais s'astreindre à suivre les routes battues et l'observation : il est comme l'enfant gâté de la maison. L'esprit, plus séduisant, donne plus de vogue et moins de succès; c'est un amalgame heureux de la mémoire et de l'imagination, à travers lequel percent de temps en temps des lueurs de jugement, qu'à peine on peut saisir, tant elles sont légères. L'esprit et la légèreté sont l'apanage ordinaire des Français; le jugement et la raison, tardifs chez eux, sont suppléés par le goût qui naît de la fréquence des sentiments analogues.

L'accord sympathique de l'organe musical avec les impressions qui lui sont transmises, constitue un bien-être inconnu pour le chien et pour tout animal privé de cet organe : s'il en reste alors un souvenir, son principe n'est plus dans l'organe de la musique, mais dans tout autre qui lui est le plus opposé; c'est le souvenir d'une irritation antipathique, semblable à la douleur, dont l'organe est répandu par tout le corps, puisque toutes ses parties sont susceptibles d'impressions qui favorisent ou contrarient les fonctions vitales, particulières à l'idiosyncrasie de chaque individu.

Cette théorie explique d'une manière satisfaisante pourquoi l'on peut très-bien se souvenir et juger d'une symphonie, sans se souvenir et juger aussi sainement d'un fait historique, d'un problème de mathématiques, d'un tableau, d'un discours oratoire, d'une description géographique, d'un ouvrage d'histoire naturelle, etc., en supposant même que l'on ait étudié ces divers objets; et réciproquement, pourquoi l'on peut avoir une très-bonne mémoire et un jugement très-juste pour l'histoire ou d'autres sciences, sans pouvoir retenir ni apprécier un seul air de musique. C'est de la même ma-

nière qu'il faut considérer l'organe des mathématiques, qui probablement est le partage exclusif de
l'homme, puisqu'aucun autre animal, pas même le
singe, ne donne le moindre indice d'un sens pour
les rapports numériques; et qu'il y a tout lieu de
croire, d'après l'observation exacte, que les animaux ne reconnaissent le nombre de leurs petits
que par la couleur, la grandeur et les mœurs qui les
distinguent individuellement, à peu près comme
l'agneau reconnaît sa mère dans un troupeau nombreux sans le secours du calcul. L'organe dont il
s'agit saisit à son aurore les rapports numériques; il
les reproduit ensuite par le souvenir, puis il en
juge, et finalement il en produit d'autres qui le caractérisent de génie mathématique : car ce mot im-
plique, d'après son étymologie, invention ou génération intellectuelle.

Il en est de même du sens pour les rapports lo-
caux, qui constitue la mémoire locale avant le
jugement et le génie géographiques ou géométri-
ques, selon qu'il est isolé du sens mathématique ou
qu'il s'y trouve réuni. Le sens des localités paraît
être le partage commun de tous les animaux, et
n'être pas même toujours aussi éminent dans l'homme
que chez eux. En effet, il m'est arrivé bien des fois
de m'en rapporter à mon cheval pour sortir d'un
bois où je me serais égaré durant la nuit; et l'on a
vu aussi des chiens traverser de très-grandes étendues de pays pour revenir à la maison lorsqu'ils
avaient perdu leur maître en voyage, comme l'a fait,

au rapport de Gall, un chien qui revint seul et en très-peu de temps d'Angleterre jusqu'à Vienne, sans avoir pu, comme l'homme le fait pour s'aider, consulter la carte géographique ni interroger les passants. Ainsi l'on se souvient et l'on juge également des saveurs, des odeurs, des couleurs, des bruits, etc., car les sens qui en sont susceptibles peuvent en reproduire le souvenir sans la présence des objets qui en ont d'abord donné le sentiment ; cela est si indubitable, que celui qui n'a jamais vu ni entendu manque de mémoire, de jugement et de génie pour les couleurs et pour les sons, de même que pour leurs combinaisons dans les arts libéraux et industriels. Le sens des couleurs se manifeste ordinairement par des bizarreries chez les peuples grossiers et sans culture, qui se peignent et se bigarrent le corps de diverses couleurs ou de rubans et d'habillements ridiculement chamarrés, comme l'observe Gall et comme je l'ai vu moi-même dans le Nord, et particulièrement dans un district du Holstein, appelé *Probstey*, où la couleur rouge domine chez toutes les filles non mariées, et le noir chez toutes les femmes, avec l'association d'autres couleurs très-disparates. Les voyageurs qui ont visité plusieurs climats rapportent que la même bizarrerie pour les couleurs domine les peuplades de l'Afrique, de l'Asie et de l'Amérique, lesquelles se teignent les diverses parties du corps de couleurs mal assorties et souvent d'un effet hideux. Le même sentiment se manifeste aussi, mais d'une manière plus mitigée, chez le peuple de tous les États policés, lequel tient plus ou moins au contraste des couleurs selon qu'il habite les maisons isolées des montagnes ou les villages de la plaine. C'est chez le peuple tumultueux et indocile des montagnes que l'on a été chercher le bonnet rouge pour en faire l'emblème de la liberté, parce qu'en effet aucune couleur ne paraît plaire davantage que le rouge et le noir aux peuples sauvages et indomptables.

C'est parce que l'imagination et le génie tiennent au dernier développement ou à la plus grande excitation d'un organe, qu'ils paraissent l'un et l'autre découler d'une source de feu, et que leurs élans comme leurs écarts sont en quelque sorte sans frein. Les écarts commencent dès l'instant que l'excitation guinde l'organe hors de sa sphère naturelle ou lui imprime un ton qui le porte au delà de toute sympathie harmonique avec les autres organes. L'on peut partir de cette considération pour expliquer pourquoi les manies à délire fixe, et en général toutes les espèces de folies occasionnelles, sont plus fréquentes chez les personnes nées avec quelque disposition extraordinaire que chez celles qui n'ont que cet esprit médiocre, appelé *sens commun*. En cherchant de nouvelles preuves de sa doctrine dans les hospices d'aliénés, Gall a presque toujours trouvé l'organe de la théosophie très-développé chez ceux dont le délire portait sur quelque objet religieux ; celui qui caractérise la force génératrice était dans le même état lorsque le délire se rattachait à la passion de l'amour, et ainsi de suite.

La connaissance de ce qui précède suffit pour faire sentir la valeur de l'objection que l'on fait en disant qu'il se trouve des personnes douées d'une bonne mémoire, quoique leurs yeux ne soient point saillants. Ceux qu'une suffisance imaginaire ne dispense point de s'instruire avant de juger, auront déjà reconnu que Gall n'a parlé que du signe de la mémoire verbale, et qu'en objectant que ce signe n'a pas lieu avec les autres espèces de mémoire, l'on se bat contre des monstres imaginaires ou des moulins à vent, comme Don Quichotte.

En dernier résultat, il serait donc inutile de chercher des organes particuliers et exclusifs pour la mémoire, le jugement, l'imagination et le génie, qui ne sont que des graduations potentielles d'une même faculté. Il en est de même de l'instinct, de l'inclination, de la volonté, du désir, de l'impulsion, du penchant, de la passion, de la conscience et de la force vitale.

L'instinct, avons-nous déjà dit ailleurs, naît de la sympathie ou du silence de l'intellect pour les besoins de la vie nutritive, et tient à un sentiment intérieur qui nous porte à satisfaire ces besoins. Il est la source de plusieurs appétits que la nature suscite durant la santé pour la conserver, de même que dans la grossesse et dans les maladies pour les soulager ou les guérir ; le médecin doit même étudier ces appétits pour y conformer le régime qu'il prescrit. s'il veut être heureux dans la pratique. L'on appelle aussi quelquefois *instinct*, par analogie, une détermination intellectuelle très-violente, surtout lorsqu'elle ne se laisse combattre ni vaincre par aucun motif ni raison, parce qu'alors elle dément en quelque façon sa nature et son origine pour revêtir le caractère des impulsions instinctives qui veulent impérieusement être satisfaites, et ne se prêtent à aucun accommodement intellectuel. On fait surtout de l'instinct le partage des animaux, et on y rapporte faussement toutes leurs déterminations par un contraste frappant de la théorie avec la pratique. En effet, si l'instinct était le seul mobile de toutes les déterminations des animaux, comment pourraient-ils résister à leurs besoins les plus urgents? Comment la voix du maître ferait-elle taire l'appétit du chien? Quel but et quel prétexte aurait l'homme de punir sa désobéissance ainsi que celle du cheval et de plusieurs autres animaux? L'on oppose l'intellect à l'instinct; par exemple l'on veut que le chant du rossignol, l'art de bâtir du castor, la migration de certaines espèces d'oiseaux à l'approche des frimas, leur réunion en société, les ruses du chien de chasse et du renard, les combinaisons concertées des singes pour ravager une melonnière ou pour se défendre, etc., appartiennent purement à l'instinct, et que chez l'homme tous ces mêmes phénomènes soient l'effet de l'intelligence: cependant c'est toujours le produit d'une même organisation, n'importe le nom et l'espèce de l'animal. Selon l'étymologie, instinct signifie *aiguillon interne, impulsion;* et intellect veut dire *lecture interne,* du latin *intus legere,* *intellectus.* En effet l'intelligence rattache toutes nos sensations, comme signes, aux objets dont ces sensations lui signifient l'impression ou l'effet sur nous ; de même que nous rattachons, par la lecture, les caractères imprimés, comme signes, aux sons qu'ils signifient, c'est-à-dire qu'au moyen de l'intelligence on lie le signe intérieur à l'objet qui en est la cause occasionnelle. L'action d'un objet sur le corps est une *impression,* et le sentiment qui en résulte est une *sensation ;* dès que le cerveau cesse d'être passif pour ces deux premiers éléments de la pensée et qu'il réagit sur leur cause occasionnelle, il y a *perception* ou saisissement des rapports mutuels entre l'être pensant et l'objet de la pensée. C'est là le premier acte de l'intelligence, lequel ne peut avoir lieu dans les plantes sensitives ni dans les dernières classes des animaux, tels que les zoophytes, les acéphales, etc. Le monde intellectuel n'existe donc que dans nos perceptions, qui lui servent de limites, et son étendue diminue avec les facultés de l'animal : ainsi les objets n'ont point de couleurs pour celui qui n'a jamais vu, point de sons pour celui qui n'a jamais entendu ; il n'y a point de musique pour celui qui est absolument sans organe pour cet art, et ainsi de suite. Toutes les propriétés par lesquelles nous saisissons l'existence des corps sont des manières d'être de notre esprit relativement à ces corps ; à mesure que les facultés de l'animal diminuent, il est moins susceptible de ces manières d'être ou de ces modifications; les points de contact se perdent entre lui et les objets faute de réaction intellectuelle; les perceptions deviennent impossibles, et peu à peu le monde s'évanouit avec l'intelligence : passé cela le monde n'est plus que sensitif, et il se restreint alors au contact immédiat des objets pour la nutrition. Il résulte de ces considérations que l'intellect est aussi le partage de plusieurs espèces d'animaux, puisqu'ils perçoivent divers rapports entre eux et les objets qui les frappent, et qu'ils y rapportent leurs sensations comme à leurs causes occasionnelles; ce sur quoi leur docilité et les préférences électives qui règlent leur conduite ne laissent aucun doute. Cependant comme l'intellect est mesuré sur la somme des facultés, celui des animaux doit être extrèmement inférieur à celui de l'homme et se trouver dans une très-grande variété de proportions. Il est de fait que les impulsions de l'instinct sont d'autant plus impétueuses et difficiles à réprimer que la portion d'intellect est moindre, comme on peut s'en convaincre par la considération des mœurs du crocodile, de la hyène, du tigre, etc. Au reste l'instinct préside à la conservation de tout le règne animal, et son principe correspond à toutes les parties du corps par l'intermédiaire des nerfs. Les affections, telles que la joie, la tristesse et toutes leurs nuances, sont le résultat de la sympathie ou de l'antipathie des organes pour les sensations qu'ils reçoivent, et ne sont exclusivement attachées à aucun.

L'inclination, la velléité, la volonté, le désir, l'impulsion, le penchant, la passion et le délire lui-même marquent la graduation spontanée du même organe. Afin d'être plus facilement compris, examinons cette graduation dans une disposition organique commune à tous les individus : par exemple, dans celle qui préside à la génération. Le stimulus de cet organe, assoupi dans l'enfance, donne à son réveil une inclination élective pour le sexe opposé ; naît ensuite la velléité, puis la volonté ; après vient le désir ; un stimulus plus fort donne l'impulsion ; le penchant se forme, il domine tous les autres, dégénère en passion, et enfin en délire, lorsque rien n'y fait plus diversion et que tout en exalte l'organe. Conclura-t-on de là que l'homme n'est pas libre ? A la vérité, il n'est pas libre d'être sans inclinations, puisqu'elles tiennent à son organisation intellectuelle comme la figure et la couleur tiennent aux corps visibles, ou comme l'instinct tient à la vie nutritive : ce sont elles qui forment les sympathies lorsqu'elles coïncident avec des inclinations analogues chez d'autres individus. Mais l'homme peut combattre et vaincre ces inclinations contre lesquelles la volonté le soutient, lorsqu'il leur oppose l'activité des autres organes, de la même manière qu'il le fait pour résister aux appétences suscitées par l'instinct. Cependant les inclinations produites en même temps par l'intellect et par l'instinct, comme celles qui rapprochent les deux sexes, sont beaucoup plus à redouter que les autres, en ce que les stimulus qui les réveillent, étant progressifs et permanents, amènent facilement la passion, en fatiguant la vigilance des autres organes. Quoi qu'il en soit, les animaux, beaucoup moins susceptibles que l'homme des motifs propres à contre-balancer l'effet vicieux d'un organe, nous donnent journellement des preuves de leur liberté, en résistant à des inclinations manifestes; nous sommes même si convaincus de cette liberté, que nous les punissons sévèrement, lorsqu'ils transgressent les lois que nous leur avons prescrites : et cependant nous osons élever des doutes sur la liberté de l'homme, à qui la nature a donné tant de facultés au-dessus d'eux pour servir de contre-poids à tous les mouvements désordonnés! Combien de motifs ne fournissent pas à elles seules l'éducation et la religion contre l'effervescence des passions, lorsque c'est la véritable sagesse et non l'égoïsme qui en fait agir les ressorts! Mais le plus fort appui de la liberté c'est la raison, qui n'est que la soumission de la volonté à l'influence successive et sympathique de tous les organes.

La conscience est le sentiment de la sympathie ou de l'antipathie des organes intellectuels pour les penchants et pour les actions que la volonté décrète. Voilà pourquoi la supposition des remords attachés à la culpabilité, est si souvent démentie par l'expérience; car les juges ne voient que trop souvent les débauchés et les criminels n'éprouver aucun repentir, ou même s'applaudir et tirer vanité de leurs actions répréhensibles : ce dont la révolution et toutes les conspirations ont surtout donné des exemples frappants et mémorables. Aussi celui qui naît vicieux ne peut-il être contenu que par la contrainte, s'il n'a été réformé par l'éducation, comme *Diderot* l'a énergiquement exprimé dans les vers suivants :

« L'enfant de la nature abhorre l'esclavage ;
Implacable ennemi de toute autorité,
Il s'indigne du joug, la contrainte l'outrage :
Liberté, c'est son vœu ; son cri, c'est liberté.
Au mépris des liens de la société,
Il réclame en secret son antique apanage.
  Des mœurs ou grimaces d'usage,
Ont beau servir de voile à sa férocité ;
  Une hypocrite urbanité,
Les souplesses d'un tigre enchaîné dans sa cage,
  Ne trompent point les yeux du sage,
  Et dans les murs de la cité
  Il reconnaît l'homme sauvage
S'agitant sous les fers dont il est garrotté. »

Il y a donc une *conscience de naissance* qui tient à l'organisation, et une *conscience factice* qui tient à l'éducation. La première est le sentiment de la contradiction qui s'établit entre les penchants dominants et les actions. Qu'un homme se soit fait violence à lui-même, il en aura du regret et éprouvera un vrai repentir, n'importe que son penchant ait eu un but utile ou nuisible à la société. Cette espèce de remords ou de repentir n'est donc pas moral, puisqu'il poursuit aussi le scélérat qui a omis l'exécution d'un crime pour lequel il avait un penchant décidé, ou qui l'a manqué par quelque faute.

La conscience factice se déduit du sentiment de

la contradiction des penchants et des actions avec les principes reçus par l'éducation. Les privations qu'elle impose, pour rendre toutes les actions conformes aux mœurs et aux usages sanctionnés par les lois et la religion, lui donnent une moralité réelle. Quoiqu'elle ne paraisse pas tenir de si près à la nature que la première, elle y tient cependant également, puisque nos mœurs sont, comme la société elle-même dont elles forment le lien, un produit de notre organisation naturelle. L'homme trouve dans son organisation une impulsion vers l'état social, comme celle du castor pour bâtir, celle de l'araignée pour filer, celle des oiseaux pour faire leurs nids, émigrer à l'approche des frimas, se réunir en société, etc.

Les maximes morales auxquelles l'on croit assujettir les hommes, ont très-peu d'influence sur leur manière d'agir ; car une des meilleures, celle de *ne faire à autrui que ce que l'on voudrait qui fût fait à soi-même*, au lieu d'éclairer ou de donner la vertu, la suppose et n'est propre qu'à mettre le sceau de la moralité aux actions les plus vicieuses chez ceux qui ne sont pas vertueux, en justifiant l'homicide de celui qui souhaiterait la mort, ainsi que toutes les tentatives du libertin qui voudrait satisfaire ses désirs luxurieux. Le philosophe *Kant*, ayant senti combien il était facile d'abuser de ce précepte de l'Écriture, y avait substitué celui-ci : *Agissez de manière que toutes vos actions se déduisent d'une maxime ou d'un principe qui puisse servir de base à une loi obliga-*

*toire pour tout le monde.* Bien que ce dernier précepte soit d'une application générale, il faut convenir qu'il n'est pas assez à la portée du sens commun pour lui servir de règle. Ce n'est donc pas aux moralistes ni à leurs livres qu'il faut s'en rapporter pour l'éducation populaire ; il faut en prendre les ressorts plus près de la nature, et immédiatement dans l'organisation, en lui adaptant, autant que possible, les motifs de nos actions. Concluons donc que la conscience factice ou morale est le fruit de la castigation, c'est-à-dire, de la répression journalière de toute action opposée à la vertu, qui est une détermination habituelle à concourir au bien commun de la société. C'est d'après le sentiment de cette vérité qu'Horace a dit *Fortes creantur fortibus et bonis ;* et que le peuple a toujours dit *Tel père, tel fils,* en latin : *Patris est filius,* ou *Qualis pater, talis filius,* etc. Aussi voit-on que la probité est en quelque sorte héréditaire dans les familles, et qu'elle jette sur elles un lustre dont la réputation brave la succession des siècles : telle était chez les Romains la race des Fabius, des Caton ; telles sont aussi en France les familles des Lamoignon, des La Rochefoucault, etc.

L'âme, qui, dans son étymologie et son sens primitif, veut dire *souffle,* n'avait d'abord été considérée que comme un signe de la vie ; les métaphysiciens l'ont ensuite considérée comme son principe, en prenant l'effet pour la cause, et ils ne lui ont donné qu'un seul point du cerveau pour siége, faisant d'ailleurs consister la mort dans sa séparation d'avec le corps. Cette opinion, devenue vulgaire, a ensuite subjugué les physiologistes eux-mêmes, et avait d'abord engagé le docteur Gall à s'appliquer à la recherche d'un organe exclusif de la vie. Le résultat de toutes ses recherches a été de reconnaître, avec l'immortel Bichat, que la vie était l'apanage de tous les organes, quoique son principe paraisse néanmoins plus concentré à la nuque où se fait l'entre-croisement des éminences pyramidales de la moelle allongée. C'est là que paraît être le point de contact des deux vies, et c'est là aussi, comme nous l'avons déjà fait observer, qu'un instinct destructeur porte la dent ou le bec des carnivores, et que le boucher et le chasseur portent, dans plusieurs pays, le tranchant ou la pointe du couteau, qui terrasse à l'instant les plus forts animaux. C'est ici que le docteur Gall prend occasion d'examiner si ceux qui ont été décapités conservent encore quelque temps la connaissance et le sentiment, comme l'ont cru plusieurs personnes d'après l'opinion de *Wedekind*. Selon *Metzger* la continuation du sentiment dépend du mode de la décapitation, qui, faite loin de la tête, peut le laisser subsister, et qui, faite plus près, doit s'éteindre promptement. Malgré les effets séduisants du galvanisme, qui, appliqué au cerveau, détermine encore, après la décapitation, des contractions spasmodiques dans les muscles de la face, comme M. *Hufeland* l'a surtout constaté par des expériences authentiques, Gall croit que la connaissance et le sentiment ne peuvent plus guère subsister, à cause de la perte de sang et de chaleur, qui dans une simple saignée produit déjà la lipothymie; et qu'ainsi il ne faut pas conclure de la présence de la vie organique que décèle encore le galvanisme à la présence de la vie intellective, qui ne se compose pas de simples contractions spasmodiques.

## CHAPITRE IX.

De l'expression des divers organes sur le cerveau, et consécutivement sur le crâne.

Le docteur Gall admet dans son exposition trois ordres d'organes, savoir : ceux de la base, ceux de la région moyenne, et ceux de la région supérieure de la cervelle.

Les organes de la région supérieure sont exclusivement propres à l'homme, et constituent l'humanité.

Les organes les plus importants au but de la nature, formés les premiers, occupent la base du cerveau; et ceux qui ont des fonctions analogues sont voisins. Ainsi l'organe de l'énergie générative est à la base de l'encéphale et voisin de celui de la philogénésie qui lui est supérieur.

Les organes qui président à des fonctions identiques chez les diverses espèces d'animaux, occupent le même siége dans leurs cerveaux respectifs, et quelques-uns sont plus prononcés chez les brutes que chez l'homme.

Avant de commencer l'énumération des divers organes, je dois réitérer que ce serait une erreur de conclure de leur présence à la réalité des actions qu'ils rendent seulement possibles, mais non nécessaires, parce que leur activité peut être paralysée, 1° par les circonstances, comme cela se voit chez le castor, qui ne bâtit point faute de tranquillité; 2° par le défaut d'occasion, comme cela s'observe dans le chien, qui ne chasse point lorsqu'il est hors de relation avec toute espèce de gibier; comme cela se remarque aussi à l'égard des yeux qui ne voient point faute de lumière; 3° par la prépondérance ou l'exaltation de quelque autre organe, comme cela a lieu lorsque l'amour fait diversion à d'autres penchants, et réciproquement; 4° enfin, par l'influence de l'éducation et des habitudes, comme cela s'observe chez les personnes qui, quoique très-bien constituées pour marcher, courir, travailler des bras, trouvent néanmoins plus commode de n'en rien faire, tandis qu'avec l'habitude contraire l'on a de la peine à s'en abstenir.

Je crois devoir prévenir aussi que l'on ne peut guère administrer que des probabilités sur le siége de quelques organes en particulier, et que les raisons et les phénomènes rapportés en preuves, n'acquerront leur pleine et entière valeur que par l'observation ultérieure de chacun; il faut donc, pour ne plus avoir de doute, vérifier soi-même les données du docteur Gall, dont la conviction personnelle ne peut être pour tout autre qui n'a encore fait aucun examen de la chose, qu'une présomption plus ou moins fondée et un phare pour l'observation ultérieure.

Je dois enfin ajouter qu'il y a des esprits pour qui la vérité n'est point faite, parce qu'au lieu d'interpréter ce qu'ils entendent et ce qu'ils lisent dans le sens le plus raisonnable et le plus conforme à l'esprit de celui qui l'enseigne, ils y substituent au contraire toujours le sens de leur prévention ou de leurs préjugés; ce qui fait qu'au lieu de lire et d'entendre l'auteur, ils se lisent et s'entendent toujours eux-mêmes dans ses phrases, et lui prêtent les rêveries de leur imagination pour avoir le plaisir de le combattre, en s'accrochant à ce qu'il n'a ni dit ni voulu dire. Il en est de même des esprits suffisants, qui restent toujours dans l'ignorance, parce qu'ils se sont toujours crus assez instruits. C'est par l'effet de ces dispositions, dont il faut rapporter le principe à la mauvaise éducation ou à la mauvaise foi, que l'on objecte et que l'on interprète à tort et à travers, sans aucun profit réel pour la science.

L'idéologie purement spéculative est une source d'erreurs. Je crois que le psychologiste qui n'admet que l'âme pour principe des phénomènes intellectuels, et le théologien qui cherche dans la grâce de Dieu l'impulsion au bien, et dans l'influence secrète d'un mauvais génie surnaturel, à l'exemple des manichéens, l'impulsion au mal, se trompent également, en perdant de vue le physique de l'homme dans l'appréciation des motifs de ses actions intel-

lectuelles et morales. Les hypothèses conçues hors du
domaine de l'expérience et de l'observation, et sans
la connaissance de soi-même que les anciens philosophes mettaient au rang des notions les plus utiles
et les plus indispensables (1), ne peuvent satisfaire
la raison ni rallier les hommes à l'unité de sentiment, selon le but étymologiquement déterminé de
la religion ; dans tous les temps les inspirations puisées hors du physique de l'homme ont, par la diversité des croyances, ensanglanté la terre en nourrissant les haines et les persécutions des différents
cultes les uns contre les autres, jusqu'à ce que le
génie du mal ait été vaincu par le besoin d'une
tolérance réciproque ou au moins d'une trêve pacifique entre les opinions exagérées et contraires.
Les spéculations et les doctrines mystiques, en
promenant les esprits dans le vide, à la poursuite
de connaissances contradictoires et subversives les

(1) Le précepte l'νῶθι σεαύτον, *Nosce te ipsum*, *Connais toi toi-
même*, est attribué à Thalès de Milet, prince des philosophes, qui
florissait au temps de Josias, roi de Juda, vers l'an 3330 du monde.
Pline rapporte qu'il fut écrit en lettres d'or sur la porte du temple
d'Apollon, dieu de la sagesse. Selon Cicéron, ce précepte est trop
sublime et trop généralement reçu pour n'avoir pas une origine
divine. Apollon Pythien veut donc que nous nous connaissions nous-
mêmes. Ainsi il faut pénétrer dans la nature des choses et bien
saisir ce qu'elle demande, car autrement nous ne pouvons nous
connaître nous-mêmes : *Quod præceptum, quia majus erat, quam
ut ab homine videretur, idcirco assignatum est Deo. Jubet igitur
Pythius Apollo noscere nosmetipsos. Intrandum est igitur in
rerum naturam et penitus quod postulat pervidendum, aliter
enim nosmet ipsos noscere non possumus.* Cic., *de Finibus, lib.* 3,
*cap.* 16.

unes des autres, ont détourné l'homme de la connaissance de soi-même, pour y substituer un monde
idéal qu'il n'est pas donné à l'esprit humain de
comprendre. C'est la fable de l'astrologue qui, peu
soucieux de connaître le terrain sur lequel il marchait, les yeux fixés au ciel à la lueur des astres
pour y découvrir l'avenir, se précipita dans un puits
qu'il aurait pu découvrir plus facilement et plus
utilement pour lui. Ce sont les égarements de l'esprit humain dans la recherche et l'explication des
idées conçues hors du domaine de l'expérience et
de l'observation, qui ont donné à Gall une antipathie pour la métaphysique, qui néanmoins a son
utilité, lorsque ses données servent de prélude à des investigations expérimentales et en deviennent le motif.

Pour faciliter l'étude et la connaissance de l'homme
on a considéré ou partagé la vie en deux ordres
d'organes et de fonctions, savoir : la vie de relation
ou volontaire, toute dévolue au cerveau, et la vie de
nutrition départie au bas-ventre. On donne aussi à
la première les noms de vie animale, vie intellective,
vie morale, parce que la moralité tient à l'intelligence. La seconde se nomme encore vie végétative,
laquelle s'accomplit chez les animaux comme dans
les végétaux sans le concours immédiat ou indispensable de la volonté. Les anciens admettaient
cette différence, Hippocrate, Galien, Avicenne et
autres sont très-explicites sur ce sujet. Moïse, Diogène de Laerte, la plupart des Pères trouvaient dans
l'homme une triple essence (τρίμερες ὑποστάσις, *tripar-*

*tita substantia*); ce qui a accrédité le dogme de la Trinité, comme le remarque saint Augustin en disant : L'homme a trois parties, l'esprit, l'âme et le corps, et c'est ainsi que l'homme est l'image de la très-sainte Trinité (1). Cependant, comme les philosophes païens avaient désigné long-temps avant saint Augustin la nature tripartite de l'homme, où ils reconnaissaient l'intelligence, l'âme et le corps (νόος, ψυχή, σῶμα), ne serait-il pas croyable aussi que les chrétiens ont fait Dieu à leur image?

Ce qui me parut résulter le plus évidemment de ces dogmes ou croyances, c'est que ceux qui en ont voulu sonder la profondeur se sont égarés dans un labyrinthe inextricable où, présomptueux comme Icare, ils n'étaient pas entrés au flambeau de l'expérience et de l'observation, ni avec la connaissance d'eux-mêmes, abusés qu'ils étaient sur la portée de l'esprit humain. Profitant de l'expérience acquise par le progrès des siècles, je m'abstiendrai de toute tentative pour expliquer les rapports de l'âme avec le corps, parce que l'âme échappe à tous les sens et ne produit aucune manifestation de ses attributs hors du corps; au lieu que les aptitudes de celui-ci, identiquement modifiées dans tous les individus par l'âge, la santé, la maladie ou la mutilation, offrent à l'observation la répétition des mêmes phénomènes dans les mêmes circonstances : ce qui fait que l'étude n'en est pas impossible ni stérile. Je n'entre-

(1) Homo habet tres partes, spiritum, animam et corpus; itaque homo est imago SS. Trinitatis *Aug. Tract. de Symbolo.*

prendrai donc pas de concilier la physiologie intellectuelle avec les croyances reçues, ne me sentant
pas la force ni la capacité de les apprécier convenablement ni de les concilier entre elles, tant elles sont
divergentes et disparates les unes des autres. La
première difficulté que j'aurais à surmonter serait
de concilier la pluralité et la diversité des organes,
et des fonctions avec l'idée d'une puissance simple
et indivisible qui, toujours la même, ne devrait avoir
qu'une manifestation toujours identique, et qui,
placée près des brutes, où elle n'est point admise,
en présence de fonctions semblables à celles de
l'homme, est reconnue n'y avoir aucune part, et
partant en laisser tout le domaine au physique organisé. Par exemple, qu'un homme ou une brute
perde les yeux et la vue en même temps, sans lésion
d'aucune autre organe ni d'aucune autre fonction,
dira-t-on que ce phénomène n'est pas un indice certain que les yeux sont l'organe de la vue, après avoir
observé qu'il se reproduit toujours identiquement
dans les mêmes circonstances chez tous les animaux ?
En est-il de même pour les attributs et les fonctions
accordées à l'âme, c'est-à-dire a-t-on et peut-on avoir
quelque indice certain qui fasse connaître la part
spéciale de l'âme dans chaque fonction organique
du corps ?

Permis donc à l'homme d'admettre l'âme pour
animer le corps, il le peut ; mais il ne peut aller au
delà ni en scruter l'essence et les attributs sans erreur, parce que la part d'action de l'âme dans les

phénomènes de la vie est insaisissable et échappe à l'observation par l'impossibilité d'isoler cette part de celle du corps, qui manifeste la sienne à l'expérience par la perte monopathique et singulière de chaque organe coïncidant avec la perte simultanée de sa fonction, et par la graduation des distributions d'appareils organiques similaires aux diverses espèces d'animaux qui ne les reçoivent jamais au même nombre ni au même degré.

Il est presque inutile de dire que je repousse de la physiologie intellectuelle les termes de *crânologie* et *crâniologie,* si plaisamment adoptés pour désigner la doctrine sur le cerveau dont le crâne ne présente que l'enveloppe et la forme extérieures sans participer à ses fonctions ; il ne peut donc être considéré que comme un vêtement ou l'ombre d'un corps opaque sans en faire partie.

Le vague des termes mal choisis maintient les esprits superficiels dans leur ignorance et fait souvent naître les idées les plus ridicules, comme le prouve l'erreur de ceux qui ont pris des exostoses ou des aspérités du crâne pour des indices d'organes physiologiques. C'est probablement à cause du sens amphibologique que présente le mot *phrénologie* que des adeptes improvisés, tels que les docteurs Laurent Cerise, Lélut et autres, lui ont lancé sans l'atteindre les traits d'une psychologie fantastique, à l'imitation de ces peuplades d'Afrique qui, pour parer à la chaleur du jour, s'arment, dit-on, de flèches qu'ils décochent vers le soleil pour le combattre et le mettre en fuite. Beaucoup d'esprits faux ou de mauvaise foi refont à leur convenance les doctrines qu'ils n'ont pas étudiées ou comprises pour se donner la satisfaction de les attaquer, et se faire une réputation auprès de ceux qui partagent leur ignorance ou leur prévention.

La prévention me paraît encore plus entêtée et plus rancuneuse que l'ignorance, car l'on ne peut supposer celle-ci dans un homme aussi instruit et aussi distingué que M. Flourens, dont je viens de lire, dans le *Constitutionnel* du 25 août courant, un article critique qui me suggéra les réflexions suivantes, que j'adressai le même jour au rédacteur de ce journal, avec prière de l'insérer dans un de ses plus prochains numéros, ce que je n'ai pu obtenir, probablement à cause du principe : *Nul n'aura d'esprit que nous et nos amis.*

Il est dit, dans un examen de la phrénologie par M. Flourens, secrétaire perpétuel de l'Académie, que « deux propositions fondamentales constituent toute la doctrine de Gall : la première, que l'intelligence réside exclusivement dans le cerveau ; la seconde, que chaque faculté de l'intelligence a, dans le cerveau, un organe propre.

» Or, de ces deux propositions, continue M. Flourens, la première n'a certainement rien de neuf, et la seconde n'a peut-être rien de vrai. »

M. Flourens remarque sur la première proposition que Descartes, Willis, etc., avaient tous dit que le cerveau est le *siége de l'âme ;* puis il ajoute que Gall prenant chaque sens en particulier, il les exclut tous l'un après l'autre de toute participation médiate aux *fonctions de l'intelligence*, c'est-à-dire de l'*âme*, qui, dans le langage de M. Flourens, paraît synonyme de l'*intelligence*. Ainsi, selon M. Flourens, les *fonctions de l'intelligence* sont les *fonctions de l'âme*.

Certainement Gall, comme physiologiste, n'a pas voulu empiéter sur le domaine de la métaphysique ou de la psychologie qui en fait partie; loin de là, Gall repousse avec force la métaphysique de sa doctrine. On conçoit dès lors que la pluralité des organes étant admises par lui, la perte d'un sens n'entraîne point la perte des autres ni de l'intelligence ou de l'âme.

M. Flourens poursuit ainsi sa thèse amphibologique : « Le cerveau seul est donc l'organe de l'âme; est-ce le cerveau tout entier? le cerveau pris en masse? Gall l'a cru et tous les phrénologistes venus ensuite. »

Gall, ni ses partisans, si j'en juge par moi et par plusieurs autres que je connais, n'ont pas été aussi crédules que ce passage de M. Flourens semble l'insinuer. Selon Gall, la substance grise ou corticale du cerveau, les cinq sens extérieurs, etc., ne sont point classés au nombre des organes intellectuels, et je suis étonné que M. Flourens, qui rend justice à Gall pour ses découvertes anatomiques, ne se soit pas souvenu que Gall attribue tous les organes médiats et immédiats de l'intellect à la partie blanche et fibreuse de l'encéphale et aux nerfs, ne considé-

rant la partie grise ou corticale que comme l'aliment
de leur production. Voilà pourquoi l'on peut, comme
le dit M. Flourens, retrancher une portion assez étendue des hémisphères sans que l'intelligence soit perdue. J'ai, moi-même, dans ma Physiologie intellectuelle, rapporté les mutilations superficielles du
cerveau, tentées par feu le professeur Arnenaun de
Gœttingue. Je conclus de ce peu de réflexions,
qu'il serait inutile d'en dire davantage pour prouver
que les prétendues erreurs de Gall n'appartiennent
qu'au travestissement de sa doctrine, présentée sous
des termes sans précision, et qu'on ne peut surtout
lui prêter des erreurs psychologiques, puisqu'il n'a
rien dit ni rien écrit sur la psychologie.

Il convient peut-être, pour orienter le lecteur sur
différentes causes de controverses, de remarquer que
Gall a toujours repoussé de sa doctrine les inductions tirées des mutilations sur le vivant comme
erronées, opinion contraire à celle de M. Flourens :
*Par pari refertur.* M. Lélut, médecin surveillant des
aliénés de Bicêtre, publia, en 1836, un ouvrage
in-8° sous ce titre : *Qu'est ce que la phrénologie?*

Quoique cet ouvrage ait quelques passages con-
testables, il renferme des vérités importantes et surtout des réflexions très-judicieuses, telles que les
suivantes : « Gall nommait tout simplement sa doctrine, *Physiologie du cerveau*, bien que ce soit sous
le nom de *Cranioscopie* qu'elle s'introduisit dans
toute l'Europe; mais Spurzheim, malgré Gall, et de
son vivant, remplaça ce nom par celui de *Phrénolo-*

*gie,* dernière dénomination qui a finalement prévalu, à peu près avec autant de convenance et de justice qu'Améric Vespuce imposa son nom à l'Amérique, avant lui si mémorablement découverte par Christophe Colomb.

...Gall s'en tenait à la physiologie. Le mot de phrénologie, créé par Spurzheim, annonçait des vues plus présomptueuses; comme ce mot veut dire étude ou *science de l'esprit,* il vous prévient d'abord que vous allez entrer en lice avec les psychologistes et les idéologues de tous les temps. Gall disait à ce sujet, quand on lui parlait de Spurzheim : « Si malheureusement les métaphysiciens s'emparent de *notre affaire,* ils raisonneront de telle sorte, dans leurs nuages, que la physiologie du cerveau redeviendra encore une fois un galimatias inintelligible. »

La prédiction de Gall est incontestablement vérifiée, par l'événement, et les phrénologistes en conviennent eux-mêmes, comme on peut en juger par le passage suivant, qui termine le compte-rendu des travaux de la *Société phrénologique* de Paris, dans la quatrième séance annuelle, en 1834, par son secrétaire-général, M. Casimir Broussais : « Nous avons des détracteurs ardents; mais ni la force de la logique ni l'indépendance ne nous manqueront. On a voulu se servir contre nous de l'arme du ridicule; nous la dédaignons, car à la raison elle substitue le sophisme. Nous nous devons à nous-mêmes de ne pas tenir compte de l'agression d'hommes dont l'organisation explique assez leur rôle d'opposants. »

Je ne sais si on trouvera une grande force de logique dans ces phrases épigrammatiques qui ont égayé l'auditoire; mais il me semble qu'elles assimilent la défense à l'agression, et que, dans le sens même de leur auteur, elles ne prouvent rien si ce n'est que l'attaque et la défense se payent de la même monnaie : à moins que les phrénologistes n'aient point d'organes dans le cerveau, seul cas où leur organisation n'expliquerait pas la direction de leurs travaux scientifiques.

Le secrétaire-général de la Société a été mieux inspiré en passant en revue les diverses observations qu'ont provoquées une vingtaine de têtes soumises à l'examen phrénologique, dont il a présenté aux spectateurs les plâtres moulés sur nature. C'est ainsi que l'on établit des preuves directes; et M. Andral fils, qui a parlé le premier, a dit avec raison, d'après M. Bouillaud, que toute théorie qui se trouve en contradiction avec un fait bien observé est fausse, et que tout fait qui est en contradiction avec une théorie rigoureusement démontrée a été mal observé. Le docteur Voisin, troisième orateur, ayant été autorisé en 1828, par M. Hyde de Neuville, alors ministre de la marine, à faire une visite au bagne de Toulon, dans le seul but de constater l'organe du viol, rend compte, dans le style pittoresque qui lui est habituel, des résultats de sa visite. 372 individus, composant le personnel du bagne, lui furent présentés, dont 22 avaient été condamnés pour crime de viol. Ayant porté la main sur la région postérieure de la tête, il fit sortir des rangs ceux sur lesquels il trouvait une nuque large et saillante. Vérification faite des registres, on reconnut que sur les 22 individus que M. Voisin avait présumés avoir été condamnés pour viol, 13 l'avaient été en effet; les 9 autres étaient venus au bagne pour d'autres causes, mais tous les 9 étaient signalés comme nécessitant une surveillance spéciale sous le rapport des mœurs. Les résultats de cette visite, associés avec ceux des visites de Gall dans plusieurs maisons de détention, me paraissent bien démonstratifs en faveur de la localisation des organes.

L'ordre des lectures appelait, après M. Voisin, un discours de M. Fossari sur le talent de la musique, dont l'auteur a signalé les caractères empruntés à d'autres facultés pour la variété des compositions musicales.

Enfin la configuration du crâne de Napoléon a été analysée et discutée par M. Dumoutier, sur le masque moulé par M. Antomarchi, dans un sens tout opposé à celui d'un commentaire publié peu auparavant par le *Courrier français*, et d'après lequel Napoléon serait un détestable sujet phrénologique; son crâne indiquerait un homme ordinaire, apte à beaucoup de choses, mais dans des limites restreintes, un homme enfin dont le goût dominant avait dû être de demeurer ignoré. Le même crâne a montré tout autre chose à M. Dumoutier. Voici la substance de ses observations. L'empreinte prise par M. Antomarchi n'est pas complète; elle donne le visage, le front

et la partie supérieure de la tête, jusqu'aux confins
des organes de la *vénération* et de la *fermeté*. Spurzheim admettait 35 organes de chaque côté de la
tête. Depuis lui, 2 organes nouveaux ont été découverts; total 37. Le masque de Napoléon en présente
27, savoir : dans la région frontale, 16; celle inférieure ou latérale ou temporale, 5; celle supérieure,
6. M. Dumoutier a spécialement signalé comme considérable les organes qui font saisir les détails individuels, la forme, les dimensions, l'étendue, l'espace; ceux qui font juger du nombre, coordonner,
classer, celui en vertu duquel on se rappelle les
lieux, la situation relative des objets, les événements :
les organes du jugement, de l'intelligence proprement dite, et en particulier de la comparaison, ont
été surtout indiqués comme prédominants; celui de
la causalité est faible, à ce qu'il paraît, et celui de
l'esprit caustique, de l'esprit de saillie est encore plus
faible. Au sommet de la tête, l'organe de la bienveillance et celui de la vénération ont leur plus grand
développement; celui de la poésie est aussi très-considérable. Dans la région inférieure, le *désir d'avoir*
est très-visible comme aussi le penchant à se soustraire, à se *dissimuler*. Tout au contraire, les organes en vertu desquels l'homme tient à la vie et cherche à l'entretenir par l'alimentation sont dans une
proportion très-mince. La conclusion de M. Dumoutier est que dans la tête de Napoléon tout révèle la
grandeur des pensées et l'élévation du génie; en
même temps il admet ce que le précédent commen-

taire avait signalé, c'est-à-dire, une harmonie gracieuse dans l'ensemble, et un tout très-beau sous le point de vue de l'art. (Voyez *Courrier français*, 24 août 1834.)

Je trouve dans les explications de M. Dumoutier, sur le crâne de Napoléon, un échantillon bien frappant du galimatias prédit par Gall. En voici le pendant que j'emprunte au *Moniteur du commerce du 24 juillet* 1834, afin que le lecteur puisse faire la comparaison de ces deux commentaires que je trouve bien propres à ébranler la confiance de ceux qui accordent indistinctement aux phrénologistes une compétence pour expliquer les facultés qui découlent de l'organisme déjà si mal définies par l'inventeur de la phrénologie, leur maître et leur modèle.

« *Examen phrénologique de la tête de Napoléon.* — Il est malheureux pour tous les systèmes de phrénologie de ne pouvoir rencontrer sur la tête de Napoléon les organes correspondants aux facultés prodigieuses qu'il a déployées pendant sa vie. La *Gazette médicale* présentée à la séance de ce jour, s'est trompée dans cette étude critique. D'abord elle fait voir que le volume du crâne n'est pas en rapport avec les idées extraordinaires que l'on s'est faites du génie de Napoléon. Déjà une anomalie analogue avait été signalée par Spurzheim à l'égard de Descartes. Voltaire et Raphaël étaient remarquables par l'étroitesse de leur crâne; et s'ils avaient été élevés dans une école phrénologique, on les aurait destinés à tout autre chose qu'à des œuvres de génie. »

Le docteur Antomarchi a décrit phrénologique-
ment la tête de l'Empereur. Il y trouve : 1° l'organe
de la dissimulation; 2° celui des conquêtes; 3° la
bienveillance; 4° l'imagination; 5° l'ambition; 6° l'individualité ou la connaissance des individus et des
choses; 7° la localité; 8° le calcul; 9° la comparaison; 10° la causalité.

L'organe de la ruse ou de la dissimulation aurait
dû être fort prononcé chez Napoléon, et cependant
il n'offre aucun développement appréciable! Et où
placer l'organe des conquêtes? Il n'existe pas dans
la géographie cérébrale, à moins que le docteur Antomarchi n'ait voulu désigner par là l'organe de
l'instinct carnassier ou du meurtre, ou bien encore
celui de la convoitise ou du vol. Quoi qu'il en soit,
il n'y a aucune trace de ces deux organes dans la tête
de l'Empereur. Le point du crâne auquel aboutit la
convoitivité, est même remarquable par une dépression très-sensible. La place de l'instinct carnassier
est même tout à fait vide.

Quant à la *bienveillance*, le crâne n'en dit rien
non plus que de l'*individualité*. Pour la faculté du
calcul ou de la numération, on trouve, au lieu d'une
saillie, une dépression très-marquée, dépression
qui se manifeste très-mal à propos ; car chez Napoléon l'aptitude aux mathématiques était éminente.
La faculté de *comparaison* qui produit l'esprit de
combinaison, de généralisation et d'abstraction, et
la *causalité*, ne sont pas plus marquées sur le crâne
de Napoléon que sur celui de la moitié du genre hu-

main. C'est cette partie que les sculpteurs, peintres, graveurs, ont si démesurément agrandie et idéalisée. L'angle frontal sur le plâtre ne dépasse point 75 degrés, et dans les médailles, c'est un angle droit ou même obtus.

Le commentaire phrénologique est donc entièrement controuvé. Étudié d'après les véritables règles de la phrénologie, le crâne de Napoléon réfute au contraire le système de Gall. En effet, un phrénologiste non prévenu, ignorant qu'il a sous les yeux la tête de Napoléon, porterait à peu près le jugement suivant : esprit juste, sensé, peu capable de hautes conceptions, mémoire solide pour les faits et les lieux; inaptitude radicale pour les mathématiques, et en général pour les sciences exactes ; nature bienveillante, douce, gracieuse ; caractère égal, bien réglé, circonspect à l'excès et même timide; beaucoup d'orgueil, mais tempéré par l'amour de la justice; peu d'inclination aux arts, si ce n'est à la musique; en somme intelligence bien développée, mais non jusqu'au génie. Quelque part qu'on place cet homme, il y tiendra une place convenable; mais il n'y fera rien de grand ni d'extraordinaire. Dans la spéculation comme dans la pratique, il déploiera du bon sens, de la sagesse, de l'intelligence; mais on ne doit attendre de lui ni des découvertes ni des conceptions originales, ni des actions d'éclat. J. D. I.

A ces deux interprétations phrénologiques de la tête de Napoléon, je joindrai celle de la tête de Soufflard, condamné à mort pour avoir assassiné et volé la femme Renaud, marchande de meubles, rue du Temple, d'après le *Constitutionnel* du 17 avril 1839, où on lit ce qui suit : « Voici un fait qui met encore en défaut la science des phrénologistes. M. James, le même qui a soigné Soufflard, vient de soumettre la tête de ce criminel aux applications phrénologiques. Voici les résultats fournis par l'inspection du crâne : les protubérances les plus apparentes étaient celles de la bienveillance, de l'estime de soi, de l'esprit de saillie et de l'amour de la propriété. Quant à la bosse du meurtre, elle existait à peine chez Soufflard. »

Ce n'est pas moi qui ferai la critique de ces trois commentaires phrénologiques. MM. Bouillaud et Andral fils l'ont faite eux-mêmes, en disant au commencement de la séance précitée que *toute théorie qui se trouve en contradiction avec un fait bien observé est fausse*, et que *tout fait qui est en contradiction avec une théorie rigoureusement démontrée a été mal observé*. D'après cet axiome, que j'adopte, il ne s'agit plus que de savoir si c'est la théorie des phrénologistes qui est fausse, ou si ce sont les faits qui ont été mal observés, ou même si l'alternative n'est pas de trop. Dans l'intérêt que je porte à l'organologie cérébrale, qui, dans mon opinion, est vraie dans sa base ou ses principes généraux et dans plusieurs de ses particularités, je crois pouvoir avancer que la légèreté et le zèle indiscret avec lesquels on multiplie le nombre des organes, au lieu de s'attacher à en bien déterminer la puissance et la portée, par l'appréciation de l'influence réciproque des uns sur

les autres, et en faisant la part des circonstances
éventuelles, a engendré le doute ou au moins le paradoxe en ébranlant l'édifice dans ses fondements.
Une nouvelle science ne s'improvise pas ; elle ne
s'affermit que par une marche lente et mesurée. J'ai
objecté à Gall lui-même, de son vivant, sans qu'il
ait fait de réponses satisfaisantes, qu'il appliquait
une spécialité d'action trop exclusive à certains organes pour des manifestations complexes qui me
paraissaient ne pouvoir résulter que du concours
simultané de plusieurs d'entre eux, et des circonstances multiples non appréciables par un seul d'entre
eux ; par exemple, relativement au courage, à la
crainte, à l'esprit de saillie, etc. Cependant, tout en
repoussant mes observations, Gall semble leur avoir
donné une sorte de sanction dans plusieurs passages de son dernier ouvrage en six volumes in-8°,
dont je me contenterai de citer le suivant de la page
468 du 3ᵉ volume : « Le penchant au meurtre, dit
Gall, combiné avec le courage agit autrement que
lorsque ce même penchant se combine avec la méchanceté; l'action sera encore bien différente, s'il
se combine avec la philanthropie, etc. L'homme doué
de facultés intellectuelles supérieures saura donner
à son penchant une direction plus favorable que
celui qui a l'esprit faible. L'éducation, les habitudes,
l'exemple, la religion, la morale, les lois, etc.,
agissent dans l'homme doué de liberté morale comme
autant de motifs pour conformer ses actions à l'ordre social, même en dépit de ses penchants. Ces

raisons suffisent pour faire sentir qu'il ne faut pas chercher un très-grand développement de l'instinct carnassier dans tout individu qui a été entraîné à commettre un homicide, et qui n'y a pas été disposé par son organisation primitive. C'est aussi pourquoi je suis très-éloigné de regarder telle personne comme disposée à commettre un homicide, par la raison que je trouve chez elle l'organe de cet instinct très-développé. » Quoique je ne partage pas toutes les opinions des phrénologistes, je crois leur avoir fourni ici et ailleurs des armes contre leurs détracteurs sans sortir des bornes de la vérité dans lesquelles je me suis maintenu en faisant, au besoin, une petite part à la critique. De ce que la légèreté, la présomption et l'ignorance font une fausse application d'une science, il n'en résulte pas que celle-ci soit fausse. S'il en était ainsi, les sciences les plus exactes et la religion elle-même pourraient être regardées comme fausses.

* * *

## CHAPITRE X.

### 1. Organe de l'énergie générative.

Le siége de cet organe est tout le cervelet; on le reconnaît en dehors par deux renflements arrondis, placés de chaque côté de la nuque à la base du crâne. Ce qui en donna la première idée au docteur Gall, c'est le sentiment de chaleur qu'une femme attaquée de nymphomanie se plaignait d'éprouver à la nuque;

sentiment que tous les voluptueux qu'il a eu occasion d'observer dans la suite, ont dit éprouver également. La place de cet organe et son action sympathique sur les parties voisines, qui ne s'accroissent que par l'affluence des humeurs que son irritation y détermine, expliquent pourquoi les taureaux, les étalons et tous les entiers ont la nuque beaucoup plus forte et plus grosse que les bœufs, les hongres et tous les autres animaux qui ont subi la castration; pourquoi les eunuques ont le cou plus petit que les autres hommes, et pourquoi ceux qui ont été privés de la virilité en bas âge, ont le cou encore plus petit et beaucoup moins de désirs vénériens que ceux qui étaient plus âgés et dont le cervelet était déjà développé, lorsqu'ils ont éprouvé le même outrage. Toutes ces différences seraient assez difficiles à expliquer, si l'on voulait concentrer l'organe aux parties qui lui correspondent comme pouvoir exécutif.

Les enfants ont, avant l'âge de puberté, le cervelet et la nuque proportionnellement beaucoup plus petits qu'à cet âge qui amène la mue de la voix avec d'autres changements qui tiennent au développement du même organe.

Les crétins des Alpes, qui ne se distinguent des autres hommes que par la nullité presqu'entière de leur intelligence et par une grande salacité, ont le cervelet très-développé comparativement au cerveau, qui chez eux est très-petit.

Les plus lascifs des animaux, tels que les pigeons,

les moineaux, les coqs, les lapins, les singes, ont le cervelet proportionnellement plus gros que les autres. Les oiseaux en général n'ont jamais une plus grande disposition à chanter que dans le temps de leur accouplement, parce qu'alors l'affluence des humeurs vers le cervelet excité se communique aux parties voisines, qui s'accroissent, se gonflent et se lubrifient davantage, comme on le remarque aussi par la mue de la voix et par les autres phénomènes de la puberté chez les hommes.

Après les chaleurs de l'amour, tous les animaux éprouvent une faiblesse et une diminution de chaleur d'où résulte un état de langueur plus ou moins long, auquel l'intelligence elle-même participe tellement chez l'homme, que l'abus des plaisirs vénériens peut non seulement l'hébéter, mais même en causer la perte totale, tandis que le corps ne souffre pas autant à proportion; ce qui prouve évidemment qu'il y a une grande sympathie entre les parties contenues dans le crâne et celles qui exécutent l'acte de la génération. Dans les oiseaux, la chute des plumes, le flétrissement de la crête, la tristesse et tous les phénomènes de la mue qui succèdent aux époques de leurs chaleurs, tiennent à ce que les humeurs n'étant plus portées avec autant de force et d'abondance vers la tête, dont la chaleur et la réaction se trouvent épuisées, ne suffisent plus à l'exubérance des plumes ni au luxe des autres parties.

Les mulets, que l'on sait ne pouvoir engendrer que dans les pays chauds, ont le cervelet très-petit, comme on peut en juger par le rapprochement de leurs oreilles. Plusieurs insectes ont, à l'époque de l'accouplement, des excroissances correspondantes au cervelet, lesquelles s'évanouissent ensuite et manquent chez ceux qui ne s'accouplent pas.

Le cervelet des femmes est plus resserré vers le trou occipital et en général plus petit que celui des hommes, aussi cessent-elles plutôt que les derniers d'être fécondes; d'ailleurs leur état passif, leurs époques menstruelles, les pauses de leurs grossesses, s'accorderaient mal avec une énergie plus grande. Gall croit que non-seulement la femme a moins de vigueur, mais aussi moins d'impulsion et de plaisir que l'homme pour l'acte de la génération; ce qui s'accorde avec la doctrine d'Hippocrate, qui, sous le titre *De genitura*, s'exprime ainsi : *In venere exercenda longe minorem quam vir voluptatem mulier percipit, vir verò etiam diuturniorem;* ce qui veut dire que les plaisirs vénériens sont moins voluptueux et moins durables pour la femme que pour l'homme. Il faut que Gall et Hippocrate, pour juger de la sorte, aient su déduire de la balance l'influence de la mollesse et du désœuvrement qui semblent arguer leur doctrine de faux pour les grandes villes, où l'ennui, l'imagination désœuvrée et l'exaltation perpétuelle du genre nerveux relèvent et stimulent constamment le goût des plaisirs chez les femmes; ce qui, en effet, les rend très-différentes des campagnardes et des femmes du peuple, qui, après leurs travaux fatigants, sont plus

empressés de satisfaire à la faim et au sommeil que
de se livrer à des frivolités de luxe, dues à une
exaltation factice. On sait en effet que le désœuvrement est le plus grand ennemi de la continence et
la source ordinaire de la débauche chez la jeunesse,
comme l'a remarqué un Père de l'Église qui, appre-
nant qu'un de ses disciples chéris avait succombé à
la tentation, se contenta de dire : *Oliosus erat, Il
était désœuvré.* Il est bon d'observer qu'avec les
mœurs de nos villes opulentes, les hommes dépen-
sent communément toutes leurs forces ou les excé-
dent même par la multiplicité et la longueur des
courses et des affaires; tandis que la plupart des
femmes, employant tout au plus le quart des leurs
dans leur ménage où elles savent multiplier les
aides, et dont elles écartent ordinairement les enfants, pour lesquels la maternité leur recommande
des soins plus assidus, réservent au moins les trois
quarts de leur énergie générale pour la concentrer
sur l'activité particulière de quelques organes. Du
moins est-il sûr que le mâle, chez les animaux,
montre des appétits plus fréquents, plus longs et
plus forts que sa femelle, qui le rebute souvent avec
aversion ; ce qui viendrait à l'appui de l'opinion
d'Hippocrate dans le passage cité.

Les bœufs et les autres animaux qui ont subi la
castration, ont les cornes plus grosses et plus grandes
conformément aux observations qui démontrent un
accroissement d'ossification dans le crâne des vieillards et des aliénés; parce que la diminution du

cervelet, aussi bien que celle du cerveau en général,
rend l'ossification plus active.

L'expérience a enseigné aux chasseurs que l'ossification du crâne a un rapport d'influence sur la
génération, car ils coupent le bois du cerf pour lui
ôter la faculté de féconder la biche ; ce qui réussit
à leur gré, car le cerf ne reprend sa puissance fé-
condante que lorsque son bois, entièrement reproduit, ne fait plus diversion à l'énergie calorifique du
cervelet sur les parties de la génération. La mue du
cerf se fait après le rut, lorsque le cervelet a perdu
sa fougue. L'expérience a également enseigné aux
agronomes à rebuter tous les taureaux et les étalons
qui ont le cou grêle et fluet, en préférant ceux dont
la tête et la nuque sont plus grosses et plus fortes.
Gall prétend que les indices de la même analogie
déterminent souvent la prédilection ou l'aversion
des femmes pour les hommes, dont les moins estimés sont toujours les *hommes-femmes*. Les ména-
gères elles-mêmes croiraient n'avoir pas bien cha-
ponné les habitants de la basse-cour, en n'enlevant
que les deux acolytes du pouvoir exécutif, sans
porter en même temps leurs ciseaux destructeurs
sur le sommet de la tête, partie que nous avons vue
être seule attaquée sur le cerf par les chasseurs.

Le cervelet étant rarement attaqué dans les hydrocéphales, il n'est pas étonnant que ceux qui en
sont atteints conservent long-temps leur faculté générative.

Ne serait-ce pas la pression et l'augmentation de

chaleur du cervelet qui feraient naître les désirs
vénériens lorsqu'on est couché sur le dos? N'est-
ce point à la sympathie du même viscère qu'il faut
rapporter la salacité de tous les sujets nerveux,
puisqu'après leur mort l'on trouve toujours la cervelle plus ou moins phlogosée?

Quoi qu'il en soit, Gall a observé, avec plusieurs
autres médecins, que dans le gonflement des glandes
du cou les malades sont sujets à de fréquentes érec-
tions, lesquelles paraissent aussi plus fortement provoquées par l'application des vésicatoires à la nuque
que par leur emploi sur d'autres parties du corps.
Gall a connu, à Vienne, un aliéné dont les appétits
vénériens étaient insatiables, et croyait avoir six
femmes à servir tous les jours. Après sa mort, on
lui trouva un cervelet énorme. Gall cite un prince-
évêque d'Allemagne, dont les médecins, au nombre
desquels s'est trouvé le célèbre **J. P. Franck**, ne
purent guérir le délire érotique que par la castration. Il s'en rapporte d'ailleurs au témoignage des
plus habiles praticiens, qui, pour guérir le satyriasis
et la nymphomanie, ont dû renoncer au traitement
purement local pour agir sur le système nerveux en
général, en dirigeant l'effet des médicaments vers la
nuque et la tête. La maladie dorsale et la dégrada-
tion intellectuelle après les excès vénériens, le mouvement du cou en arrière chez tous les animaux
après l'acte du coït, l'habitude qu'ont les filles de
porter leurs mains sous la tête durant l'éréthisme,
par un mouvement automatique; l'inflammation

sympathique des parties sexuelles dans les plaies de la nuque, l'impuissance même qui résulte des blessures du cervelet, tout cela sert à confirmer l'opinion de Gall sur l'organe du rapprochement des sexes. Hippocrate lui-même, sous le titre *De Geni-tura*, s'exprime ainsi : *Qui retro aures sectionem experti sunt, ii venerem quidem exercent, verum semen paucum, imbecille et infœcundum emittunt. Maxima siquidem seminis pars e capite secundum aures in spinalem medullam fertur;* c'est-à-dire : Ceux qui ont été blessés derrière les oreilles, ne donnent plus, dans le coït qu'ils peuvent encore exercer, qu'un sperme peu abondant, faible et infécond; parce que sa source principale dérive de la partie postérieure de la tête, en suivant la moelle épinière.

Lorsque Gall eut parlé de l'organe en question dans son premier cours de physiologie du cerveau à Paris, le docteur *Larrey* lui amena un militaire imberbe, dont l'âge fut deviné par les assistants être au plus de vingt ans, quoiqu'il en eût trente-deux. Lorsqu'il fut sorti, M. *Larrey* dit qu'il avait été à l'expédition d'Égypte, et y avait reçu, à l'âge de dix-sept ans qu'il paraissait encore avoir, un coup d'obus à la nuque; que, depuis cette époque, la barbe avait cessé de lui venir, et qu'il n'avait montré aucun penchant pour le sexe.

Gall n'admet point, d'après les expériences de M. Flourens, qu'il dit ne connaître que par le rapport qui en a été fait à l'Institut par Cuvier, que le

cervelet soit le régulateur des mouvements volontaires, dont l'équilibre et la liberté s'évanouissent
néanmoins dans les animaux chaque fois qu'on leur
a enlevé le cervelet par des vivisections contre
lesquelles Gall avait une prévention générale. Cependant j'ai procuré à Gall et à Spurzheim l'occasion de constater eux-mêmes après la mort de
Blanchard, par l'ouverture de son crâne, l'existence
d'une ulcération du cervelet de ce célèbre aéronaute,
dont j'étais devenu le médecin dans les dernières
années de sa vie. Il avait tellement perdu l'équilibre
et la liberté des mouvements, qu'il lui était impossible de faire un pas en avant sans le bras ou la main
d'un aide, ou sans un autre moyen de direction,
n'eût-ce été qu'une petite corde ou même un fil tendu
et fixé devant lui ; et cela depuis qu'il était tombé
d'un ballon déjà élevé à la hauteur du faîte des
maisons, en Hollande, le jour de la mort du prince
royal qu'il apprit en préparant son ascension, dont
la cour, sur laquelle il comptait, aurait été témoin
sans ce triste événement. Ce contre-temps, qui l'agita
et le contraria beaucoup, lui avait causé à la tête
une congestion sanguine qui l'empêcha, non de
monter en ballon, mais de s'y maintenir, en étant
retombé sans connaissance et n'ayant jamais été
entièrement rétabli des suites de cette chute, quoique le roi Louis Bonaparte lui eût fait prodiguer les
soins les plus empressés et les plus assidus par ses
médecins.

Voilà, je crois, un fait pathologique qui vient à

l'appui des résultats obtenus par les expériences de
M. Flourens, et que Gall n'aurait peut-être pas perdu
de vue s'il était venu à l'appui de ses propres observations. Était-il sorti de sa mémoire ou ne l'a-t-il
pas trouvé assez probant comme fait isolé?

Une autre observation communiquée à l'Académie
de médecine, par M. Belhomme, sur le tournis, vient
aussi à l'appui des expériences de M. Flourens. Une
malade, dit M. Bouillaud, séance du 15 janvier
1839, dans un rapport favorable sur l'observation de
M. Belhomme, âgée de trente-cinq ans, avait d'abord
éprouvé des vertiges, puis des accès convulsifs accompagnés d'un besoin irrésistible de tourner continuellement de droite à gauche, d'abord assez rares, puis
successivement si rapprochés qu'ils revenaient tous
les jours et enfin tous les quarts d'heure. La malade étant morte, on trouva pour lésion principale
deux petites exostoses sur les bords de la gouttière
basilaire, comprenant les pédoncules du cervelet.
L'origine des nerfs de la cinquième paire était ra-
mollie. De là et d'après les expériences tentées sur
les animaux, M. Belhomme place le siége de la station et de la locomotion dans le cervelet et en particulier dans les pédoncules de cet organe; c'est dans
les pédoncules aussi qu'il établit le siége du tournis
chez l'homme. (V. *Journal des connaissances médico-
chirurgicales* de mars 1839.)

Ces faits pathologiques me portent à croire que
Gall a trop rétréci la sphère des aptitudes et des fonctions du cervelet. Comme le rapprochement des sexes

ne peut avoir lieu sans des mouvements souvent très-variés et parfois assez difficiles pour quelques animaux qui, cependant, les exécutent avec une grande précision, il me paraît très-raisonnable d'en rattacher la possibilité et l'exécution au même organe qui en donne l'instinct. La danse me paraît même être sous l'influence du même organe.

La critique des différentes opinions émises sur la doctrine de Gall, mènerait trop loin et au delà de mon but qui consiste à resserrer ma physiologie dans un seul volume. Cependant je ferai exception pour une thèse sur l'*Exposition et l'appréciation des sources des connaissances physiologiques*, soutenue publiquement devant le jury de concours à Strasbourg, le 18 juin 1836, par *Ernest-Alexandre Lauth,* dont plusieurs passages et entre autres les suivants, m'ont paru mériter aussi une appréciation.

« L'observation a fait voir qu'en général un grand développement du cerveau coïncide avec une forte intelligence ; quelques exemples du contraire nous font voir toutefois que la grande masse du cerveau n'est pas la seule condition à considérer. Les rapports entre le développement d'une partie donnée du cerveau et une faculté intellectuelle particulière sont encore infiniment plus inconstants ; ce qui nous fait voir la futilité de la doctrine crâniologique de Gall. »

« Une jeune fille étant morte à la suite d'excès de masturbation, on trouva chez elle absence totale du cervelet; celui-ci n'est donc pas l'organe de l'amour physique. »

« Le concours d'action des deux hémisphères cérébraux n'est pas indispensable à la production d'actes intellectuels ; ceux-ci ont persisté chez un individu chez lequel un des hémisphères a été trouvé dans un état complet d'atrophie. »

« Plusieurs faits tirés de l'anatomie comparée renversent l'opinion de Gall sur les fonctions du cervelet : cet organe n'est pas plus développé chez le cabiai domestique que chez le cabiai sauvage ; cependant le premier met bas plusieurs fois dans l'année, le second une seule fois seulement. »

Voilà des passages qui peuvent paraître aux esprits superficiels bien concluants contre la doctrine de Gall, et c'est pour cela que je les ai choisis pour y appliquer les remarques suivantes. Je ne suspecte pas la bonne foi de M. Lauth, mais je révoque en doute l'exactitude de l'observation d'une absence de cervelet chez une jeune fille morte à la suite d'excès de masturbation dont il n'a peut-être pas été témoin lui-même ; par la raison qu'une absence totale du cervelet dans l'espèce humaine est contraire aux lois constantes de la nature dans les adultes, et que, pour l'admettre comme exception dans un individu sorti de l'enfance, il faudrait des détails anatomiques et pathologiques que l'auteur laisse désirer. Il n'est d'ailleurs pas logique de conclure du particulier au général (*A particulari ad generale non valet conclusio*), ni d'arguer d'un état pathologique contre les observations de l'état naturel et normal, comme fait l'auteur en disant : *Celui-ci* ( le cervelet ) *n'est donc pas l'organe de l'amour physique,* sans considération pour les phénomènes, quelquefois si inattendus et si extraordinaires de l'irritation nerveuse dans la nymphomanie, le délire critique, le satyriasis, etc., sans qu'on en puisse chercher la cause dans une nouvelle création d'organe. Le fait fût-il démontré vrai, la conclusion serait encore fausse, parce que seul il ne peut annuler la valeur d'un grand nombre d'autres faits contraires cités par Gall, même en l'appuyant sur les vivisections de MM. Magendie, Flourens et autres, qui, en désignant le cervelet comme le régulateur de la locomotion, n'ont pas prouvé par là qu'il n'eût pas aussi la destination que Gall lui a assignée par des observations nombreuses.

Gall savait bien que le cerveau de l'éléphant est plus grand que celui de l'homme, et il n'a pas mesuré l'intelligence sur son développement général ni sur son développement relatif au reste du corps de l'animal, mais sur les développements particuliers des organes dont il se compose, en accordant, par exemple, à l'aigle une vue proportionnée à son nerf optique et beaucoup plus perçante et plus étendue que celle de la taupe.

N'en déplaise à M. Lauth, l'observation ne prouve pas que les rapports entre le développement d'une partie donnée du cerveau et une faculté intellectuelle particulière soient inconstants, quand on sait faire la part des circonstances qui maîtrisent les rapports, telles, chez l'homme, que l'éducation, l'honneur, la religion, les convenances sociales et surtout la nécessité de l'exercice électif de certaines facultés préférablement à d'autres pour satisfaire aux besoins matériels de la vie, de l'ambition, etc.

La prétendue futilité de la *doctrine crâniologique* est moindre que celle de l'argument tiré de la différence de fécondité du cabiai domestique et du cabiai sauvage; car, sans être aussi savant que M. Lauth, l'on sait pourtant qu'une nourriture abondante et régulière rend aussi les pigeons de colombier plus féconds que les sauvages. Les paralogismes de M. Lauth proviennent d'une légèreté d'esprit qui l'empêche de faire la part des circonstances. Gall ne laisse cependant pas ignorer dans ses ouvrages, si M. Lauth les a lus, qu'une nourriture abondante et succulente rend les désirs érotiques plus fréquents et plus impérieux, et donne en général plus de force et d'aptitude pour l'exercice des fonctions intellectuelles et corporelles. Si M. Lauth en doute, je lui conseille de se procurer un cheval ; il verra, en le nourrissant alternativement de paille seule, puis de bon foin avec avoine, que sa vigueur variera comme la fécondité des cabiais. S'il n'en veut pas faire l'expérience, pour lui faire apprécier la part et l'empire des circonstances sur l'exercice des fonctions organiques je lui ferai observer que le castor, par exemple, ne bâtit plus sur les bords du Rhône, faute de tranquillité, et bâtit encore en Russie et en Amérique; que le chien mis hors de relation avec le gibier ne chasse pas, que les yeux privés de lumière ne voient pas, etc., sans qu'on puisse tirer aucune conséquence de ces phénomènes contre la réalité des organes propres à ces diverses fonctions, qui se réveillent de leur assoupissement quand les causes occasionnelles disparaissent. M. Lauth sait peut-être toutes ces choses aussi bien que moi; et alors ce serait pour satisfaire sa prévention contre la *doctrine crâniologique de Gall*, qu'il a argumenté comme s'il les ignorait. A-t-il cru ou voulu faire croire, en se servant d'une expression surannée aussi impropre pour désigner des recherches sur les fonctions du cerveau, que Gall s'était occupé des facultés et des fonctions de l'enveloppe osseuse de ce viscère, ou bien faire de la physiologie pour rire, en travestissant par des expressions ridicules la doctrine qu'il attaquait, afin de donner le change à ses auditeurs? Il faut, pour agir de la sorte, être sous le charme d'une grande prévention et d'un peu d'ignorance de la question qu'il s'agit de résoudre. Toute autre supposition serait injurieuse en faisant suspecter la bonne foi de l'auteur : *Ab uno disce omnes.*

En définitive admettons, jusqu'à preuve contraire, que Gall a eu raison de donner au cervelet une influence sur les désirs érotiques, et que MM. Magendie, Flourens et autres n'ont pas eu tort d'admettre, d'après leurs expériences, l'influence du même viscère pour la régularité des mouvements.

## CHAPITRE XI.

2. De la philogénésie ou de l'attachement pour les petits (1).

Cet organe est à l'extrémité postérieure des deux hémisphères du cerveau, au-dessus du précédent. Il est exprimé en dehors par la protubérance occipitale externe, comprise dans la suture lambdoïde au-dessus de la base du crâne. Cette organe, considéré au dehors, paraît être simple; et il en est de même de tous ceux qui occupent le bord interne des hémisphères, parce que les deux renflements osseux qui y correspondent se confondent l'un dans l'autre, sans marquer la division du cerveau d'une manière distincte.

Gall avait déjà remarqué, dans ses premières recherches, que la tête des femmes différait de celle des hommes par une saillie plus considérable de sa partie postérieure, et sa première idée fut d'y rapporter la vanité. Cependant, en considérant une grande collection de crânes de diverses espèces d'animaux qu'il avait tous étalés sur une grande table, et dont il faisait journellement une révision attentive, il fut frappé de l'étonnante ressemblance que présentait la partie postérieure du crâne des singes avec

(1) La manie de Spurzheim pour inventer des synonymes baroques sans aucun besoin lui a fait substituer *philogéniture*, mot hybride, emprunté à deux langues différentes, au mot *philogénésie*, plus régulier, et adopté par Gall. C'est du superflu en dépit du bon goût.

celui de la femme. Il chercha alors plus particulièrement la ressemblance qui pouvait rapprocher le singe de la femme. Un organe de l'imitation ne lui parut point assez plausible. Il voulut en faire l'organe de la sensibilité, qui est également grande dans la femme, dans l'enfant et dans le singe ; mais, réfléchissant ensuite qu'un attribut général de tous les organes ne pouvait être l'attribut exclusif d'un seul, il revint sur ses pas, et reconnut enfin que cette saillie exprimait l'amour des siens ou de sa race, lequel n'est nulle part plus prononcé que dans les singes. Voici ses raisons.

Cet organe est en général très-prononcé chez la femme, et l'on sait, à commencer par les poupées de l'enfance, que les femmes s'attachent plus à leurs enfants et soignent mieux ceux des autres que ne feraient les hommes ; elles désirent même d'être mères au péril de leur vie : ce qui est conforme au vœu et au but de la nature, qui devait établir un lien assez fort pour que la mère nourrît et défendît ses petits. Afin de renforcer ce lien, il fallait aussi donner à l'enfant le principe d'une inclination et d'un attachement réciproque qui établit la sympathie et le retint avec ses parents aussi long-temps qu'il en aurait un besoin indispensable. Voilà pourquoi la même saillie est plus prononcée chez les garçons dans l'enfance que dans l'âge adulte ; quoique cependant elle ne le soit pas autant que dans les filles, dont l'attachement pour leurs parents est aussi plus fort. Cette différence est telle que l'on peut déjà reconnaître le sexe par l'inspection du crâne des enfants. Il faut observer que les exceptions ne détruisent pas la règle, mais qu'elles la confirment ; car le crâne des hommes très-attachés à leurs enfants ressemble beaucoup à celui des femmes, tandis que celui des mauvaises mères s'éloigne du type ordinaire. Cet organe devait être rapproché de celui de la force générative dont il est le complément, puisque l'un serait inutile sans l'autre. Cependant l'un n'est point une modification ni une extension de l'autre ; puisque l'on trouve souvent une aversion extrême pour ses enfants à côté de la plus grande propension pour le sexe, et réciproquement : d'ailleurs le mâle de plusieurs espèces d'animaux détruit les fruits de son amour. Il y a aussi beaucoup de femmes qui, avec beaucoup de tempérament, craignent d'avoir des enfants, ou qui les détestent avant leur accouchement, tandis qu'après elles les aiment à la folie. L'on ne peut non plus attribuer la philogénésie au sentiment du besoin réciproque ou au raisonnement ; puisqu'elle est d'autant plus marquée que la prévoyance du besoin et le raisonnement le sont moins, et qu'elle existe aussi parmi les animaux. Cependant la reconnaissance et le raisonnement peuvent y ajouter, y suppléer ou en prendre les dehors, quoique les plus grandes preuves d'attachement aux siens se trouvent parmi les peuples les plus pauvres et les plus près de la nature.

Dans les espèces d'animaux où le mâle ne montre aucun sentiment pour ses petits, telles que le taureau,

le chien, le coq et autres, la saillie occipitale n'existe
pas ; tandis qu'elle se trouve aussi dans les mâles qui
partagent la tendresse et les soins des femelles pour
les leurs. Au contraire, on ne la trouve ni chez le
mâle ni chez la femelle des espèces qui n'ont aucun
soin ni sentiment pour leur race ; telles que les cou-
cous, qui laissent couver leurs œufs, nourrir leurs
petits par d'autres oiseaux, et les crocodiles, qui dé-
posent leurs œufs dans le sable où le soleil les fait
éclore, sans qu'ils en prennent aucun soin ultérieur.
Il paraît que les animaux sans philogénésie sont les
plus voraces, les plus cruels et les plus féroces,
quoiqu'elle ne donne qu'une bonté souvent peu avantageuse à la société et à l'espèce en général. Mais si
dans l'espèce humaine l'on ne peut rattacher la philanthropie au même organe, il y a quelque raison
d'y ramener comme à leur source primitive la phi-
lautie et la vanité ; puisqu'après la perte d'un enfant
chéri que l'on se plaisait à parer et à présenter à
l'admiration de chacun, l'on se substitue volontiers
à sa place avec une concentration d'amour-propre
qui contraste singulièrement avec les convenances
sociales.

Une femme dont la manie était de se croire enceinte de six enfants, avait, au rapport de Gall, une
protubérance occipitale extrêmement développée.

Une autre, nommée Catherine Zieglerin, fut arrêtée à Vienne comme prévenue de vol, et ensuite re-
mise en liberté faute de preuves. Au sortir de prison,
elle rendit ses juges responsables du premier infan

ticide qu'elle commettrait; arrêtée quelque temps
après pour ce crime, elle avoua qu'un penchant irrésistible à l'infanticide lui avait uniquement donné
l'envie de devenir grosse en retournant chez elle.
Gall, ayant examiné son crâne, y trouva un tel aplatissement en arrière que toute la saillie de l'organe
de la philogénésie semblait en avoir été retranchée,
tandis que celui de la cruauté était très-développé.
M. *Blœde,* dans son exposition du système de Gall,
dit que la même chose a été observée sur deux autres infanticides l'une de Leipsig, et l'autre de Torgau. Gall paraît convaincu de la vérité de sa doctrine
sur cet organe.

Ceux qui s'attachent à l'erreur de croire qu'un
organe ne peut être sans la coexistence des fonctions
qui en dépendent nieront peut-être celui de la philogénésie, qui quelquefois ne se manifeste qu'après
l'accouchement. Mais ils doivent nier également,
s'ils sont conséquents, que la matrice soit un organe
de la génération, puisqu'elle est inepte à cette fonction avant l'âge de puberté; que les mamelles soient
l'organe de la sécrétion du lait, puisque la galactose
n'a lieu qu'après l'accouchement, etc. C'est une
grande absurdité de supposer qu'un organe ne puisse
être sans activité; car c'est exiger que toutes les
fonctions dont on est capable s'exécutent à la fois,
ce qui est impossible sans mettre le désordre du
chaos dans l'économie animale. Personne ne s'avise
de nier l'existence de la vue, de l'ouïe, et autres,
quoique la vision et les autres fonctions n'aient pas

constamment lieu. L'activité des organes est tellement liée aux circonstances que souvent elle n'aurait pas lieu sans elles, comme le prouvent le mulet, qui n'engendre que dans les pays chauds, et la poularde, que des boissons échauffantes déterminent à couver : l'on a même vu de jeunes filles encore impubères, et par conséquent sans grossesse préalable, avoir du lait aux mamelles, pour en avoir fait sucer le mamelon par des enfants qu'elles voulaient apaiser durant l'absence de leur mère. Après tout ce que j'ai dit, tant pour prévenir l'objection précédente que pour y répondre; je crois ne devoir plus en prendre note chaque fois qu'il y aurait lieu, quoique les antagonistes l'opposent comme l'égide de Minerve à tous les organes. C'est aussi à tort que l'on a prétendu que la chatte, qui est connue par le soin qu'elle prend de ses petits, n'a pas les lobes postérieurs du cerveau, car ces lobes existent réellement; mais ils sont autrement disposés que dans l'homme, étant repliés sur eux-mêmes.

Conformément aux prolégomènes de ce chapitre, je vais passer à la partie antérieure du cerveau afin d'y examiner à la base, comme je viens de le faire à la partie postérieure, les organes qui mettent l'enfant ou le jeune animal en rapport avec les objets qu'il a besoin de connaître pour son développement ultérieur; sans m'arrêter toutefois à ceux qui sont vulgairement connus sous le nom des cinq sens, vu que Gall n'en dit rien de nouveau.

## CHAPITRE XII.

### 3. Organe de la docilité.

La place de cet organe, auquel se lie la mémoire des faits (*memoria realis*), est à la racine du nez, entre les deux sourcils et un peu plus haut qu'eux; à l'endroit que les anatomistes désignent sous le nom de *glabella ossis frontis*, à cause de son aplatissement ordinaire : il paraît nul et sans renflement distinct en devant quand les organes voisins sont également développés. Le blaireau n'en a aucune trace, son front étant plat et fuyant en arrière sans aucune élévation sur les orbites. La loutre, que l'on accoutume déjà à suivre son maître, en a quelque chose; mais moins que le renard, le lévrier, le barbet, l'éléphant, l'orang-outang. Le crâne de ce dernier se rapproche le plus du crâne humain, qui est au premier rang. Gall ne veut pas qu'on l'en croie sur parole; car il produit ici, comme de coutume, des crânes de tous les animaux dont il parle, en faisant remarquer leurs différences caractéristiques.

Cet organe, qui est celui de l'éducation, pourrait aussi s'appeler le sens des *rapports moraux*, parce qu'il fait apprécier l'effet bon ou mauvais qui se lie à une action ou à un événement comme à sa cause occasionnelle; c'est à tort que plusieurs élèves de Gall l'avaient présenté comme celui de la *mé-*

*moire des choses*, qui n'en est qu'une nuance ou une gradation. Il rend les animaux susceptibles d'être apprivoisés, manquant absolument chez ceux qui ne peuvent l'être, et se trouvant au contraire chez tous ceux que l'homme est parvenu à soumettre à ses lois, comme on peut s'en convaincre entre autres par la différence étonnante de la tête du cochon domestique d'avec celle du sanglier. Si depuis long-temps aucun animal sauvage ne peut plus être apprivoisé par l'homme, c'est que tous ceux qui avaient une disposition naturelle à l'être le sont; et que, pour aller plus loin il faudrait réorganiser la nature sur un nouveau plan.

Les hommes sauvages, dont il a déjà été question au chapitre II, sont peut-être des enfants chez qui l'organe de la docilité est nul ou presque nul. Je connais et j'ai soigné un marchand d'une petite ville des Vosges, qui avait un fils unique, très-chéri, auquel il n'a jamais pu donner aucune espèce d'éducation, quoi qu'il ait entrepris pour y réussir. Cet enfant n'avait pas de plus grand plaisir que d'aller avec les pauvres, à l'insu de ses parents, dans une forêt voisine, d'où il rapportait comme eux, sur sa tête, du bois mort, quoiqu'on ne lui en demandât point et qu'au contraire on le réprimandât chaque fois. Il s'échappa enfin pour ne plus revenir, car on n'en a pas eu de nouvelles depuis. Je n'ai jamais examiné la conformation de son crâne, parce qu'il s'est perdu avant que mon attention se dirigeât vers cet objet. Les parents, qui vivent tous les deux,

avaient cru le reconnaître à la description du prétendu sauvage de l'Aveyron dont les journaux ont
tant parlé il y a peu d'années, et dont on ne parle
plus à présent que l'on pourrait en tirer parti pour
vérifier plusieurs points de la doctrine du docteur
Gall : c'est même uniquement sous ce dernier point
de vue qu'en faisant connaître un fait analogue à
beaucoup d'autres que je voudrais désigner à l'observation, je rappelle à l'attention publique un individu que la capitale n'aura vraisemblablement pas
rendu aux forêts d'où il a été tiré.

## CHAPITRE XIII.

### 4. Organe de la cosmognose ou des rapports locaux.

Cet organe s'exprime dans les sinus frontaux et
en dehors par deux renflements placés chacun au
bord interne des sourcils près de la racine du nez et
sur les côtés du sens de la docilité : il prend environ le tiers interne de l'arc des sourcils. Gall l'a-
vait d'abord désigné sous le nom impropre de *mémoire locale*, avant d'avoir reconnu que la mémoire
est un attribut de tous les organes.

Ce qui premièrement rendit Gall attentif sur cet
organe, c'est l'adresse étonnante d'un de ses compagnons d'études pour retrouver tous les points où
ils avaient déjà passé dans leurs excursions bota-
niques, et même tous les buissons des forêts où ils
avaient vu des nids d'oiseaux, sans jamais recourir

à aucun signe artificiel. Mais il n'a été convaincu de la réalité de son existence qu'après avoir vu coïncider la même faculté avec la même conformation chez beaucoup d'individus, entre autres : chez l'auteur du livre *Dya-na-sore;* chez le professeur *Stein*, qui s'oriente dans une ville étrangère en la voyant d'un lieu élevé; chez le conseiller de la cour *Hoser*, médecin du prince Charles; chez le célèbre paysagiste *Schœnfelder*, de Vienne; chez le général *Laudon*, connu par la justesse de son coup d'œil sur le champ de bataille et par son adresse à tirer parti des localités pour ses dispositions militaires, etc. Il a retrouvé la même conformation dans les portraits et les bustes des voyageurs, des géographes et des cosmographes les plus célèbres, particulièrement dans ceux de *Cook* et de *Christophe Colomb*, ainsi que dans ceux des grands astronomes tels que *Newton, Boden*, le père *Hell*, etc.

Tous les animaux sont pourvus de cet organe, sans lequel ils ne pourraient retrouver leurs petits ni les lieux de leur séjour accoutumé : mais il est extraordinairement prononcé chez les oiseaux de passage tels que la cigogne et l'hirondelle, qui reviennent toujours aux mêmes cheminées et aux mêmes nids; de même que dans tous les animaux qui aiment à voyager ou qui ont une plus grande adresse que les autres à se retrouver, comme le lièvre qui, après des courses de plusieurs lieues dans les forêts pour voir sa femelle ou pour d'autres besoins, revient à son gîte ordinaire, et comme le chien, auquel les chasseurs aiment à trouver l'arc des sourcils très-gros. Gall rapporte qu'un chien, qui de Vienne était allé presque toujours en voiture jusqu'à Londres, trouva le moyen de revenir seul en caressant, pour obtenir son passage, les voyageurs d'un paquebot, dont l'un le ramena jusqu'à Mayence. Ici le chien se perdit; mais ayant quelque temps après revu son officieux voyageur à Vienne, il lui témoigna encore toute sa gratitude dans cette dernière ville. Un autre chien, emmené à peu près de même à Pétersbourg, retrouva également la route de Vienne. De pareils faits prouvent, contre l'opinion de plusieurs naturalistes, que ce n'est point par l'organe de l'odorat, dont la voiture et la mer avaient interrompu les indices terrestres chez ces deux chiens, que les animaux savent retrouver les lieux par où ils ont passé. D'ailleurs ils ne reviennent pas toujours à leur gîte par le même chemin qu'ils en sont sortis; surtout lorsqu'ils rencontrent, dans leurs courses vagabondes, des chasseurs qui les en détournent. Les oiseaux, si adroits à retrouver leurs nids dans l'obscurité et l'épaisseur des bois et des massifs, seraient plutôt égarés que guidés par l'odorat, qu'ils ont d'ailleurs assez borné, à cause de l'agitation et du renouvellement continuel des régions aériennes qu'ils ont à traverser.

C'est aussi à tort que les naturalistes ont attribué l'impulsion qui fait voyager les animaux au défaut de nourriture dans une contrée et à son abondance dans une autre. Si c'était là l'unique cause de leurs voyages, et qu'il n'y eût pas un organe particulier qui en donnât l'instinct; quelle raison y aurait-il pour que beaucoup d'autres animaux se laissassent mourir de disette et de faim, plutôt que de quitter les contrées de leur séjour ordinaire?

Les pigeons, dont on s'est souvent servi pour porter des lettres à des distances de plus de vingt lieues, et rétablir les communications interrompues entre des villes assiégées où les postes et les courriers ne pouvaient plus arriver, sont souvent retournés à leur ancien colombier long-temps après qu'on les en avait tirés, et lorsque la face de la terre et la qualité de l'atmosphère avaient totalement changé, sans que sûrement le défaut de nourriture en fût le motif, ni que l'organe de l'odorat pût les diriger. Il paraît que les animaux voyageurs s'orientent par le lever et le coucher du soleil, par le cours des rivières, le souffle périodique des vents, etc. Au moins Gall a-t-il observé que les hirondelles des environs de Vienne, qui s'attendent ordinairement quelques jours pour se rassembler, descendent tous les ans le Danube vers le 28 septembre, et se portent vers l'orient, où elles restent, comme tous les oiseaux de passage, sans chanter ni couver, en attendant que le sens de la cosmognose, réveillé de nouveau, les ramène dans les pays de leurs amours.

C'est, selon Gall, le développement et l'activité du même sens qui firent pressentir le nouveau continent à Christophe Colomb, qui, après s'être vu mal accueilli par le gouvernement de Gènes sa patrie, par la cour de France et celle de Portugal, où ses idées furent regardées comme extravagantes et insensées, ne se rebuta point, mais s'adressa à Ferdinand et à Isabelle, roi et reine d'Espagne, qui lui fournirent trois vaisseaux avec lesquels il partit pour ses grandes découvertes le 6 septembre 1492; c'est le même sens qui porta Kæmpfer à ses nombreux voyages : car c'est lui qui fait le voyageur, le cosmographe, le géographe, le géomètre, le paysagiste, le général habile à profiter des avantages du terrain, etc.; surtout quand il est convenablement secondé par les autres organes, sans lesquels il n'est propre qu'à donner des impulsions vagabondes et stériles.

En observant que Gall avait trouvé le sens des localités au général Mack, on l'a cru défait comme ce dernier. Cette objection, déjà nulle en ce que Mack commandait en sous-ordre lors de sa défaite, annonce une connaissance peu exacte de la doctrine de Gall, qui n'a jamais fait dépendre tous les talents d'un général de ce seul organe; et, l'eût-il fait, il n'en résulterait pas que Mack le possédât à un degré qui ne pût être surpassé ni même égalé par aucun de ses contemporains. Gall a toujours enseigné au contraire que de l'action d'un seul organe, sans l'influence des autres, résulterait la folie, le délire ou le rêve.

Gall rencontra un jour, à Vienne, une femme chez qui l'organe en question était tellement développé, que tout son visage en était difforme. L'ayant arrêtée et interrogée pour connaître ses penchants, il apprit d'elle que son plus grand plaisir était de voyager ; et que c'était pour voir du pays que dès l'âge de seize ans elle avait quitté son père à Munich pour venir à Vienne, où elle se plaisait assez, à cause de la grandeur de cette ville, qu'elle avait déjà bien appris à connaître, en ne servant que six mois dans la même auberge.

M. *Blœde*, déjà cité, parle d'un ancien mineur, connu sous le nom d'*Auguste* de Snéeberg, parce qu'il est né près de cette ville, lequel parcourt tous les ans, avec une sorte d'empressement ridicule qui l'empêche de rester plus d'un ou deux jours au même endroit, la plus grande partie de la Saxe, de la Lusace et de la Silésie, ayant, comme les oiseaux de passage, une station fixe pour chaque jour. Il porte à chacun de ses hôtes qui lui donne la passade des compliments et des saluts de toutes les contrées qu'il parcourt ; puis, se met à raconter tous les détails de son dernier voyage avec une volubilité extrême, les yeux fermés et le corps immobile, tant que son récit n'est pas entièrement filé. M. *Blœde* dit que ce singulier personnage, vrai modèle du *juif errant*, a réellement deux saillies énormes qui répondent à l'organe de la cosmognose. Ce qui prouverait que les autres dispositions intellectuelles de cet homme ne sont pas aussi prononcées que celles-là, c'est l'anecdote suivante. Un habitant opulent de Saxe lui proposa un jour, par plaisanterie, d'aller chercher de petites dorades vivantes en Hollande avec un petit cuveau qu'il lui donna pour les rapporter. Le voyageur part réellement avec son cuveau, arrive et demande les petits poissons. On reconnaît la plaisanterie, et on lui fait observer que son cuveau, mal relié, ne tient pas l'eau, et qu'il doit en aller chercher un autre. Le voyageur revient en Saxe avec son même cuveau, et l'on a toute la peine possible à le dissuader d'entreprendre un second voyage avec un meilleur vase.

## CHAPITRE XIV.

### 5. Sens de la prosopognose.

Le sens de la prosopognose, auquel est attachée la faculté de reconnaître et de discerner les personnes, est placé, selon Gall, à la suite du précédent sur l'os unguis, à l'angle interne de l'orbite, dans laquelle il s'exprime un peu antérieurement, sans cependant paraître en dehors. Le renflement qu'il produit agissant sur le globe de l'œil, le déprime vers l'angle externe, c'est-à-dire un peu en dehors et en bas; ce qui ramène un tant soit peu la prunelle des yeux en dedans, comme quand on louche. Cet organe est assez difficile à reconnaître, et peut même avoir l'air de manquer totalement, surtout lorsque les organes voisins sont bien développés.

Cet organe doit appartenir plus ou moins à tous les animaux, puisque les petits reconnaissent leur mère dans les plus nombreux troupeaux, et que les grands se reconnaissent eux-mêmes, comme plusieurs phénomènes l'attestent. L'éléphant, les abeilles, les chiens, etc., le possèdent à un degré supérieur ; car ils font acception des personnes, et les reconnaissent encore long-temps après les avoir vues.

Il y a des personnes qui oublient facilement les figures, et reconnaissent à peine celles qui leur sont familières ; tandis que d'autres ont un talent admirable pour saisir les traits du visage et les manières de tous les individus qui s'offrent à leurs yeux, au point qu'elles les reconnaissent, quoique les ayant vus seulement en passant et depuis long-temps. Ce fut après avoir reconnu un pareil talent à la fille d'un professeur de Vienne que Gall s'appliqua à la recherche de l'organe en question. Un trait que l'histoire nous a transmis sur Apelles fait croire que ce peintre habile possédait ce sens à un degré éminent. Son caractère simple et ouvert ne revenait pas à Ptolémée qui, ne l'aimant pas, ne lui fit aucun accueil lorsqu'il fut jeté sur les côtes d'Égypte en retournant en Grèce après la mort d'Alexandre. Des envieux voulant le mettre encore plus mal avec Pto- lémée engagèrent un de ses courtisans à l'inviter au souper de ce roi comme de sa part, afin que cette liberté qu'il semblerait avoir prise de lui-même lui attirât son indignation. En effet, Apelles, s'y étant rendu par déférence et sans défiance, fut à peine aperçu par le roi, que celui-ci, irrité de son audace, lui demanda d'un ton brusque, en lui montrant ses invitateurs ordinaires, quel était celui qui l'avait ap- pelé à sa table. Le peintre, sans s'émouvoir ni se

déconcerter, chercha des yeux son invitateur ; et,
ne le voyant pas d'abord, il tira d'un réchaud un
charbon éteint, et en trois ou quatre coups il crayonna
sur-le-champ, contre la muraille, l'ébauche de celui
qui l'avait invité, et cela avec une telle précision
que le prince reconnut, dès les premiers traits, le
visage de l'imposteur. Cette aventure le réconcilia
avec le roi d'Égypte, qui le combla ensuite de biens
et d'honneurs.

## CHAPITRE XV.

### 6. Sens de la chromatique ou de la connaissance des couleurs.

L'organe de ce sens occupe la partie moyenne de
l'arcade des sourcils en s'élevant un peu sur le front
entre l'organe de la cosmognose et celui de la musique. C'est surtout l'organe des peintres, et, lorsqu'il est bien prononcé, il arrondit l'arcade sourcilière et donne à leur physionomie cet air de
jovialité et de volupté qu'on y remarque ordinairement ; réuni à l'organe de la cosmognose, il fait le
bon paysagiste, et, réuni à celui de l'industrie, il
forme le peintre à grands dessins, tel que Raphaël.
C'est ce même organe qui rend la vue d'un parterre
ou d'une prairie bien émaillée si agréable pour certaines personnes ; et c'est encore lui qui dirige les
émailleurs, les peintres en fleurs, les coloristes, les
teinturiers, et en général tous ceux qui s'occupent
des couleurs et de leurs diverses nuances.

Il y a des personnes pour qui l'effet des couleurs est presque totalement perdu. Gall connaît à Vienne deux familles dont tous les individus ne connaissent d'autres couleurs que le noir et le blanc, et l'on sait que c'est au prisme de Newton que l'on doit la distinction de sept couleurs diverses dont la réunion forme le blanc dans un rayon de soleil. Lorsque je suivais les leçons du docteur Gall, un médecin très-savant et très-distingué qui s'y trouvait aussi, le professeur *Unzer* d'Altona, nous dit qu'il lui avait toujours été impossible de faire la distinction du vert et du bleu, ainsi que de plusieurs autres nuances qu'il ne connaissait que par ce qu'il en avait ouï dire, et que plusieurs personnes de sa famille se trouvaient dans le même cas que lui.

Ce ne serait donc point à l'œil ou à la vue seule qu'il faudrait rapporter la distinction des couleurs, à moins que l'on ne comprît aussi sous ce nom le blanc et le noir, qui ne sont que la présence ou l'absence du jour en général ou sur une surface particulière : cependant l'on dit que l'on ne voit rien, par conséquent aucune couleur, pendant la nuit ou l'obscurité absolue, et l'on appelle incolores les liquides qui sont blanc-limpide. Est-il bien démontré que les animaux distinguent les couleurs comme l'homme? C'est ce que l'on a supposé de tout temps, parce qu'ils paraissent aimer le vert, et que le rouge en met quelques-uns en colère ou en fureur. Mais cela ne pourrait-il pas tenir uniquement à l'irritation produite sur leurs yeux, laquelle dans le rouge de-

viendrait une irritation désagréable, telle que celle
que l'on éprouve d'une pointe, sans discerner de
quel métal ou de quel bois elle est? Il est au moins
constant que la plupart des animaux ont les yeux
plus irritables que l'homme. En effet, puisqu'ils
voient mieux que lui, qu'ils savent encore se diriger
et se retrouver dans une grande obscurité, on ne
peut douter qu'ils ne recueillent un plus grand nombre de rayons lumineux et qu'ils ne reçoivent par
conséquent des impressions plus fortes sur le nerf
optique. Il serait curieux de connaître d'après un assez grand nombre de faits, si les personnes qui ne
distinguent que le noir et le blanc voient mieux ou
plus mal que les autres, dans l'obscurité ou le grand
jour diversement combinés l'un avec l'autre. Gall a
trouvé l'organe de la chromatique à tous les peintres
qui savent le mieux les couleurs et excellent dans le
coloris; il cite entre autres *Fügern*, de Vienne
comme l'ayant très-prononcé.

## CHAPITRE XVI.

### 7. Organe de la musique.

Cet organe occupe la partie un peu supérieure e
latérale du précédent; le renflement qu'il produi
au-dessus du tiers externe de l'arcade orbitaire, fa
prendre au front une figure angulaire ou un élar
gissement latéral, selon que sa direction est ascer
dante ou qu'elle tire obliquement vers les tempes
c'est par la première direction qu'il donnait à l'er

pereur Joseph un front haut et presque carré, et par
la seconde qu'il donne à Viotti un visage large. Cet
organe, qui se développe de très-bonne heure dans
les enfants, est très-prononcé chez tous les grands
musiciens, tels que Mozart, Gluck, Haydn, Viotti, etc.

Ce sens se rencontre dans beaucoup d'animaux,
surtout parmi les oiseaux, tels que les perroquets,
même les pies et les corbeaux, les bouvreuils, les
alouettes, les fauvettes, les rossignols, les moqueurs,
et en général chez le mâle de toutes les espèces chan-
tantes, quoiqu'il s'y présente aussi, comme dans l'espèce humaine, des individus qui paraissent faire exception : les femelles ne l'ont pas ou l'ont moins
marqué que les mâles.

Ce qui prouve que l'ouïe seule n'est pas l'organe
de la musique, c'est qu'il manque absolument à beaucoup d'animaux qui ont l'ouïe très-fine, tels que le
singe, le chien, le paon et d'autres; alors l'os frontal
forme, par le rapprochement de sa partie supérieure
avec sa base, un angle si aigu qu'il ne laisse aucun
interstice pour loger le moindre prolongement du
cerveau.

C'est au même organe qu'il faut rapporter le sentiment du tact et du rhythme ou de la cadence dont les
sourds-muets de naissance sont susceptibles, comme
le prouvent plusieurs exemples assez connus. Les *Actes
des curieux de la nature* (Acta naturæ curiosorum)
parlent d'un jeune aliéné qui, dans le fort de ses attaques d'épilepsie, chantait des vaudevilles avec la plus
grande précision. Gall présume, sans en être suffi-

samment sûr, que l'on peut aussi déduire du même sens la faculté de construire et de cadencer les vers.

Voici des exemples qui prouvent que ce talent se réveille accidentellement, ou, si l'on veut, que c'est souvent le hasard qui en révèle l'existence, et que l'activité ou l'exercice en gradue la puissance.

Un simple ouvrier passementier de Saint-Étienne, M. Fray, devenu professeur de chant, rue Désirée à la Badoulière, tourmentait, dit-il gaiement, sa barre du matin au soir pour gagner le pain de ses enfants, en chantant les chansons de Béranger, auxquelles il composait des airs que ses amis trouvaient passables, ne connaissant pas ceux du vaudeville, parce qu'il ne fréquentait pas les théâtres. Ses jours s'écoulèrent ainsi jusqu'au moment où l'on ferma les ateliers, faute d'ouvrage. Il lisait pour s'étourdir sur son désœuvrement, et le hasard lui mit entre les mains le Dictionnaire de J.-J. Rousseau, que la longueur de la *morte* lui laissa le temps de lire et relire; il s'aperçut qu'il était aussi lui-même né musicien. Recueillant alors ses souvenirs d'atelier et les inspirations qu'il devait au génie poétique de Béranger, il a envoyé par reconnaissance, en réclamant son indulgence, au poète dont le talent a fait éclore le sien, les neuf chansons qu'il a mises en musique qui sont : 1° *le Vieux Vagabond*, 2° *le Bonheur* 3° *Denis, maître d'école*, 4° *le Cardinal et le Chansonnier*, 5° *mon Tombeau*, 6° *le Feu du prisonnier* 7° *la Nostalgie*, 8° *Pauvre Jacques*, 9° *ma Nourrice* Voici la réponse de M. Béranger, telle que la rapporte le supplément du *Constitutionnel* du 30 juillet 1837, d'après le *Mercure ségusien* :

« Je vous demande pardon, monsieur, d'avoir mis autant de temps à vous répondre et à vous remercier. J'étais au milieu de tous les arrangements d'un nouvel ermitage que je me suis choisi aux environs de Tours, et puis, il faut que je vous avoue que, si j'ai chanté et fait chanter, je n'en suis pas moins un ignorant fieffé en fait de musique.

» Pour juger les différents morceaux que vous avez eu la bonté de m'envoyer, j'ai été obligé d'attendre qu'il me vînt une voix amie qui voulût bien me les faire entendre. La personne à qui j'ai procuré ce plaisir m'a non-seulement mis à portée d'applaudir à vos heureuses inspirations, mais a joint son suffrage au mien, et je vous le rapporte, parce que vous serez sans doute plus flatté du suffrage éclairé d'un musicien que des éloges d'un barbare de mon espèce. Si j'apprenais encore quelque chose, ou, pour mieux dire, si je chantais encore, monsieur, j'apprendrais deux ou trois de vos airs pour les substituer à ceux que j'avais choisis. Recevez donc tous mes remercîments pour la peine que vous avez bien voulu prendre de raviver ainsi les paroles de mes chansons qui vieillissent comme leur père.

» Ce que vous me dites des circonstances qui ont déterminé votre vocation est touchant et honorable, c'est une preuve, monsieur, qu'il y a en vous autant d'intelligence que de courage. Ah! qu'il serait heureux que tant de pauvres ouvriers qui gémissent dans votre ville fussent aussi favorablement doués par la nature et aussi bien servis par la Providence! Vous professez maintenant un art consolateur, puisse-t-il vous servir à calmer quelques-unes des douleurs de tant de frères infortunés, et si dignes d'émouvoir les cœurs qui battent encore pour la patrie et l'humanité.

» Recevez donc, monsieur, avec les remercîments que je vous réitère, l'assurance de ma considération la plus distinguée.　　» BÉRANGER.

» Saint-Cyr, près Tours, 17 juillet 1837. »

C'est donc encore le cas de dire ici avec Boileau :

> La nature, fertile en esprits excellents,
> Sait entre les auteurs partager les talents.

« Les dilettanti d'Alençon viennent d'être témoins d'un phénomène musical des plus curieux. Une jeune paysanne de dix-huit ans, Joséphine Masson, fille d'un pauvre tisserand de la Ferté-Macé, était venue il y a deux ans visiter, avec quelques-unes de ses compagnes, le bel établissement thermal de Bagnoles. La présence d'un virtuose célèbre et de plusieurs amateurs distingués avait fait organiser ce jour-là parmi les baigneurs une matinée musicale. Joséphine, grâce à quelques connaissances parmi les gens de la maison, et peut-être un peu protégée par sa jolie figure, put entendre le concert. Ce qui se passa alors en elle, il faut le lui entendre dire : c'était la révélation tout entière d'une faculté qui dominait son âme et que la première étincelle enflamma jusqu'au génie. Elle s'en alla rêveuse; de ce jour-là sa vie fut totalement changée. Ce qui n'était qu'un goût devint une passion ; elle se livra seule à des études continuelles, que son admirable instinct rendit fructueuses. Elle n'avait retenu que peu d'airs, elle commença par les varier ; bientôt elle en composa. C'est surtout dans les beaux sites qui environnent Bagnoles qu'elle aimait à conduire les jeunes compagnes formées par elle et qu'elle trouvait de suaves inspirations. Peu à peu la renommée de ce talent si singulier s'étendit, et enfin madame de F..., dont le goût pour les arts est bien connu dans notre ville, l'attira chez elle et la fit entendre à l'élite de ses amis. Nous n'osons pas vous avouer tout ce que nous pensons de cet admirable talent, nous devrions dire de ce génie. Il y a dans les élans de cette jeune âme tant de saveur inculte et tant de grâce originale, tant de passion, qu'on peut en attendre tout quand l'art aura développé une si féconde nature. Joséphine, depuis deux mois qu'elle habite chez sa généreuse protectrice, a fait d'immenses progrès. C'est maintenant une noble et belle personne, spirituelle, naïve et d'une âme aussi élevée qu'est admirable son talent. Madame de F... s'est chargée d'achever ce qu'elle a si généreusement commencé ; elle a ouvert une souscription entre les plus intimes de ses amis ; le produit en est destiné à faciliter à sa jeune protégée le séjour de la capitale, où l'étude et l'admiration du public achèveront de compléter un talent qui doit avant peu égaler les plus hautes renommées. » *Supplément du Constitutionnel* du 18 mai 1837.

## CHAPITRE XVII.

### 8. Sens du calcul ou des mathématiques.

L'organe de ce sens, qui est aussi celui des rapports chronologiques, est placé au côté externe de celui de la chromatique ou de la connaissance des couleurs, et au-dessous de celui de la musique dans la partie antérieure et la plus externe du cerveau. Son renflement, qui porte aussi sur la glande lacrymale, déprime obliquement de haut en bas l'apophyse angulaire externe de l'os frontal, et par conséquent le tiers extérieur de l'arcade sourcilière ; ce qui rétrécit l'angle externe des orbites sur lequel porte le prolongement cérébral, et fait rentrer les yeux un peu obliquement en dedans. Quelques personnes, parmi lesquelles on est étonné de compter Hufeland, ont objecté contre Gall, qui donne cette dépression de l'angle externe du coronal comme signe du sens des mathématiques, qu'il y avait dans sa doctrine des organes dont le siége était hors du cerveau. D'après une pareille objection tout à fait sans objet, ne devrait-on pas craindre que ceux à qui l'on dirait que la fumée est le signe du feu ne quittassent, dans le fort de l'hiver, les foyers des appartements pour aller se chauffer sur les toits à la fumée des cheminées, en confondant aussi le siége du feu avec celui du signe qui l'indique ? L'organe des mathématiques bien prononcé fait bomber le coronal derrière l'arc sourcilier vers les tempes, et change conjointement avec l'organe de la musique, qui lui est supérieur, la forme demi-circulaire du front en une forme presque carrée ou angulaire. Réuni à l'organe de la cosmognose ou de la connaissance des lieux, il fait le grand astronome. Il est éminemment prononcé dans le buste de *Newton* que fait voir Gall, et dans ceux de tous les grands mathématiciens, tels que *Kœstner, Euler, Boden, Hell,* etc. Gall saisit le premier indice de cet organe en examinant un enfant de treize ans, fils d'un maréchal de Pœlten, connu par son talent et sa facilité admirable dans le calcul. Trois rangées, chacune de onze chiffres, étaient saisies et retenues par cet enfant aussi vite qu'on les écrivait : il les combinait ensuite diversement dans sa tête, et faisait de mémoire toutes les opérations d'arithmétique qu'on lui proposait. Gall vérifia ensuite cette première donnée sur le crâne de M. Mantelli, conseiller de la cour d'appel de Vienne, qui réunit avec le même talent pour les mathématiques une mémoire si prodigieuse qu'il sait par cœur presque toutes les lois de la monarchie autrichienne. La même conformation fut observée par lui sur le crâne d'un aliéné des Petites-Maisons de Vienne, lequel ne cessait de compter depuis un jusqu'à quatre-vingt-dix-neuf, sans passer outre, et recommençait toujours de nouveau la même échelle. Il apprit aussi de M. *Reb-hahn,* apothicaire du Salvator de Vienne, et d'un marchand de la même ville, qu'à chaque nouvel an, ils éprouvaient, en faisant leurs comptes, un mal de tête à l'endroit où siège cet organe, qui manque entièrement chez les animaux dont le crâne n'est antérieurement pas aussi large que celui de l'homme. C'est ce que l'on peut voir dans les espèces les plus voisines, telles que le singe, dont le front arrondi présente un ovale qui contraste avec le front angulaire du crâne humain.

M. Bourrienne, qui n'a entendu la doctrine de Gall qu'avec le doute, me dit, lorsque ce physiologiste expliquait cet organe : « Ce caractère qu'il explique est bien frappant chez M. Monge. » M. Bourrienne s'est souvent trouvé avec ce savant mathématicien, tant en Égypte qu'à Paris. Gall me dit aussi à Altona, au mois de décembre 1806, qu'il avait appris qu'un de ses élèves à qui l'on demandait, dans une société de Paris où il connaissait peu de monde, quelle était dans l'assemblée la personne qui, d'après la doctrine de Gall, lui paraissait avoir le plus de disposition pour les mathématiques, avait, après avoir promené ses regards sur tous les assistants, indiqué un homme assez éloigné de lui, qui s'était précisément trouvé être M. Laplace.

Dans le compte-rendu des séances de l'Académie des Sciences par *le Constitutionnel* du 7 février 1841, on lit ce qui suit :

« Dès sa plus tendre enfance, le jeune Henri Mondeux, s'amusant à compter des cailloux rangés à côté les uns des autres et à combiner entre eux les nombres qu'il avait représentés de cette manière, rendait sensible, à son insu, l'étymologie du mot *calculer;* à cette époque de sa vie, les systèmes de cailloux semblent avoir été plus particulièrement les signes extérieurs auxquels se rattachait pour lui l'idée de nombre, car il ne connaissait pas encore les chiffres. Quoi qu'il en soit, après s'être exercé long-temps à calculer, comme nous venons de le dire, il finit par offrir aux personnes qu'il rencontrait de leur donner la solution de quelques problèmes; par exemple, de leur apprendre combien d'heures, ou même de minutes, se trouvaient renfermées dans le nombre d'années qui exprimait leur âge. Frappé de tout ce qu'on racontait du jeune pâtre, M. Jacoby, instituteur à Tours, eut la curiosité de le voir; après un mois de recherches, il rencontre un enfant dont l'attitude est celle d'un homme absorbé par une méditation profonde; cet enfant, appuyé sur un bâton, a les yeux tournés vers le ciel. A ce signe, M. Jacoby ne doute pas qu'il n'ait atteint le but de ses courses; il propose une question à Henri qui la résout à l'instant même, et il lui promet de l'instruire. Malheureusement, celui qui se rappelle si bien les nombres a beaucoup de peine à retenir un nom ou une adresse. Henri à son tour emploie un mois entier en recherches infructueuses avant de retrouver M. Jacoby. Un jour enfin, il quitte la ferme en déclarant qu'il a trouvé une place, et il arrive chez M. Jacoby, qui accueille avec bonté le nouveau pensionnaire que la Providence lui envoie. Sous la direction de M. Jacoby, Henri Mondeux, en continuant à se livrer à son étude savante, est devenu plus habile dans la science du calcul et a commencé à s'instruire sous d'autres rapports. Aujourd'hui il exécute facilement de tête, non-seulement les diverses opérations de l'arithmétique, mais encore, dans beaucoup de cas, la résolution numérique des équations; il imagine des procédés quelquefois remarquables pour résoudre une multitude de questions diverses, que l'on traite ordinairement à l'aide de l'algèbre.

» L'Académie, pour reconnaître le zèle et le noble dévouement que M. Jacoby a déployés dans le double intérêt de son élève et de la science, a émis le vœu que le gouvernement fournît à cet honorable instituteur le moyen de continuer sa bonne œuvre, en développant de plus en plus les rares facultés qui font espérer que cet enfant extraordinaire se distinguera un jour dans la carrière des sciences.

» Nous sommes heureux de dire que la voix de l'Académie a été entendue, et que M. Villemain, qui sait apprécier toute la puissance du talent, prendra Henri Mondeux sous sa protection. Le ministre a annoncé à l'Académie, lundi dernier, que l'État se chargeait de l'éducation de cet enfant, qui pourra désormais se livrer au travail sans autre ambition que celle de la gloire. »

On lit encore dans le même journal du 11 septembre 1841 : « La séance mathématique que le jeune Henri Mondeux a donnée dans le local de la rue de Grenelle, a pleinement justifié la réputation que la presse a faite à cet enfant extraordinaire.

Non-seulement on l'a vu résoudre presque instantanément des problèmes longs et difficiles, mais encore il a pu sur-le-champ rectifier des énoncés qui
lui étaient présentés; et c'est là peut-être ce qui
prouverait le plus sûrement l'intelligence de l'enfant,
qui n'est pas seulement calculateur, mais qui est
aussi mathématicien. Henri Mondeux aime beaucoup mieux les difficultés mathématiques que les
calculs longs, quoiqu'il s'acquitte de l'un et de
l'autre avec une rapidité et une sûreté incroyables.
Dans la séance de jeudi dernier, comme les problèmes manquaient, on lui posa plusieurs opérations
très-longues. Une personne, qui croyait sans doute
que tout interrogateur était un compère, en présenta
une dont le résultat n'avait pas moins de quinze
chiffres. Le jeune pâtre dit aussitôt : Eh, monsieur! je viens de faire des opérations semblables.
L'interrogateur se récrie alors et dit en s'asseyant :
C'est le premier que je pose ; si vous ne le faites pas,
vous me permettrez de douter de votre force. Là-
dessus Mondeux souriant s'empare du calcul, et,
en moins de quatre minutes, donne un résultat parfaitement exact.

» Des applaudissements, de véritables marques d'affection lui ont été prodigués à la fin de la séance. »

« Les journaux italiens ont retenti des éloges d'un
enfant sicilien doué d'une aptitude si prodigieuse
pour les chiffres, qu'il peut répondre aux questions
les plus difficiles d'arithmétique, et faire par cœur
les calculs les plus compliqués. Cet enfant a été pré-

senté aujourd'hui (19 juin 1837) à l'Académie des sciences dans sa séance publique, et devant la docte assemblée il a répondu aux questions de M. Arago d'une manière si prompte et si exacte, que l'auditoire en a été émerveillé. Une commission, composée de MM. Arago, Libri, Biot, Lacroix et Sturm, a été chargée de faire un rapport. » (*Constitutionnel* du 20 juin 1837.)

## CHAPITRE XVIII.

### 9. Organe de l'onomatosophie ou de la science des mots.

Cet organe, qui est celui de ce qu'on appelle vulgairement *mémoire*, quoiqu'il se restreigne à la mémoire des mots (*memoria verbalis*), siège à la base postérieure des deux lobes antérieurs du cerveau, et porte sur la partie frontale du fond de l'orbite, qu'il resserre sur elle-même en faisant ressortir le globe de l'œil. Son principal signe est par conséquent la grosseur ou la saillie des yeux. Cet organe, différant de celui du langage en ce qu'il ne suppose que la faculté de retenir des mots, indépendamment de leur connexion logique ou grammaticale, fait les dictionnaires vivants, et donne la faculté au compilateur d'entasser volume sur volume. Il est très-utile au botaniste et au comédien, chez lesquels Gall l'a souvent trouvé très-prononcé ; particulièrement chez Jacquin, professeur de botanique à Vienne, et chez Iffland, l'honneur du théâtre allemand. Gall l'a aussi remarqué chez MM. Talma, Delille, Mauri, et chez mademoiselle Contat, de même que dans les bustes de Bacon, de Leibniz, etc. Le docteur Moreau de la Sarthe a aussi les yeux gros et saillants, ce qui ne viendrait point à l'appui de son ancienne opinion sur la doctrine de Gall. Un nommé Lercard, de Marseille, après un coup de fleuret reçu dans l'orbite, a perdu entièrement la mémoire des noms, ne pouvant même quelquefois se rappeler celui de ses meilleurs amis et de son père, comme il l'assure en écrivant au docteur Gall pour lui demander une consultation sur cet accident. M. Cuvier dans l'Éloge historique de M. Broussonnet, prononcé à l'Institut le 4 janvier 1808, a aussi remarqué que ce célèbre botaniste ne put jamais, après s'être rétabli d'une apoplexie, se ressouvenir des noms propres et substantifs, quoique sa mémoire prodigieuse lui eût été rendue sur les autres objets.

Il est à propos d'observer que des yeux gros et saillants pour cause d'hydrocéphale ou d'exostose n'indiqueraient nullement la mémoire des mots.

## CHAPITRE XIX.

### 10. Sens de la glossomathie ou du langage.

L'organe de ce sens s'exprime également dans l'orbite entre le précédent et celui de la connaissance des couleurs. Sa pression sur le globe des yeux, qu'il déprime sur la face, produit ordinairement une petite tumeur en forme d'ourlet sous la paupière inférieure. Cet organe donne la faculté d'apprendre les langues et d'en saisir le génie, pour exprimer ses pensées avec précision et clarté. Il est manifeste chez *Lavater, Adelung, Osterlag, Wolf,* etc. C'est l'apanage ordinaire du philologue, du glossateur, du grammairien et du traducteur, qui, sans lui, ne seraient que des vocabulaires infidèles. Il ne paraît pas être tout à fait étranger aux animaux, dont la plupart ont un langage particulier pour s'entendre entre eux et pour s'avertir réciproquement de leurs dangers et de leurs besoins.

Gall raconte qu'une femme de Vienne, jouissant d'ailleurs de toutes ses facultés intellectuelles, n'avait jamais pu apprendre à parler, quoiqu'elle pût prononcer des mots isolés, mais plus facilement les monosyllabes. Après sa mort l'on trouva, à l'ouverture de son crâne, que Gall montre à ses auditeurs, que la partie supérieure de l'orbite, où porte l'organe du langage, était très-élevée contre le cerveau, au lieu d'être déprimée dans l'orbite. Il a réitéré la même observation sur plusieurs aliénés auxquels l'on n'avait jamais pu apprendre à parler : leurs yeux étaient relevés et enfoncés. Gall fait voir à ses auditeurs que la partie supérieure de leur orbite était très-bombée en dedans du crâne.

Le *Diario di Roma* du 13 juillet 1837 rapporte qu'il vient d'arriver dans cette ville un garçon de huit ans, nommé Parteno Fulvio Cachillo, natif d'Amoro, de la province de Terra di Lavolo, royaume

des Deux-Siciles, lequel sait lire dix langues, quoique
sans instruction, et le journal fait la remarque que
ce talent prodigieux appartient au même royaume
d'où sont sortis les calculateurs extraordinaires
Vincenzo Zuccaro et Vito Mangiamele. Voir le *Constitutionnel* du 26 juillet 1837.

« On a beaucoup parlé dernièrement d'un perroquet acheté par le prince Albert qui voulait en faire
hommage à la reine d'Angleterre, son épouse.
M. Foster de Butley en possède un plus étonnant
encore. Ce dernier perroquet connaît et siffle plusieurs quadrilles, des valses et notamment la valse
de Copenhague. Il parle anglais, français, allemand,
italien, et il répond à une foule de questions. Il
imite le chant du coq et de la perdrix, appelle cinq
chiens par leurs noms et répète ceux de toutes les
personnes de la maison. » ( *Constitutionnel* du 6 février 1841.)

Il est bon d'observer néanmoins que l'inaptitude
à apprendre les langues peut se rencontrer avec tous
les signes de cet organe : ce qu'il ne faut pas attribuer, comme on le fait d'ordinaire, à quelque défaut
de la langue, de l'arrière-bouche ou du larynx ; mais
à un vice du cerveau, tel, par exemple, qu'un commencement d'hydrocéphale.

L'eau, dans ce cas, peut causer une dépression du
plancher supérieur de l'orbite, qui fasse croire à
l'existence de l'organe de la glossomathie et à celle
de plusieurs autres ; bien que leur nullité réelle
soit assez prouvée par plusieurs symptômes, parti-

culièrement par l'imbécillité ordinaire de ces sortes de sujets. C'est ainsi que la doctrine de Gall pourrait aussi servir à la connaissance des maladies, lorsque les signes d'un organe se présentent sans la faculté qui doit s'y rattacher. Pour faire connaître l'anomalie trompeuse dont il s'agit, Gall produisit, dans ses leçons de Dresde, au rapport de M. *Blœde*, un enfant de douze ans qui avait une disposition manifeste à l'hydrocéphale : ses yeux tombaient profondément sur les joues ; mais il était si imbécile qu'on ne pouvait lui faire répéter plus de dix ou douze mots de suite, quoique son père lui donnât le talent de lire, d'écrire correctement, et même de corriger les fautes d'impression qui se trouvaient dans les livres.

Plusieurs sourds-muets des établissements de Vienne, de Berlin et de Leipsig, où on leur enseigne à parler, n'ont, comme l'a observé Gall, jamais pu répéter d'eux-mêmes aucun des mots qu'on leur avait fait articuler plusieurs fois syllabe par syllabe, bien qu'ils eussent l'apparence d'une disposition pour les langues : ils se sauvaient quand on insistait; mais leur idiotisme les rendait ineptes en tout.

De pareils faits ne doivent pourtant pas faire rejeter des signes qui n'ont rien de fallacieux, vu que l'idiotisme en fait cesser l'ambiguïté; autrement il faudrait aussi rejeter tous les symptômes ou signes de maladie, puisqu'il est très-rare qu'ils ne conviennent qu'à une seule affection. Par exemple, les signes de la grossesse conviennent également à plusieurs espèces d'hydropisies, à la tympanite, aux obstructions, aux épanchements sanguins, aux affections vermineuses, aux polypes utérins, etc. ; car, dans plusieurs de ces maladies, les femmes nerveuses éprouvent des mouvements qu'elles disent être absolument les mêmes que ceux de leurs grossesses antérieures, et il se trouve aussi des femmes qui accouchent sans s'être aperçues d'aucun mouvement. Je viens de faire, pour la seconde fois, la ponction à une femme du faubourg Poissonnière, affectée d'hydropisie ascite compliquée de celle des ovaires, à laquelle les plus habiles et les plus renommés praticiens de Paris, placés à la tête des hospices, avaient dit, il y a un an, qu'elle était enceinte et ne devait avoir aucune inquiétude sur son état, qui changerait à sa satisfaction au bout de neuf mois ; tandis qu'il n'a fait qu'empirer depuis, faute de soins dans le principe. Pareilles erreurs arrivent journellement, et j'ai accouché une autre femme à qui plusieurs accoucheurs avaient assuré qu'elle n'était pas enceinte. Faut-il, à cause de ces erreurs faciles, qu'une attention circonspecte peut faire éviter, bannir la séméiotique de la médecine, et refuser leur valeur réelle aux symptômes parce que le défaut de connaissances suffisantes, l'inattention ou la légèreté de jugement peuvent induire à en faire une fausse application ?

Gall observe, relativement à l'organe en question, qu'il est bien rare que la mauvaise conformation des organes vocaux empêche d'apprendre une langue. Pour le prouver il cite entre autres exemples celui d'une femme de Strasbourg, qui, quoique tout à fait sans langue, parlait en prononçant toutes les lettres excepté *c* et *r*, à l'examen de laquelle il s'est trouvé avec plusieurs médecins, et particulièrement avec le professeur *Lobstein,* qui en fit le sujet d'un petit ouvrage publié sous le titre de : *Feminæ elinguis historia.* Gall cite aussi l'exemple d'une personne qui articulait tous les sons, malgré un bec de lièvre qui divisait les os du palais jusqu'à l'arrière-bouche.

Le savant président *de Brosses* cite un fait analogue dans son *Traité de la formation mécanique des langues* (tome I, p. 120). Je le crois assez intéressant pour le rapporter avec les observations qu'il y a jointes sur l'utilité de la langue pour la prononciation de certaines lettres.

« On lit actuellement ( décembre 1763 ) dans les papiers publics le récit d'un phénomène fort extraordinaire , s'il est bien exactement rapporté, d'une fille qui parle sans avoir de langue. Voici en quels terme il est rapporté. « On voit dans cette ville (Nan-
» tes) un phénomène qui mérite de fixer la curiosité
» publique; c'est une fille de dix-neuf ans qui parle
» sans langue. A la suite de la petite vérole qu'elle
» eut à huit ans, sa langue tomba en pourriture et
» se détacha entièrement. Pendant les deux premiè-
» res années qui suivirent cet accident, elle resta
» sans parler, n'ayant qu'un cri comme les muets;
» au bout de ce temps-là elle se mit à parler et de-

» manda fort distinctement du pain à sa mère : dès
» lors elle a conservé l'usage de la parole et chante
» même aisément. Cette fille, nommée Marie Gres-
» lar, est née dans la paroisse de Saint-Hilaire près
» de Mortagne en Poitou. »

» On ne peut douter que la langue ne soit le
principal agent de la parole, et l'on n'aurait pas cru
qu'il fût possible de parler quand on manque de cet
organe. Cependant on peut éprouver, et j'en avais déjà
fait l'expérience, que l'organe de la lèvre et même
celui de la gorge, situés aux deux extrémités de l'instrument, peuvent, absolument parlant, effectuer
leurs articulations propres sans le secours de la langue, ou du moins sans s'en aider que fort peu; et
peut-être que, par l'exercice, on peut parvenir à s'en
passer tout à fait. Mais les lettres intermédiaires qui
s'articulent au milieu de l'instrument vocal, comme
celles de langue, palais et même celles de dents, sont
impossibles à prononcer sans elle. Ainsi, sans avoir
vu Marie Greslar, on pourrait assurer d'avance, que,
si elle parle un peu en effet, après avoir totalement
perdu la langue, ce n'est que d'une manière très-
imparfaite : que sa faculté se réduit à prononcer les
lettres labiales ou gutturales B, P, F, V, M, G, Q, K
et les mots qui en sont composés, mais qu'elle ne
peut faire entendre L, N, R, J, CH, ni Z, D, T; que
les gens accoutumés à l'entendre suppléent peut-être
aux mots qu'elle veut dire. A l'égard des voyelles, il
y a moins de difficulté. Comme il n'y faut point d'ar-
ticulation, mais un simple son, la trompe vocale peut

y suffire. Ainsi il est moins étonnant que cette fille chante avec une certaine facilité. Mais on suppose qu'elle fait entendre le chant d'un air sans y joindre les paroles, ce qui lui est probablement impossible. »

L'haleine, dit Lucrèce, est exprimée et poussée directement hors de la bouche; la langue, souple et mobile, articule les mots qui sortent de ce dédale, ébauchant même ceux que les lèvres doivent former :

> Exprimimus rectoque foras emittimus ore ,
> Mobilis articulat verborum dædala lingua ,
> Formaturaque labrorum pro parte figurat.

Voilà des faits que je rapporte en historien impartial, les livrant également à la raison et à la prévention. Je me crois d'autant plus dispensé d'en dire mon opinion qu'elle ne peut changer la vérité dont je m'attache seulement à bien rendre toutes les couleurs, sans m'arroger à l'égard de personne ni d'aucun organe une compétence dévolue au temps. Je dirai, comme Virgile, à ceux qui ne seraient point d'accord avec Gall :

> Non nostrûm inter vos tantas componere lites.

# CHAPITRE XX.

### 11. Sens de l'industrie.

L'organe de ce sens forme un renflement arrondi à la base latérale de l'os frontal vers les tempes, immédiatement au-dessus des grandes ailes du sphé-

noïde, dessous l'organe du vol et derrière ceux de
la musique et des mathématiques ; il concourt au pa-
rallélisme de la partie supérieure du visage. Il donne
la faculté de rendre par la mécanique toutes les
variétés et les nuances de forme qu'offre la nature,
et même de controuver, pour modifier cette dernière,
des moyens dont elle-même ne présente point de
modèle. Cet organe se trouve très-développé chez
tous les artistes célèbres et les grands mécaniciens,
quels que soient les noms par lesquels on les distingue les uns des autres. On le remarque particulièrement dans le crâne de *Raphaël*, dont Gall a reçu
un modèle de Rome par un professeur danois, de
même que dans celui du frère *David*, célèbre mécanicien de Vienne, et dans celui d'une fameuse marchande de modes de la même ville, qui était inépui-
sable pour varier la forme des divers objets de son
état. Gall soumet ces deux derniers crânes à l'examen de son auditoire.

En visitant la maison de Force et celle des Orphelins
de Torgau où il se rendit de Dresde, suivi de plusieurs
curieux bien ou mal intentionnés, Gall reconnut
avec beaucoup de précision cet organe chez plusieurs
individus, entre autres chez un aveugle que l'on dit
être en effet très-adroit à carder la laine et à construire des cages élégamment ciselées.

La réunion de cet organe avec celui de la chromatique, des mathématiques, du langage, etc., produit
les variétés de talent qui se rencontrent dans la
société et par lesquelles le peintre, le machiniste, le

mécanicien, l'orateur se distinguent l'un de l'autre. Les chevaliers d'industrie doivent moins au sens dont il s'agit qu'à celui de la ruse, quoique [leur nom semble indiquer le contraire.

L'on est surpris de la grande analogie de conformation qui se rencontre entre le crâne des artistes célèbres, relativement à l'organe en question, et celui de plusieurs espèces d'animaux industrieux, dont Gall montre les crânes, tels que le castor, le mulot, la marmotte de l'île de Scarpantho et la plupart des oiseaux ; aussi leurs constructions sont-elles très-ingénieuses dans leurs différents genres.

Après avoir considéré les organes de la base du cerveau d'abord postérieurement, puis en devant, Gall examine ceux de la région moyenne dans le même ordre, c'est-à-dire en procédant aussi de derrière en devant.

---

## CHAPITRE XXI.

### 12. Organe de l'attachement amical.

Il est placé en devant de l'organe de la philogénésie en tirant vers les oreilles et un peu en haut ; sa présence fait renfler les os pariétaux vers le milieu de leur bord postérieur. Comme cet organe est très-sujet à caution, Gall ne le donne que comme une vraisemblance ; en observant que ses expériences ne sont encore ni assez nombreuses ni assez décisives pour qu'il ait lui-même une conviction aussi absolue de sa réalité que de celle de la plupart des autres. C'est en voyant des personnes sacrifier tout, même leur vie pour l'intérêt de leurs amis, qu'il a présumé un organe particulier pour une qualité qui, pour être souvent mentie et illusoire dans certaines personnes, n'en est pas moins réelle dans d'autres et se rencontre même dans les plus grands scélérats. Un voleur de grand chemin, détenu à Lichtenstein près de Vienne, se pendit dans sa prison, pour n'être pas forcé de trahir ses complices. Gall, ayant examiné son crâne et celui de plusieurs autres personnes qui avaient donné des preuves non équivoques de leur fidélité amicale, y a toujours trouvé un renflement à la place indiquée comme siége de l'organe en question. Gall cite comme des exemples honorables du même attachement le général *Wurmser,* le poète *Alxinger,* et une femme de Vienne, reconnue comme le plus parfait modèle de l'amitié par les sacrifices qu'elle lui a toujours faits : il montre leurs crânes aux curieux.

On trouve une disposition analogue à cet organe dans quelques animaux, particulièrement dans les barbets et les bassets.

---

# CHAPITRE XXII.

### 13. Organe de la rixe.

Son siége est un peu au-dessus des oreilles, dans l'angle mastoïdien de chacun de os pariétaux, derrière et un peu sur la suture écailleuse, en devant du précédent. Gall l'avait d'abord appelé *organe du courage*, parce qu'il en trouva les premiers indices sur le crâne des bretteurs, des ferrailleurs, des duellistes et de tous les rodomonts, dont le plus grand plaisir est de se battre et de se faire craindre; car il a souvent rassemblé chez lui ces sortes de gens et même les polissons des rues par douzaines, pour les mieux connaître en les mettant aux prises les uns avec les autres, et les examiner plus à l'aise. Ayant enfin trouvé la même conformation à tous ceux qui aiment à taquiner et à contrarier, de même qu'aux chicaneurs, qui ne sortent jamais des procès ni des disputes, il y substitua un nom plus général et moins honorable. En effet, le vrai courage, qui s'allie toujours avec la justice et ne provoque point les dangers qu'il sait braver lorsqu'ils arrivent, n'est que le résultat de l'activité de plusieurs organes, puisque sans la réflexion et la combinaison des motifs et des moyens de défense il devient pure témérité ou folie. Cependant il se compose aussi de l'activité de l'organe en question, car il fait voir qu'il est très-prononcé sur le crâne du général *Wurmser;* tandis qu'au lieu du même renflement l'on trouve un aplatissement très-marqué sur celui du poète *Alxinger,* qui s'est toujours montré peureux et timide.

L'organe de la rixe est également exprimé chez les animaux; et, pour l'apprécier, il suffit de faire attention à l'écartement des oreilles, qui est d'autant plus grand que l'animal est plus courageux ou plus hargneux,

comme on peut s'en assurer par la comparaison des
chevaux et des chiens entre eux. Parmi les oiseaux,
la pintade et le rouge-gorge, qui ne souffrent point
de voisinage, en portent l'expression évidente sur
leur crâne. Au contraire les animaux peureux et
lâches, tels que les lièvres et les lapins, ont les
oreilles très-rapprochées. J'ai déjà dit tant de fois
que Gall appuyait ses assertions sur l'anatomie comparée, en soumettant toujours aux yeux de ses auditeurs plusieurs crânes des animaux dont il parle,
que je crains de devenir trop fastidieux en le ré-
pétant.

## CHAPITRE XXIII.

### 14. Organe de la cruauté.

Nous avons vu précédemment que Gall ne considère les muscles des membres, les parties génitales,
les organes vocaux, etc., que comme des instruments
accessoires ou secondaires, subordonnés à un principe
plus relevé auquel ils obéissent comme des serviteurs
à leur chef. Ici c'est la même chose. Tous les moyens
de destruction départis par la nature aux animaux,
sont, selon lui, les agents passifs d'une organisation
cérébrale sans laquelle les animaux ne soupçonne-
raient pas même leur usage. Ce qui fit naître cette
idée dans l'esprit de Gall, c'est qu'il s'aperçut, en
faisant la révision attentive des crânes de sa nombreuse collection, que ceux des animaux carnivores

se distinguaient tous de ceux des herbivores par une conformation particulière. Voici en quoi consiste la différence dont la découverte a fait beaucoup de sensation parmi les naturalistes, qui ne peuvent la nier ni la révoquer aussi facilement en doute que plusieurs autres; car elle est visible et palpable, comme tous les auditeurs de Gall ont pu s'en convaincre par l'examen des différents crânes que ce physiologiste a toujours soin de soumettre à leurs yeux.

En abaissant derrière le trou auditif une ligne perpendiculaire à la base du cerveau et du crâne, la division est telle que, chez les herbivores, toute la cervelle, à l'exception de ce qui appartient aux organes de l'énergie générative et de la philogénésie, se trouve au-devant de cette ligne verticale; tandis que chez les carnivores, il se trouve, en sus de ces deux organes, encore une portion considérable de cervelle derrière la même ligne : et c'est principalement de cette portion qu'est formé, selon Gall, l'organe de la cruauté. Chez l'homme et chez le singe, la ligne verticale partage la cervelle en deux parties à peu près de même grandeur; ce qui indique qu'ils sont également destinés à être carnivores et frugivores. Une autre différence que Gall fait remarquer dans ses démonstrations anatomiques, et dont les professeurs *Cuvier, Duméril,* etc., font aussi mention dans la comparaison anatomique des animaux, c'est que les tubercules quadrijumeaux antérieurs (testes) sont plus développés que les postérieurs (nates) chez les carnivores, tandis que c'est l'inverse chez les herbivores. Ceux qui ne possèdent pas les ouvrages d'anatomie comparée de ces savants en trouveront des extraits très-soignés et très-exacts dans la *Bibliothèque médicale* de M. *Royer-Collard*, laquelle indique (n° 32) la même différence, et doit se trouver entre les mains de tous ceux qui veulent être instruits de l'état actuel des connaissances médicales, et de leurs progrès journaliers.

C'est d'après l'aperçu de ces différences physiques que Gall soupçonna que la nature avait fait dépendre la conservation de certaines espèces d'animaux d'un instinct destructeur préétabli même dans leur cerveau. Il trouva cette idée d'autant plus vraisemblable, qu'il y a des animaux et même des hommes qui semblent jouir du carnage. Il nomme parmi les animaux la belette, qui tue même sans besoins à satisfaire ; et, parmi les hommes, il cite le fils d'un marchand de Vienne qui par goût se fit boucher, et le fils d'un riche apothicaire, qui, retenu dans les devoirs de la société par son éducation, fut néanmoins porté par son penchant destructeur, en dépit de toutes les remontrances, à se faire garçon de bourreau.

C'est d'après de pareils faits qu'il procéda à la recherche de l'organe qui pouvait prédisposer à la cruauté et au meurtre, en restreignant toutefois ses recherches aux animaux carnivores. Voilà comment il fut conduit à la découverte d'un renflement placé à la partie postérieure et supérieure des os écailleux, y compris une portion des pariétaux, au-dessus de l'apophyse mastoïde, au-dessous de l'organe de la circonspection et entre ceux de la rixe et de la ruse ; renflement très-prononcé chez les animaux les plus carnassiers, tels que le tigre, l'hyène, le léopard, le lion, le renard, le chat, la belette, le vautour, l'aigle, etc., de même que chez les meurtriers dont Gall a examiné les crânes, particulièrement chez les deux femmes citées comme infanticides à l'article de la philogénésie, et chez un soldat de Vienne, qui, à l'approche d'accès épileptiques violents auxquels il était sujet, aurait, par un penchant irrésistible, tout massacré, si l'on n'avait pris les sûretés de précaution.

Le docteur Gall trouve à propos de rappeler ici que, quelle que soit l'organisation chez l'homme, il a toujours un contre-poids suffisant dans l'influence réciproque des organes les uns sur les autres pour régulariser leur activité, lorsque le défaut d'éducation ou la folie ne favorisent pas l'essor vagabond d'un seul par le silence des autres. On a enseigné avant lui que l'homme était né cruel, en lui reconnaissant, dans les organes de la mastication et de la digestion, une disposition physique pour vivre également de chair animale et de végétaux. Si des circonstances étrangères à l'organisation le portent à la destruction de ses semblables, il sort de sa sphère naturelle ; puisque les brutes elles-mêmes, avec une organisation plus marquée et plus exclusive pour la cruauté, respectent leur propre espèce. Nous savons

que tous les physiologistes instruits admettent aujourd'hui, avec l'illustre Bichat, que c'est à la vie animale, c'est-à-dire au cerveau et aux nerfs qui communiquent avec lui, qu'il faut rapporter toutes les
relations des animaux avec les objets extérieurs, et
par conséquent avec ceux qu'ils choisissent pour
aliments, n'importe dans lequel des deux règnes
organiques ils soient pris. La nature se serait con-
tredite et n'aurait eu en vue que la souffrance des
êtres créés, si, en formant les animaux, elle n'avait
pourvu à leur conservation spontanée, en leur accordant la faculté de distinguer la nourriture qui leur
convient et les moyens nécessaires pour se l'approprier. Le physiologiste qui reconnaît cette faculté et
ces moyens n'y ajoute rien : il se les présente sous le
même point de vue que celui qui reconnaît une propriété délétère ou malfaisante dans une plante, ou
que le magistrat qui juge un procès; c'est-à-dire qu'il
dissipe une erreur pour y substituer une vérité. C'est
répandre sur les sciences les poisons de l'ignorance ou
de la mauvaise foi que d'en tirer des conséquences
qui ne s'y rattachent par aucun point. Il ne serait
pas difficile d'opposer plusieurs faits aux vaines inductions des fatalistes, qui, incapables de voir la
vérité, s'interposent néanmoins toujours devant son
flambeau pour en dérober l'éclat aux autres. En effet,
bien que les animaux aient beaucoup moins d'empire sur eux-mêmes que l'homme, parce qu'ils sont
doués de beaucoup moins de facultés que lui, ne les
voit-on pas maîtriser souvent une partie de leur or-

ganisation par l'influence de l'autre, et n'ai-je pas déjà rapporté plusieurs exemples de cette vérité pour les animaux privés ? Les lions, les tigres, les panthères et plusieurs autres espèces très-cruelles, respectent les personnes qui les soignent ; et l'inspecteur de la ménagerie du Jardin-des-Plantes de Paris, M. Cuvier, frère du professeur de ce nom, va jusqu'à leur mettre la main dans la gueule, sans en éprouver la moindre égratignure. On y voit les lions vivre familièrement avec des chiens qu'ils pourraient tuer d'un seul coup de patte, et qu'ils dépéceraient en un clin d'œil dans le désert, quoique la faim ne leur fasse jamais violer les droits de l'hospitalité qu'ils accordent dans leur cage. Faut-il des exemples encore plus frappants, voici une histoire que nous ont transmise les historiens romains.

« Un esclave nommé Androclès, disent-ils, s'était enfui. Errant en Afrique, il entre dans une caverne pour s'y cacher. A peine y est-il entré, qu'un lion terrible, haletant, les yeux rouges et enflammés, y pénètre aussi. Cependant le lion, au lieu de s'élancer sur lui, s'en approche doucement, le caresse, se couche à ses pieds, se roule sur le dos, lui tend une patte. Androclès, étonné, s'aperçoit que la patte qu'il lui tend est ensanglantée. Enhardi par les caresses du lion, il l'examine, y trouve une épine qu'il en retire en tremblant. Le lion, soulagé à l'instant, redouble ses démonstrations de bienveillance. Étant ensuite sorti, il rapporte une pièce de gibier à son bienfaiteur. La reconnaissance du lion se soutient, et il nourrit Androclès pendant trois ans de la même manière, jusqu'à ce que celui-ci, ennuyé de ce genre de vie, s'échappe enfin de la caverne. Découvert peu de temps après, il est conduit à Rome et rendu à son ancien maître, qui, pour le punir exemplairement, le condamne à être dévoré par les bêtes féroces. Androclès jeté dans le cirque, un lion énorme s'élance pour le dévorer, et s'arrête soudain : le lion a reconnu son bienfaiteur ; il se couche à ses pieds, le caresse : la reconnaissance a maîtrisé sa fureur naturelle et sa faim. Leçon sublime aux hommes, mais surtout aux ingrats et aux esprits faibles et ténébreux qui accusent la nature et les sciences des crimes de leur pusillanimité ! »

Au moment où ceci s'imprime, on lit dans le *Moniteur* et le *Journal de Paris* du 14 juin, sous la date de Vienne, 31 mai 1808, l'article suivant :

« Il s'est passé à la ménagerie de Schœnbrunn un événement qui mérite de fixer l'attention des naturalistes. Le tigre mâle du Bengale qui s'y trouve est ordinairement nourri avec de la viande de boucherie ; mais lorsqu'il a sa maladie ordinaire ( une espèce d'ophthalmie), on lui donne de jeunes animaux vivants dont le sang chaud contribue à le guérir. On lui jeta, il y a quelques semaines, un jeune chien de boucher (femelle) : dans ce moment le tigre était assoupi, et sa tête reposait sur ses jambes de devant. Le chien, revenu de son premier effroi, s'approcha et commença à lui lécher les yeux. Le tigre s'en trouva si bien, qu'oubliant sa passion pour le carnage, non-seulement il épargna l'animal, mais il lui témoigna sa reconnaissance par des caresses. Le chien, entièrement revenu de sa crainte, continua de le lécher, et en peu de jours le tigre se trouva guéri. Depuis ce moment, les deux animaux vivent dans l'intimité la plus parfaite. Avant de toucher à sa nourriture, le tigre attend toujours que son compagnon se soit rassasié avec les meilleurs morceaux : il souffre tout de lui; et même lorsque le chien le mord en jouant, il ne témoigne aucun ressentiment et ne cesse de lui faire des caresses. »

J'observerai à ce sujet qu'il y a une médecine naturelle, propre aux animaux eux-mêmes; et que, par exemple, les petits chiens et les petits chats, comme l'ont observé les docteurs *Reil*, *Dreyssig* et d'autres, sont exposés, peu de jours après leur naissance, à une ophthalmie que leurs mères guérissent en leur léchant les yeux. Les femmes chez qui des préjugés de médecine n'ont point étouffé toute réflexion font de leur propre chef jaillir des rayons de lait de leurs mamelles dans les yeux de leurs enfants lorsqu'ils sont atteints de l'ophthalmie des nouveau-nés; et ce moyen simple et naturel, que j'ai souvent fait employer par celles qui n'en avaient pas eu l'idée d'elles-mêmes, suffit ordinairement pour guérir les yeux de leurs enfants dans très-peu de temps. Les chiens malades mangent par instinct du chiendent, qui les purge et les fait vomir : l'ibis, oiseau d'Égypte, se donne des lavements avec son bec, et il paraît que c'est de lui que la médecine humaine en a emprunté l'usage, etc. Est-il présumable que, dans le cas précédent, un chien mâle eût aussi eu l'instinct de chercher à soulager et à guérir le tigre en lui léchant les yeux?

Je ne puis admettre avec Spurzheim un organe de destruction ou la barbare et fantastique *destructivité*. Le passage suivant du tome IV, p. 162 et suivantes, de Gall, fait voir que le maître a été plus sage et plus réfléchi que son disciple. « Le penchant de destruction ou de destructivité que M. le docteur Spurzheim propose, est une acception trop générale et trop étendue de l'instinct carnassier. M. Spurzheim fait dériver du même penchant les actes de quereller, de pincer, de casser, de rompre, de déchirer, de brûler, de mordre, de dévaster, de démolir, de renverser, etc. L'architecte qui démolit pour construire, le jardinier qui arrache un arbre pour en planter un autre, peut-on les accuser de destruction? Du reste, cette dénomination ne réveille aucunement dans l'esprit du lecteur l'idée de la qualité dont je viens d'exposer l'histoire naturelle; peut-être que, soit moi-même, soit mes successeurs, nous réussirons à déterminer plus exactement la force fondamentale. »

Voilà le langage d'un homme sage qui cherche franchement la vérité, tandis que Spurzheim, l'oracle des phrénologistes dont s'est moqué le docteur de Mussy en remarquant que, selon eux, la même force fait que le loup mange l'agneau et que l'agneau mange l'herbe, tranche beaucoup de questions

sans les avoir approfondies, et avec la même légèreté qui lui a fait imaginer une nomenclature contraire au génie et à l'usage de la langue française
sous les rapports du sens, de l'analogie, de l'euphonie et de l'étymologie ; car il écrit le titre ambigu
de son traité par le mot *phrænologie* dont il ne s'est
apparemment pas mis en peine de connaître la racine phren (φρήν) ni le sens ou la portée : faute très-
grave, puisqu'elle a établi la confusion de la psychologie avec l'organologie.

Un organe de destruction tel que l'a imaginé
Spurzheim est révoltant, et contradictoire avec les
lois générales de la nature, qui me paraissent repousser même un simple organe du meurtre. Gall
paraît l'avoir senti lui-même, car il ajoute après le
passage que j'ai cité : « Lorsque l'homme sortit des
mains du Créateur, l'Être suprême avait certainement prévu qu'il vivrait avec ses semblables dans
une guerre perpétuelle. La nature eût-elle été juste
en lui refusant les moyens de se défendre contre ses
ennemis ? »

L'observation et ma raison repoussent un organe
spécial de destruction dans la nature, et je ne puis
admettre l'organe du meurtre que comme un moyen
de nutrition pour les animaux carnassiers, et un
moyen de défense et de sécurité pour les autres.
Dans mon sens, le mot *hostilité* indiquerait sa force
fondamentale et générale mieux que ne le font les
modifications organiques substituées par Gall et
Spurzheim à l'insuffisance de l'organe carnassier,

pour rendre raison d'instincts natifs différents sans organes auxquels on puisse les rattacher. Cela dispenserait de torturer un organe mal défini pour expliquer les anomalies qui font coïncider les mêmes actes chez les animaux de nature et d'instincts différents, selon les occurrences. Les modifications d'organes sont des suppositions mises en avant sans preuves ni analogie, pour se dispenser de réponses catégoriques à des objections embarrassantes. Quand l'organe du toucher rectifie l'erreur des yeux sur l'apparence courbe d'un bâton droit plongé dans l'eau ou sur la forme d'une tour carrée qui paraît ronde dans le lointain, il n'y a certainement en cela aucune modification d'organe; c'est seulement le concours de deux organes dont l'un détrompe l'autre, ou un changement de milieu ou de distance qui produit le même effet.

A l'hostilité peuvent se rattacher le meurtre, l'incendie, l'empoisonnement, la dévastation, la vengeance, et toutes les vexations et les immolations de l'égoïsme, de l'antipathie, de la jalousie, de la cupidité, de l'attaque, de la défense, des représailles, du vol, etc., sans les restrictions imaginaires, et démenties par les faits, que l'on prétend tirer de la manière spéciale de se nourrir des animaux. Outre l'hostilité commandée par l'intérêt ou le besoin, il y a une hostilité d'antipathie, qui fait que, sans besoin de manger, les chats tuent les rats et les souris, les abeilles détruisent les bourdons, l'homme détruit les crapauds, les araignées, etc., par répugnance.

D'ailleurs le meurtre étant un expédient entre plusieurs autres pour arriver au but de la nutrition, de la conservation, de tout autre besoin, suppose un choix et par conséquent le concours de plusieurs organes, car avec un seul organe ou une seule faculté il y aurait entraînement irrésistible. C'est en circonscrivant les destructions dans le cercle de certains besoins, et en limitant la durée des végétaux et la vie des animaux à des périodes plus ou moins longues, que la nature se rajeunit et conserve la fraîche vigueur qui embellit le monde. Sans cet ordre de choses, le monde ne serait peuplé que de vieux animaux et de végétaux énormes ou desséchés ; et avec des instincts de destruction absolus, la plupart des animaux, peut-être tous, auraient disparu de la surface de la terre : car, après les dernières immolations, les destructeurs auraient manqué de vivres. En donnant à l'homme l'empire de la terre, la nature lui a donné, avec l'instinct de détruire pour se nourrir, l'organe d'une prévision rationnelle qui le porte à travailler à des remplacements par des productions nouvelles. Beaucoup d'animaux ont aussi un instinct de prévision qui leur fait amasser des provisions ou cacher des restes d'aliments pour des époques futures ; mais comme cet instinct n'est pas rationnel chez eux, ils ne travaillent pas au remplacement de leur dépense actuelle par de nouvelles productions. Il est dit dans l'Ecclésiaste, ch. III, v. 5 : « Ce qui a été fait est permanent ; ce qui est à venir a déjà été, et Dieu renouvelle ce qui disparaît. » Avec un instinct absolu de destruction, le renouvellement des productions animales et végétales serait arrêté, la terre deviendrait bientôt veuve des créations qui la vivifient et l'embellissent.

L'hostilité est un instinct qui porte à enlever ou à sacrifier violemment les choses animées et inanimées, pour satisfaire à l'honneur, à la jalousie, à la vengeance, à l'ambition, à la sécurité, à la conservation, à la haine ou à l'antiphatie, ainsi qu'aux exigences de la justice et des liens sociaux, et aux inspirations de la parenté, de l'amitié, de la sympathie pour l'enfance et la faiblesse, de même qu'aux exaltations de l'amour et du fanatisme. Cet instinct se distingue du vol proprement dit en ce que le voleur s'approprie secrètement et frauduleusement, par convoitise et sans nécessité, ce qu'il peut surprendre à ses amis comme à ses ennemis, pour en profiter lui-même ; ce qui fait que le vol part toujours d'un lâche égoïsme : au lieu que l'hostilité peut être patriotique et s'accompagner de générosité ; hormis dans le pillage, où les deux instincts se prêtent un funeste et honteux secours.

En parlant des mœurs des Germains, Jules-César rapporte que la plus grande gloire de leurs cités consistait à tout détruire au loin dans leur circonférence, en repoussant et massacrant leurs voisins, afin qu'aucun ennemi n'osât s'en approcher, et qu'ils n'eussent pas à craindre des incursions subites contre leur sûreté ; que néanmoins ils ne se permettaient pas de violer les droits de l'hospitalité, et que, quelle

que fût la cause qui amenât des étrangers chez eux,
ils regardaient leur personne comme sacrée, qu'ils
étaient protégés contre toute offense, reçus, défrayés
dans toutes les maisons (1). Ces mœurs n'annoncent
pas l'impulsion d'un organe du meurtre ou de la
destruction; mais elles manifestent évidemment l'empire des organes de la circonspection et de la défense, que plus tard l'on a cherché à assurer par des
circonvallations ou des fortifications et le maintien
de grandes armées à la charge des peuples.

Les faits ne manquent pas pour montrer combien
sont hors du vrai certains physiologistes qui prétendent expliquer les tendances morales d'après un seul
organe considéré isolément et indépendamment du
concours des autres et de l'influence des événements
fortuits. Fieschi eût-il conçu et exécuté son horrible
attentat, s'il se fût trouvé dans un poste propre à
satisfaire son ambition et sa vanité? L'ambition et
les talents militaires de Bonaparte eussent-ils eu autant d'éclat et eussent-ils tourné à la gloire de la
France sans les circonstances de la révolution? Et
Moreau, que son patriotisme avait porté à servir en
sous-ordre en Italie, après avoir, comme général en
chef, sauvé l'armée française par la plus belle des re-

_________

(1) Civitatibus maxime laus est quam latissimas circum se, vastatis
finibus, solitudines habere. Hoc proprium virtutis æstimant, expulsos
agris finitimos cædere, neque quemqvam prope audere consistere.
Simul hoc se fore tutiores arbitrantur, repentinæ incursionis timore
sublato... Hospites violare fas non putant : qui quaque de causa ad
eos venirent, ab injuria prohibent, sanctosque habent; iis omnium
domus patent, victusque communicatur. *Bell. Gall. l.* VI, *c.* 21 *sqq.*

traites, eût-il ensuite faussé son précédent patriotisme, si la jalousie de son ancien émule de gloire
n'eût compromis sa sûreté et ne l'eût forcé à s'expa-
trier avec les siens? A quoi attribuer un pareil contraste de conduite, si ce n'est à un changement de
position et à des circonstances propres à réveiller une
hostilité personnelle qui n'existait pas auparavant
entre deux rivaux de gloire! Les faux interprètes de
l'organologie cérébrale se sont mis en contradiction
avec l'opinion publique ainsi qu'avec nos législateurs
et nos tribunaux, qui admettent des circonstances
atténuantes dans l'application des pénalités. Or, si
les circonstances peuvent faire mentir l'organologie
même chez les animaux les plus féroces qui épargnent
leurs gardiens nourriciers, et chez qui la reconnaissance fait taire l'organe du meurtre même en présence du besoin de manger, que faut-il penser des
faux adeptes qui rêvent sur la présence d'un seul organe la nécessité de son influence en tout et partout,
même en dépit de l'éducation et des positions sociales?

Le meurtre est rare chez les peuples qui ne sont
pas violentés par des institutions vexatoires et irri-
tantes. Dans une lettre communiquée à l'Académie
française dans sa séance du 17 octobre 1836, M. Gay-
mard rapporte que dans le voyage d'exploration de
la corvette la *Recherche* dans le nord, il a recueilli de curieux détails sur l'histoire d'Islande depuis l'an 874, où elle fut peuplée par des Norvégiens,
jusqu'à l'époque actuelle. Croirait-on, dit-il, que sur

une population de 50,000 habitants il n'y a eu que quatre meurtres depuis 1786, et que, depuis l'an 1280, c'est-à-dire depuis près de 600 ans, l'Islande n'a pas subi la plus légère augmentation d'impôts !

Je ne puis admettre par conviction un organe spontané du meurtre qui soit conforme au vœu de la nature, laquelle, en bornant la vie des animaux et leur reproduction, n'a pas eu besoin, pour prévenir le trop plein des créations, d'y opposer des instincts d'attaque gratuite, lesquels, en provoquant incessamment ceux de la défense et de la conservation, auraient nécessairement troublé l'harmonie du monde par le besoin d'exterminations réciproques, quoique Gall manifeste l'idée du contraire, p. 164, t. IV, en s'exprimant ainsi : « Partout je reconnais et je révère une prévoyance suprème, et je me soumets à ses lois. Que ces hommes si glorieux de conduire à la boucherie les nations contre les nations, qui font égorger leurs semblables par milliers, sachent qu'ils n'agissent pas de leur propre chef, que c'est la nature qui a placé dans leur cœur la rage de la destruction de leur propre espèce ; que, sans s'en douter, ils ne sont qu'un des instruments qu'elle emploie pour élaguer les populations humaines. C'est ainsi qu'ils figurent à côté des contagions meurtrières et de tous les désastres qui assaillent l'homme au dedans et au dehors. »

Cette opinion de Gall, déjà manifestée par l'Anglais Maltus et d'autres auteurs, me paraît plus que problématique. Si *la nature a placé dans le cœur* (la tête) *des élagueurs de populations la rage de la destruction de leur propre espèce*, ce ne peut être que par une contradiction avec ses œuvres ; car les productions territoriales du globe sont et seront long-temps plus que suffisantes pour en nourrir les habitants, avant que l'agriculture ait acquis tous ses perfectionnements, et que l'on soit forcé de convertir les arbres de nos forêts en arbres fruitiers. On évalue la population du globe de 6 à 800 millions d'habitants. Le chiffre de la population par mille carré géographique est, en France, 61 ; en Asie, 27; en Afrique, 10; en Amérique, 3; dans l'Océanie, 1. La population la plus nombreuse et la plus agglomérée que présente le globe est celle de Hambourg, qui forme une masse de 1,302 individus par mille carré. Le Mexique présente l'extrême opposé, car sur chaque mille carré il n'y a que 6 individus. (Voyez *Office de publicité*, par M. Desertine, 1838.)

M. Charles Dupin estime que la production agricole de la France, sur une surface de 53 millions et demi d'hectares, s'élève à 4 milliards 500 millions de francs, tandis qu'avec beaucoup moins de travailleurs celle de l'Angleterre, sur une surface de 13 millions d'hectares, s'élève à 6 milliards. (V. le *Moniteur de la propriété et de l'agriculture* de juin 1837.)

L'on peut conclure de ce peu de renseignements que l'humanité peut se passer long-temps des élagueurs de populations qui seraient tentés de croire qu'ils obéissent à une impulsion naturelle, en détruisant ce qui est, pour des besoins qui ne sont pas et dont l'idée ne peut par conséquent les justifier de leur acharnement sanguinaire.

Une hostilité subite et imprévue peut faire commettre un meurtre à celui qui n'y est pas disposé par son organisation, comme le prouve l'exemple suivant, cité p. 58 du 2ᵉ tome des *Récréations historiques*, Paris 1768.

« Une femme lavait un de ses enfants au bord d'une rivière. Un autre de ses enfants jouait à quelque distance, il avait un couteau ouvert dans la main ; il tombe sur la pointe, qui lui entre dans la poitrine et lui perce le cœur. La mère y court, elle le trouve mort. Elle se désespère ; pendant qu'elle embrasse cet enfant, celui qui était au bord de la rivière glisse et tombe dans l'eau : le courant l'entraîne. La mère, qui s'en aperçoit trop tard, y vole et le trouve noyé. Alors elle perce l'air de ses cris. Le père arrive, et, furieux de la perte de ses deux enfants, s'en prend à leur innocente mère, la frappe avec tant de rage qu'elle tombe morte à ses pieds. Revenu à lui-même, il se regarde comme un monstre, et, devenu son bourreau, se pend à un arbre. »

Dans ce tragique événement, je le demande, quelle autre impulsion plus forte que celle de l'organe de la philogénésie fut cause du meurtre de la mère, et quelle autre impulsion que celle de l'horreur du meurtre et par conséquent de l'absence de son prétendu organe détermina le suicide du père ? Cela ne prouve-t-il pas encore qu'une seule action ne suffit pas pour faire connaître l'organe dont l'impulsion l'a déterminée, si l'on en ignore les motifs, et que le législateur a sagement admis des circonstances aggravantes et atténuantes dans la perpétration des crimes?

---

## CHAPITRE XXIV.

### 15. Organe de la ruse.

Cet organe se trouve environ trois doigts au-dessus du trou auditif externe, sur l'angle sphénoïdal de chacun des pariétaux, entre l'organe de la circonspection en arrière, et celui du vol en devant. C'est à lui qu'il faut rapporter l'habileté du général qui prévoit les mouvements et les fautes de son ennemi, ou sait l'amener à sa discrétion; l'adresse du juge qui surprend des aveux aux criminels, ou les déconcerte par des mesures sages et imprévues; la souplesse et la flatterie qui rendent propres à toutes les actions, et disposent aussi bien à servir qu'à trahir les intérêts de la même personne pour assurer les siens; le talent qui file adroitement le dénouement d'une pièce de théâtre, d'un roman, etc., ou en assure le succès par d'autres moyens; le secret d'une négociation ou la trame d'une intrigue qui viennent à maturité en donnant le change à tout le monde; enfin le choix, la disposition et la combinaison de tous les moyens propres à la réussite d'un projet, d'un dessein, d'un coup de main, d'un procès, etc.

Le vainqueur d'Austerlitz juge que la grande supériorité des armées ennemies leur fera regarder la victoire comme assurée pour elles; il flatte cette idée, se retranche, affecte de l'embarras, de l'incertitude; il a l'air d'attendre du renfort et de vouloir éviter le combat qu'il désire : l'illusion est complète pour ses ennemis; ils décomposent leurs forces comme l'a prévu le vainqueur, et elles viennent échouer au premier écueil qui les attend. C'est ainsi que la tactique habile du général change toutes les chances en faveur de la bravoure, que la suffisance et l'inexpérience peuvent également perdre et déconcerter.

Salomon doit rendre justice à deux femmes qui se disent mères du même enfant. Les preuves de l'une sont aussi séduisantes que celles de l'autre, et aucune ne veut se désister. *Qu'on prenne cet enfant, et qu'on le coupe en deux à l'instant*, dit le roi ; *chacune en aura la moitié.* A ces mots l'une des femmes se jette à ses genoux, et demande grâce pour la vie de l'enfant qui, dit-elle, est celui de l'autre femme. *C'est le contraire*, dit le roi sage; *la nature a parlé, et l'enfant est à vous.*

Un fermier anglais est assassiné, en revenant du marché de Southam, dans le comté de Warwick. Le lendemain, un voisin vient trouver sa femme et lui demande si son mari est de retour. « Non, dit la femme, et je suis dans une inquiétude mortelle. — Elle ne saurait égaler la mienne, repart le voisin, car la nuit dernière votre mari m'est apparu couvert de coups de poignard, et m'a indiqué la fosse où l'assassin, qui est un tel, a jeté son cadavre. » L'alarme se répand, on cherche la fosse et l'on y trouve le cadavre. La personne accusée par l'esprit est traînée en justice, et on l'allait jeter dans un cachot pour lui faire son procès, lorsque lord Raimond, chef de justice à Warwick, plus éclairé que les autres juges, s'y oppose en montrant combien toutes ces histoires d'apparitions sont incroyables, et en fortifiant l'invraisemblance par les dépositions de tous les témoins qui avaient déclaré l'accusé pour un homme d'une conduite irréprochable. « Moi, je suspecte le voisin, ajoute-t-il; et si un spectre a pu l'instruire, il ne peut manquer d'avoir la même complaisance pour nous. Crieur, sommez-le à haute voix de comparaître. » Le crieur appelle trois fois. « Messieurs, continue le lord, vous ne voyez point de spectre; qu'on amène donc le voisin, c'est lui qui a commis le crime. » Le voisin, déconcerté, se coupe dans ses réponses, finit par s'avouer auteur du crime, et devient ainsi lui-même victime de sa méchanceté et de son horrible ruse.

Un marchand de Smyrne fait transporter plusieurs balles de marchandises à Constantinople par un chamelier. Celui-ci profite d'une maladie qui arrête le marchand en route, pour s'approprier ses marchandises. C'est en vain qu'après sa guérison le légitime propriétaire les réclame. Il est méconnu et maltraité par le chamelier, qui a changé d'état. Comment s'y prendre, sans reçu ni aucun titre quelconque ? Le marchand va trouver le cadi et lui conte son affaire. Celui-ci la trouve très-mauvaise : cependant il somme les deux parties de comparaître à la même heure devant lui. Le marchand y est traité de fourbe et d'imposteur par le voleur, qui nie avoir jamais été chamelier ; et le juge entre dans les sentiments de ce dernier pour accabler l'autre, puis il les renvoie tous deux. Lorsqu'ils sont parvenus à une certaine distance : «Chamelier, encore un mot ! » crie le juge. Le chamelier tourne la tête, se trahit, et perd ainsi tout le fruit de sa fourbe au moment où il ne pense plus à en défendre l'objet.

Un Espagnol et un Indien, tous deux à cheval, se rencontrent dans le désert. Le premier, qui a un mauvais cheval, propose au second un échange qui est refusé. L'Espagnol, bien armé, s'empare de force de l'objet de sa cupidité. L'Américain le suit jusque dans la ville la plus prochaine et porte ses plaintes au juge, qui, faute de preuves, allait renvoyer les parties hors de cour et de procès, lorsque l'Indien s'avise de placer son manteau sur la tête du cheval en litige et demande à l'Espagnol de quel œil il est borgne. «De l'œil droit, » répond à l'instant ce dernier, qui ne veut pas paraître hésiter. « Eh bien, il n'est borgne ni de l'œil droit ni de l'œil gauche,» dit alors l'Indien en lui découvrant la tête ; et le juge, convaincu par cette innocente ruse, lui fait rendre son cheval.

Voilà des cas où la ruse, qui par l'influence favorable des autres organes peut quelquefois être considérée comme prudence et sagesse, a servi la justice. Malheureusement une influence toute différente des circonstances ou du reste de l'organisation fait aussi très-souvent servir le même organe à la prospérité du vice et du crime, en multipliant leurs ressources par la dissimulation, la fausseté, l'hypocrisie, la duplicité, la fourberie, etc.

Le docteur Gall a remarqué que l'organe de la ruse était très-développé chez le meilleur acteur et la première actrice du théâtre de Berlin, et peut-être de toute l'Allemagne.

Les personnes rusées tiennent volontiers la tête dans une direction oblique, et ont un ton mesuré qui annonce la retenue et la réserve; souvent elles plaident le fort pour savoir le faible, c'est-à-dire qu'elles exagèrent le bien pour savoir le mal, et donnent des vertus supposées à ceux auxquels elles soupçonnent des défauts qu'elles désirent connaître, etc.

Cet organe se rencontre aussi chez les animaux les plus rusés et les plus adroits à saisir leur proie, tels que le renard, la belette, la marte, le tigre, la panthère, l'hyène, le chat, le lévrier; et à plusieurs oiseaux : tels que le cormoran, si difficile à attraper.

Dans ses *Observations sur la phrénologie*, Spurzheim dit (p. 182 et 183) : « Si j'observe le langage naturel des êtres rusés, il me paraît que l'instinct primitif est l'instinct à cacher. Les animaux rusés savent se cacher adroitement; ils s'y prennent de manière à n'être pas aperçus. Un chat fait semblant de dormir et s'empare d'un mets aussitôt que le cuisinier a le dos tourné; il guette les souris sans faire aucun mouvement. Le chien, pour s'assurer un os, le cache dans la terre. *Les hommes rusés décèlent de mille manières l'instinct à cacher; ils plaident souvent le faux pour savoir le vrai ; ils exagèrent le bien pour apprendre le mal ; ils donnent des vertus supposées à ceux auxquels ils croient des défauts qu'ils désirent savoir...* La faculté primitive est donc toujours la même, soit que l'on cache ses intentions, ses idées, des personnes ou des choses : l'organe est certain; je propose de nommer ce penchant *secrétivité.* » Voici comment, dans la seconde édition de ma Physiologie intellectuelle (p. 235), en 1808, je disais en d'autres mots ce qui est en italique dans le passage que je viens de citer : « Les personnes rusées tiennent volontiers la tête dans une direction oblique, et ont un ton mesuré qui annonce la retenue et la réserve ; *souvent elles plaident le fort pour savoir le faible , c'est-à-dire qu'elles exagèrent le bien pour savoir le mal, et donnent des vertus supposées à ceux auxquels elles soupçonnent des défauts qu'elles désirent connaître,* » etc. Le soin que semble avoir pris Spurzheim pour changer les expressions de cette phrase en en adoptant tout à fait le sens, me fait croire qu'il a substitué le mot hybride de *philogéniture* à celui de *philogénésie* que j'avais employé dans le même esprit qui lui a fait ici changer ma rédaction. Je ne blâme point la rédaction qu'il a substituée à la mienne. Mais comme la seconde édition de ma Physiologie a été publiée dix ans avant son ouvrage, je n'ai pas voulu paraître avoir la puérilité de dissimuler les idées d'un autre que j'adopterais. M'étant déjà expliqué sur la création hétéroclite et le sens impropre de *secrétivité*, je n'ai que peu de chose à en dire ici. J'aurais seulement été curieux de savoir si dans l'esprit de Spurzheim, qui annonce que c'est par ruse que le chien, pour s'assurer un os, le cache dans la terre, c'est aussi par ruse que le chat cache ses excréments dans la terre, que les poltrons, les enfants, les petits animaux se cachent où ils peuvent, que les avares cachent leurs trésors, et que la ruse soit, selon lui, synonyme de la timidité, de la pudeur qui fait cacher la nudité; il me semble que le bon Spurzheim a un peu brouillé la science ainsi que le langage, qui doit en être l'expression fidèle.

Gall n'a point partagé l'erreur de Spurzheim sur la ruse; car, en en faisant mention, il dit : « Dans toutes ces actions des animaux et des hommes, je ne vois que de la ruse et de la dissimulation. Pourquoi surcharger la langue de termes dont personne ne devine le sens? » Il y a en effet trop d'analogie entre *secrétivité* et sécrétion pour n'être pas induit en erreur sur le sens attribué au premier de ces deux mots par son inventeur.

# CHAPITRE XXV.

### 16. Organe du vol.

Le *Constitutionnel* du 14 juin 1837 rapporte ce qui suit :

« On vient de condamner, à la cour d'assises de Old-Bayley de Londres, à sept années de déportation à Botany-Bay M. Thomas Salter, propriétaire, jouissant d'une fortune de 6,000 livres sterling de revenu (150,000 francs), pour avoir volé un tire-bouchon et un canif chez un marchand de bric-à-brac. La famille du condamné avait tout tenté, mais en vain, pour lui faire perdre cette funeste habitude. »

Cet organe se trouve au-devant de celui de la ruse, dont il est en quelque sorte un appendice ou un prolongement antérieur, et au-dessus de celui de l'industrie avec lequel il contribue à élargir le crâne par le renflement qu'il produit de chaque côté de l'os frontal. Il se manifeste par une tendance à surprendre l'attention et la vigilance des autres en prenant ou en détournant les objets dont ils sont en possession, quelquefois, c'est-à-dire lorsque le besoin n'y force pas, sans autre motif que pour jouir de leur embarras et s'applaudir en secret de sa propre dextérité. Ce n'est peut-être souvent qu'un essai ou un emploi malicieux des ressources de la ruse et de l'industrie, sollicité par une espèce d'exubérance ou de luxe dans leurs organes. Celui-ci est un de

ceux qui ont fait le plus d'ennemis à la doctrine de
Gall; il est devenu une pierre d'achoppement, surtout
pour ceux dont l'esprit fourvoyé heurte partout
contre la vérité sans l'apercevoir qu'elle ne soit dé-
figurée et travestie sous les bigarrures de leurs préjugés. Cependant le vol est au nombre des choses
possibles, puisqu'il se fait (*Ab actu ad posse valet
conclusio*), et une chose n'est jamais possible sans
cause ni moyens. La misère, que l'on en regarde
volontiers comme la seule cause, en est tout au plus
l'occasion ou le motif; car l'on a vu des personnes
très-riches et même des princes, tels que Victor I<sup>er</sup>,
roi de Sardaigne, qui n'éprouvaient sûrement ni besoin ni misère, prendre plaisir à voler, et tous les
jours l'on voit des personnes dans la plus grande
misère s'en abstenir. Conclure de ce que tout le
monde ne vole pas à la non-existence de l'organe du
vol, ne vaudrait pas mieux et ne serait pas plus
concluant que de conclure à la non-existence des
organes de la génération de ce que tout le monde
n'engendre pas et que cela est même défendu aux
prêtres, aux religieux, aux religieuses, etc., comme
le vol l'est dans les États modernes à tous les individus.

Mais l'idée de vol, dit-on, n'est point dans la nature, puisqu'elle suppose la propriété, et que celle-
ci ne peut avoir lieu que dans l'état social; en conséquence il est évident qu'il ne peut exister d'organe
qui soit la cause physique d'un effet qui ne se rencontre pas dans la nature. Cela est péremptoire pour

ceux dont les idées sont comme une monnaie de convention dont il n'importe pas de connaître la valeur intrinsèque pour le trafic journalier, pourvu qu'elle ait cours.

En supposant avec ceux qui raisonnent ainsi que les idées de propriété et de vol soient dues à la société, ce qui est cependant faux, le docteur Gall leur demande à quoi est dû l'état social. Si cet état est lui-même fondé dans l'organisation physique de l'homme, il est clair que ce qui y tient ne peut découler d'une autre source. Otons à l'homme et à tous les animaux qui vivent en société, tels que les singes, les castors, les oiseaux, les abeilles, etc., leur organisation physique, et faisons-en pour un instant des polypes, des zoophytes ou des plantes, alors que deviendra l'impulsion qui les réunit ? C'est donc se payer et vouloir payer les autres de fausses pièces que d'opposer la société à la nature, puisqu'elles rentrent l'une et l'autre dans la même catégorie et que toutes deux ne sont que l'organisation elle-même considérée dans ses effets et ses résultats.

Tous les animaux établissent la propriété par l'acte seul de leur naissance; car ils occupent nécessairement une place qui leur est exclusivement propre pour les loger et les contenir, et il est même impossible à l'esprit humain de les concevoir sans cette propriété exclusive. Ainsi la société n'a pu établir la propriété qui a existé avant elle, elle n'a pu intervenir que pour la soumettre à des lois; c'est-à-dire

pour en établir la légitimité, qui est tout autre
chose. S'il en était autrement, il n'y aurait dans la
société que des propriétés sanctionnées par elle;
tandis qu'il s'en trouve une infinité qui sont entièrement opposées à son but, à ses vœux, à ses
lois, et dans l'établissement desquelles l'organisation primitive n'a usé que de ses propres ressources.

Supposons deux hommes dans l'état sauvage : tous
deux pressés par la faim voient un fruit vers lequel
ils se précipitent; un seul, arrivé plus tôt que l'autre,
s'en empare; comme il en a la propriété et le possède par droit de premier occupant, il le mangera
et en gardera même la moitié pour un autre repas,
s'il est le plus fort; sinon il le perdra à l'instant par
la violence ou la rapacité de l'autre. Mais dans tous
les cas, celui que la supériorité de ses forces mettra
en sûreté contre la violence et la rapine n'y sera
pas contre la surprise ou le vol, dont l'organe paraît
avoir été destiné par la nature à suppléer aux forces
physiques, afin que l'animal pût même se conserver
dans les circonstances les plus difficiles. Voilà comment la faiblesse réussit souvent où la force échoue.
Aussi l'expérience nous porte-t-elle à associer de préférence la bonté avec la force et la malice avec la
faiblesse. Supposons ces deux hommes sauvages en
repos, alors leur gîte se trouvera établi dans le creux
d'un arbre ou d'un rocher, et la propriété de ce gîte
par le droit d'occupation première sera disputée et
défendue contre tout nouvel arrivant. La même chose

a lieu chez tous les animaux, car un organe qui doit assurer leur conservation en général ne peut avoir été exclusivement départi à l'homme. Le remède se trouve ainsi partout placé à côté du mal, et ceux des animaux qui manquent de force pour jouir du nécessaire dont les priveraient l'avidité et la rapacité des plus forts, ont la ruse et le vol en partage, pour parer au danger qui résulterait de cet abus des forces pour leur existence.

Les singes établissent des chaînes qui aboutissent sur quelque montagne ou dans quelque forêt pour voler les melons d'une melonnière en se les faisant passer de main en main. Si l'on jette quelque aliment à des chiens, ils se le disputent et cherchent à se le ravir mutuellement; mais dès que l'un s'en est emparé, il défend sa propriété avec acharnement. Le chat fait de même; mais, plus adroit encore que le chien, il profite de la moindre distraction pour voler la propriété des autres. Ces animaux trouvent le secret de pénétrer dans les garde-mangers et les cuisines, et ils y volent avec beaucoup d'adresse et de précaution les morceaux qui leur conviennent. Ce qui prouve évidemment que le chien a la conscience de sa faute, c'est qu'il marche la queue entre les jambes quand il a volé, et qu'en le corrigeant on peut l'en déshabituer. On en a vu qui ne voulaient manger que ce qu'ils avaient dérobé. L'homme lui-même n'est pas exempt de pareils caprices : *Aquæ furtivæ dulciores et panis absconditus suavior*, dit l'Écriture-Sainte; ce qui est dans le sens du proverbe français, *Pain dérobé réveille l'appétit,* et dans le sens de ces deux vers :

> Pain qu'on dérobe et qu'on mange en cachette
> Vaut mieux que pain qu'on mange et qu'on achète.

C'est qu'en général les obstacles nourrissent toutes les fantaisies, comme l'a fort bien exprimé Shakspeare par les vers suivants :

> All impediments in fancy's course
> Are motives of more fancy.

C'est aussi ce qu'a voulu dire Ovide avant lui par celui-ci :

> Quod licet ingratum est, quod non licet acrius urit.

Les naturalistes, en décrivant les mœurs des animaux, en ont signalé plusieurs comme voleurs, surtout la pie : « Elle a, dit M. Millin dans ses Éléments d'histoire naturelle (p. 348 de la 3ᵉ édit.), du plaisir à dérober ce qu'elle trouve, et en général les espèces du genre des corbeaux sont également voleuses. » Ces oiseaux sont aussi très-prévoyants et très-rusés : ils empalent les gros insectes après les épines des buissons pour leurs besoins éventuels, et ils dérobent les pièces de monnaie et les autres objets avec tant de finesse, que non-seulement ils les prennent dans les poches, mais même dans les mains sans qu'on s'en aperçoive. Gall a élevé des pies qui ne prenaient pas ce qu'il perdait exprès, tant qu'il avait l'air de s'en occuper, même de loin ; mais survenait-il une visite ou une autre chose pour distraire son attention, l'objet se trouvait égaré, sans que la pie eût eu l'air d'y avoir touché, se promenant comme auparavant. Elle paraît même chercher à faire diversion à l'attention par son babil, qui imite quelquefois assez bien la voix de l'homme. Le renard, servi par son astuce, parvient souvent à s'emparer des galeries que le blaireau s'était péniblement creusées pour sa demeure, et ainsi de suite.

Le sentiment de propriété paraît être également l'apanage naturel de tous les animaux. Dès que l'enfant peut manifester sa volonté et long-temps avant de savoir ce que c'est que la société, il lui faut ses petits meubles, son petit jardin exclusif, etc., qu'il défend envers et contre tous; son envie de posséder est si grande, qu'ayant les deux mains et les poches pleines il prend encore avec la bouche; et, si jamais il donne, ses dons ne sont que des prêts à intérêt. L'enfant qui a su faire respecter ses petites propriétés, sait aussi, lorsqu'il est devenu homme, faire respecter les plus grandes. Il serait même absurde et impossible de concevoir l'homme sans propriété, en lui supposant la moindre industrie et la moindre activité; car son travail, ne consistât-il qu'à se préparer un abri, a nécessairement ses besoins et non ceux d'un inconnu pour objet. La même chose a lieu chez le castor, qui bâtit pour lui et les siens, et jouit des fruits de son industrie comme d'une propriété exclusive. Le chien est maître chez lui, et le plus petit s'y fait respecter par les plus gros. L'ours, qui n'habite pas même avec sa femelle, se fait avec des branches une retraite impénétrable à la pluie et à la neige, lorsqu'il ne trouve pas de creux convenable, et il s'y maintient avec intrépidité. La défense de leurs propriétés respectives allume la guerre entre le rhinocéros et l'éléphant. Enfin le sentiment de la propriété, lié à celui des besoins et de la conservation individuelle, s'étend jusqu'aux derniers anneaux de la chaîne animale, comme le prouve Gall en rapportant les faits suivants. Lorsque les troupeaux de bœufs et de vaches, dit-il, retournent, à chaque printemps, aux pâturages des Alpes du Tyrol, il s'élève entre ces animaux un combat violent dans lequel les plus forts se choisissent un petit canton pour pâturage exclusif, d'où ils chassent successivement les plus faibles et où ils se maintiennent tout l'été : le combat ne cesse que quand chacun a pris possession du pâturage qu'il s'est choisi. Ces mêmes animaux, dans les écuries, connaissent leurs places et s'y rangent d'eux-mêmes. Le sanglier revient toujours dans le massif dont il a une fois pris possession, et cet asile devient tellement sa propriété qu'il n'y souffre aucun autre individu de sa race. Chaque espèce de gibier en fait autant, et le chasseur connaît non-seulement la quantité qui se trouve dans une verderie, mais aussi le gîte propre à chaque pièce, au point qu'il va l'y trouver, ou se poster à l'affût pour la prendre à son passage, lorsqu'elle en sort ou qu'elle y retourne. Le rossignol, le rouge-gorge et diverses autres espèces d'oiseaux ont leur petit canton où ils dominent en maîtres et d'où ils chassent et éloignent tous les autres individus, même leurs petits lorsqu'ils sont grands; ils y retournent encore, comme l'a observé Gall, après avoir été long-temps enfermés dans des cages. Chacun connaît la constance des cigognes et des hirondelles pour le nid et les cheminées dont elles se trouvent une fois en possession. En un mot, tous les oiseaux s'établissent une propriété exclusive par la construction d'un nid, et défendent courageusement leurs petits, autre genre de propriété presque aussi chère que la vie. Les abeilles et tous les insectes industrieux livrent un combat à mort aux agresseurs indiscrets, forts ou faibles, qui osent violer le domaine exclusif où leur travail accumule les provisions de l'hiver. Voilà comme les faits se trouvent d'accord avec la prévention et les préjugés.

Il me paraît maintenant démontré qu'ici encore l'on a pris la cause pour l'effet, car c'est le sentiment de la propriété exclusive qui fit naître l'envie de posséder en sûreté; cette envie, ne pouvant arriver à son but qu'en faisant intervenir la force collective à l'appui de la faiblesse individuelle, fut le premier mobile de la société, et le patriarcat des familles en fut le modèle. Mais il faut convenir que, si le sentiment de propriété et celui de sûreté personnelle qui s'y rattache ont rapproché les hommes collectivement, ce sont eux aussi qui, en laissant survivre l'autorité privée et l'intérêt personnel, ou l'égoïsme, au pacte social, qui devait les éteindre, relâchent partiellement tous les liens sociaux. La stricte probité, qui n'est que la fidélité au pacte, veut que l'intérêt particulier se confonde toujours dans l'intérêt général; et la justice, lorsque son ministère est réclamé dans les procès et les dissensions civiles, consiste à venger toutes les lésions de propriété et de sûreté autres que celles nécessaires au bien public et voulues par les lois. La législature règle les rapports individuels, les formes judiciaires, les droits et les charges civiles, et c'est la politique qui les fait mettre à exécution et les maintient contre les violations et les agressions du dehors et du dedans. Telles sont les bases générales de la société, auxquelles se joignent encore la législature et la politique théosophiques, ou la morale et la religion pour suppléer aux institutions civiques, qui ne peuvent atteindre les actions secrètes. Mais rien de tout cela ne tend à établir la propriété; tout tend seulement à en conserver à chacun, par la légitimité, la jouissance sûre et tranquille.

Bien que les institutions sociales réprouvent et punissent le vol, elles n'en détruisent point l'organe; pas plus que les institutions religieuses ne détruisent les organes de la génération, dont elles réprouvent et punissent aussi l'usage chez les prêtres. Les organes ne sont point des crimes; mais celui au détriment de qui ils s'exercent doit en empêcher les effets, autant que son bien-être et sa conservation y sont intéressés. Le sens du vol ayant été donné par la nature en remplacement des forces, pour y suppléer au besoin d'individu à individu, devient inutile et doit perdre toute activité du moment où la société est établie, parce que la loi y prête une force égale à chacun. La société est donc loin de fonder la possibilité du vol, puisque rien ne tend si essentiellement ni si directement à le détruire qu'elle. Il a déjà été démontré plus d'une fois dans cet ouvrage, combien il est absurde de conclure de l'existence d'un organe à l'existence des actions dont il établit la possibilité dans cette vie. Pour mettre fin à toutes les objections de ce genre, j'observerai encore que les organes de la reproduction, les plus impérieux de tous, ont de tout temps été jugés différemment par les moralistes et les législateurs ; puisque les uns ont cru pouvoir les réduire à une nullité absolue en obligeant à des vœux de chasteté, et que les autres les ont soumis à des lois qui en empêchent aussi très-souvent les effets : de sorte qu'il est bien peu d'individus qui ne soient dans le cas d'y résister long-temps ; parce que les soins de l'éducation, de la fortune, et mille autres obstacles qui naissent des convenances sociales, font quelquefois différer les mariages jusqu'à l'âge où l'on n'est plus propre à rien. C'est donc à tort que l'on voudrait faire un crime à la nature de nous avoir donné tel ou tel organe ; car tous ont un but utile, et la nature n'est point responsable des abus.

Quoi qu'il en soit, la faculté de voler existe, puisqu'elle s'exerce, et, si l'on refuse un organe particulier et spécifique à cette faculté, l'on est au moins forcé de la rattacher à quelque autre, tel que celui de la ruse ou de l'industrie, avec des tendances variées qui soient capables d'en spécifier le caractère.

Ce n'est que de cette manière que l'on pourra expliquer divers phénomènes dont l'éducation et les circonstances ne peuvent entièrement dompter le principe. Quelle autre chose qu'une organisation particulière aurait pu déterminer le roi Victor à voler des choses dont il n'avait nul besoin, et qu'il rendait toujours ensuite? La pie est dans le même cas; car au bout d'un certain temps elle rapporte les objets qu'elle a détournés, et que l'on croyait perdus pour toujours. Gall a connu plusieurs familles de noblesse, très-distinguées et fort au-dessus du besoin, dont tous les individus avaient un penchant dominant pour prendre quelque chose dans les sociétés et partout où ils étaient; mais ils renvoyaient ensuite les objets qu'ils avaient pris. Il raconte qu'un jeune homme de très-bonne famille avait loué deux chambres exprès où il ne logeait pas, pour y renfermer les objets qu'il avait dérobés. N'étant pas même soupçonné d'en être capable, il avait eu le temps de les remplir et de les encombrer toutes les deux avant d'être découvert; et alors il avoua que ces richesses, qui ne lui appartenaient pas et dont il n'avait rien dépensé ni égaré, le gênaient à la fin, et qu'il les aurait rendues depuis long-temps si la honte d'être découvert ne l'avait retenu. Un ambassadeur russe avait amené avec lui à Vienne un jeune Calmouck, qu'il fit instruire et élever dans la religion catholique. Ce jeune homme tomba malade de nostalgie; et lorsqu'on lui demandait ce qui pouvait lui inspirer une si grande envie de retourner

dans son pays il répondait que l'on y avait la permission de voler, que ne donnait pas la religion
qu'on lui enseignait. Un jour le prêtre qui l'élevait
lui permit de voler : le jeune Calmouck lui escamota
sa montre durant la messe, en la servant, sans que
le prêtre s'en aperçût, et la lui rendit après avec les
marques d'une satisfaction difficile à rendre. L'on
sait qu'à Lacédémone l'on permettait le vol adroit,
et qu'on ne le punissait que quand la maladresse du
voleur le faisait prendre sur le fait. La pathologie
offre des exemples de personnes qui, après une tré-
panation faite à la région latérale de la tête, se sont
adonnées au vol, contre leur habitude antérieure.
Gall raconte aussi qu'une femme de Potzdam volait
irrésistiblement durant chaque grossesse, ce qu'elle
ne faisait jamais dans un autre temps. Le gouvernement prussien, considérant cet état comme maladif, ou comme un délire fixe compris dans la
maladie des femmes grosses, se contenta de recommander des mesures de sûreté contre elle. Il paraîtrait, d'après plusieurs faits rapportés dans la Psychologie du professeur *Moritz*, que le penchant au
vol peut en effet dégénérer en vrai délire, et alors
la réclusion à perpétuité, ou jusqu'à guérison, serait la seule peine à infliger.

C'est en remarquant que toutes les personnes et
les animaux portés par un penchant extrême à voler,
avaient le crâne peu élevé, mais large et très-renflé
sur les côtés, que Gall est arrivé à la découverte de
l'organe du vol: et ceux qui l'ont accompagné à sa

visite des prisons de Torgau, ont tous, au rapport de M. *Blœde*, exprimé leur étonnement sur la grande ressemblance de conformation du crâne de plusieurs centaines de voleurs et de voleuses qui s'y trouvent. Gall y fit aussi remarquer l'organe de la bonhomie, très-prononcé chez un voleur; et l'on apprit que, de deux vols qu'il avait faits, le premier avait été pour tirer sa mère d'embarras, et le second pour venir au secours de sa femme et de ses enfants, qui manquaient du nécessaire. Il avait observé la même conformation chez une petite fille de Vienne, qui volait aussi pour donner aux autres. Gall a aussi visité une maison de détention de Hambourg. Je ne l'y ai pas accompagné; mais j'ai appris de plusieurs médecins qui l'avaient suivi, qu'il y avait déchiffré fort exactement le caractère des détenus. Ceux dont tous les moyens consistent dans le charlatanisme, mesurant le mérite des autres sur le leur, pourront penser et dire que Gall s'était indubitablement fait instruire au préalable du caractère des détenus, en mettant quelque habitué de ces maisons dans ses intérêts. Mais l'homme sensé et réfléchi concevra difficilement la possibilité de reconnaître et de distinguer, sur de simples indications verbales, plusieurs centaines d'individus qui se présentent pêle-mêle et sans aucun ordre; car il est sûr que Gall ne les avait pas vus auparavant, n'ayant été qu'une seule fois à Torgau. En supposant même qu'il les eût vus une fois, comment les reconnaître ensuite d'après un seul aperçu et se souvenir de tous les traits caractéristiques propres à chacun, pour en faire du premier jet l'application exacte? Comment aussi empêcher ces divers individus de le reconnaître lui-même et de le trahir exprès ou par indiscrétion.

Quelques personnes ont cru que cette doctrine, fût-elle vraie, devait être rejetée comme dangereuse. Mais c'est tout le contraire, car ce n'est point à connaître mais à méconnaître une vérité qu'il y a du danger. Ne vaut-il pas mieux en effet connaître la petite ciguë pour ne pas s'empoisonner en la confondant avec le persil, que de la prendre pour ce qu'elle n'est pas? Ne vaut-il pas mieux aussi savoir distinguer un animal féroce ou enragé, pour l'éviter ou le détruire, que de rester à sa merci faute de le connaître; comme font les oies, qui complimentent tranquillement le renard qui vient les étrangler? Ainsi il est également utile de connaître l'existence d'un organe dont l'activité est dans une contradiction manifeste avec le but et le bien de la société, en décourageant l'industrie productive, afin d'en réprimer l'essor par l'éducation, en réveillant, pour l'opprimer, l'activité de tout le reste de l'organisation, qui peut être tenue dans une surveillance continuelle par la perspective des peines afflictives, modifiées et graduées selon l'exigence de l'idiosyncrasie individuelle et la force du penchant; car il serait aussi absurde de vouloir contenir tous les hommes par le même genre et le même degré de châtiment, sans mettre la puissance et la résistance dans une proportion d'égalité, que de vouloir enlever toutes les voitures par le même nombre la même qualité de chevaux, sans avoir égard à la charge ni aux chemins. Par exemple, deux frères volent chacun une pomme ; leur mère, mesurant le délit sur l'objet volé, inflige la même punition, et l'un se corrige : l'autre, dominé par un penchant plus fort, ou moins sensible à ce genre de correction, recommence plusieurs fois, et la mère lui réitère plusieurs fois la punition qui a suffi pour corriger son frère ; mais, lassée de son insuccès, elle finit par ne plus le punir ou se borner tout au plus à quelques remontrances infructueuses, regardant son enfant comme incorrigible. Voilà une éducation routinière, propre à tout gâter et même à ramener au vice, à la moindre occasion, l'enfant déjà corrigé, par la perspective de l'impunité finale comme celle du prétendu incorrigible. Si cette mère insensée, qui, comme tant d'autres, ne connaît que la routine et les plaintes sur un malheur qu'elle n'a su s'épargner, au lieu d'infliger machinalement toujours la même punition l'eût modifiée et graduée jusqu'à ce qu'elle fût devenue un motif capable de contre-balancer le penchant vicieux qu'elle voulait détruire, elle y aurait réussi et ses deux enfants seraient devenus d'honnêtes gens au lieu de rester ou de devenir encore plus libertins. Voilà cependant un échantillon de l'éducation la plus ordinaire, dans laquelle le vice est toujours trop ou trop peu puni et par conséquent rarement corrigé. C'est quand la constance des enfants à faire le mal a lassé la constance des parents à le réprimer efficacement, que le remède devient presque impossible; alors il n'y a plus que le bon exemple et des circonstances favorables, mais d'un effet douteux, qui plaident en faveur du bien. Le moindre triomphe qu'obtient un enfant ou un subordonné en général suffit pour les rendre maîtres ou plutôt tyrans ; car le plus mince succès contre l'autorité légitime donne à un esprit inculte une telle présomption de force et d'habileté, qu'il en devient presque toujours indocile et incorrigible. Si la faim avait induit ces enfants au vol, il fallait aussi écarter ce motif.

Ce qui se passe dans les maisons de détention est encore pire que cette éducation vicieuse. Les voleurs y restent ensemble et à l'école l'un de l'autre dans la plus grande oisiveté, pour qu'ils aient plus le temps de s'instruire et que leur existence, entièrement à la charge de la société, y soit en quelque sorte un vol légitime ; car la plupart ne volaient avant d'y être que pour exister sans travailler. Si au lieu de cela on les isolait et qu'on les forçât à un travail nourricier et très-pénible, dont ils n'auraient pas même tout le fruit, on leur ôterait le loisir et la facilité de former de nouveaux projets à exécuter au sortir des prisons, et par conséquent de se détériorer davantage par l'indication réciproque de nouvelles ruses ; ce travail pénible, continuel et productif serait ajouté dans la balance du châtiment comme motif propre à contre-balancer leur penchant vicieux et comme dédommagement envers la société, en même

temps que la paresse et l'incapacité de se nourrir
ne tendraient plus constamment à troubler l'équilibre. Il est en outre démontré que l'isolement ou la
solitude est une des conditions les plus pénibles et
les plus redoutées de la vie. L'on ne devrait jamais
oublier dans l'éducation et dans quelque institution
que ce soit une vérité qui, en morale comme en physique, est sans exception, savoir : que toute résistance
qui n'est point proportionnée à la puissance qui lui
est opposée, devient nulle ainsi que toute défense
qui se trouve hors de rapport avec l'attaque qu'elle
doit éluder. Autrefois l'on faisait pis encore : l'homme
était considéré comme si peu de chose que, sans
penser à le corriger ni à l'employer ultérieurement,
on le faisait mourir pour la moindre chose, souvent
même sur de simples soupçons. En consultant plus
la raison que l'habitude et les préjugés, l'on se con-
vaincrait facilement que c'est moins sur la valeur de
l'objet volé qu'il faut mesurer la gravité des peines,
que sur le penchant au vol, qui doit être censé d'autant plus fort qu'il est plus habituel, que le voleur,
doué de raison, était dans des circonstances moins
impérieuses, qu'il a cherché plus opiniâtrément l'occasion et que son intention était plus éloignée de la
restitution. Comme ce n'est pas l'organe qu'il faut
punir, mais ses effets, il serait absurde de statuer
les peines répressives d'après son développement
réel ou prétendu, d'autant plus que de cette manière
les fruits de l'éducation et l'influence des autres organes ne se trouveraient pas dans la balance de la

justice. Le vol à force ouverte ou le brigandage est aussi plus grave à raison de la violence et des autres circonstances qui peuvent l'accompagner, et qui entrent accessoirement dans le vœu et l'intention d'un pareil voleur. L'abus de confiance qui peut s'y joindre est aussi une complication aggravante. Enfin il est des vols faits dans des circonstances si impérieuses et si désespérées, que la justice privée les pardonne et que la justice publique ne sévit contre leurs auteurs qu'en les plaignant, parce qu'ils ont moins agi par un effet vicieux de leur organisation que par une sorte de fatalité accidentelle. Tel est un exemple que *Mercier* rapporte dans son Tableau de Paris.

« En 1662, il y eut une longue et cruelle famine à Paris. Un soir que M. de Salo, conseiller au parlement, venait de se promener, suivi seulement d'un laquais, un homme l'aborda, lui présenta un pistolet et lui demanda la bourse, mais en tremblant et en homme qui n'était pas expert dans le métier qu'il faisait. « Vous vous adressez mal, lui dit le magis- » trat ; je ne vous ferai guère riche : je n'ai que trois » pistoles, que je vous donne volontiers. » Il les prit et s'en alla sans lui rien demander davantage : « Suis » adroitement cet homme-là, dit M. de Salo à son la- » quais ; observe le mieux que tu pourras où il se » retirera, et ne manque pas de me le dire. » Il fit ce que son maître lui commanda, suivit le voleur dans trois ou quatre petites rues, et le vit entrer chez un boulanger où il acheta un pain de sept ou huit livres et changea une des pistoles qu'il avait. A dix ou douze maisons de là, il entra dans une allée, monta à un quatrième étage et en entrant chez lui, où l'on ne voyait clair qu'à la faveur de la lune, il jeta son pain au milieu de la chambre et dit en pleurant à sa femme et à ses enfants : « Mangez, » voilà un pain qui me coûte cher ; rassasiez-vous-en, » et ne me tourmentez plus comme vous faites. Mal- » heureux que je suis ! Hélas ! un de ces jours je » serai pendu, et vous en serez la cause. » La femme, qui pleurait, l'ayant apaisé le mieux qu'elle put, ramassa le pain et le distribua à quatre pauvres en- fants qui mouraient de faim. Quand le laquais sut tout ce qu'il voulait savoir, il descendit aussi dou- cement qu'il était monté, et rendit un compte fidèle à son maître de tout ce qu'il avait vu et entendu. — As-tu bien remarqué où il demeure, et pourras- tu m'y conduire demain matin ? — Oui, monsieur, fort aisément. — Le lendemain, dès les cinq heures du matin, le conseiller alla où son laquais le con- duisit, et trouva deux servantes qui balayaient la rue. Il demanda à l'une qui était cet homme qui demeurait dans la maison que le laquais lui montra, et qui occupait une chambre au quatrième étage : « Monsieur, lui répondit-elle, c'est un cordonnier, » bon homme et bien serviable, mais chargé d'une » grosse famille et si pauvre qu'on ne peut l'être » davantage. » Il fit la même demande à l'autre, qui fit à peu près la même réponse ; puis il monta chez l'homme qu'il cherchait et heurta à la porte. Le mal-

heureux la lui ouvrit lui-même et le reconnut d'a-
bord pour celui qu'il avait volé le soir précédent.
On conçoit quelle fut sa surprise. Il se jeta à ses
pieds, lui demanda pardon et le supplia de ne pas le
perdre : « Ne faites point de bruit, lui dit M. de Salo,
» je ne viens point ici dans ce dessein-là. Vous faites,
» mon ami, un méchant métier. Je sais que vous êtes
» cordonnier. Tenez, voilà trente pistoles que je vous
» donne; achetez du cuir et travaillez à gagner la vie
» à vos enfants. »

Il serait difficile de dire si, dans ce cas, l'organe
de la philogénésie n'aurait pas agi avec plus de force
que tout autre. J'ai rapporté cet exemple pour rendre plus circonspects, dans leurs jugements antici-
pés, les esprits faux et légers qui voudraient faire
de la doctrine de Gall une sorte de talisman ou de
miroir constellé capable de peindre l'homme moral
sur son organisation physique indépendamment de
l'éducation et du concours des circonstances. Le
docteur Gall est lui-même très-circonspect et très-
réservé dans ses jugements; il a trop observé et a
trop de justesse dans l'esprit pour jamais donner
dans la puérilité des horoscopes organiques, lorsqu'on a la bonhomie de lui proposer son crâne ou
celui de ses enfants à palper. Il sait, et l'expérience
prouve, que l'organisation, docile à l'influence des
habitudes, de l'éducation et des circonstances, se modifie presqu'à l'infini; et pour se convaincre combien
la présomption et la suffisance seraient insidieuses
dans l'application indiscrète de l'organologie, il suf-

lit de se rappeler l'observation d'un mendiant tombé dans son état d'abjection par trop d'orgueil. D'ailleurs la connaissance théorique de la physiologie intellectuelle ne suffit pas plus pour donner la justesse du toucher et l'exactitude de l'application, que la connaissance théorique des accouchements et de la médecine, en général, ne suffit pour faire le bon accoucheur et le bon praticien.

Observons à cette occasion que la disette et la famine n'ont pu se manifester que par la négligence des gouvernements à encourager l'agriculture, et leur tendance à favoriser les classes d'hommes oisifs et dépensiers au préjudice de la population ouvrière ; ce qui a contribué à rendre improductif le sol dans plus d'un tiers de sa superficie, et justifie dans l'esprit de quelques hommes les dépopulations inhumaines des conquérants. M. *de La Chauvinière* nous dit dans le *Cultivateur*, en parlant des céréales : 1° que sur 25,659,152 hectares de terres arables, consacrés annuellement à la culture des céréales, les emblaves en froment, méteil et seigle ne forment qu'un peu plus de la moitié de cette étendue ( 8,851,267 ) et que huit millions d'hectares en landes et bruyères sont perdus pour l'agriculture.

## CHAPITRE XXVI.

### 17. Organe de la hauteur.

Cet organe, exprimé chez l'homme derrière le sommet de la tête, presque tout à fait à l'extrémité de la suture sagittale sur les pariétaux, paraît être simple, comme tous ceux qui se trouvent dans la même direction. Il se manifeste par une tendance à l'élévation physique et morale, soit en donnant une impulsion pour les habitations élevées, soit en faisant capter les prééminences sociales, et en excitant l'orgueil. Ce dernier ne devient ridicule ou choquant, que quand d'autres organes ne donnent point l'adresse de le déguiser, ni le mérite qui le fait pardonner. Gall a trouvé cet organe très-prononcé chez tous les princes, les ministres et les généraux des Petites-Maisons, de même que chez les marquis de société ridiculement insolents, parce qu'en pareil cas la petitesse ou l'absence des autres organes laisse celui-ci très à découvert. Il est aussi ordinairement plus palpable chez les habitants des lieux élevés, que chez ceux de la plaine. Il est également très-marqué dans le daim, le bouquetin, l'aigle, etc., qui se plaisent tous dans les lieux les plus élevés. Le crâne de ces animaux contraste singulièrement avec celui des habitants des plaines des espèces voisines, comme le montre Gall en produisant diverses têtes qu'il met en parallèle.

Est-ce par un effet du même organe que les enfants cherchent les lieux élevés, qu'ils montent sur les chaises, sur les tables, sur les échelles, etc., en manifestant alors, par leur comparaison à d'autres personnes, un sentiment de grandeur et de supériorité? Au moins est-il sûr que personne n'aime à rester petit; et que l'orgueil ne choquerait pas tant chez les autres, si l'on n'en avait soi-même un peu.

L'impulsion aveugle de ce sens peut jeter dans l'abjection la plus humiliante, comme Gall le remarqua un jour chez un homme que sa fierté et sa bonne opinion de lui-même avaient tellement éloigné du travail et rendu si indocile, que ne sachant absolument rien faire, il ne trouva plus de ressources que dans la mendicité lorsqu'il eut mangé tout son bien.

## CHAPITRE XXVII.

### 18. Organe de l'ambition et de la vanité.

Il se trouve exprimé près des angles postérieurs internes des pariétaux, de chaque côté du précédent, dont il n'est peut-être que le complément chez l'homme. Il est douteux s'il se rencontre chez les animaux. Cependant il est possible que ce soit par un effet de son activité que le chien se montre sensible aux caresses qu'on lui fait, et jaloux de celles qu'il ne reçoit pas, de même que les courtisans sont flattés et jaloux des faveurs du prince. M. *Knoblauch*, dans son Exposé de la doctrine de Gall, le fait consister dans une tendance ou une disposition aux entreprises difficiles, et lui rapporte aussi le sentiment de l'honneur et de la honte. Mais cela ne paraît pas conforme à l'opinion ni à l'expérience du docteur Gall, qui l'a trouvé fortement exprimé chez les princes et les princesses des Petites-Maisons, et chez tous les fous dont la grandeur était dédaigneuse et la démarche ridiculement imposante et majestueuse, sans que toutefois ils eussent jamais tenté la moindre entreprise. C'est plutôt à l'intrigue qu'aux entreprises que cet organe dispose, et Gall a observé qu'il était plus souvent l'apanage de la femme que celui de l'homme. Ceux qui le réunissent à d'autres talents, parviennent ordinairement à satisfaire l'ambition qui les dévore. L'organe de la hauteur, avec lequel il paraît se confondre, en diffère néanmoins par l'éloignement qu'il donne pour les bassesses que l'ambition ne méprise pas toujours, et par un caractère d'inflexibilité et de suffisance bien différent de l'air dédaigneux et insolent qui porte les vaniteux à froncer et à hausser le nez en portant la tête en arrière.

# CHAPITRE XXVIII.

### 19. Organe de la circonspection.

Il répond aux bosses pariétales, et donne en quelque sorte une forme carrée à la partie postérieure de la tête en la faisant bomber latéralement. Gall a une infinité d'observations et d'expériences qui ne lui laissent plus aucun doute sur l'existence réelle de cet organe. Son effet est de contre-balancer les déterminations précipitées, par l'examen des résultats directs et indirects, et de donner ainsi la prudence et la sagesse attachées à la prévoyance des événements possibles et plus ou moins probables.

Il peut aussi conduire à la pusillanimité et à l'irré-
solution, par une activité trop prépondérante sur
celle des autres organes; et lorsqu'il agit trop exclu
sivement, il en résulte cette inquiétude que donnent
l'incertitude du présent et la crainte de l'avenir :
malheur réel et souvent plus grand que ceux sur
lesquels il est anticipé par l'illusion ou par la perspective. Cet organe, ordinairement plus marqué
chez les enfants que chez les adultes, les rend timides,
craintifs, pusillanimes, et très-enclins pour l'état
qui paraît le plus propre à leur assurer une existence honnête, tel que l'état ecclésiastique autrefois et l'état militaire aujourd'hui, surtout dans les
places accessoires, ouvertes seulement au génie et
aux mathématiques. La médecine, la chirurgie et la
pharmacie, asile de tant de jeunes conscrits durant
la révolution, offriraient aussi, en donnant la perspective d'un avenir à l'abri du besoin, une carrière
très-courue, sans les nombreuses difficultés et les
dégoûts qui en font redouter l'étude, et sans l'application continuelle à laquelle oblige leur exercice
loyal. Tout ce qu'il y a, ce ne serait point un mal
qu'il n'y eût jamais que des sujets très-circonspects
admis à cultiver ces trois branches de l'art de guérir.
Mais ce en quoi la circonspection des enfants se manifeste le plus, c'est leur adresse à se tirer d'affaire
et à sortir des dangers auxquels les exposent leur
vivacité et la versatilité de leur caractère, quoi
que leur inexpérience et leur ignorance les privent
de beaucoup de ressources.

Les mendiants de profession ne manifestent ordinairement aucun indice de l'organe de la circonspection; et dans plusieurs centaines que Gall a examinés, il n'en a trouvé que deux qui en présentassent l'expression, encore n'était-ce que faiblement. Il en est de même des étourdis et de tous ceux dont le caractère est basé sur une grande légèreté. Ils ont tous la tête latéralement plate et étroite en arrière.

L'organe dont il s'agit n'est point étranger aux brutes. Les oies, les étourneaux, les chouettes, la marte, le chevreuil, le chamois, et en général tous les animaux qui ont l'habitude de se choisir parmi eux des sentinelles ou de ne se hasarder hors de leur retraite que durant la nuit, ont la partie postérieure du crâ e beaucoup plus renflée latéralement que les autres. Ainsi la tête de l'aigle diffère beaucoup de celle de la chouette, et c'est une erreur de croire que c'est parce que cette dernière ne voit clair de jour, qu'elle sort seulement de nuit; car elle peut contracter et dilater sa pupille à volonté, et par conséquent supporter le jour comme les autres espèces d'oiseaux, ou, si l'on veut, comme les autres animaux nocturnes, tels que la fouine, la marte, le putois, etc. Le cochon et le cerf portent sur leur crâne le caractère de l'imprévoyance et de l'étourderie, qui les poussent directement et sans aucune précaution hors des forêts, tandis que le renard, la loutre, le chevreuil et surtout le chamois, présentent une conformation différente qui explique les précautions

avec lesquelles ils se hasardent hors de leurs re-
traites. Tous les chasseurs savent que le chevreuil
s'arrête à l'issue des bois pour savoir s'il est observé
ou poursuivi, et de quel côté il doit diriger sa course.
Le chamois monte sur les hauteurs pour mieux
exercer sa circonspection, qui paraît encore annoncée par ses yeux portés en quelque sorte hors de
la tête, dans une orbite en forme de tube. La taupe
et la chauve-souris ont également le derrière de la
tête très-élargi.

# CHAPITRE XXIX.

### 20. Organe de la sagacité comparative.

Les organes suivants sont l'apanage exclusif de
l'homme : aussi doivent-ils être et sont-ils en effet
placés dans une portion de cerveau départie à lui
seul ; car chez tous les autres animaux l'os frontal,
formé d'un seul plan, va se joindre horizontalement aux autres os du crâne, tandis que chez
l'homme il s'élève verticalement au-dessus des orbites, et présente une capacité qui ne se trouve que
chez lui. Le docteur Gall ne s'est point dissimulé
la difficulté qu'il y a de distinguer au juste les places
où s'expriment ces divers organes ; difficulté qui naît
principalement du défaut d'analogie ultérieure chez
les diverses espèces d'animaux, dont la comparaison anatomique et physiologique faisait ressortir les
caractères douteux des organes précédents. Ce n'est
donc point, comme il le dit lui-même, d'après une
conviction intime de la vérité, qu'il n'est peut-être

pas donné à l'homme de connaître jamais avec une précision parfaite, mais seulement d'après de grandes probabilités fondées sur des observations et des expériences multipliées, qu'il indique le siége de ces organes dans la recherche desquels l'homme n'a que l'homme pour objet et pour preuve.

Gall place l'organe de la sagacité comparative au-dessus et à la suite de celui de la docilité, c'est-à-dire, à la partie moyenne antérieure de l'os frontal, vers l'endroit où cet os commence à se courber pour se porter plus horizontalement en arrière. Il en doit le premier indice à un conseiller de la cour impériale de Vienne, lequel avait un renflement considérable à l'endroit désigné, et saisissait avec tant d'habileté tous les traits de similitude entre les choses pour en fortifier ses raisonnements, que jamais son éloquence ne tarissait, et qu'il parvenait presque toujours à faire triompher son opinion. Gall a retrouvé la même conformation chez les prédicateurs les plus populaires et les plus habiles à persuader leurs auditeurs, en donnant à leurs discours beaucoup d'onction par des allégories, des paraboles, et par toutes sortes de rapprochements comparatifs entre les choses spirituelles et les objets terrestres. La tête de Jésus-Christ présente aussi un modèle de cette conformation. La faculté dont il s'agit ici paraît être une extension de la docilité, qui fait jaillir l'instruction de tous les objets, même les plus muets, en poursuivant le fil de l'analogie jusque dans ses contours les plus imperceptibles.

# CHAPITRE XXX.

### 21. Organe de la pénétration métaphysique.

Cet organe, qui paraît se confondre en un même tout avec le précédent, s'exprime à la même hauteur que lui et sur ses côtés extérieurs, par deux protubérances qui dominent en quelque façon les sens plus superficiels et plus matériels de la base antérieure du cerveau, et donnent au front une forme hémisphérique particulière que Gall a remarquée chez tous les grands métaphysiciens, tels que Socrate, Kant, Mendelsohn, Fichte, etc. On trouve cette même forme exprimée dans les bonnes têtes antiques de Jupiter; ce qui porte à croire que les anciens avaient déjà saisi le sens de cette conformation.

# CHAPITRE XXXI.

### 22. Organe du bel esprit.

Gall place cet organe à la partie latérale externe du précédent. Son expression donne plus de relief et de largeur aux bosses frontales (*tubera frontalia*). Isolé des organes de la sagacité et de la pénétration, il forme des renflements latéraux plus saillants que lorsqu'il existe conjointement avec ces deux organes. C'est l'apanage ordinaire de ce que l'on nomme gens d'esprit, de même que celui des bons écrivains; il est surtout très-marqué dans la tête de Voltaire, de Cervantes, de Wieland, de Jean-Paul, etc.

## CHAPITRE XXXII.

### 23. Organe de l'observation inductive.

Cet organe donne à l'homme la faculté de l'induction, c'est-à-dire le talent de mûrir et de faire fructifier ses observations en en déduisant toutes les conséquences qui peuvent s'y lier. Il se prononce à la suite des précédents, auxquels il donne un développement supérieur et latéral en élevant et en élargissant les tubercules frontaux. Gall cite, comme des modèles de cette organisation, Boerhaave, Haller et tous les grands génies qui ont reculé les bornes de l'esprit humain et enrichi les sciences par des découvertes utiles. Je puis le citer lui-même, car il a le front très-élevé et renflé par des tubercules considérables, comme on peut en juger par son portrait, placé au frontispice de plusieurs ouvrages. Le front d'Hippocrate est également très-élevé et renflé par de gros tubercules, malgré son grand âge, dans les figures qui nous en ont été transmises. Les enfants ont aussi les bosses frontales plus saillantes que les adultes et surtout que les vieillards. Aussi remarque-t-on plus d'aptitude pour l'observation et pour l'induction chez les enfants, qui paraissent tous de petits génies aux yeux de leurs parents, que chez les personnes déjà âgées, lesquelles se laissent volontiers dominer par leurs habitudes et leurs préjugés, ne vivant plus guère que de leur acquis intel-

lectuel et physique. La faculté de l'observation
inductive peut gagner beaucoup en mettant à con-
tribution les organes de la sagacité, de la pénétration
et du bel esprit, parce que toutes ces facultés, réu-
nies dans la portion antérieure et supérieure du cerveau, qui ne se trouve que chez l'homme, sont en
quelque sorte le complément les unes des autres et
ne peuvent que tirer un plus grand éclat de leurs
secours mutuels.

## CHAPITRE XXXIII.

### 24. Organe de la douceur ou de la bonhomie.

Les organes qui nous restent à expliquer occupent la région la plus élevée du cerveau et paraissent, à l'exception de celui de la théosophie, être le
partage de plusieurs espèces d'animaux. C'est même
parce que la bonhomie et la débonnaireté auraient
pu réveiller une idée trop exclusive ou choquer l'u-
sage reçu que j'ai cru devoir employer le terme de
douceur pour spécifier cet organe dont l'effet étant,
non-seulement de disposer à des actes officieux et
utiles, mais aussi à supporter patiemment et sans
vindication les mauvais traitements, ne pouvait guère
trouver un équivalent de sa signification dans les termes
de bonté, bénignité, bienveillance, longanimité, etc.
L'organe dont il s'agit s'exprime par un renflement
oblong, placé au-dessus de l'organe de la sagacité
dans la direction et presqu'à l'extrémité supérieure

de la suture frontale. Gall l'a trouvé fortement exprimé chez toutes les personnes douées de beaucoup de bonhomie, et chez les animaux bonasses et caressants qui ne manifestent aucune méchanceté, même lorsqu'on les maltraite, tels que les brebis, les chevreuils, quelques chiens, etc. Au contraire, il y a aplatissement ou même dépression chez les hommes durs et cruels qui sont sans compassion pour les autres, comme cela s'observe chez les Caraïbes, et comme Gall doit aussi l'avoir observé chez quelques révolutionnaires trop fameux par leurs cruautés. On trouve aussi l'absence du même renflement ou une dépression à sa place dans les animaux les plus féroces qui paraissent jouir et se repaître des souffrances des autres, tels que le chat, qui se joue des rats et se plaît à prolonger leurs tourments; l'hyène, le crocodile, l'aigle, le vautour, les chiens hargneux, etc. Au rapport de plusieurs Allemands, les marchands de chevaux, surtout les Français, ne manquent guère de porter la main sur la tête des chevaux qu'ils veulent acheter, pour la palper environ trois doigts au-dessus des yeux, et ils rebutent tous ceux qui n'ont point de renflement en cet endroit, en disant de chacun qu'il est *plat*. Le docteur Gall ne doute point de la réalité de l'organe dont il s'agit, et dit qu'il n'a jamais été embarrassé en visitant les fermes de distinguer les chevaux, les vaches et les bœufs les plus doux et les plus traitables d'avec les plus revêches et les plus malicieux. Il produit aux yeux de ses auditeurs plusieurs crânes à l'appui de ce qu'il avance, et fait voir entre autres la grande différence de celui du chevreuil, doux et timide, d'avec celui du chamois revêche et méchant.

Comme on juge de tout d'après ses propres dispositions et ses sentiments, sauf les modifications qu'amène enfin l'expérience chez ceux qui se sont souvent trouvés dupes de leur bonne foi, c'est peut-être aussi à la présence du même organe qu'il faut accessoirement rapporter la confiance qui vous livre sans défense, et à son absence qu'est due la défiance, qui rend inaccessible aux communications, même à celles qui font le charme de la société et de l'amitié.

Les caractères de cet organe se sont rencontrés dans un orang-outang, sur lequel plusieurs journaux ont publié les observations suivantes, en 1836, sous le nom de Jack.

« *Orang-outang* est un composé de deux mots malais, dont le premier, qui s'applique à l'homme, veut dire *être* ou *animal raisonnable*, et le second *forêt, bois;* et c'est pour cela que les voyageurs l'ont appelé *homme des bois*. Cette espèce de singes, que les naturalistes appellent *quadrumane, à quatre mains*, parce qu'ils se servent de leurs pieds avec autant de facilité que de leurs mains pour saisir les objets, est originaire des forêts-vierges de la grande île de Sumatra ou de Bornéo. Retirés sous l'ombrage des magnifiques végétaux de ces pays, situés près de l'équateur, et accoutumés à une chaleur humide qui les rend très-frileux, ces singes supportent difficilement nos hivers. Aussi Jack a-t-il succombé à une maladie de poitrine, après avoir passé huit mois au Jardin-des-Plantes, et avoir vécu quatorze ou quinze mois en captivité; il avait l'habitude de se coucher enveloppé d'une couverture de laine dans un berceau où il dormait sept à huit heures.

» Jack était d'un naturel fort doux, et, sans rien avoir de la pétulance des autres singes, ses mouvements étaient pleins d'adresse. Il n'avait qu'environ trois pieds de haut. Agile sur les branches d'un arbre, sur une corde, habile à grimper sur tous les corps en saillie dans les habitations, s'y cramponnant avec une assurance surprenante au moyen de ses quatre mains, n'en employant parfois que trois pour conserver la liberté de la quatrième, il avait beaucoup moins de facilité à se mouvoir quand il voulait se tenir à terre sur ses quatre pattes. Cela tenait à la brièveté et à la faiblesse de ses jambes, et à la longueur de ses bras. Pour ne pas être obligé de poser sur le sol d'une manière incommode ses mains à peau lisse il marchait toujours les poings fermés sur le dos de ses doigts, dont les poils étaient usés. Quand il voulait se sauver avec vitesse, il se roulait sur le sol avec une très-grande prestesse; quand il ne marchait pas il se tenait accroupi, et les membres postérieurs étaient cachés par la saillie de son gros ventre. Tout son corps était couvert de longs poils roux assez durs, la face seule était presque nue et d'une couleur noirâtre; les lèvres étaient fort épaisses et faisaient un museau saillant que l'animal prolongeait à sa volonté en avançant les lèvres, comme quand on fait la moue. Cette saillie du museau paraissait d'autant plus grande que l'*orang-outang* n'a pas de menton en avant, ce caractère du visage étant exclusif à l'homme, et que le nez tout à fait aplati ou épaté ne faisait non plus aucune saillie. Ses yeux, de couleur bleue, mais claire, étaient doux et ne manquaient pas d'une certaine expression d'intelligence ; plusieurs de ses actes ont donné des preuves de cette même intelligence, de sa mémoire et même de sa reconnaissance. Placé au Jardin-des-Plantes dans la famille du gardien des singes, Jack s'était bientôt pris d'amitié pour les petits enfants de ce gardien. Les enfants aimaient à jouer avec lui, et il mettait dans ses mouvements et dans ses jeux avec eux une réserve qui montrait qu'il connaissait leur faiblesse et qu'il avait peur de leur faire du mal. Les enfants avaient pris un tel empire sur lui que leurs pleurs faisaient faire à Jack ce qu'on aurait eu beaucoup de peine à obtenir de lui par la force, et cet empire s'exerçait même sur l'instinct de sa gourmandise.

» Jack aimait les oranges avec prédilection : quand il en avait une entre les mains, si le plus jeune des enfants s'approchait de lui pour la prendre Jack la cachait et cherchait à l'éloigner pour la manger tranquillement. L'enfant le poursuivait, et, si Jack résistait, l'enfant se mettait à pleurer ; c'est alors seulement que le singe lui cédait volontairement son orange. On aurait de la peine à obtenir une pareille concession de la soumission et de l'amitié d'un chien.

» Quand Jack était trop petit pour atteindre à un objet qu'il convoitait, il savait très-bien en approcher une chaise pour monter dessus, et de là arriver à l'objet de ses désirs. Il avait appris à ouvrir les portes en se servant des clefs; il avait même eu la patience et l'adresse d'essayer successivement toutes celles d'un trousseau de clefs. Un soir que son gardien avait enfermé son enfant dans sa chambre, et fermé la porte de communication avec celle où se tenait Jack, il devint chagrin en entendant pleurer son petit ami. Il aperçoit dans sa chambre le trousseau de clefs; il le prend et essaie successivement les clefs, jusqu'à ce qu'ayant trouvé celle qui allait dans la serrure, il ouvrit la porte, alla chercher l'enfant et se mit à jouer avec lui. On lui avait appris facilement à manger de tous nos aliments préparés comme pour nous, il les mangeait avec une cuiller dont il se servait avec adresse; ne pouvant pas cependant la tenir avec la même dextérité que les hommes, à cause de la brièveté de son pouce. Quand il vint au Jardin-des-Plantes, peu habitué qu'il était à toucher aux vases casuels d'un ménage, il en brisait beaucoup, en les laissant tomber sans y faire aucune attention; on a pu lui apprendre à les poser doucement à terre, et il avait fini par n'en plus casser.

» Il buvait en portant un verre à sa bouche, et se servait aussi bien de son pied que de sa main pour saisir les objets. Il savait très-bien, quand il voyait du sucre au fond d'un verre d'eau et qu'il ne voulait pas boire le liquide, renverser doucement le verre et prendre le sucre qu'il avait empêché de sortir et de fondre.

» Jack avait conservé un souvenir vif de ceux qui l'avaient ramené de Sumatra et avaient eu soin de lui. On l'avait pris avec sa mère en lui faisant une blessure dont elle mourut. Le capitaine du navire voulant ramener le petit en Europe, en eut le plus grand soin, le nourrissant avec du lait, le réchauffant contre sa poitrine ; il lui avait laissé prendre l'habitude, quand il était déjà grand, de lui ouvrir son gilet pour se mettre sur sa poitrine. Acheté par le Muséum d'histoire naturelle, Jack fut séparé de son maître, qui ne revint le voir qu'au bout de sept mois, peu de temps avant sa mort. En entrant dans sa chambre, il voit le singe se chauffant auprès du feu ; il appelle Jack qui, occupé à manger un morceau friand, ne répond pas. Le capitaine appelant une seconde fois avec plus de force, Jack détourne la tête, fixe le capitaine, le reconnaît, jette ce qu'il tenait dans ses mains, se précipite dans les bras de son ancien maître, lui témoigne sa joie de le revoir par de tendres grognements, reprend son habitude d'ouvrir son gilet pour se chauffer, et donne au moment du départ les signes du plus vif chagrin, que lui causait cette nouvelle séparation, en se roulant à terre et poussant de longs cris plaintifs. »

V. *Supplément* du *Constitutionnel* du 6 août 1837.

## CHAPITRE XXXIV.

### 25. Organe de la pantomime ou de l'imitation.

Cet organe s'exprime par un renflement qui fait bomber l'os frontal de chaque côté de celui de la douceur. Cela donne au haut du front une forme voûtée que Gall a rencontrée chez tous les bons comédiens et chez beaucoup d'autres personnes qui avaient le talent d'imiter avec une grande précision la voix, les gestes, les manières et toutes les actions des autres. Il remarqua la même conformation, selon M. Blœde, sur plusieurs détenus de Torgau, et l'on sut que l'un d'eux, qui amusait tous ses camarades par ses bouffonneries, avait le dessein de se faire comédien à sa sortie des prisons; qu'un autre avait le talent d'imiter la voix de tous les animaux, etc. L'âge, qui change la forme du cerveau et du crâne, use peu à peu cet organe, ainsi que la plupart des autres. Les enfants en présentent mieux l'expression que les adultes, ce qui doit leur faciliter l'étude des langues et des usages de la société. L'on ne peut encore dire jusqu'à quel point il est départi aux brutes, dont plusieurs imitent les cris et les mouvements des autres; mais l'on peut croire qu'il a principalement lieu chez le singe.

## CHAPITRE XXXV.

### 26. Organe de la théosophie.

Il s'exprime au-devant de la suture sagittale et relève le sommet de l'os frontal, ainsi que les angles supérieurs des pariétaux, c'est-à-dire qu'il fait renfler toute la partie désignée sous le nom de grandes fontanelles chez les enfants. Cet organe, en élevant insensiblement le haut du front, donne une pente légère aux plans latéraux sur lesquels les cheveux tombent de chaque côté, en laissant apercevoir une ligne de séparation qui règne de haut en bas dans la direction de la suture frontale, comme cela se voit dans toutes les belles têtes de Jésus-Christ, dont les peintres ont saisi l'idéal avec précision en considérant les hommes de la plus pure dévotion. Cette conformation de la tête se rencontre souvent avec des cheveux rares et même avec la calvitie, ce qui a fait prêter au docteur Gall la ridicule absurdité d'indiquer l'organe de la théosophie par ces deux phénomènes accidentels. Quelques personnes ont aussi fait un crime à Gall de fonder le sentiment de la religion sur l'organisation humaine, en prétendant que c'était attaquer la révélation, dont il ne parle aucunement. Mais d'après ce raisonnement, Cicéron l'aurait déjà attaquée avant qu'elle existât et que ni lui ni personne en eût la moindre idée; car il dit que le sentiment de la religion est naturel à l'homme, n'y ayant aucun peuple,

quel qu'il soit, qui ne reconnaisse un Dieu à sa manière : *Nulla est gens tam fera, tam barbara quæ,
etsi ignoret qualem Deum habere debeat, habendum
tamen non sciat.* Plutarque dit la même chose par
ces mots : *Nusquam stat urbs aut oppidum quibus
nullus sit Deus* ; c'est-à-dire : *Il n'est ni ville ni bourg
au monde qui soit sans Dieu.* Plutarque et Cicéron
n'avaient pu prendre ces vérités que dans la connaissance de la nature humaine, ou bien il faudrait
supposer que, pour leur donner une telle généra-
lité, ils étaient parvenus à visiter toutes les nations
et tous les coins du globe. Aristote, Platon, et tous
les philosophes anciens et modernes, ont tenu le
même langage, et sont par conséquent aussi coupables que Gall. Mais ce qu'il y a de plus scandaleux
encore, c'est que tous les saints Pères et tous les
auteurs ecclésiastiques ont à se reprocher le même
crime que Gall et ces philosophes, car ils ont tous
abondé dans le sens de ces derniers ; et ils n'ont pas
craint de les citer et de les commenter avec beaucoup de complaisance, pour prouver que le sentiment de l'existence de Dieu était inné, c'est-à-dire
attaché à l'organisation de l'homme. Nos rigoristes
modernes doivent donc faire le procès à tous les
peuples et à Dieu lui-même, qui a osé attacher à
l'organisation humaine un sentiment qui, selon eux,
est contraire à la révélation, en le faisant connaître
indépendamment d'elle. Il y a plus ; il faut exter-
miner tous les animaux, qui, par l'effet d'une organisation toute différente, ne montrent aucune sus-

ceptibilité pour la théosophie, même après la révélation, et prouvent encore par là que l'organisation est pour quelque chose dans les institutions religieuses. Mais n'est-ce point faire trop d'honneur à ces fameux docteurs que de ne s'être point borné à leur rappeler ce vers déjà cité :

Sincerum nisi vas, quodcumque infundis acescit !

Quoi qu'il en soit, Gall persiste à croire et à soutenir que la conformation indiquée se rencontre chez tous les dévots et les dévotes, religieux ou laïques, chez les moines zélés, chez les visionnaires et les fous dont le délire a pour objet des idées théosophiques, de même que chez les devins, les bigots et les hypocrites; alors ces derniers ont d'autres organes moins nobles, très-développés et hors de proportion avec les plus recommandables. C'est en grande partie dans les églises qu'il a fait ses remarques, et il les croit assez nombreuses pour ne plus douter de l'existence réelle de l'organe de la théosophie, qui, réuni avec celui de la bonhomie, donne à l'homme cet air vénérable qui révèle sa bienfaisance et marque toutes ses actions au coin de la dignité. Une chose digne de remarque, c'est que l'organe de la théosophie est si commun chez les Égyptiens, qu'il peut y être considéré comme un caractère national. Gall fait voir un développement extraordinaire de cet organe sur le crâne d'une nommée *Everl* de Vienne, espèce de prophétesse jadis fameuse pour dire la bonne aventure.

## CHAPITRE XXXVI.

### 27. Organe de la persévérance.

Cet organe occupe le sommet de la tête, où il se trouve exprimé par un renflement de la partie antérieure et la plus élevée des pariétaux. Plusieurs ouvrages allemands le placent sur les angles antérieurs et supérieurs de ces os : mais, d'après l'exposé de Gall et d'après une tête dessinée sous ses yeux et revue par lui-même, ce serait l'organe de la théosophie qui en occuperait le bord le plus antérieur, et l'organe de la persévérance viendrait seulement après, sur la même ligne. C'est surtout chez les personnes dont la foi est inébranlable, que l'on trouve le sommet de la tête très-renflé par l'expression de ces deux organes. Celui de la persévérance doit aussi produire l'opiniâtreté, l'entêtement, l'obstination et même la morgue, selon l'influence plus ou moins favorable des autres facultés.

L'organe en question me paraîtrait mieux désigné par la dénomination d'*organe de la consuétude*. C'est par consuétude que les animaux recherchent leur gîte ordinaire, leur place dans une écurie, devant une voiture, dans un buisson, reprennent les mêmes sentiers, reviennent aux mêmes toits, aux mêmes cheminées après des voyages, reviennent de loin et des pays étrangers chez les mêmes maîtres, aux lieux qu'ils ont d'abord habités. Enfin n'est-ce pas par consuétude que nous aimons notre patrie, nos mœurs nationales, et que les vieillards conservent long-temps les vieilles modes, le même régime, les mêmes heures pour leurs repas et se complaisent dans leurs vieilles habitudes de travail, de sommeil, de repos, de jeux, d'amusements, etc.? La persévérance exclut le changement, et par conséquent les voyages, les perfectionnements et toutes les mutations mêmes temporaires que la consuétude permet avec l'espérance d'un retour plus ou moins éloigné. N'est-ce pas aussi un organe de consuétude qui engendre la nostalgie? La persévérance ne me paraît pas avoir un sens assez large ni assez conforme aux besoins physiques et moraux des animaux. Elle présente l'idée d'une immobilité passive. La consuétude est seulement le correctif de la versatilité ou d'une mobilité incessante. C'est le contre-poids de la légèreté et de l'étourderie.

## CHAPITRE XXXVII.

Considération sur la crâniologie nationale et sur d'autres rapports d'organisation.

Plusieurs savants se sont appliqués à trouver dans les crânes des diverses nations, des caractères par lesquels on pût les distinguer les unes des autres; et le professeur Blumenbach, de Goettingue, est un de ceux qui ont rassemblé le plus de faits sur ce sujet : mais diverses influences, telles que celles du gouvernement, de la religion, du climat, de l'éducation, des aliments, des vêtements, des professions, des mœurs et des alliances matrimoniales, empêcheront toujours, en effaçant ou en multipliant les différences, d'obtenir des résultats satisfaisants. Cependant, Gall ne prétend pas nier qu'il n'y ait des différences réelles dont la recherche peut devenir très-utile : mais pour les saisir, il faut d'abord ne les considérer qu'à de très-grandes distances; autrement, les règles se trouveraient perdues dans les exceptions. Des peuples autrefois très-dissemblables, ont ensuite pris les caractères organiques les uns des autres, par l'effet des conquêtes et des émigrations qui les ont soumis aux mêmes lois, aux mêmes habitudes et à des alliances réciproques. Comment retrouver aujourd'hui les caractères des diverses peuplades de la Germanie ou des Gaules? Comment discerner, par exemple, un Saxon d'un Prussien, d'un Franconien, d'un Autrichien ou d'un Bohème, par la seule forme du crâne, après toutes les vicissitudes et les révolutions qui, en transplantant plusieurs fois ces peuples les uns au milieu des autres, ont nécessairement dû établir la confusion des races par celle des alliances et des mœurs? Cependant ces peuples ne se ressemblent pas à beaucoup d'égards. Il faudrait avoir bien étudié le type original de sa nation; et pour plus de sûreté, l'avoir pris peut-être dans les montagnes ou dans d'autres coins isolés où le mélange des aborigènes eût été plus difficile. En effet, c'est dans les peuplades sauvages, isolées dans quelque coin presqu'inabordable

de la terre, ou renfermées dans des castes serviles
dont elles n'ont jamais pu franchir les limites, que
l'on trouve des caractères distinctifs aussi prononcés
que ceux qui établissent la démarcation des diverses
races des autres animaux. La science qui a pour
objet l'étude de l'homme en général dans son organisation physique et morale, sans exception d'aucune race, est désignée sous le nom d'*anthropologie*
en Allemagne, où elle paraît avoir pris naissance, et
où elle fait un objet essentiel de l'éducation médicale dans les universités. Les médecins qui connaissent l'influence qu'ont l'un sur l'autre le physique
et le moral de l'homme, influence qu'il n'est plus
permis d'ignorer en France depuis que M. Cabanis
a publié son excellent ouvrage, sentiront de quelle
importance doit être l'étude de l'anthropologie, qui
présente l'homme dans toutes les conditions de la
vie, sous tous les climats et sous tous les gouvernements, avec des aliments, des vêtements, des dispositions, des facultés, des mœurs et des forces
très-variés, dont le médecin ne peut apprécier
convenablement les effets qu'en les considérant dans
tous les lieux et sur tous les individus. Cette science
qui doit couronner toutes les études médicales et
en faire le complément, ayant pour objet la physiologie et l'hygiène dans leur rapport mutuel,
comme la pathologie et la thérapeutique ont pour
objet la diététique dans le leur, n'est enseignée
ni peut-être bien connue dans plus d'une école de
France, où les connaissances utiles et les découvertes

ont toujours d'autant plus de peine à pénétrer, qu'elles n'y sont guère admises que par le canal de certains hommes en place, dont la plupart, pour conserver une influence sans partage, n'admettent à leurs côtés et à leur suite que les fidèles et bénévoles dépositaires de leur propre doctrine. Il ne faut point chercher la cause de la prévention et des préjugés ailleurs que dans cette sorte de suffisance nationale, nourrie par l'intérêt personnel qui retient servilement le disciple sur les pas du maître qui peut devenir son soutien, et l'empêche même de sentir combien il serait important d'aller puiser dans les écoles étrangères, comme l'a fait si avantageusement M. Cuvier pour l'avancement de l'histoire naturelle. La grandeur politique de la France et le génie de ses habitants, ne lui permettent plus d'occuper le second rang dans aucun genre de gloire. Tous les grands hommes de l'antiquité sachant qu'une nation n'excelle point également dans toutes les sciences et dans tous les arts, qu'au contraire la diversité de son organisation ou des circonstances fait qu'elle est presque toujours surpassée sous quelque rapport par une nation voisine, fût-elle même barbare, allaient dans les voyages mûrir leur expérience et leurs idées, pour en consacrer ensuite le fruit à leurs concitoyens. C'est ainsi que Moïse, Lycurgue, Solon, Hippocrate et tant d'autres sont devenus les bienfaiteurs de leurs contemporains et des générations qui leur ont succédé. La science de l'homme, la plus importante et la première de toutes, ne peut être

portée à sa perfection que par la communication des
nations entre elles, et l'échange mutuel de leurs
produits littéraires, qui montrent à chaque savant
son point de départ et lui indiquent ce qu'il lui reste
à faire, en lui faisant connaître ce qui est déjà fait.
J'ai publié, en 1804, un petit ouvrage sur les *moyens
de perfectionner la médecine*, etc., où j'ai tâché de
faire sentir combien il serait avantageux de demander aux divers comités de santé la topographie médicale de chaque département, et glorieux pour la
France d'avoir donné au monde l'exemple de cette
géographie anthropologique dont l'intérêt ne peut
être surpassé par aucun autre. Il n'est point de mon
objet actuel d'entrer dans de longs détails sur cette
branche importante de la science de l'homme considéré en santé et en maladie sur tous les points du globe;
je me bornerai à noter, d'après Gall, Blumenbach,
Pauw et quelques autres, les différences suivantes,
pour montrer que l'organologie peut servir beaucoup
à faire ressortir les caractères nationaux et guider
également le médecin, le philosophe, le législateur,
le politique et le moraliste.

Les crânes des *Calmoucks,* selon Blumenbach, sont
déprimés en devant, et renflés sur les côtés (*ad latera
extantia*); ce qui, d'après les données de Gall, indiquerait les dispositions de ce peuple pour la ruse et le vol.

Chez les *Égyptiens* l'os du front se porte en arrière,
et en haut en forme de toit; en sorte que l'organe
de la théosophie, seul bien développé, domine tous
les autres, qui le sont beaucoup moins. De là ce

caractère national qui de tout temps fit de l'Égypte le berceau des sectes religieuses, des superstitions, des divinations, des enchantements et des rêveries fantasmagoriques et théosophiques de toute espèce.

On distingue facilement les *Chinois*, en ce qu'ils ont l'arc des sourcils arrondi en forme de cercle, et par conséquent l'organe de la chromatique très-développé. De là leur goût dominant pour toutes les bizarreries de couleur.

Les *Anglais*, qui ont la forme de l'arc sourcilier toute différente, contrastent avec eux par leur goût pour les couleurs sombres et uniformes.

Le crâne des *Nègres* a dans les deux sexes le renflement postérieur, qui, en Europe, ne se rencontre guère que chez les femmes ; il est d'ailleurs étroit et aplati sur les côtés : les dents, au lieu de faire le demi-cercle, comme chez nous, sont chez eux en quelque sorte rangées en droite ligne de chaque côté de la bouche. D'après le système de Gall, on peut déduire de cette conformation leur fol amour pour les enfants, leur peu de disposition à la ruse, au vol et à la cruauté, leur préférence pour le régime végétal, leur peu de progrès pour la musique, qui chez eux est en quelque sorte bornée aux fifres, et pour les mathématiques où quelques tribus sont si peu avancées qu'au rapport de plusieurs voyageurs elles ne savent compter que jusqu'à cinq. La petitesse de leur crâne et sa ressemblance avec celui des femmes expliquerait aussi pourquoi ils ont fait si peu de progrès dans les sciences exactes et profondes, telles que l'histoire naturelle, la philosophie, la médecine, la civilisation et la politique ; tandis qu'ils montrent au contraire du goût et de l'aptitude pour les arts d'agrément qui demandent plus d'adresse que d'entendement et de réflexion, comme la danse, l'escrime, les ouvrages des mains, et tous les amusements frivoles.

Voici comment M. Isidore Bourdon parle des communications faites par M. *Dumortier* de Bruxelles à l'Académie des sciences dans sa séance du 17 décembre 1838 :

« On professait, il y a quelques années, que les singes de Bornéo et quelques orang-outangs étaient une sorte d'hommes dégénérés, ou plutôt encore imparfaits, comme le disait Lamarck. M. Dumortier de Bruxelles, qui a pu comparer jusqu'à seize têtes de ces animaux, vient de détruire ces superbes vues d'une perfectibilité injurieuse pour l'espèce humaine. Le savant belge a commencé par s'assurer que différents singes, regardés jusqu'alors comme des espèces distinctes, appartenaient pourtant à la même espèce, l'âge seul apportant dans le pelage de l'animal et dans la forme de sa tête des différences presque incroyables, tant elles sont énormes. La tête du pongo finit par prendre en vieillissant des proéminences si saillantes et si nouvelles, et cela même en change tellement la forme et le volume qu'un disciple de Gall serait fort exposé à reconnaître dans un pongo adulte des facultés transcendantes tout à fait en désaccord avec la stupidité du personnage. On ne trouverait dans aucun autre animal des ossifications aussi hautaines pour une cervelle si parfaitement humble; il est vrai que cet animal, dans le temps même où il acquiert ces crêtes osseuses, perd le caractère essentiel qui le rapproche de l'espèce humaine. L'horizontalité du trou occipital, que d'Aubenton regardait comme un des traits distinctifs de l'homme, parce qu'il donne à l'homme, ainsi que la saillie du talon, la faculté de marcher sur deux pieds, la tête relevée vers le ciel; cette ouverture du crâne, s'adaptant au canal vertébral, finit par devenir fort oblique et postérieure, ce qui force l'animal à marcher à quatre pattes comme les autres animaux, lui si fièrement organisé dans sa jeunesse. »

Le docteur Gall n'a jamais rattaché le développement des facultés intellectuelles à des proéminences plus ou moins grandes des os de la tête, et c'est au cerveau qu'il rattache uniquement ces facultés. Quoiqu'il admette, d'après l'observation anatomique de tous les temps, des renflements du crâne qui correspondent à de pareils renflements du cerveau qui les a produits, comme des signes extérieurs propres à indiquer les développements de celui-ci sur le vivant en santé, il a eu soin de prévenir que l'idiotisme, l'hydrocéphale, les maladies mentales et l'âge, qui épaissit la boîte osseuse à l'intérieur et en produit souvent l'usure à l'extérieur, font des exceptions qui ne permettent plus de prendre en considération la forme ni les renflements osseux pour

juger des facultés de l'entendement ; voilà pourquoi
il a repoussé avec désapprobation dans ses écrits la
dénomination de *crânologie*, que des esprits peu instruits avaient appliquée à sa doctrine, quelques-uns
peut-être par prévention pour la rendre ridicule, ce à
quoi prête la signification de crâne dans notre langue. Il
faut donc croire que M. Isidore Bourdon ne connaît
pas la doctrine de Gall, ou qu'il a voulu faire de l'esprit aux dépens de la vérité et de la logique, pour
conclure que des *ossifications hautaines* ou des *crêtes
osseuses*, qui n'ont point de correspondance avec le
cerveau, dénoteraient des *facultés transcendantes*. »
(V. *Constitutionnel* du 21 décembre 1838.)

Pour montrer combien quelques animaux de l'espèce des singes se rapprochent de l'homme par leur
intelligence, je vais joindre aux observations de
M. Dumortier celles de l'Anglais John Griffiths, qui
a séjourné quatre ans dans l'île de Ceylan. Il y a
observé un singe de l'espèce des pongos, d'une taille
d'environ quatre pieds deux ou trois pouces, à tête
presque ronde avec nez petit et court, nullement
épaté, deux lèvres vermeilles, deux rangées de dents
blanches comme du lait et tous les traits d'une figure
presque agréable. L'auteur anglais, qui a baptisé du
nom de Péters ce singe dont il avait gagné la confiance
et l'amitié en lui donnant du pain, des biscuits, du vin
et d'autres comestibles, en rapporte des traits d'intelligence et de prévenance que bien des hommes
non idiots, vivant comme lui dans l'état sauvage au
milieu des forêts et privés des enseignements du lan-

gage, ne donneraient probablement pas. Péters avait construit une jolie petite hutte avec des branchages au milieu d'un groupe de cocotiers, par conséquent propre à le garantir de l'extrême chaleur. Un jour il prit par la main l'Anglais, essayant de l'entraîner au milieu de la forêt; lui, après quelques hésitations, se hasarda à le suivre à travers le taillis et les buissons, et arriva après environ un quart de mille de marche à la hutte au milieu des plus grandes démonstrations de joie de Péters, qui, en ayant proportionné l'entrée à sa petite stature et voyant que son hôte ne pouvait y passer sans se baisser, fut tout décontenancé, et, comme s'il eût été poussé par une espèce de rage par ce désappointement, saisit violemment la branche qui fixait la hauteur de la porte et renversa tout, puis conduisit son hôte à quelques pas de là auprès d'un amas de matériaux, lui en mit sous le bras, en prit lui-même ce qu'il pouvait porter et lui fit signe de le suivre. Poussé par la curiosité, l'Anglais consentit à devenir le manœuvre du singe, auquel un coup d'œil suffit pour proportionner l'entrée à la haute taille de son compagnon, qui trouva, dans la hutte bientôt achevée, deux bancs de mousse et dans l'un des coins une provision de cocos, fruit dont il lui avait déjà offert plusieurs fois auparavant. Toutes ces preuves de sagacité et d'intelligence intéressaient tant M. Griffiths qu'il se décida à porter à son ami quadrumane une boîte remplie de plusieurs ustensiles dont un briquet et un peu d'amadou, sachant que les singes font du feu, mais ne le

conservent pas : il y joignit deux verres, deux tasses,
des assiettes, une table et deux chaises. Après un
peu de peine, Péters parvint à savoir préparer la table
hors de la hutte, à mettre la nappe, c'est-à-dire la
couvrir de larges feuilles de bananier, à placer deux
chaises en face l'une de l'autre, l'une pour lui et
l'autre pour son hôte, à orner la table de fleurs et
de feuilles fraîches, et à arranger avec une espèce
de symétrie les fruits, les sucreries et les petits gâ-
teaux qui lui étaient apportés. Il avait tant d'intelligence et d'adresse pour couper les tartines et les
couvrir de beurre qu'il eût pu défier la plus habile
ménagère. Ces scènes amusantes se répétaient chaque
jour sans ennuyer l'observateur, qui prenait le plus
vif intérêt au progrès de cet instinct animal. Mais il
eut bientôt la douleur de trouver Péters enlacé dans
les replis d'un gros serpent de Java de huit à neuf
pieds de long, dont il le débarrassa au moyen d'un
pistolet à deux coups qu'il portait toujours sur lui,
avec lequel il l'étendit après le second coup. Le
singe, ayant perdu beaucoup de sang par ses blessures,
succomba un peu plus tard, malgré les soins qu'il
reçut de son hôte.

Les observations faites sur Péters sont rapportées
avec plus de détails dans la traduction de H. Sous-
trus, p. 138 et suiv. du 1er vol. du *Musée des familles*, 1833, 1834.

Ces traits merveilleux de l'intelligence des singes,
qui les rapprochent des races d'hommes les plus
grossières, seraient incroyables, si l'on n'en avait

pas vu en quelque sorte la répétition dans d'autres singes, entre autres dans un orang-outang du Jardin-des-Plantes à Paris.

Le crâne des *Caraïbes*, renflé sur les côtés, est aplati et comme tronqué en devant, où, selon Gall, siégent tous les organes de l'induction philosophique et celui de la bonhomie, puis se relève par le développement de celui de la théosophie : de là leur cruauté, leur stupidité et leur superstition.

Selon Blumenbach, dont l'ouvrage (*De generis humani varietate nativâ*) a été traduit en français, sur la troisième édition, par le docteur *Chardel*, et analysé, en 1807, dans la *Bibliothèque médicale*, et d'autres journaux de médecine; voici quelle serait la division du genre humain, avec ses principales variétés.

1. *Variété caucasienne* ou *européenne*. Elle est répandue dans l'Europe, et une grande partie de l'Asie occidentale. Voici ses principaux caractères : taille moyenne, bien proportionnée et charnue; couleur blanche, joues rosées, pommettes peu renflées, cheveux longs, ordinairement bruns ou blonds; visage droit et ovale dans le sens vertical, traits peu saillants, nez étroit, légèrement arqué ou bossué; lèvres molles, minces et souples; menton plein et rond, bord alvéolaire bien arrondi, dents incisives implantées perpendiculairement, arcades sourcilières à fleur de tête, ainsi que les yeux ordinairement bleus ou bruns; front large, uni et élevé perpendiculairement ou saillant, crâne presque rond d'ailleurs et spacieux. Cette race d'hommes, la plus

belle que l'on connaisse, ne se trouve nulle part sous des formes plus agréables et dans des proportions plus avantageuses que proche du mont Caucase, dans la Géorgie, où Blumenbach se plaît à placer le prototype de toutes les races et le berceau du genre humain.

II. *Variété mongole*. Elle comprend la plus grande partie des Asiatiques, les Lapons et les Finois en Europe, de même que les Esquimaux répandus en Amérique depuis le détroit de Behring jusqu'au Groenland ; mais non les Tartares, qui appartiennent à la première race, quoiqu'ils n'y soient pas rapportés par Buffon, dont l'erreur est celle des anciens, qui avaient adopté leur nom pour désigner vaguement les Mongols. On reconnaît cette race par les caractères suivants : taille variable depuis la moyenne jusqu'à la plus petite, couleur jaune, cheveux noirs, roides, droits et peu fournis ; face large unie et déprimée, traits légèrement prononcés et se confondant entre eux, yeux souvent bleus ou noirs et séparés par un espace large et plat, ouverture des paupières étroite et linéaire qui leur bride les yeux, nez camus avec des narines étroites, joues bouffantes et presque globuleuses, pommettes très-proéminentes en dehors, fosse maxillaire peu marquée, arcades sourcilières presque nulles, bord alvéolaire obscurément arrondi en devant, menton peu saillant, visage très-large ayant plutôt l'ovale en travers d'une pommette à l'autre que verticalement, front aplati et peu saillant, crâne presque quadrangulaire.

III. *Variété américaine* ou *caraïbe*. On la reconnaît à ces caractères : stature moyenne, même chez les Patagons ; peau sans poils, de couleur bronzée, mais ordinairement altérée par un rouge artificiel ; cheveux noirs, droits, roides et rares ; face large sans être unie ni déprimée, menton imberbe dans la race pure, pommettes proéminentes, traits saillants et profondément sculptés en profil, nez camus mais prononcé, orbites profondes, yeux enfoncés ordinairement noirs, front bas et petit sur lequel les cheveux semblent sortir immédiatement au-dessus des sourcils, crâne mince, renflé sur les côtés et aplati en arrière. Pauw, dans ses *Recherches philosophiques sur les Américains,* attribue la difformité qui vient de l'aplatissement postérieur du crâne, à la structure grossière des berceaux que la mère, toujours en voyage ou en course, emporte sur ses épaules, et où la tète de l'enfant est continuellement cahotée contre des planches. Blumenbach croit, avec d'autres savants, que la forme du front et du vertex est artificielle ; et il observe que l'usage de ramener les tètes à des formes nationales, en les pétrissant ou en exerçant sur elles une compression long-temps continuée par les coiffes ou par d'autres moyens, a existé chez toutes les nations anciennes et modernes : il s'étonne que Haller, Camper et Sabatier aient élevé des doutes sur une pratique aussi générale et aussi avérée. Reste à savoir si un pareil usage a pu, avec le temps, amener des différences héréditaires, comme on le croyait du temps d'Hippocrate. Au moins ne peut-on nier qu'il n'y ait une tendance constante de la nature à revenir aux formes primitives, lorsqu'elle n'est plus contrariée ; car l'on voit, par exemple, les oreilles des enfants se relever et affecter la forme la plus avantageuse pour recueillir les sons acoustiques, quand le même genre de coiffe, qui les a plaquées sur le crâne de leurs parents, ne s'y oppose pas : l'on sait aussi que la circoncision des Juifs, qui se pratique depuis si longtemps, n'a point empêché la nature de reproduire constamment le prépuce chez leurs enfants. D'où il est assez raisonnable de conclure qu'il n'y a d'héréditaires dans les difformités artificielles que celles qui entraînent avec elles quelque altération de force et de santé.

**IV.** *Variété nègre* ou *africaine*. On la reconnaît à ces traits : taille moyenne, peau grenue, onctueuse et noire ; cheveux noirs, courts, lanugineux et très-entortillés ; face étroite, allongée inférieurement ; pommettes renflées, yeux saillants et à fleur de tête, nez épaté se confondant presqu'avec les joues, lèvres tuméfiées, surtout la supérieure ; mâchoires allongées, menton retiré, dents très-blanches, rangées presqu'en droite ligne de chaque côté de la bouche ; front très-convexe et voûté, crâne aplati sur les côtés, renflé en arrière et petit. Le contraste de cette variété avec l'européenne, surtout pour la couleur et la forme du visage, l'a fait considérer par quelques personnes comme une espèce particulière que l'on a fait descendre d'une mésalliance de l'homme avec l'orang-outang, et que par cette raison l'on a aussi désignée sous le nom de *nègre-sime*. Blumenbach rappelle que Voltaire, aussi ignorant en physiologie qu'habile à manier le ridicule, partageait cette erreur. Le passage de cette race à celle des Maures et des Arabes se fait par des nuances si multipliées et par des gradations si ménagées, qu'elles se fondent insensiblement l'une dans l'autre : d'ailleurs il n'y a pas un seul caractère des autres races qui ne se retrouve dans les Éthiopiens; et ceux-ci n'en ont pas un qui d'une part ne manque à beaucoup d'entre eux, et qui d'une autre ne se retrouve répandu çà et là dans les autres races.

V. *Variété malaie*. Elle est répandue dans les terres baignées par la mer du Sud, les îles Mariannes, Philippines, Moluques, de la Sonde et la péninsule de Malacca. Voici ses traits : taille moyenne, couleur brune ou basanée, cheveux noirs, mous, épais, abondants et frisés; face légèrement arrondie et avancée inférieurement, traits plus saillants et mieux marqués de profil que chez les Nègres, pommettes plates, nez ample, large et gros; bouche grande, mâchoire forte, surtout l'inférieure; dents saillantes en dehors, front un peu bombé, sommet du crâne rétréci, bosses pariétales très-prononcées.

De toutes les races, la mongole est la plus nombreuse et paraît aussi être la plus ancienne; beaucoup plus répandue que l'européenne et surtout que la nègre, elle s'étend, selon la Géographie zoologique de Lacépède, du quarantième au soixantième parallèle dans toute l'Asie orientale, la Chine, la Cochinchine, le Japon, le Tunquin, le royaume de Siam, la presqu'île du Gange, etc., occupant un arc du méridien d'environ 75 degrés, tandis que les terres occupées par les Européens ne mesurent qu'un méridien de 50 degrés, et que la race nègre est comprise dans les limites d'un arc de 30 à 35 degrés entre les tropiques du Cancer et du Capricorne sous l'équateur. La race américaine, quoique répandue sur une grande surface de terre, n'est à beaucoup près plus aussi nombreuse qu'autrefois, parce que les Européens, après l'avoir plus que décimée par leurs ravages, lui ont encore fait le funeste présent de la petite vérole, qui s'y est montrée beaucoup plus meurtrière qu'en Europe, où elle enlevait cependant environ le septième de la population, avant la découverte de la vaccine. Selon la *Table des vivants de Süssmilch,* à laquelle cet auteur a travaillé pendant quarante ans avec une opiniâtreté de recherches presqu'inconcevable, il y aurait en Europe 130 millions d'hommes; en Asie, 650 millions; en Afrique, 150 millions; en Amérique, 150 millions. Il n'y a d'un peu exact dans ce calcul que la population de l'Europe; celle des autres parties du globe n'est et ne peut être qu'approximative, parce qu'elles ne sont, pour la plupart, pas encore assez connues. Il est néanmoins certain que l'Asie, qui, selon Tempelman, n'a que 10,257,487 milles anglais carrés, contient une population si nombreuse qu'elle surpasse celle de toutes les autres

parties du monde prises ensemble; ce qui indiquerait que c'est là le vrai climat et le berceau du genre
humain. Pauw croit qu'il ne reste guère aujourd'hui
qu'environ 30 à 40 millions d'Américains indigènes;
et Süssmilch observe lui-même qu'il ne pense pas
que l'Amérique en renferme 100 millions du sud au
nord, même en y comprenant les îles de sa dépendance : ce dernier en a donc bien exagéré le nombre
sur son Tableau en le portant à 150 millions; ce qui
donnerait 13 ou 14 personnes sur un mille anglais
carré, nombre que ne lui donnent pas les relations les plus exactes. Tempelman compte 9 millions de milles anglais sur tout le continent d'Amérique, et il faut 60 de ces milles au degré. Les guerres
qui ont bouleversé le globe depuis que Süssmilch a
donné son Tableau n'ont pas détruit autant de
monde que la philanthropie des médecins en a conservé par la vaccine, dont *Jenner* introduisit le premier la pratique en 1798. Selon Blumenbach, la
tête américaine serait intermédiaire entre l'européenne et la mongole de même que la tête malaie le
serait entre l'européenne et la nègre.

Selon le *Supplément* au *Constitutionnel* du 7 avril
1837, voici le résultat des dernières recherches sta-
tistiques relatives aux diverses races d'hommes qui
peuplent le monde :

Race dite du Caucase (ou du haut plateau de l'A-
sie), 472 millions, dont 250,300,000 en Europe;
179 millions en Asie; 43 millions en Afrique;

15,646,000 en Amérique, et 60,000 en Australie.
— Race mongole, 261,560,000, dont 3,200,000
en Europe; 238 millions en Asie, et 360,000 en
Amérique. — Race américaine, 13,000,000. —
Race des Malais, 28,000,000, dont 1,600,000 en
Australie, et le surplus en Asie. — Race éthio-
pienne, 94,840,000, dont 87 millions en Afrique;
7 millions en Asie, et 840,000 en Australie. —
Ainsi la population totale est, en Europe : de 233
millions et demi; en Asie, de 464 millions; en Afrique, de 130 millions; en Amérique, de 40 millions;
en Australie, de 2 millions et demi.

Total de la population du globe : 870 millions,
dont 460 millions et demi de païens; 128,000,000
musulmans; 5,735,000 juifs; 279,965,000 chrétiens, savoir : 148,814,000 catholiques; 68,610,000
protestants, et 57,535,000 de l'église grecque.

Buffon, Lacépède et Richerand n'admettent que
quatre races principales qu'ils nomment arabe-euro
péenne, mongole, nègre et hyperboréenne; Erxle-
ben, Leske et d'autres en admettent cinq, qui sont
celles des Lapons, des Tartares, des Indiens, des
Européens, des Africains et des Américains. L'on
peut consulter ce qu'ont écrit sur le même sujet
Schreber, Zimmermann, Wünsch, Pichon, Kant,
Falconner, Pauw, Büsching, etc. L'on ne peut s'empêcher de convenir que les données que nous avons
sont encore insuffisantes, trop vagues et trop contradictoires, pour nous autoriser à faire une division
seulement supportable du genre humain en ses di-

verses races : de là le peu d'accord des auteurs entre eux. La science commence, et l'on peut assurer qu'elle promet des fruits plus certains à ceux qui seront placés dans des circonstances assez heureuses pour en cultiver le domaine.

L'on n'est pas encore bien d'accord sur les caractères constitutifs d'une espèce, quoique l'on convienne assez généralement que pour les animaux à sang rouge et chaud le principal et le plus sûr est la faculté de produire, par l'accouplement, des individus semblables ; faculté bien réelle chez toutes les races d'hommes connues, qui, quelles que soient leur couleur, leur organisation physique et leurs mœurs, peuvent, dans tous les croisements possibles, reproduire leur semblable. Cette règle ne suffit pourtant pas, car, si l'on nie l'existence des jumarts, qui seraient le produit d'espèces très-différentes, l'on ne peut nier celle du mulet, qui vient aussi de l'accouplement d'espèces diverses. D'ailleurs la contrainte où vivent les animaux domptés et la difficulté d'observer ceux qui ne le sont pas, rendent encore cette règle illusoire. Il faut donc considérer un ensemble de caractères qui puisse se retrouver dans toutes les variétés, ou leur manquer également. C'est en partant de cette dernière considération que tous les naturalistes s'accordent à ne reconnaître qu'une seule espèce humaine dans toutes les races ou variétés qui existent, parce qu'ils ont reconnu que des différences, quelquefois énormes aux yeux du vulgaire, ne sont que des effets de causes accidentelles et non des caractères d'origine première et invariablement inhérents à une race à l'exclusion des autres.

Si le savant se laissait égarer par les préjugés du commun, ou séduire par l'intérêt comme ceux qui s'enrichissent par la traite des Nègres, il ne manquerait pas de trouver de quoi faire des espèces fictives, surtout dans la diversité de la conformation, de l'intelligence, de la taille, de la couleur, etc.; mais plus on met d'adresse à déguiser la vérité, plus l'infamie est complète.

Comme la conformation et l'intelligence varient à l'infini dans une seule et même race, chez le même peuple, sous le même climat et souvent jusque dans la même famille, où l'on trouve la beauté à côté de la plus grande difformité et la plus haute intelligence à côté de la folie ou de l'idiotisme le plus complet, il serait superflu d'insister sur l'insuffisance de ces deux caractères pour la distinction des races et des espèces.

La taille des Patagons, que l'amour du merveilleux a présentés comme des géants ou des colosses humains, ne paraît point aller au delà de six pieds ou six pieds et demi chez les plus grands. Son contraste avec celle des Groenlandais, des Esquimaux, des Lapons, des Quimos et des Pescherais, qui ne s'élèvent guère qu'à trois ou quatre pieds, devient nul pour une distinction spécifique, quand on réfléchit que les plus petits chez les premiers, et les plus grands chez les derniers se trouvent placés sur la même ligne, que le changement de climat les peut rapprocher de plus en plus, et qu'en s'attachant à un caractère aussi superficiel, l'individu qui, le matin, aurait la taille juste pour être classé dans une espèce ou une race, pourrait le soir se trouver trop court pour y rester, puisque l'homme est, comme on l'a observé pour la première fois en 1784, d'un travers de doigt plus grand en se levant qu'en se couchant, à cause de l'affaissement produit par la station. D'ailleurs ne retrouve-t-on pas la taille des Patagons et des nains sous tous les climats et chez tous les peuples? Le roi de Prusse Guillaume I<sup>er</sup> avait un régiment presque tout composé d'hommes de six pieds, géants européens peut-être plus grands que ceux des côtes désertes du détroit de Magellan. Un soldat de la garde du duc Jean-Frédéric de Brunswick, un Suédois qui était dans celle du roi de Prusse, et un nommé *Gilly*, natif de Trente, qui se faisait voir pour de l'argent, étaient des colosses humains encore supérieurs aux précédents, car ils avaient chacun, dit-on, huit pieds de haut, mesure du pays. Le livre des Rois, au chapitre 17, nous parle du roi Goliath, et le Deutéronome, au chapitre 3, du roi Og, comme de deux autres géants parmi les Juifs. Au contraire ce Bébé, nain de Stanislas roi de Pologne, qui fut un jour servi dans un pâté, n'était-il pas un vrai pygmée né parmi nous? Son squelette, qui est au cabinet d'anatomie du Jardin-des-Plantes, et son modèle en cire, qui se trouve avec ses habits dans celui de l'École-de-Médecine de Paris, conservent à la curiosité cet échantillon bien proportionné d'exiguité humaine; il n'avait que trente-trois pouces de haut, et son esprit a toujours été enfantin et borné. On a vu en Pologne une famille noble avoir trois enfants nains, dont un garçon qui, à vingt ans, n'avait que vingt-trois pouces, mais n'était pas sans esprit, parlant correctement plusieurs langues; leurs parents étaient de taille ordinaire et sans défaut apparent d'organisation.

Les Quimos, dont l'histoire a quelque chose de fabuleux, sont des montagnards longimanes de la province mahratte de Madagascar, lesquels, d'après l'opinion de Sonnerat, paraissent être les mêmes que les *Zapheracquémusses*, issus d'un nain, comme ils le prétendent et comme l'indique l'étymologie de leur nom. Pallas a cru qu'ils étaient le produit d'une mésalliance de l'espèce humaine avec une race de singe, sans en administrer aucunes preuves. Le baron de Clugny voyagea six mois avec une esclave très-petite, dont les bras allaient presque jusqu'à ses genoux, laquelle passait pour une Quimose; il démontra que son nabotisme venait d'une constitution maladive et d'une conformation vicieuse. Blumenbach pense que cet état maladif tenait à une sorte de crétinisme, vu que plusieurs crétins d'Europe, particulièrement ceux de Salzbourg, ont également les bras très-longs. Il est de fait qu'on ne sait presque rien de bien positif sur plusieurs peuples, et que cependant l'on en veut juger comme si on les connaissait bien. Que ne suggérerait pas son imagination à un voyageur indien ou malais qui aurait traversé un de ces cantons des Alpes où l'on est heureux d'avoir au moins un cértin dans chaque famille et glorieux de porter un aussi beau goitre que son voisin, s'il n'avait reçu aucun éclaircissement sur leur nature par quelque Européen instruit! Ce n'est que par des recherches attentives et des observations exactes que l'on parvient à s'affranchir des erreurs dont tant d'esprits faux et légers ont inondé le domaine de l'histoire naturelle. C'est ainsi qu'en soumettant à un nouvel examen plusieurs faits peu vraisemblables M. *Perron*, naturaliste de l'expédition du capitaine Baudin aux terres australes, a rectifié plusieurs opinions fausses ou exagérées, entre autres celle qui attribuait aux femmes hottentotes le fameux tablier prépubien qu'elles n'ont pas, et qui se réduit à une sorte d'exubérance des parties externes de la génération, probablement artificielle dans son principe, laquelle appartient seulement aux femmes des Boschismans, peuplade encore peu connue et établie sur une plage plus septentrionale que les Hottentots. Ce luxe des parties génitales ne serait d'ailleurs aucunement admissible pour caractériser les races, pouvant se rencontrer accidentellement chez toutes, comme on peut en juger par l'énorme développement observé chez une Allemande par le docteur Wagner, et consigné dans le 23ᵉ volume du Journal de Médecine-Pratique de Hufeland et dans le tome 13 de la Bibliothèque médicale de Royer-Collard.

L'ignorance des diverses causes qui peuvent altérer les couleurs avait fait considérer les nègres comme une espèce d'hommes particulière que l'on avait même subdivisée en deux autres, celle des nègres noirs et celle des nègres blancs. Ces derniers, appelés *Albinos* par les Portugais, *Dondos* par les Africains, *Kackerlakes* dans l'idiome malais, d'où ce nom a passé dans les langues hollandaise, allemande, danoise, etc., doivent leur couleur cadavérique à des causes maladives, de même que les Blafards du détroit de Darien en Amérique. Ces sortes d'individus, dont on retrouve les analogues dans le Nord, où j'en ai moi-même vu de tout blancs avec des yeux rouges et enflammés comme ceux des lapins blancs, et des cheveux blancs comme de la filasse, ont, d'après Pline et Solin, existé en grand nombre entre le quarante-cinquième et le cinquantième degré de latitude nord; ce qui a fait donner, par les Romains, le nom d'*Albanie* au pays qu'ils habitaient. Pline nous a dépeint les Albanais avec des sourcils et des cheveux blancs, des yeux *glauques* (vert-bleuàtre), voyant mieux dans le crépuscule qu'au soleil; ce qui convient également aux nègres blancs et aux Kackerlakes, qui sont d'ailleurs faibles et idiots comme les crétins, d'un blanc de papier qui est hideux et révolte d'autant plus qu'il n'est mitigé par aucune nuance d'incarnat : ne passant pas la trentième année, ils ne vivent guère que la moitié des autres nègres, dont ils ont les traits nationaux en Afrique, et, ailleurs, ceux des peuples chez qui on les trouve. On les a aussi appelés les *yeux de la lune*, soit parce que leurs paupières, retirées par les côtés et allongées par le milieu, prennent la forme d'un croissant, ou parce que, cachés de jour pour éviter la lumière du soleil, qui fait tomber des larmes de leurs yeux en les irritant, ils ne sortent guère qu'au clair de la lune. L'habitude qu'ont ces malheureux noctambules de ne sortir des trous et des souterrains où ils se cachent qu'au déclin du jour, comme les *Troglodytes*, et l'espèce de gloussement qui tient lieu de langage à quelques-uns, ont fait croire à plusieurs savants qu'ils avaient donné occasion aux fables populaires sur l'existence des *Gobelins* et des *Drusions* en France, des *Gobalis* en Italie, des *Keilkrœfs* en Allemagne, des *Trools* en Suède, des *Klabauters* en Hollande, etc. Mais l'imagination égarée du vulgaire a également pu aller chercher ses vampires et tous les farfadets ridicules qu'elle recèle, dans les feux follets, les vapeurs ignées et les autres météores qui paraissent autour des mines, des marais, des ruisseaux et des cimetières. Linné, trompé par les narrations des voyageurs de son temps, a pris les Albinos pour une nouvelle espèce d'hommes qu'il paraît même avoir confondue avec l'orang-outang, nom qui, en langue malaie, signifie toutefois homme sauvage, libre, indépendant. La description qu'il en donne est assez exacte et curieuse, quoique mal appliquée. « Il y a deux espèces d'hommes, dit ce savant; l'homme de jour, qui est sage, tel que l'Européen, l'Asiatique, l'Africain et l'Américain; l'homme de nuit, qui est fou, troglodyte et sauvage, tel est l'orang-outang de Bontius; il a le corps blafard, droit dans sa marche, et de moitié plus petit que le nôtre: il est couvert de poils blancs et frisés; ses yeux sont ronds, sa prunelle et son iris sont couleur aurore; il a les paupières et la membrane clignotante rabattues en devant, le regard de travers et nocturne; dans la station, les doigts de ses mains vont jusqu'à ses genoux; il vit 25 ans; aveugle de jour, il se tient alors coi et caché; pendant la nuit il voit, sort, maraude, parle en sifflant, pense, raisonne, croit que la terre est créée pour lui, qu'il en a déjà été le maître, et qu'il doit un jour en reprendre l'empire (1). »

La *leucæthiopie*, nom de la maladie qui décolore ainsi les hommes, et qui est la même chose que l'*alphus* des Grecs, le *vitiligo* des Latins, et l'*albara* des Arabes, ressemble beaucoup à la leucophlegmasie ordinaire dans son principe, et dégénère volontiers en lèpre. Les hommes qu'elle attaque ont été ordinairement noirs en Afrique, basanés en Amérique, etc.,

---

(1) Homo diurnus, sapiens, Europeanus, Asiaticus, Africanus et Americanus.

Homo nocturnus, stultus, troglodytes, sylvestris, orang-outang Bontii. Corpus album, incessu erectum, nostro dimidio minus. Pili albi, contortu plicati. Oculi orbiculati, iride pupillaque aurea. Palpebræ antice incumbentes cum membrana nictitante. Visus lateralis, nocturnus. Manuum digiti in erecto attingentes genua. Ætas xxv annorum. Die cæcutit, latet; noctu videt, exit, furatur, loquitur sibilo, cogitat, ratiocinatur, credit sui causâ factam tellurem, se aliquando iterùm fore imperantem. (*Caroli à Linne Systema naturæ.*)

c'est-à-dire, de la même couleur que leurs parents et les autres hommes du même pays : quelques-uns se décolorent par une espèce de jaunisse générale, et d'autres partiellement avec des taches noires et blanches. Ce sont ces derniers que l'on a aussi regardés comme une autre espèce, celle des *hommes tigrés*. Nos climats nous fournissent aussi de ces tigres humains ; car il n'y a que très-peu d'années que deux Anglais tigrés parcouraient la Hollande et l'Allemagne, où ils se faisaient voir pour de l'argent, et le docteur Bodard a fait voir à la Société de médecine de Paris un enfant de treize mois, qui est né à Paris, avec plusieurs taches brunâtres sur les diverses parties du corps, et avec une palatine fauve et chevelue qui lui couvre la moitié du dos et le col comme un châle naturel, quoique la mère convienne n'avoir eu aucune envie, ni se souvenir de rien qui lui ait frappé l'imagination. Ses parents, M. et madame Poisson, ont cinq autres enfants, bien portants et sans aucune altération de couleur sur le corps (voir le Recueil périodique de la Société de médecine, rédigé par M. Sedillot, pour le mois de juin 1806). Le radesyge, ou la lèpre du Nord, dont j'ai publié une notice dans le cahier de février du même journal, produit aussi des altérations analogues de la peau. C'est ainsi que des phénomènes extraordinaires, presque toujours dus à l'insalubrité des lieux ou à un mauvais régime, rentrent dans l'ordre naturel des événements, devant le flambeau de la philosophie médicale, qui consiste à accorder les effets avec leurs causes par le seul usage de la raison, en écartant tous les préjugés de l'ignorance et de la superstition.

Comme on a aussi voulu prendre la couleur noire pour un caractère spécifique du genre humain, et que quelques théologiens, tels que Labat, Gumilla, etc., gens très-sensés et véridiques, en ont même fait le caractère d'une race réprouvée, en faisant descendre les nègres en ligne directe de Caïn, à qui Dieu, disent-ils, écrasa le nez et noircit l'épiderme pour le faire reconnaître pour un assassin, il convient aussi d'entrer, sur les causes de cette couleur, dans quelques détails qui serviront encore à répandre plus de jour sur ce qui précède. Les couleurs des diverses races que nous avons admises, sont la *blancheur* chez les Européens, le *jaune de buis* chez les Mongols, le *bronzé* ou l'*orange-foncé* chez les Américains, le *basané* ou le *brun* chez les Malais, et enfin le *noir d'ébène* chez les Nègres qui habitent le pays le plus chaud et le plus brûlé du globe. Toutes ces couleurs varient chez le même peuple et chez le même individu jusqu'à l'infini, par le changement d'âge, de climat et de genre de vie, ainsi que par l'effet des maladies; en sorte que, s'il servait de caractère pour les espèces et les races, le même homme pourrait successivement appartenir à chacune d'elles. Les négrillons et les négrittes naissent blancs, n'ayant de noir à leur naissance qu'un filet à la racine des ongles. C'est une jaunisse qui survient au quatrième jour, qui commence le changement de couleur. La cause de la noirceur du réseau muqueux situé sous l'épiderme, tient, selon Blumenbach, à l'action de l'oxygène atmosphérique qui, dans les climats chauds, précipite le carbone qui tend à s'évaporer de la surface du corps. Cependant, comme l'action de l'oxygène n'est pas la même sur tous les corps, puisque le soleil d'Europe blanchit les toiles et les os décharnés, verdit les végétaux et rembrunit nos paysans, ainsi que plusieurs espèces de brutes, l'on pourrait, je pense, admettre aussi, comme cause coefficiente de la couleur, l'effet du chaud sur le développement et l'activité du foie et de la rate, ainsi que sur le mélange ou le tempérament des humeurs et l'action des solides, qui s'en trouvent diversement stimulés. Au moins le pigment de la rétine, l'encre de la seiche, les effets de la maladie noire ou de la mélanose (*melœna*), la jaunisse même des négrillons et des nouveau-nés de nos climats, etc., ne permettent pas d'admettre la carbonisation du mucus de Malpighi par l'oxygène comme l'unique cause du changement des couleurs. Les nègres blancs et plus encore les nègres-pies, chez qui la noirceur du derme se trouve parsemée çà et là de taches d'une blancheur de neige, ne prouvent pas non plus que l'oxygène agisse sur le carbone dans l'économie animale comme dans un laboratoire de chimie. On ne peut, pour expliquer la couleur des nègres-pies, dire qu'ils sont le produit d'un nègre noir et d'un nègre blanc, comme l'a cru Buffon, car les parents de tous ceux que Blumenbach a connus étaient parfaitement noirs.

La chimie ne peut être reçue à expliquer les phénomènes de l'économie animale qu'autant qu'elle se conciliera avec la physiologie et la pathologie; or nous voyons qu'ici elle est en contradiction avec l'une et avec l'autre.

Il est impossible de sortir du labyrinthe des couleurs animales sans admettre une double idiosyncrasie, celle que chaque individu apporte en naissant et celle qu'il acquiert par les circonstances de sa vie. La première nous explique pourquoi certains individus, tels que les Albinos, les Kackerlakes, etc., démentent constamment leur origine, leur race et leur climat, et pourquoi la plupart des hommes y restent invariablement fidèles. L'autre nous montre des changements accidentels, communs à toutes les races et à tous les pays. Ainsi l'on retrouve l'analogue des nègres-pies en Europe, car j'ai moi-même été consulté par un paysan des Vosges dont la teinte charnue du corps était bigarrée de taches absolument blanches; et Blumenbach a observé le même phénomène chez deux Allemands. Le docteur *Chardel* rapporte dans le *Journal de Médecine* de MM. Corvisart, Leroux et Boyer (tome XI, p. 18) l'exemple d'une albinos née à Nantes de parents bruns et bien constitués, et rappelle un nègre-blanc mentionné dans le *Journal de Physique* (t. IX, p. 357), lequel a noirci peu après sa naissance, en s'arrêtant à la couleur des cabres, qui sont le produit des nègres avec les mulâtres. L'on sait que durant la grossesse plusieurs Européennes ont des taches noires sur la peau

qui disparaissent d'elles-mêmes après l'accouchement, et il n'en est guère dont l'aréole du mamelon
ne passe du rouge-foncé au brun lorsqu'elles sont devenues grosses. J'ai vu l'année dernière, à la poste de
Châlons-sur-Marne, un postillon qui était devenu et
est resté basané à la suite d'une fièvre qu'il avait eue
six ans auparavant, durant la fenaison, pour avoir bu
de mauvaises eaux ayant très-chaud. Dans la jaunisse,
la peau prend, selon le degré de la maladie, les diverses teintes des nations colorées et les conserve
assez souvent après la guérison. La malpropreté peut
faire passer la peau de la couleur blanche à la couleur noire, et Blumenbach possède un morceau de la
peau du ventre d'un mendiant qui est aussi noire
que celle d'un nègre. Les mines d'anthracite, près
de Valenciennes, produisent sur les ouvriers qui y
travaillent une couleur jaune-bronzé de tout le corps
avec une débilité long-temps croissante et la mort,
si l'on n'oppose le bon air, les martiaux et les amers
à cette maladie, que son caractère principal, le défaut
ou l'appauvrissement du sang, a fait appeler *anhœmie*.
Il y a aussi des exemples avérés de jeunes nègres
qui sont devenus insensiblement d'une blancheur
peu différente de la nôtre, par suite de leur long
séjour parmi nous. L'abbé Manet rapporte, dans sa
nouvelle histoire de l'Afrique française, qu'en 1764
il baptisa les enfants de quelques pauvres Portugais
établis sur la côte d'Afrique depuis 1721, et que la
métamorphose était déjà si avancée chez eux, qu'ils
ne différaient des négrillons que par des teintes de

blanc que l'on discernait encore sur la peau (1).

La peau brune, couleur de suie, des Maures et des Mauresques qui s'exposent dans les montagnes aux ardeurs du soleil contraste singulièrement avec celle

(1) Quant aux descendants des premiers Portugais qui émigrèrent en Guinée, vers l'an 1450, l'on sait qu'ils sont devenus aussi noirs ou aussi nègres que les indigènes, dont ils ont pris exactement le coloris, la laine de la tête, de la barbe, et tous les traits de la physionomie, en conservant cependant les points essentiels d'un christianisme dégénéré et la langue du Portugal, un peu corrompue à la vérité par les dialectes africains. Il faut convenir que dans ce cas l'idiosyncrasie native et l'idiosyncrasie acquise se sont fondues d'autant plus promptement l'une dans l'autre, que les alliances matrimoniales des Portugais avec les négresses sont en quelque sorte devenues nécessaires, à cause que les Européennes périssent presque toutes de ménorrhagie en Afrique ; ce qui a secondé les effets du climat, car il ne faut que quatre générations pour éteindre les caractères d'une race. Voici la marche naturelle des quatre générations mêlées. 1° D'un blanc et d'une négresse sort le *mulâtre* à cheveux longs, 2° du mulâtre et de la négresse vient le *cabre* ou *quarteron*, qui a trois quarts de noir et un quart de blanc ; du quarteron et d'une négresse provient l'*octavon*, qui a sept huitième de noir et un demi quart de blanc ; de cet octavon et d'une négresse naît enfin le vrai nègre à cheveux entortillés. Quatre filiations en sens inverse, blanchissent la peau, en supposant que le climat s'y prête. 1° D'un nègre et d'une femme blanche sort le *mulâtre* à demi-noir, à demi-blanc, à longs cheveux ; 2° du mulâtre et de la femme blanche naît le *quarteron basané*, à cheveux longs ; 3° du quarteron et de la femme blanche vient l'*octavon* qui est moins basané ; enfin de l'octavon et de la femme blanche naît un enfant parfaitement blanc. Cependant on cite des métis qui n'avaient que la couleur de l'un de leur parent, et, selon le témoignage de Bruce, il y aurait des villages dans le royaume de Tigré où les enfants sont toujours noirs, quand même il n'y a qu'un de leurs parents de cette couleur ; et l'union de l'Arabe avec la négresse ne produit, selon lui, que des enfants blancs. Pour expliquer ces phénomènes il faudrait leur trouver plus de vraisemblance. Voir *Recherches philosophiques sur les Américains*, par Pauw ; pages 250 et suivantes du tome I.

des habitants des villes de la même nation dont la blancheur pourrait même éclipser celle de beaucoup d'Européens ; sans sortir de chez nous, on remarque aussi un contraste frappant entre la peau de l'habitant aisé de nos villes et celle de nos paysans hâlés par les ardeurs du soleil. Les créoles ou personnes nées aux deux Indes, de parents européens, attestent également par leur couleur les effets du climat. Les aliments eux-mêmes influent sur la couleur. Sans parler des grandes vertus que les Otaïtiens attribuent au fruit de l'arbre à pain pour blanchir la peau, l'on sait que la garance colore en rouge les os des animaux qui en mangent, et que les alouettes et les moineaux prennent une couleur plus foncée quand ils se nourrissent de chènevis. Il est d'ailleurs généralement connu que la peau et la chair des animaux sauvages ont une qualité différant, pour la couleur et le goût, de celle des animaux domestiques de la même espèce. Trois sortes de causes, les maladies, le climat et le régime, peuvent donc changer le tempérament des humeurs au point de former une idiosyncrasie nouvelle qui ne peut s'acquérir sans modifier les dispositions intellectuelles dépendant de l'idiosyncrasie native ; d'où il suit que la physiologie des tempéraments est encore à faire, ayant été absolument manquée jusqu'ici sous le rapport de la vie intellective et de la vie végétative. Plusieurs autres phénomènes, dépendant des mêmes causes, coïncident avec les couleurs de la peau, qui est molle, soyeuse chez les Caraïbes, les nègres et les Otaïtiens, et donne une odeur forte et particulière ; chez quelques peuples d'Afrique et des Indes orientales elle est fraîche ; en Europe elle est plus douce et plus lâche, ainsi que tous les autres tissus, chez les blonds que chez les bruns, qui en conséquence sont plus robustes ; chez les personnes rousses, elle donne ordinairement une odeur assez forte. Il paraît que toutes ces odeurs tiennent à des particules de graisse rancie, qui, à raison de la chaleur qui atténue les humeurs et de la laxité des solides qui leur livre passage, s'échappent au dehors avec de l'hydrosulfure ; car c'est lorsque les hommes ont très-chaud que ces odeurs se font principalement sentir.

Il résulte de ce qui précède, que c'est l'ensemble des caractères et leur présence plus générale chez un peuple que chez les autres, qui doivent être considérés dans la division des races, et que s'attacher isolément soit à l'intelligence, à l'organisation, à la taille ou à la couleur, etc., serait se fixer sur des bases fugitives et inconstantes qui pourraient porter un individu au delà de ses limites naturelles, pour le faire passer successivement dans toutes celles qui lui seraient étrangères. Il est également hors de doute qu'il n'y a qu'une seule espèce d'hommes ; et l'on ne peut nier l'unité du genre humain sans tomber en contradiction avec le sens commun et sans rompre la chaîne de toutes les divisions de l'histoire naturelle, dont l'analogie forme le premier anneau. Nous voyons en effet les mêmes variétés ou des variétés encore plus tranchées dans chaque espèce de brutes. Blumenbach cite des exemples nombreux de leucæthiopie chez les animaux à sang rouge, tels que les lapins, les souris, les furets, les chevaux, les singes, les écureuils, les rats, les hamsters, les cochons d'Inde, les taupes, les didelphes, les martres, les fouines, les chèvres, les corbeaux, les merles, les serins, les perdrix, les poules, les paons; elle s'est même naturalisée chez les quatre premières espèces, au point d'y être transmise par génération. Presque tous les cochons sont blancs et haut montés en Normandie; noirs en Savoie; d'un rouge brun en Bavière; les uns ont trois ongles, et d'autres n'en ont qu'un; ceux qui ont été transplantés à Cuba, y ont acquis une taille du double plus grande. Les bœufs transportés au Paraguay ont éprouvé le même accroissement de taille; ceux du Cap de Bonne-Espérance ont les jambes longues, ceux d'Écosse les ont courtes; il y en a plusieurs qui sont sans cornes en Angleterre, tandis qu'en Sicile ils en ont d'énormes. Il n'y a pas tant de ressemblance entre la tête courte et moutonnée du cheval napolitain et la tête longue et lisse du cheval hongrois, ni entre la tête du cochon domestique et celle du sanglier qu'entre celle du nègre et de l'Européen. Les mœurs du cheval des forêts qui se défend avec les dents contrastent également avec celle du cheval dompté, qui, accoutumé au frein, ne se défend qu'en ruant. Quelle différence de taille entre les petits chevaux de la ci-devant Lorraine et ceux du Jutland ou de la Normandie, de même qu'entre les petites races de l'Écosse et de la principauté de Galles et celle de la Scandinavie, où tous les animaux sont grands et robustes comme les hommes ! Franconi ne produit-il pas dans ses exercices d'équitation des chevaux du plus grand contraste et n'a-t-il pas aussi le *Bébé* de son écurie ? En Guinée les chiens et les oiseaux gallinacés sont noirs comme l'homme, tandis que dans le Nord l'ours, le renard, le lièvre, le corbeau, etc., sont blancs ; l'hermine, l'écureuil, le renne et d'autres y changent en blanc ou en gris, pendant l'hiver, leur couleur d'été, qui est plus rembrunie. Quelle énorme différence entre les diverses variétés des brebis des divers climats !...

Les dispositions intellectuelles ont dû se modifier directement chez l'homme par l'influence des causes qui ont fait varier les rapports d'organisation ainsi que le mélange et la qualité de ses humeurs ; et l'organisation transmise ensuite par hérédité avec un tempérament conforme aura consécutivement pu modifier l'intellect sans l'action directe des premières causes. M. Volney, dans son Voyage en Syrie et en Égypte (p. 70, tome I, 3e édit.), a donné une explication très-ingénieuse et très-vraisemblable de la figure des nègres. « J'observe, dit-il, que la figure des nègres présente précisément cet état de contraction que prend notre visage lorsqu'il est frappé par la lumière et une forte réverbération de la chaleur. Alors le sourcil se fronce, la pomme des joues se lève, la paupière se serre, la bouche fait la moue. Cette contraction, qui a lieu perpétuellement dans les pays chauds et nus des nègres, n'a-t-elle pas dû devenir le caractère propre de la figure des nègres? » Cet état de contraction de tous les muscles de la face, qui détermine aussi celle de la calotte aponévrotique, n'a-t-elle pas dû influer sur la forme et la grandeur du crâne comme les chaussures étroites influent sur celles du pied? Les négresses portent continuellement leurs petits sur le dos, même durant la récolte du millet et leurs autres travaux, de peur de les perdre, et l'on croit que cette pratique a dû contribuer à leur écraser le nez et à leur rendre les lèvres épaisses. Mais ce dont il n'est plus guère permis de douter, c'est que les nègres, les Brésiliens, les Caraïbes et plusieurs autres peuples, pour déprimer le nez des nouveau-nés, exercent souvent une compression qui va presque jusqu'à en casser ou luxer les os. Cette manière d'agir chez des peuples grossiers doit d'autant moins nous surprendre, que naguère chez nous l'on moulait et que plusieurs personnes moulent encore aujourd'hui plus inhumainement la poitrine des petites filles dans des corps de baleine, et qu'à la campagne l'on trouve toujours beaucoup de matrones qui pétrissent la tête des enfants pour lui donner une forme de fantaisie, à part les autres habillements serrés et étroits qui étranglent et torturent diverses autres parties du corps dont le développement et les formes naturelles se trouveraient en contradiction avec l'élégance de fantaisie et de mode. Quand l'altération des formes a nui aux fonctions organiques et au tempérament, les vices ont dû en être transmis par hérédité ; car nous voyons les maladies de poitrine, les apoplexies, les dartres, l'intelligence même, etc., se perpétuer long-temps dans les mêmes familles. Les localités ont dû aussi favoriser ou contrarier l'essor de l'intelligence par le genre et le degré d'industrie qu'il a fallu pour y vivre. Le gouvernement n'a pas eu une influence moins puissante sur toutes les facultés par le degré de liberté, d'encouragement ou de contrainte qui en a favorisé ou contrarié le développement. Toutes ces causes ont amené des habitudes morales qui, à leur tour, ont contribué au génie caractéristique propre à chaque nation. Jusqu'ici les physiologistes n'ont, pour ainsi dire, déduit les phénomènes qui établissent les rapports de l'homme avec les objets situés hors de lui, que du mélange plus ou moins convenable des humeurs de son corps ; la théorie des tempéraments, qu'ils ont basée sur cette considération, est d'autant plus fausse qu'elle attribue presque exclusivement à la vie végétative ce qui dérive primordialement et essentiellement de la vie intellective, dont l'influence est prépondérante en ce qu'elle gouverne les muscles volontaires, qui sont les premiers ministres de toute l'économie. Ce qui rend la théorie des tempéraments séduisante et vraisemblable, c'est la symétrie organique qui établit une série de phénomènes tellement liés l'un à l'autre, qu'en en saisissant un seul, considéré comme cause, on parvient facilement à lui en coordonner d'autres qu'on regarde comme ses effets, de la même manière qu'en saisissant un symptôme, considéré comme cause, on pourrait lui coordonner comme effets tous les autres symptômes de la même maladie. Alors celle-ci échapperait à l'attention, à peu près comme le cerveau y a échappé si long-temps, n'ayant guère été considéré que comme une pulpe inorganique dont le volume et la disposition étaient sans conséquence pour l'individu dans ses rapports avec les objets extérieurs. En dernier résultat, l'édifice de la physiologie doit être renversé de fond en comble pour être reconstruit sur de nouvelles bases ; et c'est l'illustre Bichat qui le premier l'a ébranlé par ses considérations sur la démarcation des deux vies déjà admise par les anciens, qui n'avaient pas su en déduire les mêmes corollaires.

Pour compléter et rectifier au besoin les explications précédentes sur les causes accidentelles des variétés que subissent les animaux, je ne crois pas pouvoir me dispenser de faire connaître aussi les causes des variétés de la race humaine. Je ne sache pas que les caractères natifs des diverses races d'hommes connues aient été mieux déterminés et signalés avec plus de précision que ne l'a fait M. Flourens dans un résumé de ses leçons d'anatomie en 1838, en annonçant son passage de la chaire d'*anatomie humaine* du Muséum d'histoire naturelle à la chaire de *physiologie comparée* du même établissement. Pour plus de clarté et de précision, je le laisserai parler lui-même.

« L'étude de l'homme, dit ce savant naturaliste,

considérée sous le point de vue de l'histoire naturelle, a une importance propre et qu'aucune autre
branche de cette science ne saurait avoir. Les caractères physiques qui distinguent les *races humaines*
les unes des autres sont peut-être le fait d'*histoire
naturelle* qui, à toutes les époques, a le plus frappé
l'imagination des hommes. On sait quel fut l'étonnement des premiers Portugais qui, pénétrant au
quinzième siècle dans l'intérieur de l'Afrique, y trouvèrent des hommes absolument noirs, avec des cheveux crépus, un nez écrasé, des lèvres épaisses. Cet
étonnement se renouvela à l'époque de la découverte
du Nouveau-Monde. Les historiens racontent que,
lors du premier retour de Colomb, les Européens
ne pouvaient détacher leurs yeux des plantes, des
animaux inconnus que Colomb avait rapportés, et
surtout, disent-ils, des *Indiens si différents de toutes
les races d'hommes qu'on eût jamais vues.*

» Cependant, malgré cet intérêt si vif qu'inspire
et qu'a inspiré de tout temps l'étude physique de
l'homme, cette étude est très-peu avancée. Et d'abord, pour ce qui est des anciens, c'est à peine si
l'on peut recueillir autre chose sur l'*histoire naturelle de l'homme* proprement dite, dans Hérodote,
dans Strabon, dans Galien même, etc., que quelques
opinions erronées touchant la nature et la couleur
des nègres. Le véritable fondateur de cette science
nouvelle est Buffon. Son traité sur les *variétés dans
l'espèce humaine* est le premier pas important qui
ait été fait en ce genre. Mais, faute de *caractères*

*anatomiques* suffisamment sûrs, Buffon ne parvint pas à la détermination précise de ces variétés ; il admit des passages du nègre au blanc ; il crut que la chaleur du climat était la seule cause de la couleur noire ; et il arriva à cette conclusion que toutes les différences physiques qui distinguent *actuellement* les variétés de l'espèce humaine n'avaient été *originairement* que l'effet de *causes extérieures* et *accidentelles*.

» Camper est le premier qui ait cherché des *caractères anatomiques* précis. Ses observations sur le profil du *nègre* comparé à celui du *blanc* furent un véritable progrès ; et M. Blumenbach, le vénérable doyen des naturalistes actuels, fit un pas de plus en étendant à la conformation du crâne et de la face cette étude des *caractères précis* que Camper n'avait appliquée encore qu'à la *ligne faciale*.

» D'un autre côté Malpighi, Albinus, Meckel, Cruikshanck, Gautier, etc., en cherchant à déterminer le siége de la couleur des nègres, ouvraient une voie qui a été beaucoup plus féconde encore, quoique les résultats qu'elle devait donner n'aient été obtenus que tout à fait de nos jours, comme vous allez le voir.

» Malpighi soupçonna que cette couche de la peau qu'il appelait le *corps* ou le *réseau muqueux* était le siége de la couleur des noirs. Albinus et Meckel crurent le démontrer. Mais il résulte des recherches d'anatomie auxquelles j'ai soumis, dans ces derniers temps, toute la structure de la peau, que Malpighi, qu'Albinus, que Meckel, etc., n'avaient que des idées fort confuses sur la nature de ce *corps muqueux*.

» D'abord ils le supposaient disposé en *réseau*, et il forme partout une *lame continue*; en second lieu, ils le supposaient surtout dans la *peau*, et il n'existe réellement que dans les *membranes muqueuses*; enfin ils supposaient que ce corps muqueux, blanc dans l'homme de race blanche, noir dans l'homme de race noire, déterminait par sa couleur seule la couleur des hommes de ces deux races, et il n'en est rien.

» Il y a dans la peau de l'homme blanc trois lames ou membranes distinctes, le *derme* et *deux épidermes*; et dans la peau de l'homme noir il y a, outre le *derme* et les deux épidermes de l'homme blanc, un appareil particulier, appareil qui manque absolument dans l'homme de race *blanche*, appareil composé de deux lames, et dont la lame la plus externe est le siége du *pigmentum* ou matière colorante des *nègres*.

» Il y a donc dans la peau de l'homme de race *noire* un appareil qui manque dans la peau de race *blanche*; les deux races, *blanche* et *noire*, forment donc deux races essentiellement et *spécifiquement* distinctes. Et ces deux races sont distinctes nonseulement par un *caractère de forme*, comme sont les caractères tirés de la conformation de la tête et de la face, elles le sont par un *caractère de structure*, par un appareil spécial et très-compliqué, par un appareil qui existe dans une des deux races et qui manque dans l'autre.

» Buffon suppose que la couleur noire n'est que l'effet du climat; il suppose qu'originairement l'homme *nègre* a pu être blanc. Toutes ces suppositions tombent devant l'anatomie de la peau, mieux connue. L'effet du climat ne va pas jusqu'à donner et retrancher un appareil.

» A la vérité, l'homme de race blanche peut prendre ce teint basané noirâtre qui est le produit du *hâle ;* mais l'anatomie fait voir que c'est le *second épiderme ,* et non un appareil particulier, distinct, qui est le siége du *teint hâlé.* D'un autre côté, le mulâtre résulte du croisement des deux races noire et blanche, et l'*appareil pigmental , l'appareil colorant* du nègre se retrouve presque dans le mulâtre.

» La race *blanche* et la race *noire* sont donc, je le répète, deux races essentiellement distinctes. Il en est de même de la race *rouge* ou *américaine.* L'anatomie découvre sous le second épiderme de l'homme de race *rouge-cuivre , indienne* ou *américaine* ( car on désigne indifféremment cette race par tous ces noms), un *appareil pigmental* qui est le siége de la couleur *rouge* ou *cuivrée* de cette race, comme l'*appareil pigmental* du nègre est le siége de sa couleur *noire.*

» M. Cuvier dit de la race américaine que, « bien » qu'elle n'ait encore pu être clairement ramenée ni » à l'une ni à l'autre de nos races de l'ancien continent, elle n'a pas néanmoins de *caractère à la fois* » *précis et constant* qui puisse en faire une race particulière. » Et il ajoute que « *son teint rouge de*

» *cuivre n'en est pas un suffisant.* » Il eût assurément pensé tout le contraire s'il eût su que ce *teint rouge de cuivre* tenait à un appareil spécial, déterminé, à un appareil que l'anatomie détachait et isolait de toutes les autres parties de la peau.

» A considérer, je ne dis pas des *caractères de forme*, je dis des *caractères, des différences de structure,* il y a donc trois races spécifiquement, primordialement distinctes : la race blanche ou *caucasique,* la race nègre ou *éthiopique,* et la race *rouge* ou *américaine.*

» Tels sont les résultats que vous avez déjà vus dans mes leçons des années précédentes. Vous avez déjà vu aussi que, faute d'occasions favorables, je n'ai pu encore étendre ces recherches de structure sur les autres races, et particulièrement sur celle qui, parmi toutes les autres, paraît la plus importante, c'est-à-dire sur la race *jaune* ou *mongole.* Dès lors nous avons été réduits à des caractères de second ordre, à des *caractères de forme,* savoir, aux caractères tirés de la conformation du crâne et de la face.

» Je dis que ces derniers caractères sont de *second ordre ;* et par là même s'expliquent les divergences qui règnent parmi les naturalistes touchant la détermination des *races humaines,* détermination qui, en effet, n'est fondée encore que sur ces caractères. M. Blumenbach fixe le nombre des races à cinq : la *caucasienne,* la *mongole,* la *nègre,* l'*américaine* et la *malaie.* M. Cuvier réduit ces cinq races de Blumenbach à trois : la blanche ou *caucasique*, la jaune ou *mongolique*, et la nègre ou *éthiopique*. Et cependant il avoue que ni les *Malais*, ni les *Américains* ne se laissent clairement ramener ni à l'une ni à l'autre de ces trois races. Enfin, un auteur plus récent, le savant M. Prichard, porte, et toujours en se réglant d'après la forme des crânes, le nombre des *races humaines* à sept. Les quatre premières sont : la *caucasique*, la *mongoline*, la *nègre* et l'*américaine* (moins les *Esquimaux* qui forment une tribu à part); la cinquième est celle des *Hottentots* et des *Boschismans;* la sixième, celle des *Papous* ou *Polynésiens*, et la septième, celle des *Alfarous*.

» Pour nous, en nous en tenant aux seuls crânes authentiques que possède notre Musée, nous croyons pouvoir établir jusqu'à dix formes ou types distincts de têtes humaines : le type *caucasique*, le *mongolique*, le *nègre*, l'*américain*, le *malais* ou *javanais*, le *hottentot*, le *boschisman*, le *papou*, l'*alfarou* et le *zélandais*.

» Je place tous ces types sous vos yeux et je vais en exposer rapidement les principaux caractères.

» Le type *caucasique* se distingue par l'ovale de la tête, la hauteur du crâne, la saillie du front, celle du nez, etc. ; le type *mongolique*, par la saillie latérale des pommettes, la forme carrée du crâne, etc.; le type *nègre*, par un front comprimé, un nez écrasé, des dents incisives obliques, etc. ; le type *américain*, par le volume de la partie postérieure du crâne, la saillie du nez, la largeur des orbites, etc., etc.

» M. Prichard a supprimé, comme vous venez de voir, le type *malais;* ce type manquait, en effet, même dans Blumenbach, qui l'a établi, de caractères précis.

» Je trouve ces caractères sur ces deux têtes : l'une de *Javanais*, l'autre de *Madurais ;* deux têtes dont le type est tout à fait semblable, et qui toutes deux se distinguent par la proéminence que font en arrière les bosses pariétales très-larges, et surtout par la manière dont l'occipital s'aplatit au-dessous de ces bosses.

» Le crâne des Hottentots forme évidemment un type particulier, à côté du type général des *nègres;* ce crâne est long et étroit; mais il est aussi proportionnellement, très-élevé; et par là même, il se distingue d'une manière tranchée du crâne des Boschismans, lequel est, au contraire, singulièrement aplati, et comme écrasé de haut en bas.

» Les *Papous*, décrits avec soin par MM. Quoy et Gaimard, et les *Alfourous*, décrits avec non moins de soin par M. Lesson, sont deux types distincts. Les *Papous* sont remarquables par l'aplatissement, par la dépression du front et de la face; les *Alfourous* ont le crâne long et étroit. J'ajoute que, si l'enfoncement que présentent les pariétaux (de chaque côté de la suture sagittale) sur ces deux têtes, venues de la Terre de Van-Diemen, se trouvait constant, il suffirait pour indiquer une variété dans le type des *Papous*.

» Enfin, le dernier des types que je propose, le

type *zélandais* est marqué par la hauteur et l'étroitesse du crâne, surtout en avant; par l'étendue de la fosse temporale, par la saillie antérieure de l'apophyse du menton, etc.

» Tous ces types ne sont fondés que sur des caractères secondaires, et par conséquent n'ont pas l'importance des trois *races primitives*, fondées, comme nous avons vu, sur des caractères de structure. Il suit même, de ce que les caractères qui les constituent ne sont que secondaires, que plusieurs de ces types doivent rentrer, comme *sous-races*, soit dans l'une des trois *races primitives* déjà établies, soit dans quelque autre de ces races qu'il peut rester à établir encore.

» Quoi qu'il en soit, nous nous servirons de ces types provisoirement admis pour rapporter à des groupes fixes et déterminés les observations qui ont été recueillies sur les différents peuples par les naturalistes voyageurs, tels que les Forster, les Bougainville, les Péron, etc., et, plus récemment, les Lesson, les Quoy, les Garnot, etc. »

Ces variétés de races, décrites par M. Flourens d'après les modifications du cerveau qu'elles indiquent, doivent conduire à une détermination plus précise et plus certaine de la spécialité des facultés intellectuelles et de la localisation de leurs organes cérébraux; mais pour y arriver il faudra pouvoir étudier chez chaque race ses mœurs et son industrie particulière sur une grande échelle, afin de ne pas prendre des exceptions ou des modifications dues

aux accidents ou aux circonstances pour des caractères généraux. C'est là qu'il faudra envoyer butiner
les phrénologistes prétentieux pour légitimer leur
acquis encore litigieux.

On peut aussi leur offrir un sujet d'étude plus
rapproché, car nous avons peut-être en France, dans
les aborigènes du Querci, une race d'hommes que son
type physiologique peut faire distinguer du reste de
leurs compatriotes. En effet, des recherches sur l'origine des peuples du nord et de l'occident de l'Europe
par M. Darttey, appuyées sur les écrits d'Hérodote,
d'Etienne de Byzance, de Strabon, de Denys Périé-
gète, de Justin, d'Hipparque, tendent à prouver,
contre l'opinion d'un grand nombre d'historiens qui
nous ont présenté l'Europe comme exclusivement
couverte par des peuplades celtiques, l'existence sur
le sol méridional de notre continent d'une race
qu'il désigne sous le nom générique d'*Ibères,* peuple
antérieur aux Celtes, auxquels il s'est mêlé, comme
l'indiquent d'ailleurs le nom de Celtibériens et le passage suivant de M. A. Lecamus : *Cellæ miscentes
nomen Iberis...* C'est surtout en Bretagne que l'on
s'est accordé à reconnaître les descendants des Celtes
que les anciens ont toujours représentés sous le type
invariable d'hommes grands et blonds, et dont le
nom a été changé dans les derniers temps en celui
de *Kymri.* Si nous écoutons M. Darttey, membre de
plusieurs académies, voici en peu de mots les caractères physiologiques qu'il donne comparativement
des Celtes et de la race des Ibéres, laquelle il consi-

dère comme un rameau brisé de l'arbre sémitique :

« Rien ne peut exprimer, dit-il, l'étonnement que nous éprouvâmes lorsque, dans nos investigations en Bretagne pour rechercher dans les grands rassemblements, à l'église et ailleurs, ce type celtique, dont on a tant parlé, nous trouvâmes une population à taille médiocre, aux cheveux noirs, au teint basané, à la physionomie presque israélite. Il fallut reconnaître que c'était la déception d'un homme d'esprit que celle qui avait fait soutenir à Latour-d'Auvergne que ses compatriotes étaient les descendants des Gaulois à la taille élevée, aux yeux bleus, aux cheveux blonds. C'est cette anomalie qui a fait dire avec raison à M. Moke, en discutant l'hypothèse sur les Kymri, de M. Amédée Thierry : Voici à quoi conduit ce système : *il aurait existé une nation blonde, grande et svelte, mais dont la postérité la plus certaine serait le Breton et le Gallois, bruns, petits et trapus.* »

Les descendants de la race ibérienne, appelés successivement Armoricains, Vascons, Aquitains, sont encore marqués, après un mélange d'au moins trois mille ans, du sceau de leur origine dans la famille basque. La philologie vient d'ailleurs ici à l'appui de la physiologie, car il se trouve à l'extrémité opposée de la France une peuplade ibérienne aussi isolée, aussi pure de tout mélange étranger sur les montagnes, que la peuplade bretonne dans ses landes : ce sont les Quercinois. Eh bien, les dialectes de ces peuplades sans rapports entre elles depuis plus de vingt siècles, si jamais elle, en ont eu, ont une multitude de mots identiques (voir le Rapport fait par M. Mary-Lafon à la Société royale des Antiquaires de France, le 20 avril 1839, sur les Ibères).

Comptez donc d'après cela sur l'exactitude historique des écrivains sans connaissances physiologiques !

---

## CHAPITRE XXXVIII.

### Considérations sur les habitudes de l'homme.

L'on peut considérer les habitudes de l'homme sous trois rapports, qui sont la physionomie, la pathognomie, et la pantomime ou la gesticulation. La *physionomie,* que quelques modernes, plus savants que les Grecs et les Latins eux-mêmes dans leur propre langue, appellent aussi *physiognomonie,* par prédilection pour les cacophonies et les longueurs, est la science par laquelle on prétend expliquer les dispositions intellectuelles et morales de l'homme par les traits de son visage. Porta (*De humana physionomia*), Delachambre (*l'Art de connaître les hommes*) et Lavater (*Traité sur les différentes physionomies*) sont les auteurs qui ont traité le plus amplement de cette science. Quelques personnes ont voulu leur associer le docteur Gall ; mais peu jaloux de l'honneur d'être compté parmi les physionomistes ou les *physiognomonistes,* il s'est au contraire appliqué dans chacun de ses cours à faire sentir en peu de mots la l'utilité de leur doctrine telle qu'elle est jusqu'à présent. Selon lui et selon la vérité, les muscles de la face sont, comme ceux des membres et de plusieurs autres parties du corps, les serviteurs de la volonté, dont le principe est le cerveau : d'où il résulte que la physionomie ne peut servir qu'à expliquer des habitudes ordinaires, et qu'en lui demandant davantage l'on sort de ses limites pour entrer dans celles de la physiologie cérébrale, de la pathognomie, ou de la pantomime. Qu'un homme ait l'habitude de se mettre en colère, de gourmander les autres, etc., l'on s'en apercevra facilement à la contraction de ses traits et même par la difficulté et les grimaces qui caractériseront son rire, d'autant moins aisé qu'il est plus rare ; de même que l'on conjecture par les bras d'un boulanger et d'un boucher l'habitude de s'en servir, et par les membres d'un piéton l'habitude de marcher. Mais inférer de là que ces hommes avaient une disposition naturelle pour être colères, pour faire du pain, pour tuer des animaux, pour marcher, etc., c'est s'exposer grandement à se tromper et à tromper les autres ; car souvent ce n'est que l'effet de l'éducation et des circonstances, qui en changeant peuvent aussi non-seulement modifier mais changer absolument les habitudes. Si l'on considère le nez, la bouche, les mâchoires, le menton, les pieds, les mains, etc., sans établir leur rapport avec le cerveau, l'on s'attache à des hypothèses qui n'ont aucun terme : de là l'incertitude et les nombreuses exceptions de toutes les règles des physionomistes. C'est en sortant de sa sphère et par hasard que Lavater a découvert l'expression de la théosophie et de la persévérance. Cependant la physionomie, circonscrite dans ses justes limites, ne serait point sans utilité ; elle pourrait même marcher à côté ou à la suite de l'organologie pour en faire ressortir les principes : il faudrait alors qu'elle embrassât tous les caractères que la volonté imprime naturellement sur le corps : car il y en a quelquefois de bien prononcés et de très-réels, et ce sont ceux-là qui font deviner l'homme futur d'après l'homme passé. Si l'on envisage un état extraordinaire dans la couleur, la contraction ou le relâchement de certains muscles, alors l'on ne peut conclure à aucune disposition ni habitude, puisque l'état est passager ; dans tous les cas, cet état tient à une affection désagréable ou agréable : et alors il rentre dans le domaine de la pathologie, qui juge de sa durée par la nature de la maladie ou des autres causes qui l'occasionnent. Veut-on s'attacher à la vivacité ou à la lenteur des mouvements, tels que ceux des yeux, des bras, des jambes, etc., ce sont encore des effets du pathos individuel, s'ils sont extraordinaires ; sinon, ils rentrent dans le domaine de la pantomime automatique. Il y a donc trois sortes d'habitudes principales, que l'on peut appeler *actives* ou *physiques* dans la physionomie, *passives* ou *morbifiques* dans la pathognomie, et *automatiques* ou *mimiques* dans la pantomime. Je ne pourrais me livrer à quelques détails sur chacune de ces trois parties sans sortir de mon sujet ; je me contenterai de noter quelques gestes ou quelques tics, qui, pour être la plupart automatiques, peuvent néanmoins rentrer dans le domaine de la pathognomie.

Il est certain que l'on ne peut encore rien dire de bien satisfaisant sur les mouvements automatiques, parce qu'ils n'ont point encore été assez étudiés. Cependant il y en a qui dépendent tellement de l'activité de certains organes, qu'ils se reproduisent de la même manière chez tous les peuples et dans toutes les circonstances analogues, au point qu'il en est résulté une sorte de langage de gestes que comprennent tous les hommes, et dont on tire parti pour la première instruction des sourds-muets. Dans une maladie, les mouvements se dirigent vers le siége du mal; mais dans tous les cas, c'est-à-dire en santé comme en maladie, la gesticulation est commandée par l'activité prédominante de quelque organe : et en conséquence le docteur Gall pense que plusieurs de ces mouvements qui se font sans préméditation et comme à l'insu de la volonté, quoiqu'ils n'en soient pas absolument indépendants, peuvent aussi servir à indiquer le siége des organes, et donner un nouveau jour et un nouvel appui à sa doctrine.

Voici quelques exemples qu'il rapporte lui-même.

« 1. Lorsque l'on cherche le nom d'une personne dont on ne se souvient pas, l'on ne manque guère de se frotter ou de se frapper la région du front correspondante à l'organe de la prosopognose ; et les Anglais disent même alors proverbialement : *Frappez bien, personne ne paraîtra.*

» 2. Lorsque l'on ne vient pas à bout de se faire comprendre par les enfants, l'on est tenté de leur secouer la tête ; ce que plusieurs personnes ont quelquefois fait avec succès. Gall observa un jour un procédé analogue chez une chienne, qui, après avoir été rechercher plusieurs fois inutilement un de ses petits qui suivait un étranger, le prit enfin par la tête, le secoua rudement, le remit à terre, et s'en alla sans rien faire de plus dans son chenil, où son petit la suivit alors de lui-même.

» 3. Pour se souvenir d'un lieu, l'on porte automatiquement la main à l'endroit du front où correspond l'organe de la cosmognose. Selon M. Blœde, il y a quelques années que l'aide du professeur Platner de Leipsig, M. Schubert, ayant perdu la mémoire après une grave maladie, fit de lui-même, et sans connaître la doctrine de Gall, la remarque qu'en se frottant avec la main vers la racine du nez sa mémoire locale lui revenait plus facilement (1).

(1) Le galvanisme est un mode d'électricité ; et l'on sait qu'en physique c'est par le frottement qu'on fait jaillir celle-ci du poil des animaux, où elle paraît plus particulièrement concentrée. Plusieurs phénomènes révèlent ce fluide comme un excitant de la vitalité, ce qui a pu faire naître l'idée de l'âme que les anciens ont désignée comme un *souffle*, un *éther* uni au corps pour l'animer. Les cheveux de la tête, les poils qui couvrent le corps des animaux et garnissent le voisinage des organes de la génération ne seraient-ils pas des réservoirs d'électricité par lesquels la nature aurait voulu parer au refroidissement et à la torpeur des organes de la vie ? Il est certain que le retour de la mémoire locale par le frottement du front et l'éveil de l'attention par les secousses de la tête, en y provoquant l'afflux du sang, dans lequel Moïse plaçait l'âme, ne me paraissent explicables que par les effets de l'électricité ou du galvanisme. La

» 4. Quand un musicien, par exemple un violoniste, nage, pour ainsi dire, dans le plaisir de son art, il a

puissance de ce fluide sur la vitalité, mise hors de doute par beaucoup d'expériences thérapeutiques, a provoqué la résurrection d'un pendu, dont j'emprunte la narration suivante au *Constitutionnel* du 8 juin 1841.

*Le pendu ressuscité.* — « Le 8 avril, un individu nommé John White, condamné à mort pour crime d'assassinat, a été pendu à Louisville (Kentucky). Le jugement portait qu'il serait exécuté entre six heures du matin et trois heures de l'après-midi. Pour éviter l'affluence qui se porte d'ordinaire à de pareils spectacles, le shérif fit placer secrètement la potence, et le supplice eut lieu à six heures, en présence seulement des témoins requis par la loi et de quelques spectateurs dont la curiosité avait été matinale. Le nœud coulant ayant été mal ajusté, le cou du supplicié ne fut pas rompu au moment de la chute.

» L'agonie fut longue, cruelle ; mais pourtant les convulsions cessèrent enfin. Le cadavre ne donna plus aucun signe de vie. Après un délai de vingt-cinq minutes, un médecin, délégué à cet effet par le tribunal, constata la mort. La corde fut coupée, et le corps fut porté dans une maison voisine où l'on avait préparé une puissante pile galvanique pour faire des expériences.

» Le fluide électrique avait à peine commencé d'agir que le cadavre fut agité d'un tremblement nerveux, et les spectateurs reculèrent avec un sentiment d'horreur en le voyant tout à coup se dresser sur la table où on l'avait étendu, s'asseoir et porter, avec une vivacité convulsive, ses mains à son cou comme pour arracher sa corde. Il renouvela plusieurs fois ses efforts, en manifestant cette douloureuse impatience, et il se déchira le cou avec ses ongles. Bientôt il sembla avoir reconnu que la corde n'était plus là. Il cessa de la chercher.

» La pile galvanique fonctionnait toujours. Le cadavre se leva debout, étendit ses bras, ouvrit ses yeux horriblement gonflés de sang, et de sa bouche sortit un râlement affreux ; puis la poitrine se souleva est respira bruyamment. Les témoins de cette étrange scène étaient muets d'étonnement et d'horreur. Tous les yeux étaient attachés sur ce corps qui s'agitait convulsivement. « Bon Dieu ! il vit ! » s'écria un des médecins présents.

» Le fluide électrique agissait de plus en plus puissamment. Tout à coup le cadavre s'élança violemment de la table, et alla tomber

l'air de caresser son instrument avec l'organe de la
musique, en penchant alternativement la tête d'un côté

dans un coin de la chambre, brisant les fils métalliques qui le mettaient en communication avec la pile galvanique. D'abord il resta
là sans mouvement, ne donnant aucun signe de vie ; mais un médecin crut sentir un léger battement du pouls. On se hâtait de rajuster
l'instrument électrique, lorsque le même médecin, qui se tenait toujours penché sur lui, s'écria : « Il vit ! il respire !... » Il respira en
effet près de deux minutes, puis tout mouvement cessa dans la poitrine. Les membres étaient agités d'un léger tremblement, et le
bras droit se souleva à plusieurs reprises.

» Un médecin consultait incessamment le pouls, et par moments
sentait de faibles pulsations ; un morceau de miroir approché des
narines fut instantanément terni d'une légère vapeur. « Il respire ! »
s'écria-t-on encore. L'anxiété redoublait. Bientôt le pouls devint
plus fort et plus vif ; les mouvements respiratoires recommencèrent,
les yeux se rouvrirent. C'était une chose horrible à voir, que ces
prunelles sanglantes, roulant lentement dans leurs orbites, qui se
fermaient de temps en temps par une sorte de crispation nerveuse.

» Au bout de cinq minutes la respiration était devenue assez fréquente ; peu à peu elle devint précipitée, haletante. Un médecin
se hasarda alors à adresser quelques questions au cadavre, mais rien
n'annonça qu'il eût compris ou même entendu. Il promenait ses regards autour de lui sans les fixer sur rien, sans paraître rien voir.
On lui piqua le pied avec une aiguille, il retira le pied et poussa
un cri pareil à un ricanement. Ses mouvements redoublèrent de
force et de rapidité, il porta de nouveau les mains à son cou, donnant des signes d'une violente souffrance.

» Un des spectateurs le saisit par les épaules ; il se leva debout,
fit deux pas et s'assit dans un fauteuil. Cet effort parut l'avoir épuisé,
il fit entendre un gémissement ; ses muscles se détendirent, la respiration s'arrêta. On lui fit aspirer l'odeur de la corne de cerf brûlée
et il se ranima avec tous les symptômes de l'ivresse. Alors il parut
vouloir parler, mais ne put articuler aucun son intelligible, et il secoua la tête avec impatience.

» Les médecins l'examinèrent avec plus de soin qu'ils ne l'avaient
fait encore ; ils constatèrent que tous ces symptômes n'étaient pas
seulement des convulsions galvaniques, mais bien la vie. L'un d'eux
déclara d'ailleurs que cette vie ne se prolongerait que de quelques
minutes, parce que la congestion cérébrale faisait des progrès ra-

et de l'autre, et en poursuivant voluptueusement des yeux les cordes sonores pour absorber la musique par tous les pores et la transmettre dans toute sa plénitude au sens qu'elle captive.

» 5. La même chose arrive à la marchande de modes lorsqu'elle considère un objet de parure dans lequel elle se complaît et admire son industrie : sa tête se penche et repenche sur le charmant bonnet. Tous les artistes absorbés dans le sentiment de leur art font la même chose pour tout autre objet.

» 6. La réflexion profonde fait porter la main sur le front, ou entraîne la tête en devant, les yeux fixés sur terre, comme si alors l'organe de l'induction dominant tous les autres troublait l'équilibre par sa prépondérance. La découverte d'une bévue fait qu'on se frappe presque machinalement le haut du front, comme pour punir et châtier l'organe.

» 7. Le fourbe se blottit la tête en devant et enfoncée dans les épaules, comme si l'organe de la ruse voulait se rapprocher des muscles qui vont devenir les instruments de ses décisions. Quand les Italiens veulent montrer que quelqu'un a été leur dupe et en faire une dérision, ils portent le doigt derrière

pides. Les moyens les plus énergiques furent employés pour régulariser la circulation du sang. La résurrection de ce cadavre eût été un beau triomphe pour la science, mais ce miracle devait rester inachevé.

» Les veines de la tête se gonflaient peu à peu, les yeux n'étaient plus que deux affreuses tumeurs de sang. Enfin, après quelques minutes d'une cruelle agonie, tout signe de vie cessa.

» De nouvelles expériences furent faites, et produisirent de curieux phénomènes. »                              (*Droit.*)

l'oreille comme pour montrer l'organe qui les a si bien servis. Est-on embarrassé par quelque difficulté, à l'instant et sans y penser l'on se gratte derrière l'oreille comme pour réveiller l'organe de la ruse assoupi.

» 8. Quand on est, comme on dit, au bout de sa science, et que l'on avise aux expédients, l'organe de la circonspection ramène la tête un peu en arrière et les yeux en l'air, comme pour solliciter et chercher quelque secours.

» 9. Le chat témoigne son amitié à ceux qui le caressent, en appliquant avec une sorte de volupté le haut du crâne dans leur main pour le faire frotter.

» 10. Une mère dont la tendresse est montée à son plus haut période pour son enfant, ne se contente pas de l'embrasser à la manière ordinaire, mais l'organe de la philogénésie fait plonger le derrière de sa tête pour que les caresses de la bouche puissent mieux ressortir.

» 11. Deux combattants, avant de fondre l'un sur l'autre, se tiennent ramassés sur une jambe, la tête basse, retirée un peu en arrière, et en quelque sorte appuyée par l'organe du courage sur les épaules. Le vaincu tend le cou en baissant les oreilles. Chacun connaît d'ailleurs les mouvements des extrémités, par exemple celui du pied dans la colère, etc.

» 12. L'organe de la hauteur, placé derrière le point central du cerveau, entraîne la tête en arrière en portant le nez en l'air. L'humilité et la bassesse produisent l'effet contraire, comme si l'absence du même organe troublait l'équilibre en sens inverse.

» 13. L'organe de la persévérance, d'où naît la fermeté de caractère, donne une attitude droite, parce que placé au centre du cerveau, il maintient l'équilibre par son activité.

» 14. L'ambitieux, maîtrisé en même temps par les organes de la hauteur, de la vanité et de la fermeté, paraît dans une attitude presque droite, n'ayant la tête que légèrement portée en arrière.

» 15. Lorsque l'organe de la théosophie se jette dans une vraie dévotion, la tête se porte en devant, en se relevant vers l'objet adoré.

» 16. Une statue antique de Léda peut donner aux curieux l'idéal des effets mimiques de l'organe de la génération. »

Après avoir cité ces fragments d'une pantomime organique, Gall recommande d'en étudier les effets dans les tableaux de Lichtenberg, d'Engel, de Chodowiecky, etc.

---

## CHAPITRE XXXIX.

### Principes de philosophie du docteur Gall.

J'ai cru ne devoir traiter des organes qu'après avoir montré, dans le chapitre VIII, comment le docteur Gall avait procédé pour les préciser et en faire la recherche et la découverte, sachant que les résultats ne paraissent souvent douteux ou impossibles que par l'ignorance des moyens qui les ont fait obtenir. A présent, pour confirmer l'existence de ces mêmes organes, il faut revenir sur les principes qui en établissent la nécessité et la différence, n'ayant point voulu m'interrompre dans leur exposition en y intercalant, comme le fait le docteur Gall dans ses cours de physiologie, des considérations qui, étant abstraites et applicables à tous en général et à chacun en particulier, rentrent dans le domaine de la philosophie.

*Toutes nos facultés et nos connaissances nous viennent des sens,* dit l'adage des philosophes : *Nihil est in intellectu quod non fuerit prius in sensu.* C'est donc une absurdité de multiplier les organes et d'admettre avec Gall tant d'appareils surnuméraires, puisque la vue, l'ouïe, le goût, l'odorat et le tact suffisent pour porter les arts, les sciences, la religion, la morale et la civilisation au plus haut degré de perfection. Au lieu de prouver cet adage et de l'étayer sur quelques faits, les philosophes ont seulement échafaudé cette première hypothèse sur d'autres hypothèses ; et, leurs rêves n'ayant jamais été suivis du réveil, ils ont continué d'égarer l'esprit humain en le promenant d'illusion en illusion. Le *besoin*, disent Pline, Lucrèce, et ceux qui sont venus après eux, fut le premier inventeur des arts, le plus ingénieux des maîtres, celui dont les leçons furent le mieux écoutées. Jeté en naissant sur une terre nue, ayant au dehors de lui le froid, le chaud, l'humidité, au dedans la faim, la soif, l'homme se sentit forcé de chercher les moyens d'y remédier ; et quand il les eut trouvés, il pensa à les perfectionner et à s'en assurer l'usage pour l'avenir. Par exemple, la pluie, la neige, le vent et le froid le contraignirent à chercher un abri : si ce fut quelques arbres touffus, il s'avisa bientôt, pour mieux en assurer le couvert, d'en serrer les branches, de les entrelacer, de joindre entre elles celles de plusieurs arbres; enfin de se procurer un toit plus étendu, plus sûr, plus commode pour lui-même, pour sa famille, pour ses provisions, pour ses troupeaux. Les observations s'étant multipliées, l'industrie et le goût ayant ajouté de jour en jour quelque chose de nouveau aux premiers essais, soit pour consolider l'édifice, soit pour l'embellir, il s'est formé avec le temps cette collection de préceptes qu'on appelle *architecture*, et qui est l'art de faire des demeures solides, commodes et décentes. Une marche analogue fut suivie pour tous les arts qui ont pour objet la conservation et l'agrément de la vie. Telle fut l'origine des arts de nécessité et de commodité, appelés autrement les *arts mécaniques*. Les *beaux-arts*, ceux qui ont pour objet le plaisir, sont nés, vrais enfants du luxe, au milieu des jouissances que donnent la tranquillité et l'abondance. Ennuyés de la jouissance trop uniforme des objets que leur offrait la simple nature, se trouvant d'ailleurs dans une situation propre à recevoir le plaisir, les hommes eurent recours à leur génie pour se créer un nouvel ordre d'idées, de sentiments et de jouissances qui réveillassent leurs esprits et ranimassent leurs goûts. C'est ainsi que le poète, le musicien, le peintre, l'orateur, sont venus par des productions nouvelles, imitées de la nature primitive et embellies de ce qu'elle offre de plus brillant, réveiller en nous des sentiments factices souvent plus charmants que s'ils étaient naturels. Voilà comment sont nés tous les arts. Il n'a fallu que de nouveaux besoins et de nouvelles circonstances pour déterminer l'homme à de nouvelles créations. Ce qui prouve que les choses se sont passées ainsi, c'est ce qui arrive encore tous les jours : nous voyons les hommes s'agiter sans cesse pour se procurer de nouvelles commodités et de nouvelles jouissances, et chacun sent au fond de son âme que dans l'occasion il aurait agi de la même manière. C'est donc une vérité de fait et de sentiment que nous venons d'établir.

Écoutons maintenant le docteur Gall : *Audiatur et altera pars*. Si nos cinq sens sont l'unique source de toutes nos facultés, en y joignant le besoin pour les exciter, ils doivent donner les mêmes résultats dans tous les animaux qui en sont doués, car les effets doivent toujours être en rapport avec leurs causes. Cependant nous voyons que les animaux doués des cinq sens comme l'homme ne l'égalent pas en facultés; au contraire, avec des sens beaucoup plus parfaits que lui, nous les voyons, non le surpasser en ressources comme cela devrait être, mais rester exposés à toutes les intempéries de l'atmosphère, et même se laisser mourir de faim, sans trouver de remèdes à leurs maux. Mais c'est le sens du toucher, dit-on, qui leur manque pour rectifier et perfectionner tous les autres. Ceci n'est pas exact. Les animaux ont le sens du toucher comme l'homme ; plusieurs l'ont même à un plus haut degré de perfection que lui ; ils sentent une mouche au moindre contact ; leur peau se crispe alors, et ils s'agitent lorsqu'elle ne touche encore que leur poil, tandis que l'homme ne s'aperçoit pas de celles qui sont sur ses cheveux, et n'est que légèrement affecté de celles qui touchent sa peau. Ils éprouvent les moindres changements qui se passent dans l'atmosphère, et les annoncent par leurs mouvements et leurs actions long-temps avant que l'homme puisse les sentir. Il y en a beaucoup qui ont le tact plus fin que lui. Si c'étaient les mains qui donnassent la supériorité à l'homme, comme on l'a aussi prétendu, pourquoi le singe, qui réunit aussi les mains aux cinq sens, ne parvient-il pas à la découverte de toutes les inventions humaines ? Pourquoi les brutes ont-elles aussi des qualités si différentes entre elles, quoiqu'elles soient également privées ou pourvues de ces auxiliaires ? Pourquoi les hommes privés de mains surpassent-ils les animaux qui en ont et ceux qui n'en ont point ? Pourquoi voit-on tant de personnes qui, avec des mains très-bien faites, restent ineptes aux arts que d'autres cultivent encore avec succès lorsqu'elles sont estropiées ? Sont-ce les mains et le toucher qui donnent la connaissance de l'Être suprême, celle des mathématiques, la faculté de rire, la susceptibilité de la morale, etc.? Pourquoi les idiots, qui ont les cinq sens et les mains, restent-ils ineptes à toute sorte d'ouvrages et d'arts, incapables de morale, et quelquefois au niveau ou même au-dessous des animaux pour l'adresse et l'industrie? Pourquoi certains crétins des Alpes, ayant les cinq sens et les mains en bon état, n'ont-ils pas même assez d'instinct pour boire et manger ce qui est à leur portée? Les facultés ne coïncident donc point avec les mains ni avec la finesse et la perfection du tact. Philosophes, vous avez ici les cinq sens et le besoin : où sont les idées, les arts, les sciences, la religion, la morale, la civilisation que vous en faites naître et dépendre? Parlez : pourquoi vos causes restent-elles sans effets dans tous les animaux et même dans une partie des hommes? Admettez-vous plusieurs espèces d'âmes humaines? En supposerez-vous de stériles, ou en refuserez-vous une aux idiots? Direz-vous que les aliénés cessent d'en avoir une dès l'instant où ils perdent la raison, et qu'ils la recouvrent avec leur guérison? Voulez-vous la supposer inerte, endormie ou malade durant toute la vie de certains individus, ou croire, comme l'expérience vous y force, qu'elle est dépendante de l'organisation matérielle pour ses fonctions dans cette vie? Vous avez égaré l'esprit humain, parce qu'au lieu de faits vous avez pris des hypothèses pour base de votre doctrine. Au lieu d'examiner les phénomènes de la nature et d'y conformer vos idées, vous vous êtes livrés à des spéculations vagues et sans objets, croyant peut-être que la nature aurait la complaisance de s'y conformer. Vous n'avez voulu que cinq sens, des mains et le besoin pour tout faire; et avec cinq sens, des mains et le besoin, vous ne faites rien, absolument rien d'intellectuel, de moral ni d'industrieux! Vous prétendez faire agir l'âme sans organes, sans appareils physiques, et, dès que ces appareils physiques manquent ou sont en souffrance, votre âme indépendante ne se manifeste plus par aucune fonction! Vous convenez qu'elle ne voit pas sans le secours des yeux, qu'elle n'entend pas sans les oreilles, qu'elle ne peut déguster sans l'appareil du goût, flairer sans celui de l'odorat, toucher sans celui du tact, et de bonne foi vous voudriez nous faire croire que ses autres fonctions se font sans appareils? Vous niez la nécessité de ces derniers appareils, quand vous êtes forcés de convenir qu'il reste beaucoup de fonctions qui ne peuvent s'attribuer aux premiers! Si vous n'êtes pas conséquents et que vous n'admettiez que des doctrines toujours en opposition avec les faits, permettez-nous de ne pas vous imiter.

Une mauvaise philosophie, en faisant des divisions arbitraires et en ne s'attachant qu'à des qualités générales, a été cause, selon Gall, que ceux qui avaient pressenti la pluralité des organes avant lui, n'en ont découvert aucun. Les qualités générales de la matière, qui sont la gravité, la densité, l'étendue, l'attraction, ne sont propres à faire connaître aucun corps particulier. Il en est de même de la sensation, de la perception, de la mémoire, du jugement et de l'imagination dans le domaine de la physiologie, parce que ces attributs, étant communs à tous les organes, ne peuvent servir à en spécifier ou à en différencier un seul. Les philosophes avaient aussi reconnu des qualités intellectuelles, morales et instinctives, en leur assignant un siége différent, car ils en plaçaient une partie dans le cœur, qui, étant un muscle et ayant une fonction déterminée, ne peut être l'organe de facultés qui n'ont aucun rapport avec son organisation. Toutes ces notions générales et vagues ne conduisent à aucune connaissance exacte, et ne servent qu'à donner l'apparence de la science devant le vulgaire. En disant que la sensation appartient aux sens, l'on ne dit rien pour la connaissance spéciale de chacun. Pour connaître un corps, il faut l'isoler et voir ce qui le distingue des autres. Pour connaître l'organe d'une faculté, il faut également l'isoler et voir quelles fonctions lui sont propres et exclusives.

Gall dit que ses découvertes ne datent que du moment où il eut le courage de redevenir ignorant, en se dépétrant de toutes les entraves dont la philosophie avait embarrassé son esprit. Ce ne fut qu'après avoir cherché infructueusement des organes pour les facultés admises par les philosophes, telles que la perception, la mémoire, la réflexion, le jugement, l'imagination, etc., qu'il prit le parti de revenir au sens commun, et de chercher des organes pour les facultés du langage vulgaire, selon lequel on dit de quelqu'un qu'il a le génie de la musique, des mathématiques, de la mécanique; un caractère de bonté et de bonhomie, de dévotion, de mutinerie, de fierté, de dureté et de cruauté; un esprit malin et caustique, une âme ambulante, un air de ruse et de friponnerie, etc. Outre les indications prises dans le langage vulgaire, il a monté d'échelon en échelon jusqu'aux animaux les plus parfaits, à commencer par les plus chétifs; imitant la nature, qui a dû suivre la même progression pour les former, à chaque nouvelle faculté qu'il a rencontrée en s'élevant ainsi du simple au composé, il a trouvé une nouvelle portion de substance cérébrale ou un nouvel organe matériel. Faisant ensuite la contre-partie, il a examiné si les animaux privés de cette faculté étaient également privés de l'organe, et ce n'est qu'après s'être convaincu que l'une et l'autre existaient ou manquaient toujours simultanément, qu'il a conclu que l'organe était la cause matérielle ou la condition *sine qua non* de la faculté. Cette marche rigoureuse ne lui a point encore suffi. Ayant remarqué que chaque faculté se trouvait plus ou moins développée selon les divers individus, et quelquefois aussi selon les diverses espèces, il s'est attaché à vérifier si ce développement de l'organe répondait toujours à celui de la faculté; lorsqu'après des observations très-multipliées et répétées sur un grand nombre d'individus de toutes les classes et de tous les rangs dans l'espèce humaine, il a trouvé un rapport constant entre l'un et l'autre, il s'est enfin rendu à l'évidence des faits; mais seulement après les avoir encore étayés sur l'anatomie et la physiologie comparées, lorsque les facultés primitives découvertes dans l'homme ont

pu se retrouver dans les autres animaux. Déjà riche
des observations qu'il avait eu lieu de faire dans sa
jeunesse sur ses camarades, et plus tard, dans la
pratique, sur certains malades et sur les sourds-
muets de naissance, dont il était le médecin dans l'é-
tablissement qui leur est destiné à Vienne, il a ensuite cherché de nouveaux sujets d'observation, d'a-
bord dans les dernières classes de la société, toujours
plus fidèles à leurs penchants naturels que les classes
cultivées; puis dans les écoles, en interrogeant les
instituteurs et en examinant les élèves bons et mauvais, dociles et indociles; il a pénétré dans les prisons, dans les petites-maisons, dans les maisons de
force et de correction; il a recherché tous les hommes
distingués par quelque talent particulier et extraordinaire; il a tâché de fixer la forme de leurs têtes
en les faisant mouler; il a recueilli leurs crânes, et,
à leur défaut, leurs portraits ou leurs bustes; il en a
formé des groupes et des classifications sur l'examen
desquels il est revenu un grand nombre de fois; il a
consulté et interrogé les pâtres, les agronomes; et
pour ne rien omettre de ce qui peut l'éclairer, il répète dans ses voyages ses épreuves chez les diverses
nations de l'Europe; il interroge les savants, il écoute
ses adversaires et va au-devant d'eux pour s'éclairer de
leurs contradictions; fort enfin de la conviction que
lui donnent tant de moyens réunis et négligés avant
lui, il construit et perfectionne l'édifice d'une science
nouvelle, sans se laisser déconcerter par la prévention, les préjugés, la mauvaise foi, la jalousie et l'i-

gnorance, qui se sont toujours ligués contre toutes les découvertes utiles et leurs auteurs. Gall ayant quitté les lueurs trompeuses de la philosophie pour ne plus interroger que la nature, dont il s'était rapproché, et étant aussi revenu de la fausse route où j'ai dit qu'il s'était d'abord engagé pour ses découvertes, eut encore à déterminer les gradations que peut avoir chaque faculté selon le plus ou le moins de développement et d'excitation de l'organe qui la produit ; car, faute de l'avoir fait d'abord, il donna une sphère trop étroite aux organes de la *cosmognose,* de la *docilité* et de l'*onomatosophie,* en n'y attachant que la mémoire ; tandis qu'il agrandit trop la sphère de l'organe de la *rixe,* en y attachant la faculté complexe du courage. Il a été démontré dans le chapitre VIII que la *perception,* le *souvenir,* la *mémoire,* le *jugement,* l'*imagination* et le *génie* sont des gradations potentielles de chaque organe intellectuel en activité, et par conséquent des qualités générales et communes à tous les organes : ce sont les différents degrés de l'énergie d'une même faculté. Par exemple, il y a successivement perception, souvenir, mémoire, jugement, imagination des tons, des mathématiques, des couleurs, des lieux, etc. Voilà ce qui explique pourquoi, avec une très-bonne mémoire pour la musique, par exemple, l'on peut en avoir une très-mauvaise pour les mathématiques, pour l'histoire, pour les langues, pour la botanique, etc. ; pourquoi aussi l'on peut très-bien juger d'une symphonie et d'une ariette, sans juger aussi bien d'une affaire contentieuse ou d'un ouvrage de littérature, et réciproquement.

L'on a vu aussi comment l'instinct, l'impulsion, le désir, la velléité, la volonté, le penchant, la passion et le délire lui-même naissent du même organe, et marquent la gradation de sa spontanéité : ce sont donc encore des qualités générales et communes aux divers organes ; ce sont des effets gradués de son activité. L'on a dit que l'instinct comprenait la collection des idées innées, c'est-à-dire des idées dont l'organisation propre à chaque animal le rend susceptible. Selon Gall, l'*instinct* ou l'*organisation* (du latin *instigare, exciter*) consiste dans une impulsion en quelque sorte aveugle et irréfléchie, laquelle naît de l'activité isolée ou prédominante d'un seul organe. Cette première impulsion donne l'*appétit* ou l'*appétence* de quelque chose. On a fait de l'instinct le partage des brutes, parce qu'on les a crues privées de réflexion. Voilà pourquoi l'on dit que le chien chasse par *instinct*, que le castor bâtit par *instinct*, que le renard est rusé par *instinct*, etc. Cependant lorsque ce dernier veut enlever un marcassin, pour être sûr d'échapper aux poursuites de la mère, il va d'abord en reconnaître la grandeur, puis il cherche un morceau de bois du même volume et du même poids avec lequel il court et essaie de monter sur un arbre ; ce n'est qu'après s'être assuré par ce moyen qu'il pourra se sauver et échapper facilement à la fureur de la mère du marcassin, qu'il va enlever ce dernier et se réfugie avec lui sur un arbre. Le chien qui courre le gibier annonce également de la réflexion par les détours et les ruses dont il se sert pour l'atteindre. Le chat fait le mort et se suspend par une patte lorsqu'il guette une souris; on en a vu dans les cloîtres, qui, ayant été enfermés ou égarés à l'heure du dîner, allaient se pendre après la sonnette qui devait l'annoncer et la faisaient aller. L'oiseau répare son nid précisément à l'endroit où on le déchire, comme Gall s'en est convaincu par plusieurs expériences, ce qui n'annonce pas non plus qu'il travaille à la nidification par un instinct aveugle et sans réflexion. L'araignée elle-même répare les trous faits dans sa toile sans la recommencer en totalité. Tout cela, joint aux preuves de docilité et de liberté que nous donnent les animaux domestiques, sert à démontrer que c'est une inconséquence et une erreur de n'admettre que l'instinct dans les brutes. C'est par analogie que l'on a aussi appelé *instinct* dans l'homme les penchants qui, étant dominants, ne paraissent pas réfléchis ni raisonnés.

L'*entendement*, dont on a exclusivement fait le partage de l'espèce humaine, est un instinct connu et apprécié. Un plan d'architecture, une machine sont faits avec entendement quand ils ont été bien combinés et bien coordonnés : l'entendement est donc aussi une qualité abstraite et générale par laquelle on désigne la manière dont un organe s'exerce; étant propre à chaque faculté, il doit varier comme elle. Voilà pourquoi un homme peut être très-entendu pour un art et très-borné pour un autre. Un plan tracé sur un papier ou sur une muraille par un enfant qui ne s'est rendu compte de rien, et a crayonné une partie sans avoir pensé aux autres, est le fruit de l'instinct. L'idiot a plutôt de l'instinct que de l'amour pour le sexe ; les amours des animaux ne méritent que très-improprement ce nom, qui s'applique aussi par métaphore à la fécondation des plantes. Que l'organe du rapprochement des sexes agisse par une spontanéité qui ne soit pas sous l'influence des autres organes, il y aura d'abord instinct pour le sexe opposé; si l'excitation se soutient, le désir, le penchant, la volonté, la passion et même le délire érotique peuvent s'ensuivre. Mettez l'organe sous l'influence des autres, la gradation aura un autre caractère, et s'annoncera par l'inclination, la velléité, la volonté, le désir, l'amour, les soupirs, la langueur, la passion même à un degré encore modéré. Le penchant n'entraîne nécessairement la volonté et ne devient irrésistible que quand il n'est contre-balancé par aucun autre organe, comme dans l'idiotisme complet et la folie, parce qu'alors rien ne rend l'individu susceptible de motifs qui puissent lui être opposés; autrement il n'y a jamais de penchants irrésistibles, quoiqu'on les dise quelquefois tels pour en excuser les effets ; mais ils sont toujours d'autant plus forts et plus violents que les organes de l'animal sont en plus petit nombre ou dans un développement plus disproportionné. La *liberté* n'est que le pouvoir d'agir conformément ou contradictoirement à ses penchants ; et les animaux domestiques, avec des facultés beaucoup plus bornées que les nôtres, nous donnent journellement l'exemple de ce pouvoir, en obéissant aux lois que nous leur imposons, et en souffrant les privations auxquelles nous les assujettissons, quand ils pourraient s'en affranchir. La *conscience* est un sentiment intime qui avoue ou désavoue les effets de nos penchants, c'est-à-dire nos actions. Elle est naturelle ou factice, et peut s'ennoblir beaucoup par l'éducation et par les circonstances. La conscience du Caraïbe est sans remords après le massacre d'un Européen en guerre avec lui. Mais c'est principalement sur les passions que les idées reçues ont besoin d'être rectifiées. En parlant de l'adolescence, on l'appelle volontiers l'âge des passions. L'homme est sujet aux passions à tout âge, mais il n'est pas toujours agité par les mêmes. L'enfant, qui est jaloux, colère, gourmand, ivrogne, volontaire et emporté par toute espèce de désirs déréglés, est ordinairement beaucoup plus passionné que l'adolescent, qui jouit déjà de plus de *raison,* c'est-à-dire d'une plus grande habitude de régler l'action de chaque organe par l'influence des autres. Dans l'âge adulte, l'homme, occupé de son existence et de sa fortune, se trouve agité par de nouvelles passions qui se joignent à celles de l'adolescence qui ne l'ont point encore quitté. Toutes les facultés peuvent dégénérer en passion, et c'est ce qui arrive toujours dès que l'une domine toutes les autres : voilà pourquoi l'on est passionné pour la musique, pour les mathématiques, pour l'histoire, pour la philosophie, pour la poésie, pour les voyages, etc., comme on peut l'être pour les femmes.

Les affections n'ont point non plus d'organes particuliers; elles ne sont qu'une modification passive de toutes les parties organiques. Nous sommes affectés chaque fois qu'un objet quelconque agit sur nous; et selon que l'action est graduée, sympathique ou antipathique avec notre organisation, c'est-à-dire conforme ou opposée à nos besoins, nous éprouvons une affection agréable ou désagréable. Un léger degré de chaleur ou de frottement cesse d'être agréable en devenant trop fort; de même qu'un concert prolongé outre mesure finit par la satiété, l'ennui et la fatigue. La musique, sympathisant avec l'organisation de l'homme, l'affecte agréablement, tandis qu'elle produit un effet contraire sur le chien. La lanterne magique, les illusions théâtrales amusent les enfants et les femmes tant qu'elles sont graduées de manière à ne leur causer que de la surprise et de l'étonnement; mais si elles sont telles que la frayeur s'ensuive, les pleurs et les cris annoncent bientôt l'affection désagréable. L'arrivée imprévue d'une personne chérie produit la joie, si elle ne s'accompagne pas d'une impression trop violente; dans le cas contraire, elle peut occasionner une maladie, et même la mort. Les musiciens qui connaîtraient bien les ressorts de nos affections pourraient, comme ceux dont l'histoire grecque fait mention, mener successivement l'âme du plaisir à la fureur par la variété et le degré d'action qu'ils produiraient sur elle au moyen de leur art ; et il est de fait que la musique peut s'appliquer utilement à la guérison de l'aliénation mentale, en faisant diversion au délire par une affection bien graduée.

Les *besoins* n'ont pas, comme le prétendent les philosophes, donné l'impulsion au génie pour lui faire produire les arts ; les besoins naissent de l'organisation et varient avec elle. Le chien n'éprouve aucun besoin de la musique, parce qu'il n'a pas d'organe pour cela ; le castor éprouve le besoin de bâtir, parce que son organisation l'y détermine ; tellement qu'il ne cesse de bâtir encore dans les maisons, où il est apprivoisé et dispensé de se mettre à couvert. Les oiseaux de passage éprouvent le besoin des voyages par un effet de leur organisation. Si c'était le manque de nourriture qui les y portât, ils ne partiraient pas dans le temps où elle se trouve, pour ainsi dire, le plus abondamment ; ceux qui sont enfermés ne s'agiteraient pas dans le temps de leurs voyages ; on n'en verrait pas un grand nombre d'autres se laisser mourir de faim, sans songer à l'émigration ; les chamois et les oies éprouvent le besoin de poser des sentinelles, par une particularité d'organisation qui, n'étant point dans le cerf, fait qu'il vient tomber au milieu des chasseurs ; etc.

Il résulte de toutes ces considérations qu'il n'y a pas d'organe particulier pour la perception, le souvenir, la mémoire, le jugement, le génie ; qu'il n'y en a point non plus pour la spontanéité, l'instinct, l'entendement, le désir, l'inclination, la velléité, le penchant, la volonté, l'amour, la passion, le délire, la raison, la liberté et la conscience ; parce que tous ces termes n'expriment que des modifications de la spontanéité et de l'excitation, communes à tous les organes. Les affections qui n'indiquent qu'un sentiment passif sont aussi des attributions de tous les organes, et n'appartiennent à aucun exclusivement. Les besoins, résultant toujours des impulsions de l'organisation, peuvent donner des indices pour la recherche des organes, ou au moins en faire présumer l'existence, surtout lorsqu'ils sont bien tranchés et seulement particuliers à une espèce d'animaux. C'est ainsi que le besoin qu'ont certains animaux de vivre dans l'eau, et le besoin que d'autres éprouvent de vivre en société, font croire au docteur Gall qu'il pourrait bien y avoir aussi un organe à part pour chacune de ces deux facultés, quoiqu'il n'en ait encore point trouvé. L'on a prétendu à tort que les animaux ne vivaient en société que pour leur défense réciproque, car la plupart se séparent comme les moutons dès qu'ils se voient attaqués. D'ailleurs ce ne sont pas les plus faibles qui vivent en société ; le roitelet et le rossignol restent isolés, tandis que les pies et les corneilles se rassemblent et nichent en grand nombre sur le même arbre.

Il résulte aussi de ces considérations que les cinq sens, qui ont des fonctions connues et déterminées, ne peuvent être la source de toutes nos idées. M. Cabanis est le premier des philosophes français qui ait senti cette vérité, en regardant les sens extérieurs comme la source des idées qui se rapportent à l'intelligence, et en admettant des sens intérieurs pour les instincts, les penchants, les passions, etc. Il faut un plus grand nombre d'organes que ceux que l'on a admis jusqu'ici, car nous avons des sensations et des perceptions qui n'ont aucun rapport avec la vue, le goût, l'odorat, l'ouïe et le tact : telles sont, par exemple, les idées de morale, de religion, de mathématiques, etc. Les idées morales ne peuvent appartenir ni au cœur, qui est un muscle destiné à la circulation ; ni aux nerfs pectoraux et abdominaux, qui sont uniquement destinés à maintenir l'action des diverses parties de ces cavités dans leur équilibre et leur correspondance avec celle des autres parties du corps. Les qualités morales n'ont pas plus de rapport avec les nerfs pectoraux ou abdominaux qu'avec les nerfs des extrémités. Les philosophes, en ne plaçant que les facultés intellectuelles dans le cerveau et en transportant les autres dans la poitrine ou l'abdomen, n'ont pas réfléchi que, d'après leur théorie, tous les animaux ayant un cœur, une poitrine et un abdomen en aussi bon état que l'homme, auraient dû être susceptibles de la même moralité que lui. Ils n'ont pas fait attention non plus que les idiots, incapables des actes moraux, n'ont pas de vice organique dans le cœur et la poitrine. Si la morale était autre chose qu'une modification ou une direction particulière de l'intelligence, il serait possible de rencontrer l'une sans l'autre, et cependant la morale commence et cesse toujours avec l'intelligence.

Les animaux et les idiots ne peuvent s'élever jusqu'à la morale, et l'aliéné cesse d'en être susceptible en perdant la raison. C'est par le sentiment de ces vérités que les lois et la justice humaine ne font point peser sur eux la responsabilité de leurs actions : ils se trouvent par leur état jetés hors de la société. C'était donc une contradiction bien manifeste de la part des philosophes de déplacer les facultés morales du cerveau en y laissant siéger les facultés intellectuelles; et quoique le sens commun ait adopté leur langage en supposant le cœur bon ou mauvais, les lois et les usages sociaux n'ont jamais sanctionné les conséquences des principes qu'ils avaient établis.

La doctrine des philosophes n'a été ni plus vraie ni plus conséquente en rapportant aux fonctions des cinq sens un grand nombre de phénomènes psychologiques ou intellectuels qui ne peuvent en faire partie. Comment dériver avec eux la *philogénésie* des cinq sens, de la morale, de la vanité, de l'allaitement, etc., quand on sait que son penchant n'existe pas chez plusieurs animaux doués des cinq sens, qu'en général il est moins fort dans les mâles que dans les femelles même ovipares, par exemple, dans la poule, qui n'allaite pas; et plus fort dans certaines espèces de brutes, où la morale et la vanité sont impossibles, que dans l'espèce humaine? Comment les effets peuvent-ils si souvent se rencontrer sans la cause, et ne pas se rencontrer avec elle? Est-on plus fondé en attribuant l'*éducabilité* ou la *domesticité* de certains animaux aux cinq sens, à la suprématie de l'homme, et à l'habitude qu'il leur a fait contracter de vivre avec lui ? Si cela est, pourquoi l'homme, malgré les progrès de sa culture, n'apprivoise-t-il plus aucune nouvelle espèce d'animaux depuis plusieurs milliers de siècles ? car, sans parler du lion, du tigre, de la panthère, du léopard, de l'hyène, du crocodile, etc., il ne peut même rendre domestiques le sanglier ni le canard sauvage, dont les espèces, après des tentatives continuées jusqu'à la dixième génération pour les habituer à sa société, sont encore retournées dans les forêts dès le premier instant de liberté. L'on s'est dispensé de recueillir les faits, trouvant qu'il était plus facile d'en supposer, et c'est ainsi que l'on a attribué à la supériorité de l'homme l'effet d'une organisation particulière qu'il n'est pas en son pouvoir de changer. Le chien, qui n'a point de maître en Égypte, où il est regardé comme un animal impur, y reste malgré cela dans les villes et autour des habitations humaines pour ramasser les aliments qu'on y jette. D'ailleurs, comment expliquer la coïncidence de l'éducabilité avec une portion du cerveau qui, manquant dans les espèces tout à fait sauvages, correspond toujours au degré de cette faculté dans les autres espèces, comme le docteur Gall le fait voir en produisant de suite et à côté l'une de l'autre les têtes de la loutre, du castor, du phoque ou veau marin, du lévrier, du barbet, du singe, de l'orang-outang, d'un idiot, d'une femme peu intelligente, d'un médecin de Vienne autrefois distingué par son érudition, et d'un peintre connu par une grande disposition aux abstractions philosophiques? L'on a pareillement attribué le sens des *localités* ou de la *cosmognose* à l'œil et à l'odorat, quoique sa perfection ne coïncide jamais avec celle de ces deux organes, et que les individus et les espèces n'en soient pas également doués. Tel chien avec de bons yeux ne saura retrouver un chemin qu'un autre qui ne verra pas mieux retrouvera facilement après un long intervalle de temps, même après y avoir passé en voiture et lorsque la neige le couvrait. Tel homme se perdra encore dans un bois ou dans une grande ville après y avoir fait plusieurs courses, tandis qu'un autre, ayant la vue moins bonne, ne s'y perdra jamais. On a vu des faucons apportés d'Islande dans un panier ou une voiture fermée, s'élever presque verticalement dans les airs, s'y orienter, et retourner dans le nord en droite ligne, au lieu de suivre le héron sur lequel on venait de les lâcher. Des pigeons enlevés de leur colombier depuis plusieurs mois y retournent de plus de vingt lieues de distance. Les cigognes, les hirondelles, et d'autres oiseaux voyageurs, reviennent encore de plus loin au même toit, à la même cheminée et au même nid. Peut-on supposer alors que le passage de l'hiver n'aura pu dissiper les atomes odorants de l'atmosphère ou de la terre, ou que c'est le souvenir des aspects qu'ils n'ont pu voir dans un grand espace, qui sert à les orienter et à les ramener? Si c'était le manque de nourriture, comme on l'a aussi supposé, leur départ se ferait plus tard, toutes les espèces voyageraient

au lieu de se laisser mourir de faim, et les oiseaux
voyageurs, renfermés et bien nourris, ne seraient ni
inquiets ni malades aux époques de l'émigration.
Dira-t-on aussi que Christophe Colomb avait vu ou
flairé l'Amérique depuis Gênes sa patrie, ou qu'il
s'y transporta parce que les vivres manquaient en
Europe? Il en est de même de la *peinture* : de bons
yeux ne suffisent pas pour saisir les rapports des
couleurs et pour les bien assortir; ils suffisent tout
au plus pour les voir, et encore arrive-t-il quelquefois que, sans être faibles ni malades, ils n'en distinguent pas toutes les nuances, comme c'est le cas
chez le professeur *Unzer,* d'Altona, et chez plusieurs autres personnages. Les peintres admettent,
comme les musiciens, une harmonie et un entendement, non-seulement dans la composition et le
dessin, mais aussi dans le coloris; et voilà ce qui
n'est plus du domaine de la vue seule; autrement,
ceux qui verraient le mieux seraient toujours les
meilleurs peintres. Les animaux, qui ont la vue
souvent très-supérieure à celle de l'homme, ne manifestent aucune idée de peinture, et souvent ils sont
irrités par les couleurs, au lieu d'en être charmés
comme les femmes, qui ont ordinairement l'organe
de la chromatique plus développé que les hommes,
et ont par cette raison un goût plus marqué pour
les couleurs vives et tranchantes dans leur habillement. Si le sens de la *musique* pouvait se retrouver
dans celui de l'ouïe, serait-il possible que des hommes
et des animaux qui ont l'ouïe saine ne fussent point

capables de devenir musiciens, et que d'autres, tels
que le chien, fussent même choqués de l'harmonie
musicale? Ce n'est point faire preuve de connaissances anatomiques que de prétendre, comme on
l'a fait, que l'oreille des animaux est privée du *lima-*
*çon*, qui est une partie osseuse contournée comme
la coque de l'animal de ce nom, dans les sinuosités
de laquelle le nerf auditif se distribue en plusieurs
contours. Le limaçon est aussi parfait et même plus
parfait dans le chien que dans l'homme. On a dit
que les oiseaux ne chantaient que par imitation et
après avoir entendu leurs parents, ce qui est une
supposition aussi fausse que toutes les autres; mais
fût-elle vraie, la difficulté ne serait que reculée, et
il faudrait alors nous dire de qui le premier ou les
premiers oiseaux ont appris. En voulant tout expliquer
par l'éducation, l'on n'a pas senti que l'éducation
elle-même a dû naître et commencer avant de se
transmettre, et que l'organisation qui en rend plus
ou moins susceptible a primitivement dû en prendre
tous les éléments en elle-même : autrement, chaque
espèce d'oiseaux n'aurait pu conserver son mode
particulier de nidification et de chant, etc.; il serait
arrivé, au moyen de l'éducation, que toutes les
espèces, faisant un échange réciproque de leurs qualités respectives, n'auraient plus rien eu de particulier qui les distinguât, et se seraient trouvées toutes
sur la même ligne de perfection. Si les plus forts en
suppositions n'étaient toujours les plus faibles en
observations, ils sauraient qu'un oiseau couvé et

nourri loin de ses pairs n'en conserve pas moins son chant propre et ne prend pas celui d'une autre espèce avec laquelle il a été nourri. L'on a vu des sourds-muets de naissance avoir des idées de cadence et d'harmonie; et, ce qui est encore plus péremptoire, il s'est trouvé des maîtres de chapelle qui ont continué à composer de la musique après être devenus sourds. Gall parle d'un prêtre français qui avait eu la même idée que lui en faisant l'observation qu'un jeune homme privé de l'ouïe par la petite vérole composait et chantait encore. Enfin les femelles des oiseaux ont-elles l'ouïe moins bonne que les mâles, qui seuls chantent ordinairement ? Circonscrire l'organe de la musique dans les nerfs et l'appareil auditif serait donc admettre des effets qui n'auraient pas lieu avec leur cause, et auraient souvent lieu sans elle. Il est inutile de revenir sur tous les organes l'un après l'autre pour détruire des hypothèses en faveur desquelles leurs auteurs n'ont pas même rapporté de preuves.

C'est parce que l'on a senti de tout temps que les cinq sens étaient insuffisants pour expliquer tous les phénomènes du monde intellectuel, que parmi les philosophes et les physiologistes il s'en est trouvé plusieurs qui ont admis la nécessité d'un sixième sens; les magnétiseurs ont surtout beaucoup accrédité cette idée, parce qu'ils ne pouvaient rapporter à l'action d'aucun des autres sens plusieurs phénomènes résultant de leurs manipulations. Je ne parlerai point ici de plusieurs faits merveilleux qui, pouvant être vrais sous certains rapports et avec plusieurs restrictions, ont cependant perdu tout caractère de vraisemblance par les circonstances que l'on y a ajoutées pour les faire cadrer avec une hypothèse ajustée et circonscrite *a priori*, avant que leurs auteurs eussent consulté l'expérience. L'on a voulu voir dans tous les pays et dans presque toutes les grandes villes des personnes qui lisaient par le plexus solaire lorsqu'on leur appliquait un livre ouvert sur la région épigastrique; d'autres qui dans des attaques d'épilepsie ou d'hystérie parlaient des langues qu'elles n'avaient jamais apprises. Le docteur Gall a demandé à voir ces phénomènes partout où on les lui a cités chez des personnes encore vivantes, en les niant provisoirement; et jusqu'à présent on n'a encore pu le rendre témoin d'aucun de ces prodiges tels que la rumeur publique les rend. On lui a cité, à Paris, une femme de Lyon et une autre de Strasbourg, toutes deux vivantes et très-marquantes pour ces sortes de prodiges, surtout celle de la première ville, laquelle a été vue par des médecins instruits qui n'ont pu la déchiffrer. Des faits moins suspects, quoiqu'ils se trouvent aussi très-souvent défigurés par l'amour du merveilleux et par la préoccupation de ceux qui les rapportent, sont ceux qui semblent prouver, dans certaines personnes, la faculté de découvrir les sources, les salines et les mines, etc., au moyen d'une baguette, ordinairement de coudrier, laquelle tourne et s'agite dans leurs mains lorsqu'ils foulent ces trésors souterrains. Les journaux allemands et français nous ont rapporté beaucoup de faits très-curieux et propres à faire croire à l'existence de cette faculté chez plusieurs personnes. Je ne pourrais en faire le récit sans devenir trop diffus. Qu'il me suffise d'observer incidemment que la faculté particulière à laquelle on les rapporte pourrait bien ne tenir qu'à un développement ou à une excitation plus marquée de quelque organe, peut-être à un sentiment plus exquis de l'organe du toucher, qui dans une atmosphère plus humide ou plus électrisée donnerait aux nerfs un agacement tel que celui qu'éprouvent plusieurs animaux à l'imminence des mutations de température, dont l'homme fort et robuste n'est ordinairement averti par aucun pressentiment : alors la baguette merveilleuse du coudrier doit, comme tout autre objet porté par l'individu électrisé, en plus ou en moins, participer à l'agitation de tout le corps.

L'on a fondé la nécessité d'un sixième sens sur deux autres bases plus solides en apparence, et réellement propres à rendre son existence vraisemblable avant les découvertes physiologiques du docteur Gall : je veux parler du somnambulisme et de la cécité, qui n'apportent pas d'obstacle à plusieurs fonctions impossibles à expliquer d'après les anciennes théories sur l'origine de nos idées. Frédéric Hoffmann, Van-Swieten, de Haen, Haller, pensaient que l'imagination suppléait les yeux, et que le somnambulisme n'était qu'un sommeil profond. Wolf, Feder, Meiner, Poecckel, Rudow, Davidson, Darwin, prétendaient au contraire que le somnambulisme consistait dans un état moyen entre la veille et le sommeil, dont j'ai donné l'explication, d'après Gall, dans le chapitre V, et que durant cet état l'homme ne perdait point entièrement tout sentiment pour les objets extérieurs, mais qu'il en était encore affecté d'une manière quelconque par des sensations qui réglaient ses mouvements sous l'influence simultanée de l'imagination. Ces deux théories contradictoires n'ont paru satisfaisantes à personne; le docteur Wienhold, entre autres, les trouvant absolument inadmissibles, y a substitué une autre hypothèse dans un mémoire dont j'ai donné l'analyse dans le n° 42 de la *Bibliothèque médicale*, publiée par le docteur Royer-Collard. Ce mémoire étant singulièrement propre à faire valoir la doctrine de Gall, dont l'auteur n'avait pas connaissance alors, je vais en reproduire ici un petit extrait.

D'après M. Wienhold, les conditions principales du sommeil sont le repos des sens et la cessation de toute impression sur eux de la part des objets extérieurs, par conséquent une privation pour l'âme de toute perception par le moyen de ces mêmes sens. Or les yeux du somnambule sont fermés et insensibles, comme cela est prouvé par celui de Vicence, sur les yeux duquel une chandelle allumée, tenue de si près qu'elle lui brûlait les sourcils, ne faisait aucune impression; de même que, par un autre somnambule de la connaissance de l'auteur, à qui on ne pouvait ouvrir les paupières, et qui malgré une

égale insensibilité dans les sens du toucher, de l'o-
dorat et de l'ouïe, faisait souvent dans l'obscurité
de la nuit et en dormant de longs voyages à pied et
à cheval, ainsi que plusieurs autres ouvrages, comme
dans le jour. Dans les cas où les yeux du somnambule restent ouverts, Van-Swieten, de Haen et plusieurs autres ont observé que la pupille, très-dilatée,
ne devient sensible qu'en éveillant la personne.

Au lieu d'adopter, pour expliquer cet état, l'opinion de ceux qui croient que l'inactivité ou la perte
d'un sens contribue à la sagacité des autres et les
rend propres à le suppléer jusqu'à un certain point
avec le secours de l'imagination, le docteur Wienhold trouve plus raisonnable d'admettre un sixième
sens avec quelques philosophes dont on avait, dit-il,
trouvé l'opinion insoutenable avant que l'on eût découvert que les polypes, dépourvus des organes de
la vue, ont néanmoins le sentiment de la lumière,
et que Spallanzani eût démontré que les chauves-souris que l'on a privées des yeux, ne perdent pas pour
cela tout à fait la vision. Il trouve l'action des objets
environnants sur l'organe du toucher, même avec le
secours de l'imagination, insuffisante pour expliquer
ces phénomènes. C'est pourquoi il voudrait qu'on
admît une substance intermédiaire entre l'âme et le
corps, comme principe de ce sixième sens, quoiqu'il
ne soit pas déraisonnable, ajouta-t-il, de croire que
l'âme puisse aussi, seule et sans le secours d'une matière grossière, comme sont les organes corporels,
exécuter les diverses fonctions pour lesquelles ils lui

servent de moyens. Il cherche à donner du crédit à
ces idées hypothétiques, par la considération de l'obscurité qui règne encore dans l'explication des rapports de l'âme avec le corps, et dans celle des fonctions qui résultent de leur union, de même que par
l'énumération de plusieurs faits surprenants qu'il
croit favorables à sa manière de voir. Un plus grand
développement de la philosophie de l'auteur, qui se
trouve entachée des erreurs de son temps, ne pré-
senterait aucun intérêt dans cette circonstance. Je
me bornerai donc à faire connaître les faits qu'il rapporte, parce que en général des faits ne sont jamais
dénués d'intérêt, et que ceux dont il s'agit se lient
étroitement à la doctrine de Gall, la seule d'après
laquelle on puisse les expliquer.

Le docteur Wienhold compare le somnambule à
l'aveugle, parce que chez l'un comme chez l'autre
il y a des actions que l'homme en santé ne peut exécuter qu'au moyen des organes de la vue, et pour
lesquelles il faut, dit-il, en remplacement, son principe intermédiaire. Il rapporte comme des faits propres à établir la nécessité de ce principe, l'exemple
d'un aveugle, tailleur de pierre, nommé Gonelli ;
celui d'un aveugle qui, selon Wetzel, jouait aux
cartes et aux échecs ; celui de l'aveugle de naissance
cité par Diderot comme chimiste et musicien ; celui
de Saunderson qui, quoique ayant été privé de la
vue à l'âge d'un an par la petite vérole, donnait des
leçons d'optique ; celui d'un paysan qui, quoiqu'a-
veugle depuis son enfance, faisait cependant , selon

les Actes de l'Académie de Suède, tous les ouvrages de la vie ordinaire ; celui d'un aveugle qui professait la chimie ; celui du docteur Mone, qui, bien qu'il eût perdu la vue dès sa première jeunesse par la petite vérole, avait des connaissances profondes de la mécanique, de l'optique, de l'algèbre, de l'astronomie, etc. ; celui de John Metcolf, aveugle qui, selon les Actes de la société de Manchester, entreprenait la construction des grandes routes ; celui de l'aveugle extraordinaire que le docteur Sloane traita de la petite vérole ; enfin, l'exemple de mademoiselle *de Paradies*, célèbre et habile musicienne. Plusieurs des phénomènes du somnambulisme se rencontrent, dit M. Wienhold, dans les actions de ces aveugles, avec la seule différence que chez ces derniers le développement de l'industrie pour laquelle il nous faut l'usage des yeux se fait plus lentement que chez les somnambules. Ainsi, presque tous les aveugles cités avaient le sentiment de la présence ou de l'absence des objets qui les environnaient ; ils reconnaissaient la hauteur, la longueur et la largeur d'un appartement où ils entraient pour la première fois, et distinguaient bien quand ils se trouvaient en plein air. Saunderson montrait, le soir, le ciel à ses élèves ; et l'aveugle entrepreneur de routes savait s'orienter dans des montagnes impraticables, et faire ses plans en conséquence. L'on a vu des femmes aveugles coudre, tricoter, et faire d'autres ouvrages pareils ; il s'en est même trouvé une qui écrivait droit et régulièrement de nuit et de jour. Le chimiste dont parle Diderot

travaillait au tour et à l'aiguille ; un autre construi-
sait des machines ingénieuses ; un paysan aveugle
faisait des chariots, des brouettes, des traîneaux, travaillait à la forge, fabriquait des couteaux au manche
desquels se trouvaient adaptées des fourchettes et de
petites scies, faisait des souliers, enfilait des aiguilles,
cousait, et se construisit même une maison. Aucun
objet un peu rapproché n'échappait à mademoiselle
de Paradies en pleine campagne ; elle apercevait,
quand elle passait devant une maison ou un jardin,
si ce dernier était entouré de balustrades, de palis-
sades ou de pieux ; elle goûtait, ainsi que plusieurs
autres aveugles, du plaisir à toucher de belles statues,
reconnaissait sur-le-champ les physionomies colères,
larmoyantes, riantes, douces et tranquilles, et savait
se faire une idée des divers sentiments indiqués par
là, ainsi que de l'expression des différentes affections
de l'âme, au point de se créer dans l'imagination des
caricatures humaines, et de se former même, dans ses
instants de mélancolie, des figures qu'elle craignait.
Elle dansait, en observant tous les rapports et les convenances de sa place relativement à celles des autres
personnes ; savait rendre naturellement et avec vérité,
sur le théâtre, les rôles des personnages en scène, et
saisir la pantomime exacte de leurs gestes et de leurs
expressions. Elle avait non-seulement le sentiment
des couleurs, mais elle montrait aussi du goût pour
leur assortiment ou leur disparate ; elle les choisis-
sait même avec discernement pour sa propre parure.
Le docteur Wienhold, après avoir rapporté tous ces

faits à l'appui de sa substance intermédiaire entre l'âme et le corps, qu'il croit nécessaire pour expliquer des fonctions aussi variées, dont les cinq sens n'ont pu être le principe, observe que le sixième sens, principalement mis en avant par les magnétiseurs de Puységur, et adopté pour l'explication du phénomène remarqué par Spallanzani sur les chauves-souris privées de la vue, de même que l'harmonie préétablie de Leibnitz, ne font que substituer une cause occulte à une autre, sans donner la solution du problème à résoudre. Moi, j'observerai que les opinions qu'il rejette, de même que son sentiment, qui n'est pas plus plausible qu'elles, et les faits qu'il y rattache, sont de nouvelles preuves contre la thèse des philosophes qui faisaient venir toutes nos idées des cinq sens, et par conséquent de nouveaux arguments en faveur de la doctrine de Gall.

C'est faute d'avoir pris connaissance de la doctrine de Gall et des moyens qui lui ont servi à la fonder, que les uns ont trouvé qu'il admettait trop, et les autres trop peu d'organes. Il n'en a jamais cherché un seul de nouveau que quand il a rencontré des facultés particulières et propres seulement à certains individus ou à certaines espèces; et il n'en a pas admis un seul qu'il n'en eût vérifié l'existence positivement et négativement, c'est-à-dire en s'assurant que le développement cérébral, présumé organe de la nouvelle faculté, se rencontrait toujours avec elle et dans la même proportion, et ne se rencontrait jamais sans elle. Son procédé a été si rigoureux, qu'il a établi les organes en lois, en statuant qu'une seule exception suffirait toujours pour en arguer l'existence de faux. Selon lui, une règle a ses exceptions, mais une loi n'en peut souffrir une seule sans être anéantie. Ainsi c'est une règle que l'organe de la philogénésie se trouve plus développé dans les femelles que dans les mâles, quoique, par exception, il se rencontre des mâles qui l'ont plus développé que leurs femelles ; mais il faut que son siége à la partie postérieure du cerveau soit une loi tellement universelle et invariable, que l'exemple d'un seul animal doué de la philogénésie sans l'existence et le développement proportionnel de cette partie du cerveau, suffise pour anéantir toutes les preuves qui servent à l'établir. Chacun jugeant des autres d'après soi, il est très-naturel que les esprits légers et superficiels dont les connaissances ne portent sur aucun fond solide, assimilent les connaissances de Gall aux leurs, et croient que l'édifice de sa doctrine ne porte que sur des hypothèses. N'ayant eux-mêmes aucune marche régulière et solide, il leur est presque impossible de croire qu'un autre puisse en avoir une meilleure. Voilà pourquoi l'on a supposé que Gall avait adopté un organe arbitraire à chaque nouveau phénomène psychologique. Mais nous avons démontré qu'il avait au contraire précisé la sphère de chacun, en se rendant compte des fonctions générales qui peuvent résulter de son exercice gradué, afin qu'ensuite il lui fût plus facile de déterminer les facultés primitives qui en demandaient un nouveau. Il s'est d'ailleurs toujours abandonné à l'empirisme, et ce n'est que pour en régulariser et en apprécier les données à leur juste valeur qu'il s'est aidé de la philosophie. L'on a aussi prétendu qu'il y avait trop peu d'organes pour tant de facultés différentes dont l'homme et les animaux sont doués. Est-ce là une raison pour devancer l'expérience ? Le docteur Gall ne dit pas qu'il n'y en ait que ceux qu'il a trouvés; mais il dit en avoir trouvé vingt-sept ou au moins vingt-six, en supposant que la ruse et le vol puissent être considérés comme un seul, quoique tous les voleurs ne soient pas rusés, et que toutes les personnes rusées ne volent pas. Il présume lui-même qu'il en existe davantage, mais non autant qu'on pourrait se l'imaginer ; car il résulte de leur réunion plusieurs facultés complexes, telles que la poésie, la philosophie, l'induction, le courage, etc. Ne pourrait-on pas penser avec encore plus d'apparence de raison que vingt-quatre lettres ne peuvent suffire à tant de mots et de langues, à tant de livres et de bibliothèques, ou que le visage ne peut contenir assez de traits physionomiques pour différencier tous les hommes ?

La contradiction que les philosophes avaient établie entre leurs théories et les faits a conduit *Descartes* et ses disciples à la doctrine des *idées innées*, tour à tour admise et rejetée. Selon le docteur Gall, il faut s'expliquer et s'entendre sur cette expression. L'enfant tette en naissant le doigt de l'accoucheur ou de la sage-femme qui lui ôte les glaires de la bouche; il doit donc dès lors avoir l'idée de la succion. Le

rossignol, élevé sans aucune communication avec
d'autres rossignols, chante comme eux. Le castor,
isolé dès sa naissance, bâtit comme ses parents. Les
jeunes oiseaux font leur nid comme les vieux de leur
espèce, et sans adopter les modifications d'une autre
espèce. L'araignée file en naissant, ainsi que le ver
à soie. Le chien chasse de race, etc. On ne peut nier
ces faits et mille autres semblables, ni les regarder
comme des résultats d'un mouvement automatique ;
la précision, la régularité et la différence spécifique
qui les caractérisent ne permettent pas non plus de
les attribuer à l'éducation ou à l'empire des circonstances, toujours sujettes aux mutations.

Si les animaux n'apportaient en naissant les dispositions nécessaires au développement spontané d'un
grand nombre d'idées, et qu'ils dussent toutes les
acquérir matériellement, c'est-à-dire par l'impression d'un objet matériel sur les sens, il y aurait toujours une grande disproportion de talent et d'adresse
entre les animaux d'un âge différent. Parmi les hommes, le vieillard laisserait toujours à une grande
distance de lui tous les jeunes gens et les adultes,
s'il fallait que l'éducation et l'expérience nous donnassent successivement toutes nos idées, et que l'acquis n'en fût pas rendu plus ou moins facile par
quelque chose d'inné. Quel est donc ce principe qui
peut nous donner des idées sans le secours de l'expérience et de l'éducation ? c'est l'organisation mue
par sa spontanéité vitale. Les idées tiennent aussi
inséparablement à leurs organes respectifs durant la

vie que l'ombre tient à un corps éclairé ou la figure à un corps visible et palpable. Chaque organe a la même tendance à développer les idées de sa sphère qu'une graine à produire la plante de son espèce; et quoique les circonstances favorisent ou contrarient cette tendance dans l'un et l'autre cas, elles ne peuvent cependant ni la remplacer ni lui faire dépasser les limites de son activité naturelle. Nos penchants sont donc innés, puisqu'ils ne sont que des phénomènes vitaux de notre organisation; mais, quoiqu'ils y tiennent comme le germe à la semence, ils peuvent cependant être réprimés et même étouffés à leur naissance, dans chaque individu, comme on réprime et on étouffe la végétation luxurieuse d'une plante quand son développement, devenu parasite, nuit à là végétation des autres plantes. Il suffit que l'homme et l'animal soient susceptibles de motifs pour faire un choix et se déterminer librement. et la liberté est toujours d'autant plus grande que l'individu est capable de saisir un plus grand nombre de motifs. Ainsi, quoique l'homme extérieur ne soit que la saillie ou l'expression de l'homme intérieur, et que chacun ait dans son organisation une sphère d'activité qu'il ne peut dépasser, il n'en résulte pas pour chaque individu la nécessité d'exprimer au dehors tout ce qui est au dedans; la grandeur de la sphère est même un obstacle à ce qu'elle puisse être parcourue tout entière. Ainsi, pour être renfermé dans son organisation l'homme n'en remplit pas nécessairement toute la capacité; et ceux qui ont pré-

tendu que la doctrine de Gall conduisait au fatalisme
ont raisonné aussi conséquemment et aussi juste que
celui qui inférerait de ce qu'un prisonnier ne peut
sortir de l'enceinte d'une forteresse, qu'il doit nécessairement en occuper tout l'intérieur. Supposons
que ce prisonnier ait, au lieu de l'enceinte d'une
forteresse, les limites d'un vaste empire, ou toute la
terre moins un empire pour prison ; alors la grandeur de sa sphère, comparée à l'intensité de ses forces
et à la durée de sa vie, le mettra dans l'impossibilité
d'en parcourir toute l'étendue. C'est la même chose
pour l'organisation ; plus la sphère d'activité de l'a-
nimal est agrandie par le nombre de ses facultés, plus
aussi il lui est difficile d'en parcourir toute l'étendue. Que conclure de là sinon que l'homme, au lieu
d'avoir des penchants irrésistibles et d'être déterminé
par une fatalité, est au contraire forcé à un choix
volontaire, et contraint de faire usage de sa liberté
en circonscrivant lui-même la sphère de son activité ?
L'on a demandé comment s'était faite la découverte
des arts et des sciences. L'homme, abandonné aux
impulsions de son organisation, a découvert les
sciences et les arts, comme le castor a découvert
l'art de bâtir, l'oiseau l'art de chanter et de faire son
nid, le chamois l'usage de poser des sentinelles, etc.
S'il n'y avait pas eu de musique à la naissance de
Mozart, de Gluck, de Haydn, etc., ils l'auraient découverte, mais ils n'auraient pu, privés des secours
de leurs devanciers, la porter au même degré de
perfection. L'organe de la musique renferme la col-

lection de toutes les lois de cet art, de même que l'organe des mathématiques renferme toutes les combinaisons de cette science. Le chien, élevé sans aucune communication avec des objets qui puissent réveiller en lui l'idée de chasser, chassera pourtant dès l'instant qu'il verra du gibier. Il en est de même pour toutes les facultés qu'exercent l'homme et les autres animaux. Mais aucune éducation ni aucunes circonstances ne pourront leur donner des idées de musique ou de mathématiques, si elles se trouvent placées hors de la sphère de leur activité organique.

Que penser à présent des philosophes qui ont admis dans l'espèce humaine une perfectibilité indéfinie? Il faut dire qu'ils ont fait un rêve qui les honore, car l'homme ne peut aller au delà de son organisation ni produire des phénomènes psychologiques dont elle n'est point susceptible. Toute sa vie se trouve renfermée dans la sphère d'activité des organes qu'il a reçus; vouloir la porter au delà serait donner de l'activité à ce qui n'existe pas, ce qui répugne autant que d'admettre un cercle qui ne soit pas rond. De même que l'on ne peut faire végéter une graine qui n'est pas, ni lui faire produire des fruits étrangers à son espèce; de même aussi on ne peut faire agir des organes qui ne sont pas, ni obtenir de ceux qui existent des phénomènes intellectuels pour lesquels leur activité est nulle. Cette activité dont les ressorts se tendent et se détendent alternativement avec l'âge, fait croire au docteur Gall que l'acquis des idées ne peut guère dépasser l'âge de cinquante à soixante ans et que, passé cette époque de la vie, la déperdition arrive dans l'intelligence comme dans le corps, qui l'un et l'autre s'usent dans la même progression; la mort naturelle n'est que le dernier acte de cet anéantissement progressif. Ainsi quoique les individus et les nations puissent être portés à divers degrés de culture et de perfection, selon que l'âge, les circonstances, l'éducation, le gouvernement et la religion favorisent ou compriment les ressorts du génie, l'espèce humaine ne peut néanmoins jamais se trouver en deçà ni au delà des limites marquées par son organisation. Fidèle à sa nature, l'homme, considéré dans le genre humain, ne peut se dépraver ni se perfectionner, parce qu'il ne peut cesser d'être homme que par l'anéantissement de l'espèce entière. Il sera donc toujours capable de répéter tout ce qu'il a fait dans les siècles précédents, et tout ce qui n'a point encore été fait, pourvu que cela rentre dans le cercle des phénomènes vitaux compatibles avec sa nature. Le génie de l'homme n'est à la merci d'aucun pouvoir; indestructible dans son essence, et perpétuellement ressuscité dans chaque génération, il brave dans les descendants la force qui en a comprimé les élans dans les aïeux, replaçant alors par son explosion l'opprimé sur le trône et l'oppresseur dans la poussière. Les efforts et la tendance de l'homme à la culture, successivement accélérés ou ralentis sur les divers points du globe, ne peuvent donc rentrer dans le néant qu'avec lui, et, si les individus changent, l'espèce est immuable. C'est d'après ces considérations que le docteur Gall pense qu'une paix éternelle est impossible.

Une autre question agitée aussi par les philosophes, c'est de savoir si le monde existe hors de nous et se trouve réellement tel qu'il nous paraît être, ou s'il ne serait pas une simple illusion. Il suffit que l'homme puisse se distinguer de ce qui n'est pas lui, pour être sûr que sa personne et les objets dont il la distingue existent ; c'est-à-dire pour n'avoir point de doute sur la réalité du *moi* qui le distingue, ni sur la réalité des objets dont il se distingue. Quant aux diverses qualités de ces objets, elles n'existent pour nous qu'autant que nous avons reçu un sens pour les saisir ; ce qui fait que le monde pour chaque espèce d'animaux est circonscrit dans les limites de sa capacité organique, et ne peut être le même pour tous. Il n'existe point de monde pour la plante, qui n'a la conscience ni d'elle-même ni de ce qui l'entoure. Il existe déjà un monde pour le polype, qui, ayant le sentiment, doit se distinguer de ce qui n'est pas lui ; mais ce monde très-borné ne peut aller au delà de ce qui le touche. Donnez un sens de plus au polype ; par exemple, la vue : alors vous aurez un animal déjà plus parfait, dans le monde duquel se trouveront déjà les figures et les couleurs. C'est ainsi qu'à chaque nouvel organe le monde s'agrandira jusqu'à l'homme, qui, ayant le plus d'organes, a aussi le plus d'idées et un monde plus vaste que tous les autres animaux.

Ainsi, la musique, l'architecture, la peinture, la théosophie, la poésie, la philosophie, la physiologie, la comédie, etc., et toutes les idées qui se rattachent à ces objets, n'existent point dans le monde du chien, qui est cependant plus vaste que celui d'un grand nombre d'autres animaux. Une intelligence supérieure à celle de l'homme, aurait aussi un monde plus grand que lui. L'on conçoit d'après cela, dit le docteur Gall, que le monde étant déterminé par notre organisation, et tous les hommes n'étant pas absolument organisés de la même manière, il est impossible qu'ils pensent tous absolument de même sur tous les objets. Les idées doivent varier d'après la différence des organes qui les rendent possibles, et le monde de chaque individu, semblable en plusieurs points à cause de la similitude des facultés, ne peut être exactement le même sous tous les rapports, à cause de l'inégalité du développement de ces mêmes facultés.

L'intolérance pour les opinions des autres est donc une injustice évidente qu'on leur fait. L'un sent une odeur que l'autre ne sent point, ou très-peu; chacun doit donc en être affecté autrement, et avoir un monde différent pour l'odorat. Il en est de même pour les organes du goût, du toucher, de l'ouïe, de la vue, de la musique, des mathématiques, etc; ce qui doit nécessairement faire varier les penchants de chaque individu. Étant diversement affectés des objets et n'en jugeant que par les impressions qu'ils font sur nous, il est impossible que nous en portions tous les mêmes jugements. D'ailleurs, ajoute Gall, examinez vos têtes; pourquoi sont-elles toutes différentes l'une de l'autre, si ce n'est parce que vous avez une organisation diverse? Puisqu'il est impossible que tous les hommes sentent et pensent de même, tout ce qui n'est pas nuisible à la société doit toujours être permis à chacun, et personne n'a le droit de se faire agréer pour le modèle de tous. Voilà le principe fondamental de la tolérance. Être intolérant avec les autres, c'est vouloir qu'ils n'aient pas les idées dont ils sont susceptibles, et qu'ils prennent celles dont ils sont incapables. Parviendra-t-on à faire penser un enfant comme un adolescent, et celui-ci comme l'homme adulte ou le vieillard? Peut-on faire qu'une femme ait les manières et les sentiments d'un homme, et celui-ci les manières et les sentiments d'une femme? Ne serait-ce pas la même chose que d'exiger qu'un idiot devînt un Voltaire ou un Montesquieu? Prétendre que son épouse, ses parents, ses enfants aient exactement les mêmes idées que soi, c'est exiger en eux la même organisation que chez soi, ce qui est absurde. Ces réflexions ont toujours disposé les grands hommes à l'indulgence envers les autres, et Gall observe qu'elles ont contribué plus d'une fois à rétablir la paix entre des époux au sortir de ses cours.

Une dernière question qui se présente, c'est de savoir s'il y a plusieurs espèces d'hommes. Cette question, déjà discutée dans le chapitre XXXVII, ne pourrait être décidée par l'affirmative, dit le docteur Gall, qu'autant qu'il serait démontré qu'une espèce se trouve privée dans tous ses individus d'un ou de plusieurs organes départis à une autre espèce. Or, comme cela ne peut être démontré, puisque cela n'est pas, il faut en conclure que le genre humain est d'une seule espèce, et ne peut avoir que des variétés de race. En faisant des recherches de tout temps sur les diverses races d'hommes, les savants ont évidemment dû avoir les mêmes idées que Gall, c'est-à-dire, être persuadés qu'il y avait des différences d'organisation; autrement, leurs recherches eussent été sans objet. Gall prétend n'avoir rien de nouveau dans sa doctrine que l'explication et l'enchaînement des faits, toujours mal appréciés tant que les théories en ont devancé l'examen.

# CHAPITRE XL.

Tableau synoptique de la marche et des principales phases de l'esprit humain dans le domaine de la pensée.

L'importance des recherches et des acquisitions faites sur les fonctions du cerveau et de ses diverses parties, n'est plus problématique. C'est un point sur lequel sont d'accord tous les savants qui se sont occupés de la connaissance de l'homme d'après les phénomènes qui révèlent les causes physiques de son intelligence, et l'intelligence c'est tout l'homme social; car il n'a des qualités sociales et industrielles que par elle : or il n'y a pas d'intelligence sans cerveau.

Dans la série de tous les animaux, prenez-en un ou plutôt une espèce douée seulement des cinq sens extérieurs et privée de cerveau, l'intelligence disparaît, et il ne reste que des instincts d'attraction pour la nourriture, presque de même nature que les affinités d'agrégation des corps inanimés. Puis, remontez l'échelle des êtres vivants jusqu'à l'homme ; l'ascendance vous montrera des phénomènes de volition et de penchants électifs avec les premiers rudiments du cerveau. Suivez la progression, et vous verrez bientôt avec l'accroissement du cerveau se manifester d'autres qualités, telles que des penchants plus variés, des éléments d'industrie, l'accouplement, la prévision des besoins futurs, annoncée par des amas de provision, des constructions ou la recherche d'abris protecteurs tant pour soi que pour sa progéniture, la sociabilité, la connaissance des offenses et des dangers, annoncée par la fuite, la protection ou la défense de soi-même et des siens, le souvenir des idées d'habitude ou de consuétude qui ramènent au même gîte ou sur les mêmes erres, l'agression d'une proie, la ruse ou l'adresse pour la saisir ou pour parer au danger qui menace, le chant, la crainte, l'émigration ou la retraite en lieux ou climats de choix à l'approche des frimas ou de la pluie, etc. Vous n'êtes pas encore arrivé, en remontant l'échelle animale, jusqu'à l'homme, que vous remarquez déjà quelques-unes

des qualités qui le distinguent, telles que la mémoire, la docilité, l'amitié ou l'attachement, la reconnaissance, l'antipathie, la routine, des habitudes
d'apprentissage, des idées de localité, des prévi-
sions de danger et de besoins éventuels, des ca-
chettes et des constructions artificielles admirables,
dans le cheval, le chien, l'éléphant, le singe, le
castor et plusieurs autres proportionnellement au
plus ou moins d'analogie de leur cerveau avec le sien.
L'homme, si vous l'étudiez, vous présente lui-même
des différences d'intelligence, de moralité, de sociabilité et d'industrie, concordantes avec le développement relatif du cerveau. Ce considéré, comment voudriez-vous connaître la valeur et le mérite de l'homme
sans avoir la clef du trésor de ses facultés, c'est-à-dire,
sans la connaissance des fonctions de son cerveau?
Mais si vous ne connaissez pas l'homme, vous ne vous
connaissez pas vous-même, et vous restez au-dessous
de votre dignité, et presque confondu avec les animaux inférieurs à l'espèce dont vous devez vous
honorer.

Voulez-vous faire à l'âme seule l'honneur des facultés de l'homme? Mais pourquoi sont-elles nulles
dans l'enfant qui vient de naître, dont le cerveau
n'est encore qu'ébauché, et annulées en partie ou
en totalité dans les sujets dont le cerveau est malade ou totalement paralysé, comme dans l'apoplexie? Ainsi vous admettriez donc que l'âme de
l'enfant ou celle de l'homme en délire, ivre, aliéné
ou apoplectique a pris la fuite, ou n'est pas la même

que celle de l'homme en santé, ou qu'elle s'enivre, s'enflamme et se paralyse! Absurdité, s'il en est! Vous voilà donc forcé d'admettre que l'âme n'agit pas sans cerveau ni organes physiques; autrement, vous la matérialisez en lui faisant subir les conditions de la matière.

Est-ce une prétendue orthodoxie qui vous met en arrêt et vous tient immobile dans l'erreur, sans oser faire un pas en avant? Mais des hommes reconnus depuis des siècles par l'Église pour de vrais orthodoxes, condamnent votre prévention; car saint Augustin dit, livre IX de la Cité de Dieu : *L'âme même la plus mauvaise, s'améliore dans un corps très-bien organisé;* et plus loin : *La trop grande faiblesse du corps brise les forces de l'âme* (1). Saint Chrysostome dit aussi : *Quand le corps est devenu faible et délicat, il en résulte nécessairement que l'âme participe de son état* (2). Juvénal exprime la même idée à la fin de la dixième satire, en disant : *Il faut prier pour qu'une âme saine réside dans un corps sain* (3).

Puisque l'étude des propriétés ou des fonctions physiologiques du cerveau se concilie très-bien avec la doctrine des Pères de l'Église et des anciens philosophes, il n'y a donc que l'ignorance ou la pré-

______

(1) Anima, etiam pessima, melior in optimo corpore... Corporis debilitas nimia vires animæ frangit.

(2) Corpore molli reddito et delicato, necesse est animam participare ex corporis morbo.

(3) Orandum est ut sit mens sana in corpore sano. *Sat. X hominum vota.*

vention qui aient pu la repousser comme un objet
de curiosité vaine, stérile ou dangereuse ; car elle a
aussi son importance pathologique et thérapeutique
dans la pratique de la médecine, et c'est le couron-
nement de toutes les études les plus utiles et les plus
intéressantes.

Il est vrai que l'homme se fait aussi connaître par
ses œuvres et ses actions, que le voile du secret,
l'intérêt, la dissimulation ou l'hypocrisie n'ont pas
dérobées à la lumière de la vérité; et c'est en cela que
l'histoire acquiert aussi une grande importance et
un véritable intérêt. Cependant les faits historiques
vous laissent en défaut pour l'éducation, ne donnant
qu'une connaissance *a posteriori;* car ils ne font connaître que l'homme individualisé, c'est-à-dire, présenté hors de la foule sur laquelle ou pour laquelle
il a agi, et seulement dans le cours de sa carrière
sociale ou lorsqu'il l'a fournie. Mais alors les préjugés, les hypothèses, la flatterie ou la haine dénaturent souvent le caractère moral de ses actions,
outre que l'admiration peut leur donner un prix
qu'elles n'ont pas et en rendre l'imitation séduisante
et dangereuse. Ce n'est pas seulement d'après ce que
fait l'homme qu'il faut juger de sa probité ou de
son improbité et, pour apprécier son mérite, il faut
scruter son intention, selon ce proverbe latin :
*Quidquid agant homines, intentio judicat omnes;*
c'est-à-dire : Quoi que fassent les hommes, il faut les
juger d'après leur intention. Eh bien! sans la connaissance des facultés de l'homme, l'historien peut-il

être assez éclairé pour faire la part de la volonté et des intentions qui ont présidé aux faits qu'il rapporte? Comment, en effet, prévenir les erreurs de l'histoire et parer aux fascinations du merveilleux, dont la tendance est de substituer des causes occultes ou surnaturelles à des causes purement physiques, ou celles-ci aux résultats de circonstances fortuites ou du hasard, si ce n'est de se familiariser avec la connaissance des possibilités naturelles, connaissance sans laquelle on est incapable de classer les phénomènes extraordinaires qui nous frappent dans la catégorie qui leur appartient?

Mais, si, imbu de préjugés qui vous éloignent de l'étude et de la connaissance de la part que l'organisation a dans la production des actions et des œuvres de l'homme, vous ne les attribuez qu'à l'âme, indépendamment du corps, vous ne restez plus dans la vérité, car vous la désertez pour errer dans la sphère des suppositions gratuites où votre imagination se plaît à promener l'âme. D'ailleurs, séparer le physique de l'homme de son moral; n'est-ce pas risquer de perdre le dernier par des doctrines fantastiques seulement propres à faire divaguer l'intelligence dans le domaine des chimères, et à produire par le fanatisme et les illusions d'une vocation contre nature des maux incalculables? au lieu qu'une éducation basée sur la nature de l'homme, mesure son activité et ses devoirs sociaux sur les possibilités qui résultent de son intelligence, pour en faire ressortir le bien général. Mais, puisque toute la valeur morale de l'homme dérive de l'intelligence, et que l'intelligence est dans le cerveau, n'en résulte-t-il pas que nulle étude n'est plus importante que celle des fonctions du cerveau?

Si la science de l'homme n'a pas marché à l'égal de son importance, c'est que l'on s'était engagé dans de fausses routes pour y arriver. Les phénomènes de la végétation des plantes, de la cristallisation des minéraux, de la fermentation, de l'électricité, du magnétisme, du travail des fièvres, du dégagement des gaz pour de nouvelles combinaisons, du caractère morbifique ou délétère des miasmes et des poisons, de la polarité de l'aimant, des combustions spontanées, de l'incandescence du phosphore, de la génération des brutes, de l'ignition du bois par le frottement, etc., n'avaient pas suffi pour ébranler ou modifier l'idée qu'on s'était faite de l'inertie de la matière, et on partait de là pour refuser aux organes corporels une participation active à la génération des manifestations intellectuelles, dont l'âme était considérée comme l'unique mobile; on en faisait même un principe de vie, car c'est un dogme de l'Église que la mort est la séparation de l'âme d'avec le corps; comme si les animaux, auxquels on refuse une âme à contre-sens de leur dénomination latine et française dérivée d'*anima* (âme), n'agissaient pas et ne mouraient jamais. Dans l'hypothèse de l'inertie de la matière et le séquestre du corps pour le partage des opérations intellectuelles, on oubliait les modifications que l'organisation fait subir à la matière.

La connaissance des divers organes ou conditions physiques des cinq sens extérieurs dont chacun est voué à une spécialité de fonctions qui ne peuvent être vicariées par un autre sens, quoique la conscience de leur existence se concentre sur un seul sens intime, le moi, toujours persistant et vivace, jusqu'à l'abolition complète de tous les autres sens; cette connaissance, comparée à celle de la coïncidence de la cessation de chaque fontion spéciale avec l'absence ou la perte de son organe, conduisit ultérieurement les philosophes à conclure que le principe d'unité du moi ou de la conscience intellectuelle (l'àme) est immortel, puisqu'il persistait, comme dernier indice de l'intellect, sans toutefois que la vie végétative et automatique cessât toujours en même temps avec lui, et par conséquent sans qu'on pût faire ressortir ce principe de celle-ci. L'âme a donc été considérée par les philosophes comme un être métaphysique ou spirituel, donné à l'homme comme principe de conscience et centre d'union convergente de toutes les fonctions intellectuelles.

Cependant on remarquait journellement dans les animaux, pris isolément, auxquels on refusait une àme, cette même unité concentrique qui établissait la conscience de leurs sensations et de leurs affections. On voyait aussi dans le cœur un centre matériel de toutes les irradiations des fonctions nutritives, car il faut pour la nutrition de chaque individu cette unité de concours et de convergence entre toutes

les parties et les fonctions, comme l'a fort bien exprimé Hippocrate sur l'alimentation dans un passage
dont voici la traduction latine : *Confluxus unus, con-
spiratio una, consentia omnia.* Sans cette unité concordante de l'ensemble des fonctions nutritives, que
l'on n'a point expliquée par la présence d'un être
immatériel, et que l'on ne conçoit que métaphysi-
quement, sans pouvoir l'expliquer mieux que l'unité
concordante des fonctions intellectuelles, il n'y aurait point d'individus; il n'y aurait que des existences
agglomérées, complexes et multiples, indestructi-
bles par la division, à peu près comme les polypes
de mer dont chaque fraction ou chaque débris continue d'exister et de s'accroître indépendamment du
tout dont il est détaché et faisait partie.

Pour échapper à l'embarras et éluder les difficultés
qui résultaient d'une même unité de conscience chez
les animaux, auxquels on refusait une âme, on avait
imaginé d'en faire des machines ou des automates
mis en mouvement et en action par des instincts sans
réflexion, ou poussés par des effluves, par exemple, à la
chasse, à peu près comme des moulins à vent, obéissant
toujours à l'impulsion de l'air, quoique les animaux
ne suivent pas toujours l'impulsion ou la trace des
effluves supposés qui d'ailleurs sont souvent emportés
par le vent, sans les dérouter ni les empêcher de
choisir et de changer leurs directions pour arriver
plus vite à leur proie. On voit que les hypothèses
n'ont jamais rien coûté à l'esprit humain pour greffer
un monde imaginaire et fantastique sur le monde réel.

L'on ne pouvait échapper aux contradictions et aux inconséquences où l'on se trouvait engagé qu'en accordant aux animaux, comme Pythagore, une âme, non raisonnable si l'on veut, en considération de la prééminence de l'homme, ou en reconnaissant dans le Créateur tout-puissant de toutes choses le pouvoir de créer des conditions matérielles par la vie organique ou autrement, capables de la même unité de conscience ou de sens intime, que l'on ne supposait possible que par l'intermédiaire d'un être immatériel, d'après l'idée purement métaphysique de la divisibilité infinie de la matière, divisibilité manifestement repoussée dans l'organisme par l'individualité ou l'existence des individus. vivants, et par les phénomènes de l'électricité et du galvanisme qui, après la mort, réveillent encore simultanément ou de proche en proche les mouvements conjoints des systèmes nerveux et musculaires, et prouvent ainsi l'existence de compositions unitaires sans le concours de la vie, qui toutefois l'établit dans le cœur pour la nutrition, et dans le cerveau des animaux auxquels on a refusé une âme pour les manifestations de leur entendement.

Comme on ne peut rien concevoir que sous une forme ou une image quelconque, on avait assimilé l'âme à un souffle que représente encore la prononciation des noms *psyche, spiritus,* que les Grecs et les Romains lui ont donnés par onomatopée, ainsi que la synonymie des expressions *expirer, rendre l'âme, rendre le dernier souffle, le dernier soupir*, etc. Pythagore, dans ses Vers dorés, présente l'âme comme un éther ou une substance aérienne, en s'exprimant ainsi : « Mais si, quittant le corps, vous passez à l'état d'éther libre, vous serez un Dieu immortel, incorruptible, n'ayant plus rien de périssable (1). » Ce philosophe et Empédocle considéraient les âmes comme des substances impérissables qu'ils croyaient destinées à des animations successives, en qualité de flambeaux intellectuels plus ou moins parfaits. Ils enseignaient la métempsycose, c'est-à-dire la transmigration des âmes d'un corps à un autre, même chez les animaux dans le corps desquels étaient reléguées pour un temps des âmes humaines en expiation de leur culpabilité précédente. Ils prétendaient même se souvenir de leurs passages successifs dans des corps de divers personnages qu'ils nommaient. Cette doctrine trouva des partisans nombreux, d'autant plus que leurs auteurs avaient, par leur exemple et leurs préceptes, amélioré les mœurs des peuples et humanisé les tyrans, et que la politique y puisait aussi des éléments de force et de vigueur. Au rapport de Jules César (2) et de Pompo-

(1) Voici ses deux vers avec leur traduction latine :

Ἢν δ' ὑπολείψας σῶμα ἐς αἰθέρ ἐλεύθερον ἥλθης,
Ἔσσεαι ἀθάνατος Θεός, ἄμβροτος, ἔτι θνήτος.

Si vero relinquens corpus in ætherem liberum veneris,
Eris immortalis Deus, incorruptibilis, non amplius mortalis.

(2) Imprimis hoc persuadere volunt, non interire animas, sed ab aliis post mortem transire ad alios ; atque hoc maxime ad virtutem excitari putant, metu mortis neglecto. (*J. Cæsaris Comment. de Bello Gallico*, l. VI. c. 15 *sqq.*)

nius Mela (1), les druides enseignaient aussi dans les Gaules la métempsycose et l'immortalité de l'âme, afin de rendre les peuples plus courageux à la guerre, en leur faisant envisager la mort comme un changement de vie qui devait la faire mépriser. De là l'usage d'enterrer avec les morts des objets dont ils s'étaient servis durant leur vie. La métempsycose n'a pu se soutenir en présence du christianisme, dont un des dogmes établit la résurrection des morts avec le même corps et la même âme ; ce qui n'est pas moins propre à inspirer le mépris de la mort, car nous savons, à part l'histoire des martyrs, combien cette doctrine a été puissante pour faire braver la mort, depuis la révolution de 1789, aux Vendéens et aux Espagnols, ainsi qu'aux fanatiques de tous les temps.

La doctrine de l'Église aurait dû, ce me semble, calmer la susceptibilité et le zèle de ceux qui ont attaqué la physiologie du cerveau, sous prétexte de tendance au matérialisme ; car qu'importe ce prétendu matérialisme si le corps ressuscite avec la même âme, pour passer ensemble et non séparément à l'immortalité dans le partage des peines et des récompenses de l'autre vie ? D'ailleurs, en quoi des recherches sur la part du cerveau dans les manifestations intellectuelles, peuvent-elles avoir une tendance

______

(1) Unum ex his quæ præcipiunt, in vulgus effluxit, videlicet, ut forent ad bella meliores, æternas esse animas, vitamque æternam ad manes ; itaque cum mortuis cremant ac defodiunt apta viventibus. (*De situ orbis*, l. III, c. 2.)

plus matérielle et plus dangereuse que la part qu'on a faite si long-temps aux tempéraments relativement aux mêmes manifestations, sans soulever la crainte ni l'émeute des consciences les plus timorées? il n'y a en cela que la différence entre l'humorisme et le solidisme. C'est la confusion du langage et des idées qui crée des dangers où il n'y en a point, car la physiologie du cerveau n'a rien à faire dans le domaine de la psychologie, où les phrénologistes ont eu la maladresse de la faire pénétrer, en voulant étendre sa portée plus que Gall n'a jamais pensé à le faire; car son antipathie pour la métaphysique était poussée à l'extrême, et je l'en ai même critiqué de son vivant dans la *Bibliothèque médicale,* cahier de juillet 1833. L'antidote du matérialisme est dans le dogme de la résurrection; et si tous les prêtres savaient en comprendre le sens, ils ne soulèveraient pas si légèrement des controverses qui ne les rendent pas plus croyables ni plus respectables.

Le cerveau a été long-temps considéré comme une glande, une pulpe, une moelle ordinaire, un émonctoire ou un viscère sécréteur sans fibres d'irradiation; et on admettait encore, à la fin du dernier siècle et au commencement du siècle actuel, sa destruction dans l'hydrocéphale, sans qu'elle entraînât celle des facultés intellectuelles. On trouvait toutes les conditions de l'intelligence dans l'âme et la différence de ses manifestations dans les tempéraments. Moïse plaçait l'âme dans le sang, et les Grecs la plaçaient dans le diaphragme, appelé φρήν en grec, et c'est parce qu'on attribuait à l'inflammation de ce muscle le délire aigu, que celui-ci a été désigné sous le nom de *phrénésie* et *paraphrénésie*, que ceux qui sont atteints d'un délire furieux sont appelés *phrénétiques*, et que l'on rapporte encore beaucoup d'affections de l'intellect au *centre phrénique*. On croyait que l'âme devait se trouver au milieu du corps et près du cœur, dont les battements cessent avec la vie, à peu près comme une araignée au milieu de sa toile, pour exercer et régir toutes les fonctions dont on l'avait dotée dans la pensée qu'elle ne pouvait dépendre de la matière. Puis, comme si l'on avait voulu la déposséder de ses attributs en faveur de son siége, le mot phren a signifié *intellect*, ou le *mens* des Latins, et c'est par la même métaphore que l'on dit les prérogatives ou les intérêts du trône, de la couronne, etc., pour indiquer ceux du prince qui en est honoré, sans prétendre par là que le trône ou la couronne soient sans prince, ni l'homme sans âme; ce qu'il est bon de remarquer, en passant, pour la quiétude de ceux qui seraient tentés de crier au matérialisme en s'escrimant d'estoc et de taille.

Quand le progrès des sciences eut fait connaître que les opérations intellectuelles étaient élaborées dans le cerveau et non dans le diaphragme, le cerveau, qui n'a jamais été connu en grec sous le nom de phren, mais sous celui d'encéphale (ἔγκεφαλος) fut désigné comme le siége de l'âme, et c'est dans la glande pinéale que Descartes l'y avait casée. L'opinion de Descartes, étant restée sans preuves, ne fit pas fortune ; mais, en réfléchissant sur la connexité des diverses opérations intellectuelles et l'unité du *moi* pour la conscience ou le sentiment intime de tous les actes de la volonté, l'on adopta la nécessité d'un centre d'union sentimentale placé dans le cerveau, et il fut désigné par l'expression latine de *sensorium commune*, que l'on admit sans en localiser le siége. Mais où placer le *sensorium commune* pour le rendre apte à saisir chacune des sensations et des idées, ainsi que leur ensemble, pour l'unité du *moi*, quand il est démontré que les organes, c'est-à-dire les appareils qui leur donnent l'existence, sont doubles et distants les uns des autres sans aucun point d'aboutissement commun ? Voudra - t - on, pour le concevoir, nier la pluralité des cinq sens et des autres organes pour les diverses fonctions de l'entendement, comme jadis, en niant l'évidence des démonstrations et en se mettant dans l'impossibilité d'expliquer le développement et la perte partiels et successifs de chaque faculté intellectuelle ? Aussi Gall n'admet pas le prétendu *sensorium commune*, conséquent qu'il est avec sa doctrine des appareils facultatifs ; il attribue la connexité unitaire des fonctions de la vie animale à la sympathie produite par la liaison des diverses parties du cerveau en un seul tout d'ensemble au moyen des commissures.

Cette explication, basée sur une sympathie ou un *consensus* des diverses parties d'un seul tout partagé en plusieurs organes, suppose une réunion ou une agrégation de fibres de chaque organe en un centre commun, appelé *commissures* par Gall au lieu de *sensorium commune*. Mais rien n'appuie cette supposition, on n'en conçoit pas même la possibilité; car en n'admettant même qu'une seule fibre de chaque partie sensible du cerveau ou de chaque organe dans le centre de réunion, ce centre ne pourrait constituer un point d'unité homogène propre à représenter la part d'intellect de chaque organe : car si vous admettez un point homogène aboutissant de toutes les sensations, vous détruisez la pluralité des organes en détruisant le sens de chaque organe pour composer un sens d'unité ou de confusion.

Je conçois l'unité du sens intime autrement. On n'a pas encore expliqué empiriquement ni rationnellement, que je sache, l'usage des ventricules du cerveau. Placez-y, à l'instar de l'âme, une substance ou un fluide aériforme ou gazeux, élastique, compressible et expansible sans jamais se fractionner, telque le fluide électrique qui paraît se concentrer dars les nerfs comme dans les poils. Si ce fluide, qui peut se raréfier, se condenser, comme le prouve la bouteille de Leyde, mais ne se partage pas par fragments isolés, reçoit un ébranlement dans un pont, cet ébranlement agira nécessairement sur toute la masse contenue dans la même enceinte commune, comme un son communiqué à une portion d'air se communique à toute la masse d'air environnante C'est ainsi que le fluide électrique, ébranlé dans un point par une action du dehors ou du dedans, le sera nécessairement dans tout son volume où a masse circonscrite dans la même enceinte, et agira par une seule et même réaction sur tous ses points de contact ou de contiguïté avec la surface environnante de son contenant; voilà l'unité du sens intime opérée par l'unité d'une seule et même action simultanée sur toutes les parties sensibles du cerveau, et partant la pluralité des organes conciliée avec l'unité du sens intime. Si, au lieu de l'électricité, vous adoptez l'âme comme moyen d'unité intellectuelle, vous ne la concevrez que comme un principe contigu aux organes, et vous la supposerez par conséquent étendue, autrement vous rendrez son contact ou sa contiguïté inconcevables avec une autre substance étendue. D'ailleurs, comme l'âme n'est point accordée aux brutes qui ont de l'intelligence, sa substitution à l'électricité dans l'homme ne détruira pas la nécessité de celle-ci pour les brutes. Ainsi, pour ne pas errer dans le vague, admettons l'âme comme un être mystérieux de la révélation, sans vouloir expliquer ce qu'elle n'a pas expliqué.

Il paraît que Spurzheim, néologue maladroit et sans goût, n'a pas tenu compte de la progression des idées, ou n'a pas connu la signification du mot *phren*, car il a traité sous le titre de *Phrænologie*, qui devrait être écrit *Phrénologie*, le même sujet que Gall sous la dénomination de *Physiologie du cerveau*, et que moi sous celle de *Physiologie intellectuelle*, dans mon premier ouvrage sur la même doctrine, publié antérieurement à ceux de ces deux physiologistes. La dénomination choisie par Spurzheim, qui a écrit après Gall, n'est pas heureuse, car, d'après les divers sens du mot *phren,* elle ne peut convenir qu'à un traité sur l'âme, comme synonyme de *psychologie,* ou à un traité sur le diaphragme, et point sur le cerveau, qui n'a jamais été désigné par ce terme. Au lieu que le titre dût indiquer le contenu de l'ouvrage, c'est au contraire le contenu de celui-ci qui fait connaître le sens du titre. Mon observation est d'autant plus fondée, qu'une fausse dénomination conduit à de faux aperçus, et que déjà le docteur Broussais, à l'ouverture de son cours du printemps de 1836, jugea à propos de rectifier la fausse direction donnée par là à la science, en s'exprimant de la manière suivante : « Qu'est-ce que la phrénologie? C'est le système de *psychologie* le plus complet et le meilleur, puisqu'il embrasse à la fois les faits intellectuels et moraux, leurs rapports, leurs conditions matérielles et jusqu'à leurs manifestations tangibles. *Le meilleur système de psychologie,* Messieurs, ce n'est pas nous qui disons cela : comme éloge, nous acceptons cette définition; mais nous la récusons comme principe, car ce n'est pas nous qui admettons le *psyche,* l'esprit pur. » (Voyez le *Journal des Connaissances médico-chirurgicales,* mai 1836.) — Il ne faut donc pas confondre la doctrine de Spurzheim avec celle de Gall, qui n'a jamais pensé à la faire entrer dans le domaine de la psychologie, où l'ont entraînée et façonnée à leur gré quelques antagonistes, pour la combattre plus facilement, ni imiter certains phrénologistes qui ont adopté les innovations et les divergences de Spurzheim, comme on reçoit une pièce courante de monnaie, sans en examiner la valeur intrinsèque, et sans se douter qu'on ramène la confusion des idées par la confusion du langage.

Après avoir porté le trône de l'âme au cerveau, on ne se mit pas en peine de rechercher comment elle usait de son pouvoir. Les oracles de la science d'alors, bon peuple, se contentèrent d'enregistrer ses actes pour les admirer, ne soupçonnant pas qu'il lui fallût des dispositions organiques variées pour des manifestations intellectuelles différentes. Les opinions reçues étaient que l'âme opérait sans le secours du cerveau, ou en disposant de sa totalité pour chaque manifestation, hormis pour les cinq sens extérieurs, à chacun desquels on assignait un organe particulier, parce que l'on avait remarqué que la faculté de l'un pouvait se perdre par sa destruction accidentelle, sans que la perte des facultés des quatre autres s'ensuivît. Mais on ne poussait pas le raisonnement plus loin, et cependant les observations ne manquaient pas pour faire conclure analogiquement que les autres facultés mentales, tranchées par une différence essentielle et spéciale, devaient aussi s'exercer chacune par un organe propre et distinct de celui de toute autre faculté radicalement dissemblable; et l'on savait de temps immémorial que non-seulement elles se développent successivement l'une après l'autre, mais aussi qu'elles s'affaiblissent, s'aliènent, s'exaltent et se perdent isolément l'une

sans l'autre, tandis que leur développement et leur
perte se fussent faits de concert, simultanément ou
dans une gradation égale et uniforme pour toutes,
si le cerveau eût été en son entier un seul et même
organe pour toutes et pour chacune.

Mais comment se serait-on occupé de la recherche
d'organes spéciaux pour les diverses facultés mentales, à l'instar de ceux des cinq sens extérieurs,
quand toutes les écoles d'idéologie s'accordaient à
faire honneur de toutes les facultés à ces sens, et à
proclamer qu'il n'y avait rien dans l'intellect qui n'eût
été au préalable dans un sens, d'après l'adage : *Nihil
est in intellectu quod non prius fuerit in sensu?*
Leibniz ajoutait à cet adage : *Nisi sensus intimus ipse,*
Si ce n'est le sens intime lui-même, et avec raison.
On admettait l'entendement comme un mystère dont
l'âme était le principe, et défense était faite à l'esprit
humain, sous peine d'hérésie et de ce qui s'ensuivait,
de sortir du cercle des doctrines que, pour l'utilité
de l'ordre, les prêtres avaient reçu mission et permission d'inculquer à l'homme, en le saisissant à sa
naissance pour le dominer jusqu'à la mort. Une
supposition d'infaillibilité dans les chefs de l'Église
repoussait toute controverse, contrairement à l'adage:
*Audiatur et altera pars,* admis dans toutes les discussions juridiques comme la sauvegarde de l'équité
et de la vérité. L'immobillité intellectuelle chez les
prêtres était portée au point que la théorie du mouvement de la terre n'était pas même tolérée par eux,
à cause du *Sta, sol* de Josué, du temps de Galilée,

qui fut forcé, après l'avoir soutenue, de se rétracter publiquement ; ce qu'il ne fit pourtant qu'en ajoutant tout bas : *Mai si move* (Mais elle se meut) ; d'où l'on peut conclure que les attaques contre la vérité ne profitent guère, car aujourd'hui tout le monde admet la théorie du mouvement de la terre sans que les mœurs y aient perdu et que les persécuteurs de Galilée aient donné des preuves de leur infaillibilité ni une garantie de celle de leurs imitateurs contre les vérités nouvelles. C'est ainsi que les préoccupations inculquées aux esprits dès l'enfance par une éducation de convention et de rigueur, plus jalouse de cultiver la mémoire et de faire dominer la crédulité que de développer le jugement, en accordant plus de prix et de succès à une croyance aveugle qu'au doute et à l'examen des doctrines reçues, n'avaient encore laissé accréditer, à côté des fonctions des cinq sens, que des différences ou une pluralité de mémoires sans toutefois en subordonner la cause à des différences ou à des pluralités d'organes. Car les jésuites, habiles à saisir la portée des esprits, pour la plus grande gloire et la plus grande influence de leur ordre, admettaient dans leur enseignement une mémoire des noms (*memoria nominalis*), une mémoire des choses (*memoria realis*), et une mémoire des lieux (*memoria localis*) ; c'étaient trois découvertes que Gall a fait fructifier en localisant les facultés dans sa doctrine dont voici les principes généraux :

1° Le cerveau est le siége de l'intellect ;

2° Il est composé de plusieurs organes autres que ceux des cinq sens extérieurs;

3° Les idées ou les aptitudes de l'intellect sont innées;

4° Il est possible, par la considération du crâne, de juger approximativement du développement du cerveau, parce que celui ci détermine la forme et la capacité de celui-là dans l'état naturel et de santé;

5° Les aptitudes intellectuelles et industrielles sont en raison directe du développement de leurs organes respectifs;

6° Des circonstances accidentelles, telles que les maladies, l'âge, l'éducation, etc., peuvent modifier les aptitudes et les penchants.

Gall reçut la première impulsion à ses recherches et à ses découvertes en remarquant de grandes variétés dans la facilité de ses condisciples pour apprendre par cœur; et la rencontre de gros yeux saillants chez tous ceux qui apprenaient le plus facilement, le porta à la recherche d'autres signes extérieurs pour d'autres facultés spéciales. Plus tard, après avoir déjà obtenu des résultats encourageants sur la signification de plusieurs variétés de conformation du crâne, coïncidant avec une conformation analogue du cerveau, il révoqua en doute l'exactitude des observations de plusieurs anatomistes qui prétendaient que des sujets hydrocéphaliques, dont ils avaient examiné la tête après leur mort, n'avaient plus de cerveau, sans que cependant ils eussent perdu l'intelligence avant de mourir. Ces données tendaient à prouver que les facultés mentales pouvaient exister sans cerveau et n'y avaient pas leurs organes physiques. Du temps que Gall méditait ce point de controverse, une pauvre femme, affectée d'une hydrocéphale déjà avancée, se présenta à sa porte. Il lui fit la charité et n'eut garde de la perdre de vue. Il gagna ensuite sa confiance en l'aidant, et l'amena à consentir qu'il pût disposer de sa tête, quand elle serait morte, moyennant quoi il lui continuerait ses secours durant sa vie. Cette femme mourut en conservant jusqu'à la mort ses facultés intellectuelles, et l'examen attentif de sa tête fit voir à Gall que le cerveau déplissé tapissait tout l'intérieur du crâne en forme de membrane épaisse; et ce qui prouve combien la prévention prépare à l'erreur les esprits seulement meublés par la mémoire et encombrés d'idées d'emprunt, c'est que dans ses voyages Gall fit encore voir au professeur Walter, de Berlin, le cerveau déplissé et desséché, tapissant l'intérieur de cinq têtes d'hydrocéphales de son cabinet d'anatomie, qu'il présentait comme preuves de la destruction du cerveau par l'hydropisie céphalique.

Voilà la clef des découvertes étonnantes qui ont mis Gall en état de revendiquer exclusivement pour le cerveau toutes les fonctions intellectuelles, en tant qu'elles dépendent de l'organisme, et d'assigner un organe spécial à chacune des trois mémoires déjà admises, aussi bien qu'à la mémoire de la combinaison harmonique des sons, à celle du rapport des nombres, etc., sous les noms d'organes de la musique, des mathématiques, non pas seulement comme organes d'une mémoire spéciale, mais comme conditions physiques de la spécialité d'intelligence et de goût qui préside nécessairement à la connaissance et au souvenir de ces objets et les rendent possibles ; connaissance et souvenir d'ailleurs plus explicites que ceux d'une impression ou d'une sensation passagères. Il a été plus loin ; car il a enlevé au cœur ses qualités morales ou affectives pour en doter aussi le cerveau, qui, une fois en possession de l'intelligence, a dû entraîner toutes les qualités qui en dépendent dans sa sphère d'activité. De là le soulèvement ou l'émeute de tous les bons cœurs contre lui et sa doctrine, en lui supposant des vices et des crimes, sous prétexte qu'une telle hérésie ne pouvait partir que d'un très-mauvais cœur, et ils ont crié et crient encore comme des aveugles; ce qui est naturel, les cœurs n'ayant aucun sens pour voir ou entendre.

Les régents scientifiques de l'époque ne prirent pas seulement fait et cause pour la défense des qualités du cœur, mais aussi pour la liberté absolue de l'âme, qu'ils trouvaient matériellement compromise par l'admission d'organes spéciaux, qui auraient prédisposé à des penchants vicieux d'où, selon eux, devait résulter un entraînement irrésistible ou la fatalité; comme si Gall, en admettant une pluralité d'appareils organiques, dont la plupart constituent des tendances morales, n'avait fait ressortir, par le contre-poids de leur influence, le libre arbitre ou la raison, dont l'empire est d'ailleurs agrandi par l'éducation et l'intérêt personnel, que la société assure à la pratique du bien par la punition du mal. Ce n'était point de la part des adversaires de la nouvelle doctrine faire preuve de jugement ni de bon cœur ; car, pour qu'ils eussent en raison, il aurait fallu que Gall n'admît qu'un seul organe ou un seul penchant, sans contre-poids par d'autres appareils analogues, et alors le penchant eût été irrésistible, n'ayant qu'une impulsion, comme une balance dont un seul plateau est chargé. En supposant de la bonne foi et du discernement à ces enrouillés de vieille science, qui, probablement, ne s'étaient pas mis en peine de connaître ce qu'ils attaquaient, ils auraient dû sentir que leurs sophismes retombaient de toute leur force sur eux-mêmes, pour les mettre hors de combat ; car, avec un seul cœur ou une seule âme qu'ils admettent comme principe du bien et du mal, il y aurait nécessairement, à défaut d'un autre principe pour contre-balancer la tendance bonne ou mauvaise, prédestination ou fatalité, sans libre arbitre, et partant sans mérite ni blâme pour l'homme. Il en serait de même du cerveau s'il ne constituait qu'un seul organe dans sa totalité. Les docteurs de la routine des siècles ne pouvant nier le mal, puisque la justice est appelée à le réprimer dans tous les états depuis l'origine des sociétés, tendaient, peut-être à leur insu, par leurs attaques indiscrètes et passionnées, à supposer des effets sans causes ou à faire retomber le mal qui se fait sur la qualité des âmes qui auraient agi sans prédispositions organiques ; et, en remontant au créateur de toutes choses, c'est lui que leurs sophismes établissaient comme la première cause du mal, en supposant qu'il aurait créé des âmes perverses pour certains individus, avec prévision de leur fatale et irrésistible destinée. Tels sont les échos des doctrines surannées. Quand on est saturé de connaissances indigestes, on ne se met plus en peine d'apprendre, parce que l'on croit savoir assez, et voilà ce qui constitue la prévention qui agit sur l'esrit comme une longue obscurité sur les yeux, auxquels elle rend la lumière et le grand jour insupportables.

N'oublions pas d'ailleurs que la suffisance de quelques esprits superficiels, qui n'ont adopté que par entraînement l'organologie cérébrale, l'a faussée par des interprétations hasardées, en donnant à chaque organe une signification indépendante du concours des autres, et en négligeant de faire la part de l'éducation et des circonstances. De là les interprétations contradictoires appliquées à la tête de Napoléon Bonaparte, qui n'aurait pas eu la même signification sans les circonstances de la révolution ; non plus que d'autres têtes, si elles n'eussent été exaltées ou volcanisées par les mêmes circonstances ou par d'autres événements d'une portée impérieuse : interprétations propres à jeter de l'incertitude sur la science ou sur son application, même dans les points où il n'y en a plus ; car les sujets interprétés n'étaient plus dans le cas de rendre hommage à la vérité comme le fit Socrate à l'égard de Zopyrus, qui, l'ayant désigné, sur l'inspection de sa tête, comme un homme vicieux, fut contredit et taxé de faux interprète par les amis du philosophe, qui, au rapport de Cicéron, leur dit : « Il ne se trompe pas ; je serais tel qu'il me désigne, si je n'avais dompté mon naturel par la philosophie (1). »

Ce fait prouve que chez les anciens la configuration de la tête avait déjà une signification autre que celle des traits de la face, comprise sous le nom de *physionomie* ou *physiognomonie ;* car c'était principalement d'après l'inspection du front qu'ils jugeaient des hommes, comme le prouve le nom de *métoposcopie*, qui veut dire *inspection du front*, et sous lequel ils comprenaient l'ensemble des inductions qu'ils en tiraient. La métoposcopie, considérée comme une expression des développements du cerveau, aurait pu rentrer dans le système physiologique de Gall, car c'est la partie frontale du cerveau qui donne surtout les indices des qualités spéciales de l'homme ; mais elle est tombée dans l'absurde par le fait de l'astrologie judiciaire, qui a rattaché à certaines régions du front des rapports imaginaires avec les astres : comme on peut le voir dans les écrits de Ciro Spontini. Quant à la physiognomonie imaginée par Lavater, elle n'a rien de commun avec la doctrine de Gall ; puisqu'elle ne présente que des in-

(1) Non errat : ejusmodi enim naturæ essem, nisi naturam philosophia superessem.

dices tirés de la face, sans établir leur rapport avec le cerveau.

Si l'on ne peut opposer à Gall d'autres doctrines pour infirmer la sienne, ni élever autel contre autel, il est cependant facile de lui opposer des arguments spécieux par des interprétations arbitraires. « On objecte, a dit Broussais, le 3 mai 1836, en réponse au docteur Rochoux, à l'Académie de médecine, que les criminels n'ont pas tous la proéminence du crime qui les rend odieux et punissables ; les meurtriers n'ont pas tous la bosse du meurtre ou de la cruauté, c'est vrai : voyez Fieschi, Lacenaire ! Mais on peut tuer par orgueil, comme l'un d'eux ; par cupidité, comme l'autre. La convoitise conduit à l'assassinat aussi souvent peut-être que l'atroce amour du sang : beaucoup de voleurs deviennent meurtriers, espérant cacher le premier crime par un autre crime plus grand. »

J'ajouterai, sans préjudice pour la critique que j'ai faite de plusieurs organes, et sans intention de rejeter le bon grain avec la paille, qu'il me reste des doutes sur l'existence d'organes spéciaux pour le choix des moyens propres à atteindre un but, parce qu'un choix suppose le concours de plusieurs facultés, dont l'une ne me semble prédominer les autres que par l'empire des circonstances qui se présentent, et cela explique pourquoi un scélérat ne vole pas et n'assassine pas toujours, ni chacun indistinctement, quand un intérêt, un besoin, une hostilité l'y porte et qu'il le peut, car la consanguinité, l'amitié, la haine, la reconnaissance, la piété filiale, la paternité, la pitié pour l'innocence, l'amour, etc., peuvent prévaloir contre le penchant au crime, qui est repoussé par l'influence d'autres organes.

N'est-il pas curieux de savoir qu'à Paris un professeur de la faculté, prenant la tête d'Avril pour celle de Lacenaire, en a parlé pendant une heure, en déclamant en conséquence contre la phrénologie, et qu'un autre, dans l'examen de la tête de Fieschi, a pris le haut de la suture lambdoïde pour une dépression de l'organe de l'estime de soi-même? De ce que la légèreté, la présomption et l'ignorance font une fausse application d'une science, s'ensuit-il que celle-ci soit fausse? S'il en était ainsi, les sciences les plus exactes, et la religion elle-même, pourraient être regardées comme fausses.

Je souhaite que ce résumé comparatif des phénomènes de l'esprit humain, qui ne demande pas une heure de temps pour initier le lecteur à la connaissance des bases de la doctrine de Gall et de ses différences d'avec les idées accréditées avant lui, ait, par sa concision, le mérite de se faire lire et de dissiper la prévention de ceux qui rejettent l'organologie cérébrale *in globo,* faute d'en connaître les principes et les résultats.

# CHAPITRE XLI.

### Découvertes anatomiques du docteur Gall.

Les anatomistes commencent la dissection du cerveau par sa partie supérieure en le laissant porter sur l'os basilaire, tel qu'il se trouve dans la station. Par les coupes successives qu'ils pratiquent avec l'instrument tranchant horizontalement et de haut en bas, ils exposent à leurs élèves, non la structure et les diverses parties de ce viscère, lesquelles on ne s'est guère appliqué à connaître, mais seulement les diverses configurations qu'on peut y observer à sa surface ou dans le voisinage des ventricules. Leurs démonstrations ne s'étendent pas jusque sur le tissu intérieur ni sur la direction et la nature des divers faisceaux de fibres, qui, quoique déjà soupçonnés par les plus habiles, n'ont pas encore été démontrés jusqu'ici. Ils considèrent toute la substance cérébrale comme une pulpe ou un parenchyme particulier et inconnu dans son organisation, où l'on peut distinguer quatre couleurs, une grise ou corticale, une blanche ou médullaire, puis une jaune et une noire, qui l'une et l'autre peuvent accidentellement remplacer les deux premières, et se trouvent aussi conjointement avec elles, mais seulement sur certains points et d'une manière inconstante. Voilà pourquoi les anciens noms n'indiquent tous que des analogies de forme, de figure ou de consistance avec d'autres objets. C'est ainsi que s'est faite l'anatomie du cerveau depuis plusieurs siècles, sans aucune autre ambition de la part des modernes que d'y retrouver ce que les anciens y avaient vu. Quelques anatomistes avaient aussi commencé leurs dissections du cerveau de bas en haut, poussés en quelque sorte par une curiosité sans motifs, et en apparence sans d'autre dessein que de faire admirer un tour de force, se bornant aussi à retrouver par un nouveau chemin ce que l'on avait découvert en suivant l'ancienne route. C'est ainsi que le professeur *Chaussier* lui-même, qui pratiquait aussi quelquefois ses coupes de bas en haut, n'a guère donné dans l'*Exposition sommaire de la structure et des différentes parties de l'encéphale,* etc., qu'il vient de publier, qu'une traduction des anciens termes, car sa nouvelle nomenclature porte principalement sur des rapports de situation, de forme et de volume respectifs des parties déjà connues. Ce qui prouve, sans réplique, que l'on se croyait en possession d'une connaissance exacte du cerveau, c'est l'incrédulité des anatomistes qui ont tous nié la réalité des découvertes anatomiques de Gall avant d'en avoir été témoins, et dont plusieurs nient encore que le cerveau soit une substance fibreuse susceptible de se développer en forme de membrane, et un composé de diverses parties distinctes que l'on puisse poursuivre à l'œil nu, depuis leur origine dans la moelle allongée jusqu'à la périphérie du cerveau et du cervelet, ou jusqu'à leur épanouissement dans l'appareil extérieur des sens. Si l'on ne se fût tenu trop tôt certain d'une connaissance parfaite de ce viscère, **Vicq d'Azyr,** dont le génie était si fécond, au lieu de s'arrêter au moment où il touchait à la vérité, et de se borner à nous dessiner avec une fidélité presque inimitable les divers compartiments admis avant lui dans la substance cérébrale, aurait indubitablement ressaisi et renoué le fil de ce labyrinthe dont on n'éprouvait plus ni le besoin ni l'envie de sortir.

Le docteur Gall, qui n'est devenu anatomiste qu'en faveur de ses conceptions physiologiques, n'aurait pas été dans le cas de procéder avec plus de méthode que ses devanciers dans l'anatomie du cerveau, dont la pratique médicale le tenait éloigné depuis long-temps, si un phénomène pathologique n'était venu lui dessiller les yeux. Il avait observé que l'hydro-céphale ne détruit pas toujours les facultés intellec-tuelles, et il ne pouvait accorder ce fait avec la théorie généralement reçue parmi les médecins qui, s'ils ne regardaient pas tous le cerveau comme une substance pulpeuse dissoute dans l'eau des hydrocéphales, s'ac-cordaient au moins à supposer une désorganisation quelconque de cette substance. Gall n'aurait point pensé à révoquer en doute cette prétendue désorga-nisation, si tous les hydrocéphales perdaient l'intel-ligence ; mais un seul exemple du contraire suffisait à un observateur tel que lui pour dissiper l'illusion de cette hypothèse accréditée. Il a rencontré plusieurs exemples de ce genre, et sa pratique lui offrit le premier chez une femme de quarante-huit ans qu'il soigna et entretint pendant six ans à Vienne, afin de pouvoir vérifier à sa mort par l'examen de sa tête, qu'elle lui avait léguée par testament, l'état où se trouverait la substance cérébrale. Cette femme, dont le docteur Gall fait voir le crâne, avait quatre livres d'eau dans les ventricules du cerveau, et cependant il ne se manifesta aucun dérangement dans ses facultés intellectuelles, qui restèrent intactes jusqu'à l'âge de cinquante-quatre ans où elle mourut. L'eau contenue dans les ventricules était claire et limpide, ce qui ne s'accordait point avec l'idée d'une dissolution de la substance cérébrale. Le cerveau successivement développé et distendu de dedans en dehors par le volume croissant de l'eau paraissait sous l'aspect d'une grosse boule ou vessie, ne présentant plus de division à sa partie supérieure, entre les deux hémisphères où s'insinue la faux, ni de circonvolutions en plusieurs endroits, quoiqu'il s'en trouvât encore sur d'autres parties moins développées. Les méninges enlevées, il se présenta une couche uniforme de substance grisâtre ou corticale superposée sur une couche aussi uniforme de substance blanche ou nerveuse ; tandis que dans les endroits encore plissés la substance grisâtre rentrait d'une manière inégale et plus ou moins profonde dans les interstices des circonvolutions. Cette observation, qui arguait si manifestement de faux les idées reçues relativement à la structure et à l'organisation du cerveau, ne fut point perdue pour le génie de Gall, car ce fut la clef de toutes ses découvertes anatomiques, c'est-à-dire de plusieurs aperçus neufs dans l'organisation et le rapport des diverses parties de la substance cérébrale et nerveuse. C'est donc un phénomène pathologique qui aura servi à nous ramener à des vérités dont nous éloignaient les hypothèses de pulpe cérébrale et d'agrégation de globules, encore renouvelées depuis peu quoiqu'elles se trouvent dans une contradiction manifeste avec le déplissement qui arguë nécessairement une structure fibreuse. C'est le déplissement naturel opéré par l'action progressive de l'hydrocéphale qui conduisit au déplissement artificiel du cerveau, sur lequel il ne peut rester aucun doute à ceux qui ont suivi les démonstrations du docteur *Spurzheim*, savant et habile anatomiste, autrefois l'élève et ensuite l'aide et le compagnon de voyage du docteur Gall. Je n'entrerai pas dans de plus longs détails sur les circonstances qui ont déterminé le docteur Gall à recommencer l'anatomie de l'encéphale sur un nouveau plan ; je me contenterai d'offrir les principaux résultats de ses recherches, en indiquant, avant sa manière de procéder, les motifs qui la lui ont fait adopter.

Les anciens, regardant le cerveau comme l'origine des nerfs, avaient pris l'habitude de disséquer de haut en bas ; et pour n'être pas taxé d'inconséquence et de curiosité vague en faisant l'inverse, il faudrait avoir des idées différentes des leurs : comme le docteur Gall, qui, au lieu de dériver les nerfs du cerveau, considère au contraire ce dernier comme un épanouissement nerveux dont la souche est dans la moelle allongée. Ce sentiment, qui a d'abord l'air d'un paradoxe, est appuyé sur les raisons suivantes : Si les nerfs tiraient leur origine du cerveau, ils ne pourraient exister sans lui ; ce qui n'est pas conforme à ce que nous observons dans plusieurs animaux, entre autres dans les mollusques acéphales, où l'on trouve des nerfs sans rencontrer de cerveau ni de moelle épinière. La même chose a lieu dans plusieurs autres acéphales nés parmi les hommes et les quadrupèdes, où l'on trouve également des nerfs très-considérables sans aucun vestige d'une existence préalable du cerveau, comme le constatent les nerfs sciatiques d'un enfant né seulement avec les extrémités inférieures sans les autres parties du corps. Ce n'est qu'en s'élevant successivement des animaux les plus simples aux plus composés et aux plus parfaits, que l'on rencontre une moelle épinière et ensuite un cerveau. Ce dernier, dans les chenilles et les insectes, paraît déjà sous l'aspect de deux petits points qui surmontent la moelle épinière. Celle-ci, dont le volume devrait être proportionné à celui du cerveau, si elle en naissait, se trouve très-grosse avec un petit cerveau, comme dans le bœuf, et très-petite avec un gros cerveau, comme dans l'homme ; et au lieu d'aller progressivement en diminuant, à mesure qu'elle s'éloigne de la tête et qu'elle a fourni un plus grand nombre de nerfs, comme cela devrait être et comme on l'a hypothétiquement avancé, on voit au contraire qu'elle est petite dans les vertèbres cervicales, plus volumineuse dans les vertèbres dorsales supérieures, où elle fournit des nerfs plus forts pour les extrémités supérieures, puis moins considérables dans le reste du dos, où elle fournit des nerfs moindres, et qu'enfin elle reprend un volume plus considérable que partout ailleurs dans les vertèbres lombaires, d'où partent les nerfs les plus volumineux pour les extrémités inférieures. Toutes ces contradictions entre les idées reçues et les faits ont porté Gall à des recherches qui n'ont pas été infructueuses. En voici les principaux résultats.

Ayant remarqué qu'à chaque renflement de la moelle épinière et des nerfs il y avait une accumulation plus considérable de matière grisâtre, il s'est demandé si la nature n'en aurait point fait le principe nourricier ou le foyer primitif de la substance nerveuse; et cette idée lui a paru d'autant plus juste, que la même matière grisâtre se trouve sous la forme d'un mucus épais partout où les nerfs aboutissent et augmentent : par exemple, dans les renflements de la moelle épinière et des faisceaux nerveux de l'intérieur du cerveau, dans les ganglions, d'où les cordons de nerfs ne sortent jamais que plus gros; dans la substance corticale du cerveau et du cervelet, dans la membrane muqueuse des narines ou de Schneider, dans le labyrinthe du rocher, sur la rétine et sur toute la périphérie du corps où elle porte le nom de mucus malpighien. L'opiniâtreté de ses recherches lui a bientôt fourni d'autres preuves en faveur de ce premier aperçu. En examinant attentivement tous les *ganglions*, nom par lequel il désigne aussi les divers amas de substance grisâtre que les nerfs ne traversent jamais que pour en sortir sous un plus gros volume, par exemple les renflements de la moelle épinière, les corps cannelés dans l'intérieur du cerveau, etc., il a pu en tirer plusieurs bouts de nerfs semblables à de petits lombrics blancs. Voilà comment il a été conduit peu à peu à placer l'origine des nerfs partout où il se trouve des amas analogues de cette substance grisâtre, et nous verrons que cette idée, qu'il a le talent de rendre très-vraisemblable et très-plausible, trouve encore sa confirmation dans la démonstration anatomique du cerveau.

Cet aperçu fécond en corollaires a fait présumer au docteur Gall que les polypes, les limaces et d'autres animaux peu parfaits ne se reproduisaient peut-être de toutes leurs parties tronquées, que parce qu'ils étaient presque tout composés de substance nerveuse et de son mucus nourricier. Au moins est-il permis de le présumer, en attendant que la preuve évidente puisse s'en administrer, quand on réfléchit que dans les autres animaux plus parfaits et dans l'homme lui-même, les substances cérébrale et nerveuse sont les seules de toutes les parties molles qui paraissent se régénérer, comme le prouvent entre autres les expériences d'Arnemann, rapportées dans le troisième chapitre de ce livre, et plusieurs phénomènes de pathologie. L'on peut encore regarder cette régénération comme une chose qui vient à l'appui de l'opinion du docteur Gall sur l'origine et la production des nerfs. On remarque d'ailleurs que plus un animal est parfait et éloigné du règne végétal, plus aussi sa vie devient fugitive et peu tenace; tandis que c'est le contraire dans les animaux moins parfaits qui se reproduisent de boutures comme les végétaux, placés plus près d'eux dans l'ensemble de l'organisation.

Un autre corollaire du même aperçu, c'est qu'il faudrait considérer, selon Gall, l'ensemble des nerfs comme plusieurs systèmes indépendants, greffés en quelque façon les uns dans les autres pour leurs rapports et leurs communications réciproques, sans qu'on puisse toutefois regarder un système, par exemple celui des nerfs cérébraux, comme la continuation d'un autre système, ni admettre un simple contact de contiguïté. Cette idée d'une communication réciproque sans continuïté ni contiguïté, a paru inadmissible et contradictoire à ceux qui ne l'ont point saisie; elle suppose une sorte d'engrenure qui ferait porter les extrémités d'un système sur les extrémités d'un autre comme dans la greffe d'un arbre, qui, par cette espèce d'union, fait toujours renfler l'endroit de son insertion, et ne peut être considérée ni comme continue, ni comme simplement contiguë au tronc de l'arbre qui la supporte et avec lequel elle entretient une communication parfaite. Quoi qu'il en soit de ce mode de communication entre les différents systèmes de nerfs, nous observons que la moelle allongée présente à son point de communication avec la moelle épinière un

renflement très-analogue à celui d'un arbre greffé,
et que l'on doit être d'autant plus porté à regarder
cet endroit comme celui où les nerfs de la vie intellective communiquent avec ceux de la vie nutritive,
que les animaux doués seulement de cette dernière
n'ont rien qui surmonte la moelle épinière; de sorte
qu'en parcourant la chaîne animale depuis les êtres
les plus chétifs jusqu'aux plus parfaits, l'on ne voit
l'instinct et les facultés intellectuelles paraître et se
développer que dans la même proportion que les
parties cérébrales paraissent et se développent.

Le docteur Gall ne s'est pas contenté de ce que
l'anatomie comparée et l'histoire naturelle des animaux lui ont fourni à l'appui de ces conceptions;
il a aussi interrogé le règne végétal, où la nature lui
a fourni de nouvelles preuves dans l'analogie de ses
opérations toujours simples et uniformes. Des amas
de mucus végétal, connus sous le nom de *lobes* ou
*cotylédons*, servent de foyer primitif à l'embryon ou
au germe des plantes, de même qu'un amas de mucus animal sert de matrice aux nerfs. Dans l'acte de
la germination, le germe s'accroît du mucus dé-
trempé et ramolli des cotylédons qui l'enveloppent,
darde une radicule vers la terre, et s'élance ensuite
en plumule dans l'air. A leur principe ces deux jets
primitifs sont simples et sans division. Quel est le
procédé de la nature pour les développer ultérieurement et les ramifier? Le même qu'elle emploie pour les ramifications nerveuses. A chaque
point d'où elle veut faire sortir un nouveau jet,

c'est-à-dire, une nouvelle racine ou un nouveau rameau, elle se ménage un nouvel amas de mucus végétal, appelé *bourgeon* ou *bouton*. C'est ainsi que se fait chaque nouvelle ramification, que l'on peut considérer comme une nouvelle plante entée par la nature sur une tige primitive avec laquelle elle communique sans y tenir ni par une véritable continuité ni par une simple contiguïté ; comme le prouve entre autres la différence numérique des couches circulaires du tronc et de la cime, par lesquelles on reconnaît l'âge de chaque partie de l'arbre. Le jardinier, familiarisé avec les procédés de la nature, peut même changer à son gré les boutons à bois en boutons à fruit, selon qu'il favorise les réservoirs du mucus végétal. M. *Aubert du Petit-Thouars* a entre autres donné, dans son *Essai sur l'organisation des plantes*, des considérations très-analogues à celles du docteur Gall sur la production des nerfs ; et nous renvoyons nos lecteurs à son ouvrage.

On conçoit, d'après toutes ces données et cet enchaînement de considérations, qu'au lieu de faire venir les nerfs du cerveau Gall fait au contraire venir le cerveau des nerfs, dont il n'est, selon lui, que le dernier épanouissement. Pour venir au secours de l'imagination par une figure, il se représente en quelque façon l'ensemble des nerfs comme un arbre dont les racines, serpentant au loin, pompent les sensations, aliments de la vie intellective, sur toutes les surfaces du corps, pour en porter le tribut au cerveau, qui est comme les branches greffées, ou la couronne, où doit se faire la fructification; tandis que la moelle épinière se trouve intermédiaire : comme le tronc de l'arbre, qui touche à ses racines par une extrémité et à sa couronne par l'autre. Plus le sommet de l'arbre intellectuel est développé et exempt de contrainte et d'imperfection, plus les fruits en sont parfaits et abondants. Cependant point de comparaison qui ne cloche (*Omnis comparatio claudicat*) : et le vice de celle-ci, c'est que l'arbre intellectuel n'est point tout à fait semblable à l'arbre végétal; car les ramifications du premier semblent se replier et se reporter vers le tronc, ou au moins vers l'intérieur de la couronne de l'arbre. L'on sait que la circulation du sang s'opère par deux systèmes de vaisseaux, les artères et les veines; l'on sait aussi que les éléments de la pensée ou les *impressions* arrivent au cerveau, centre de leur élaboration, par un sentiment passif appelé *sensation*, et que les nerfs de toutes les surfaces du corps en sont les messagers naturels et ordinaires. Le cerveau, qui se trouve différemment affecté ou modifié par les diverses sensations, dont la qualité varie comme celle des nerfs et des objets, rend sa manière d'être à leur égard par un sentiment actif ou une réaction qui constitue successivement et alternativement la *perception*, le *souvenir*, la *mémoire*, la *comparaison*, le *jugement*, l'*imagination*, etc. Cette réaction du cerveau, qui, à l'inverse de la sensation, se reporte du centre intellectuel au dehors, appartient-elle au même ordre de nerfs que la sensation elle-même? C'est encore une question à résoudre (*adhuc sub judice lis est*). Quoi qu'il en soit, l'examen attentif du cerveau y fait découvrir et Gall y démontre réellement deux systèmes de fibres blanches ou nerveuses. Les fibres nerveuses du premier système, que l'on peut appeler *excentriques* ou *divergentes,* ont leurs faisceaux primitifs dans les *éminences pyramidales,* et n'en sont qu'un prolongement à travers la *protubérance annulaire*, les *corps cannelés* et les *couches des nerfs optiques* jusqu'aux circonvolutions ou replis du cerveau. Au contraire les fibres nerveuses *concentriques* ou *convergentes* partent de tous les points de la périphérie du cerveau pour se reporter dans l'intérieur de ce viscère et aller, au raphé du *corps calleux* et à la cloison transparente (*septum lucidum*), se mettre en contact avec leurs congénères de l'hémisphère opposé, en affectant une direction qui croise, tantôt directement et tantôt obliquement, celle des nerfs divergents. Ce qui distingue ces deux sortes de nerfs, c'est que les divergents, outre la différence de leur direction et la longueur de leur trajet, pénètrent dans plusieurs ganglions, où ils se renforcent par de nouvelles fibres, et qu'ils ont plus de cohésion, sont plus fermes et plus durs au toucher que les nerfs convergents. Ces derniers, outre leur mollesse et le peu de consistance qui fait qu'on les déchire facilement, arrivent à leur terme par un trajet très-court et, sans traverser de ganglions, se bornent vraisemblablement aux commissures, où ils se mettent en contact avec leurs congénères du côté opposé. Les

nerfs du premier ordre prennent un tel accroissement par l'accession des fibres produites dans leurs
ganglions, qu'ils donnent naissance à une masse in-
comparablement plus considérable qu'eux, c'est-à-
dire, aux hémisphères du cerveau. Dans l'économie
végétale l'on voit aussi les branches sortir d'un nœud
plus grosses qu'elles n'y sont entrées. Les anatomistes désignent sous le nom de *ganglion* un renflement noueux que traversent les nerfs en s'y perdant un instant. Nous avons déjà observé qu'outre
ces ganglions le docteur Gall en admet d'autres qui
se rencontrent dans le cerveau et dans le cervelet,
où ils sont composés d'une substance ordinairement
plus molle au toucher que la substance blanche ou
nerveuse; ils ont d'ailleurs une texture irrégulière,
et présentent à l'œil, lorsqu'on les coupe en travers,
une couleur gris-rougeâtre assez analogue à la substance corticale du cerveau. Ainsi, dans le sens de
Gall, tout renflement produit par une substance
grisâtre servant de matrice ou de foyer alimentaire
aux nerfs est un ganglion; et sa manière de voir
explique pourquoi les nerfs sortent plus gros d'un
ganglion qu'ils n'y sont entrés, ce qui ne s'expliquait point avant lui.

Ayant mis en avant toutes les idées qui peuvent
jeter du jour sur les démonstrations anatomiques du
cerveau par le docteur Gall, je vais essayer maintenant de donner un aperçu de ces dernières, dont j'ai
souvent été témoin.

Le docteur Gall a soin d'avoir pour chacune de

ses démonstrations plusieurs têtes humaines des deux sexes, et au moins une tête de veau ou de bœuf. Il fait d'abord observer sur les cerveaux humains des variétés frappantes entre les mêmes et différents sexes; variétés déjà annoncées par la forme du crâne, qui correspond toujours à celle du cerveau, comme je l'ai expliqué dans le chapitre IV. Des caractères assez constants dans le cerveau des femmes : c'est qu'en général il est moins élevé et plus arrondi en devant que celui des hommes, tandis qu'à l'extrémité postérieure des deux hémisphères il est plus saillant; les femmes ont aussi le cervelet plus petit que les hommes. Le cerveau des enfants diffère principalement de celui des hommes et des femmes, en ce qu'il est moins ferme, plus saillant en devant sur le front et sur les côtés des pariétaux, et qu'à la partie postérieure des deux hémisphères il se rapproche un peu de celui des femmes, même chez les garçons. Mais le docteur Gall passe rapidement sur les différences qu'impriment l'âge et le sexe dans l'espèce humaine, pour faire voir combien ces différences sont énormes entre le cerveau de l'homme et celui du bœuf. Dans ce dernier, non-seulement les circonvolutions antérieures des lobes moyens manquent entièrement, mais même la partie postérieure de ces lobes, aussi bien que tous les lobes antérieurs et postérieurs sont très-peu développés en comparaison de leur volume chez l'homme. Comment se peut-il donc faire, continue Gall en fixant l'attention de ses auditeurs sur la moelle allongée, qu'un si petit cerveau se trouve réuni dans le bœuf avec une moelle allongée si volumineuse, tandis qu'un cerveau beaucoup plus volumineux se rencontre dans l'homme avec une moelle allongée comparativement si petite? Cela serait-il possible si la moelle allongée et la moelle épinière venaient du cerveau? Faites attention, continue-t-il, à tous ces gros faisceaux ou cordons que vous apercevez dans la moelle allongée du bœuf, vous n'en voyez point d'aussi prononcés ni d'aussi nombreux dans celle de l'homme; excepté les deux du milieu, qu'on appelle *éminences pyramidales*. Ces dernières, dans l'homme, sont beaucoup plus volumineuses que dans les autres animaux; tandis que les cordons latéraux parallèles à ces éminences sont à proportion plus gros et plus apparents dans ces derniers. La raison d'une différence si frappante, c'est que les éminences pyramidales, étant la tige primitive du cerveau, doivent toujours correspondre à son volume. Par une concordance analogue, comme les autres animaux ont ordinairement les diverses paires de nerfs cérébraux et les sens de l'ouïe, de la vue, de l'odorat et du goût plus développés que l'homme, il est naturel que les cordons nerveux parallèles aux pyramides soient aussi plus gros, puisqu'ils sont des tiges de nerfs ou d'organes plus développés. Une autre raison qui fait qu'on n'aperçoit pas si facilement dans l'homme les divers cordons nerveux dont se compose la moelle allongée, c'est qu'ils s'y trouvent en partie recouverts par les éminences pyramidales, qui y sont beaucoup plus grosses et plus larges.

Pendant que Gall donne ces explications à ses auditeurs, le docteur Spurzheim enlève sans distraction, et avec beaucoup d'adresse, la membrane fine
qui recouvre la moelle allongée et empêcherait de
voir distinctement les diverses parties dont elle se
compose. Lorsqu'il a fini cet ouvrage, Gall fait voir
que la moelle allongée et la moelle épinière se divisent comme le cerveau en deux moitiés, l'une droite
et l'autre gauche ; mais que cette division se trouve
interrompue dans la moelle allongée par l'entre-
croisement des éminences pyramidales, qui passent,
l'une à droite et l'autre à gauche, en changeant de
côté, assez près de la moelle épinière. Il ne peut
rester aucun doute à ceux qui ont été témoins de
ces démonstrations sur la réalité et l'évidence de cet
entre-croisement des pyramides, lequel a jusqu'ici
été successivement enseigné par quelques anatomistes
et nié par d'autres, en laissant toujours la question
indécise, parce que les autorités pour l'affirmative se
trouvaient contre balancées par celles qui tenaient
pour la négative. C'est ainsi que François Petit, qui
avait déjà remarqué cet entre-croisement, est contredit par le professeur Sabatier, qui dit, dans son Traité
d'anatomie : « Mais ce prétendu entre-croisement des
fibres de la moelle allongée n'est rien moins que
certain, et ne peut être aperçu d'une manière bien
distincte sur le plus grand nombre des sujets. »
Quoique cet entre-croisement ne puisse être regardé
comme une découverte du docteur Gall, il aura néanmoins le mérite de l'avoir démontré le premier d'une

manière assez évidente pour ne plus laisser aucun doute là-dessus. J'ajouterai que, même à cet égard, ses démonstrations de Paris ont offert quelque chose de neuf que je n'avais point remarqué dans ses démonstrations d'Allemagne : c'est que, selon lui, ce ne sont pas toutes les fibres de la moelle allongée qui s'entre-croisent, mais seulement les fibres dont se composent les éminences pyramidales ; c'est peut-être parce que l'entre-croisement a toujours été supposé général par les autres anatomistes que M. Sabatier et ceux de son bord l'auront nié, ne l'ayant point remarqué dans plusieurs faisceaux de fibres. Ce n'est d'ailleurs qu'au moyen de cette décussation des pyramides que l'on peut expliquer pourquoi la mort suit immédiatement la lésion de cette partie, où les animaux carnassiers portent par instinct leur dent meurtrière ; car alors la lésion affecte le cerveau entier par sa racine. C'est aussi par là que l'on peut expliquer pourquoi la lésion d'un hémisphère du cerveau entraîne la paralysie du côté opposé du corps, quelquefois sans qu'elle affecte également les sens de l'ouïe, du goût, de la vue ni de l'odorat, ou au moins sans qu'elle les affecte du côté opposé à la lésion cérébrale. Si la décussation était générale, c'est-à-dire si toutes les fibres ou les cordons d'une moitié de la moelle allongée passaient du côté opposé, comme quelques anatomistes l'avaient cru, il n'y aurait pas de raison pour qu'une paralysie fût discordante, ou qu'une hémiplégie se trouvât incomplète. Si une lésion de la moelle épinière entraîne la paralysie des parties qui lui sont subjacentes, c'est qu'alors la volonté, dont le cerveau est l'organe, n'a plus de moyen direct pour agir sur les appareils moteurs qui attendent son influence et sont constitués pour dépendre d'elle. Nous voyons qu'aussitôt la lésion guérie la moelle épinière reprend sa fonction de messagère de la volonté, et alors les parties du corps qui ont été paralysées reprennent tous leurs mouvements. La même chose a lieu pour chaque nerf en particulier s'il est agent du mouvement volontaire.

Lorsque le docteur Gall a convaincu chacun de ses auditeurs de la réalité de l'entre-croisement des éminences pyramidales, en les faisant convenablement écarter l'une de l'autre avec les manches de deux scalpels au-dessus et au-dessous de cet entre-croisement, il enlève ou fait enlever par le docteur Spurzheim la première couche du pont de Varole, composée de fibres transversales venant du cervelet; et alors on voit distinctement la continuation des divers cordons des pyramides, laissant entre eux des interstices remplis de substance grisâtre, et se continuant en droite ligne et avec de nouveaux filets de renfort pour former les bras ou les pédoncules du cerveau, lesquels vont, en divergeant davantage, plonger chacun dans deux autres ganglions, c'est-à-dire dans des amas considérables de substance grisâtre, désignés jusqu'ici sous le nom de *couches des nerfs optiques* en dedans, et sous celui de *corps cannelés* en dehors de chacun de ces gros faisceaux de fibres blanches. Ces derniers, qu'il faut toujours se représenter comme les prolongements directs et non interrompus des éminences pyramidales, se renforcent encore dans ces amas de substance grisâtre (les *couches des nerfs optiques* et les *corps cannelés*) par l'accession de nouveaux filets nerveux, et en sortent en s'épanouissant comme une gerbe ou un éventail, sous l'aspect de cordonnets fibreux visibles à l'œil nu et successivement divisés en ramifications plus ténues qui se perdent de chaque côté dans les circonvolutions des hémisphères. Telle est l'origine des deux hémisphères, ou du cerveau proprement dit. C'est le simple épanouissement de deux cordons blanchâtres qui, dans l'homme, ressemblent à deux bandelettes à cause de leur grosseur : ils sont placés à la partie antérieure, inférieure et moyenne de la moelle allongée lorsque le cerveau porte sur sa base, comme dans la station; mais on les voit supérieurement lorsqu'il est renversé sur les hémisphères, comme dans les démonstrations de Gall. Ces deux cordons, que l'on nomme *éminences pyramidales* (corpora pyramidalia) à cause de leur forme, suffisent, par l'accroissement successif qu'ils prennent en traversant la protubérance annulaire, les couches optiques et les corps cannelés, à donner les divers faisceaux de fibres nerveuses qui s'épanouissent en toutes les circonvolutions dont se composent les hémisphères cérébraux. En faisant ses premiers pas dans le champ encore inculte de la physiologie cérébrale, Gall n'avait point imaginé qu'un jour l'ana-

tomie lui découvrirait des faisceaux nerveux particuliers et bien distincts qui viendraient aboutir sur
la périphérie du cerveau, et consécutivement sur le
crâne, à des renflements reconnus d'avance par lui
comme des signes d'organes. Ces derniers, propor-
tionnés au volume des faisceaux de nerfs qui les
expriment par des circonvolutions plus ou moins
saillantes, constituent la disposition matérielle et
physique nécessaire au principe de la vie pour ses
fonctions intellectuelles. Ces faisceaux ou appareils
physiques des fonctions les plus relevées de l'intelligence se trouvent dans une connexion plus intime
que les faisceaux des nerfs destinés aux cinq sens,
parce que les fonctions de ces derniers ont peu de
rapport entre elles ; au lieu que c'est le contraire
pour les fonctions des premiers, qui pourraient cesser
d'agir régulièrement sans l'influence de leurs analogues, et sans l'équilibre qui résulte de leur activité
simultanée ou successive. En effet, la folie ou l'aliénation mentale est souvent le résultat de l'action
isolée et prépondérante d'un organe qui, par une
excitation ou un développement extraordinaire, se
trouve placé hors de l'influence des autres ; et voilà
pourquoi la folie se déclare plus facilement chez un
homme doué de quelque espèce de génie, livré à une
occupation ou à une étude trop exclusive, ou accidentellement frappé d'une impression insolite, que
chez les hommes qui n'ont que le sens commun :
chez ceux qui n'ont pas même assez de faculté, pour
avoir le sens commun, l'aliénation mentale devient

presque aussi impossible que chez les brutes; et leur partage ne peut guère être que l'idiotisme, la stupidité ou la férocité, selon que tous les organes sont dans une nullité plus ou moins égale. Il n'en est pas de même pour les fonctions des cinq sens, dont chacun peut s'exercer isolément sans l'influence des autres, et acquérir une excitation ou un développement extrême sans aucun danger de folie, n'étant dépendant que des objets extérieurs qui le frappent, et n'ayant que rarement besoin d'être rectifié par la comparaison et le jugement, résultats de la conscience simultanée de plusieurs idées.

La démonstration anatomique qui nous fait voir la continuation et l'accroissement successif des pyramides jusque dans les hémisphères, quoique absolument contraire à toutes les idées reçues, n'est nullement hypothétique. De bons yeux et de la bonne foi suffisent pour en convaincre les plus incrédules; car l'habileté du docteur Spurzheim, très-exercé à ces préparations toutes neuves, met à nu dans tout leur trajet les cordonnets de fibres nerveuses qui se portent des éminences pyramidales jusqu'à la périphérie du cerveau. Pour y réussir il ne fait qu'écarter avec le manche du scalpel les couches de fibres nerveuses transversales appartenant au cervelet dans la protubérance annulaire, lesquelles forment réellement, selon l'idée de Varole, un pont sous lequel les éminences pyramidales passent d'abord : ces dernières, qui reparaissent au delà de ce pont, sous le nom de *pédoncules* ou de *prolongements du cerveau*, se trouvent de nouveau masquées par les couches optiques et les corps striés ou cannelés que M. Spurzheim fait successivement disparaître avec ses doigts. Alors on voit les pyramides aller en rayonnant, et sans interruption, s'épanouir en un nombre infini de filets nerveux dans les circonvolutions. Tel est le secret de cette anatomie que l'on croit si fine, et qui paraît si simple et si aisée à ceux qui en ont été témoins. Depuis que le professeur Walter, vaincu par l'évidence, et cependant toujours engoué de pulpe ou de bouillie cérébrale, s'est retranché à dire que les cordonnets fibreux que l'on voyait se prolonger des pyramides jusqu'aux hémisphères n'étaient qu'apparents et avaient été faits par les doigts dirigés dans le même sens, M. Spurzheim a eu la précaution, pour réduire la prévention au silence et lever toute espèce de doute, de faire les préparations anatomiques de manière qu'en enlevant la substance grise qui recouvre ces cordonnets dans leur trajet, il dirige toujours ses doigts dans le sens contraire à leur direction. En enlevant la substance grisâtre des corps cannelés, que Gall appelle les *grands ganglions* du cerveau, l'on voit une bandelette très-ferme et assez large de fibres transversales qui, en croisant celles des prolongements du cerveau, semble les contenir comme un anneau circulaire. L'on ne peut encore rien dire sur l'usage ni sur l'origine de cette bandelette, qui ne paraît pas être seule dans le cerveau.

Dès que le docteur Gall a convaincu tous ses auditeurs de l'entre-croisement des pyramides à leur origine, et de leur prolongement non interrompu jusque dans les circonvolutions cérébrales, il fait dérouler ou déplisser ces dernières ; alors la partie déplissée du cerveau prend l'aspect d'une membrane épaisse, composée de deux couches uniformes, l'une grise et externe, l'autre blanche et interne, de l'épaisseur de quelques lignes : je pourrais dire, en me servant d'une allusion fort juste échappée à M. Cuvier, que *le cerveau ainsi déplissé ressemble à un habit gris doublé de blanc*. Pour opérer le déplissement, M. Spurzheim enlève exactement la membrane vasculaire enfoncée dans les interstices des circonvolutions ; il détruit ensuite l'adhérence de la partie antérieure du lobe moyen avec le lobe intérieur, découvre un des ventricules latéraux ; et puis, en soulevant et déroulant une *corne d'Ammon*, ou, selon M. Chaussier, une *protubérance cylindroïde*, il insinue ses doigts sous les circonvolutions, qu'il fait successivement disparaître par un léger mouvement en dedans, sans agir aucunement en dehors. Cela peut se pratiquer dans l'eau et hors de l'eau ; et c'est de cette dernière manière que cela se fait ordinairement en présence des médecins, pour qu'ils en saisissent mieux le secret. Sous l'eau le déplissement a quelque chose de plus étonnant, parce que M. Spurzheim insinue ses doigts dans l'intérieur du cerveau sans qu'on sache par où ni comment, et qu'en les écartant et remuant doucement il développe le cerveau, qu'on voit devenir lisse et uni en dehors par la disparition successive de ses circonvolutions.

Ces diverses démonstrations, neuves et curieuses, laissent encore des points obscurs dans la structure du cerveau. En suivant la direction des filaments nerveux qui des pyramides viennent s'épanouir dans les hémisphères, l'on aperçoit d'autres fibres nerveuses qui les croisent, tantôt obliquement, tantôt directement, et qui, à l'inverse des premières, se dirigent de la périphérie vers l'intérieur du cerveau. Tel est le nouveau système de fibres nerveuses que Gall appelle *convergentes* ou *rentrantes*. Sont-elles formées, en manière d'anastomose, de l'extrémité imperceptible et recourbée des fibres nerveuses divergentes, à peu près comme les veines se forment de l'extrémité imperceptible des artères pour établir une récurrence ou un retour d'action vers le foyer d'impulsion première? Ne serait-ce pas plutôt une nouvelle production sortie de la substance corticale, où elle aurait des radicules de première origine semblables aux pointes nerveuses qui, dans les divers ganglions, deviennent le principe de nouveaux nerfs? Gall n'a encore pu soulever le voile qui dérobe leur naissance; et, plutôt que de s'exposer à l'erreur et d'y induire les autres en adoptant une opinion qu'on ne peut prouver, il préfère ne pas prononcer sur la véritable origine des nerfs convergents. C'est par la même réserve et la même circonspection qu'il n'ose affirmer qu'ils soient les agents matériels de la réaction, c'est-à-dire de cette opération de l'esprit qui rapporte les impressions reçues ou les sensations à leur cause occasionnelle, quoique cependant on

puisse le présumer. Quoi qu'il en soit, ces nerfs convergents ou rentrants, dont les extrémités se perdent
dans la substance corticale, viennent de chacun des
hémisphères se rendre et aboutir à la grande commissure du cerveau, c'est-à-dire au raphé du corps
calleux. La cloison transparente (*septum lucidum*) est
un centre de convergence où viennent s'adosser de
part et d'autre les fibres de ce qu'on appelle la *commissure antérieure* du cerveau, quoique, d'après les
démonstrations de Gall, ce ne soit que la commissure
des circonvolutions antérieures des lobes moyens,
et qu'elle soit moindre dans le bœuf et les autres
animaux privés de ces circonvolutions. Les circonvolutions postérieures de ces mêmes lobes confondent
leurs fibres nerveuses convergentes avec celles des
lobes postérieurs et antérieurs, pour former tout le
corps calleux, ses deux replis sur lui-même en arrière, et en devant la lyre et la voûte à trois piliers.
Le docteur Gall simule la construction du cerveau
par une serviette dont il plisse les côtés en les resserrant sur eux-mêmes par le milieu, et en ramenant ensuite les deux extrémités l'une sur l'autre :
le vide qui se trouve à l'intérieur de la serviette ainsi
pliée, représente les ventricules ; sa partie moyenne
donne l'idée du corps calleux, et ses extrémités l'idée
des divers lobes du cerveau. La cloison transparente
est un adossement des deux lames de la commissure
antérieure. C'est donc aux commissures que les
fibres rentrantes de chacun des hémisphères se mettent en contact avec leurs congénères de l'hémi-

sphère opposé. Ce que les anciens anatomistes appellent *commissure postérieure* du cerveau est un faisceau de fibres nerveuses rentrantes qui, des circonvolutions postérieures des lobes moyens et de celles des lobes postérieurs, viennent se confondre dans les duplicatures postérieures de la grande commissure. Ainsi la démonstration du cerveau par le docteur Gall prouve que la partie nerveuse de ce viscère ne se compose que des corps pyramidaux successivement renforcés, et d'un système de fibres convergentes ou rentrantes qui de la périphérie reviennent à l'intérieur.

Lorsque cette démonstration est terminée et que les résultats en sont devenus assez évidents pour ses auditeurs, le docteur Gall fait voir que le cervelet se compose également de deux ordres de fibres nerveuses, les unes sortantes ou divergentes, et les autres rentrantes ou convergentes. On trouve de chaque côté de la moelle allongée et à ses parties les plus latérales deux cordons connus des anciens anatomistes sous le nom de *corpora restiformia*, à cause de leur ressemblance avec une corde, appelée en latin *restis*. Ce sont ces deux cordons qu'il faut considérer comme la souche ou la tige principale des nerfs divergents qui vont aboutir à la circonférence du cervelet après s'être renforcés de plusieurs nouvelles fibres qui viennent du corps ciliaire (*corpus ciliare*), placé au milieu de l'arbre de vie, et considéré par le docteur Gall comme leur principal ganglion. En faisant avec le scalpel une coupe latérale qui partage un hémisphère du cervelet en deux parties égales, à partir du *corps restiforme* et dans une direction divergente conforme à celle de ce corps, l'on présente à l'œil toutes les ramifications de fibres nerveuses qui de la tige vont se distribuer à la périphérie du cervelet en offrant à leur centre le corps ciliaire, et à leur extrémité des découpures dont la grandeur et la profondeur sont proportionnées au volume de chaque branche de ce que l'on appelle l'*arbre de vie* : j'ai vu faire cette coupe par le docteur Gall un grand nombre de fois, et toujours avec une telle précision que les ramifications de la tige du cervelet ou du *corps restiforme* se trouvaient exactement divisées par leur centre d'une extrémité à l'autre. En examinant les diverses ramifications, l'on voit qu'elles vont toutes aboutir dans une découpure ou un feuillet dont elles occupent l'intérieur, et dont les dehors de chaque côté sont de la substance grisâtre : ces divers feuillets du cervelet sont appliqués les uns sur les autres en recouvrement, à peu près comme les tuiles d'un toit, ou comme les feuilles imbriquées d'une plante. L'on conçoit d'après cela que l'on ne peut en opérer le déplissement, puisque ce ne sont pas de véritables replis ou circonvolutions comme dans le cerveau. Telle est la distribution des fibres divergentes du cervelet, lesquelles sont croisées en angle aigu par les fibres convergentes ou rentrantes qui viennent de la périphérie de chacun de ses hémisphères aboutir, avec leur congénères de l'hémisphère opposé, sur le pont de Varole où leur contact,

33

qui paraît se faire par engrenure, forme un raphé analogue à celui du corps calleux. Ce raphé qui constitue la commissure du cervelet se trouve inférieur et antérieur dans la position naturelle du cerveau, au lieu qu'il est supérieur dans les démonstrations où le cerveau renversé porte sur ses hémisphères. En examinant la structure de la protubérance annulaire, Gall y a découvert jusqu'à onze couches de fibres ; mais l'entre-croisement de ces fibres et la grosseur inégale des diverses régions de cette partie empêchent d'en préciser exactement le nombre, qui doit varier dans presque tous les points. J'ai dit que les *corps restiformes* étaient la souche *principale* des nerfs divergents du cervelet, parce qu'ils ne paraissent en constituer que la majeure partie dans l'homme ; il lui en arrive aussi quelques-uns pour ses feuillets latéraux de deux autres éminences, visibles dans le quatrième ventricule, sur la partie moyenne de la moelle allongée : ces éminences n'envoient donc pas toutes leurs fibres aux nerfs acoustiques dont elles paraissent être l'origine. En effet on en voit partir des filets nerveux qui se distribuent dans le cervelet de l'homme ; mais elles manquent ou sont peu considérables dans plusieurs animaux qui, tels que le bœuf, le chien, le cochon, etc., ont des nerfs auditifs très-volumineux et l'ouïe très-bonne, ce qui ne serait pas si elles donnaient uniquement naissance aux nerfs acoustiques. Elles doivent produire quelque modification particulière à l'homme et fournir quelque chose d'accessoire à l'organe de la propagation, qui, comme il a déjà été observé, ne présente qu'un petit développement latéral et peu de feuillets chez un grand nombre de vivipares, et ne paraît que comme un ver à anneaux chez les ovipares dont les serpents eux-mêmes font partie, quoique, par erreur, on les range quelquefois au nombre des vivipares. De chaque côté des éminences pyramidales, en dehors, se trouvent deux autres éminences appelées *olivaires*. Ces dernières ne sont point blanches ou nerveuses, comme les premières; elles présentent dans leur coupure un amas de substance grise rougeâtre qui paraît être un ganglion où la troisième paire de nerfs, appelés *moteurs communs* ou *oculo-musculaires communs*, prend son origine. C'est là qu'elle se détache des huit faisceaux dont se compose la moelle allongée. Gall pense que ces huit faisceaux, recouverts en partie par les éminences pyramidales dans l'homme, où ils sont d'ailleurs plus petits que dans les grands quadrupèdes, peuvent bien venir de la moelle épinière ou au moins en recevoir des filets prolongés. Outre les éminences *pyramidales, olivaires* et *restiformes,* il y a encore à la partie postérieure de la moelle allongée quelques autres faisceaux jusqu'ici trop négligés.

On voit ensuite chacune des autres paires de nerfs cérébraux se détacher successivement de la moelle allongée, mais beaucoup plus clairement dans le bœuf que dans l'homme; dans ce dernier elles se trouvent souvent recouvertes par des parties qui dérobent à la vue leur point de départ.

La sixième paire (celle des *nerfs oculo-musculaires externes* ou *moteurs externes*) se détache aussi de la moelle allongée au-dessous du cervelet, de chaque côté des éminences pyramidales. Les *nerfs triju-meaux*, qui sont la cinquième paire, se détachent latéralement de la moelle allongée, dans le veau, aussi avant d'arriver au pont de Varole; mais dans l'homme il faut les débarrasser, comme le fait très-habilement le docteur Spurzheim, des parties de ce pont qui masquent leur point de départ. Tous ces nerfs ont aussi des ganglions connus des anatomistes.

Les faisceaux de nerfs de la première et de la seconde paire (les *nerfs olfactifs* et *optiques*) parais-sent s'enfoncer dans les tubercules quadrijumeaux, leurs premiers ganglions, pour se diriger vers leurs appareils respectifs en traversant encore d'autres ganglions qui leur sont propres. Par exemple, la paire des nerfs olfactifs paraît, après s'être détachée des autres faisceaux de la moelle allongée, se porter dans les tubercules quadrijumeaux postérieurs (*testes*) qui lui servent de ganglions; puis élargie en forme de bandelette elle se dirige extérieurement sur les bras ou pédoncules du cerveau, embrasse la partie infé-rieure et extérieure des corps striés où se trouvent deux autres ganglions, pénètre de là dans les bulbes olfactifs qui sont une autre paire de ganglions, et traverse enfin l'os criblé pour s'épanouir sur la mem-brane pituitaire, qui lui sert de dernier ganglion ou de matrice (1). Ainsi les deux tubercules quadri-

(1) Le docteur *Bischoff* donne dans son ouvrage (p. 21) commu-

jumeaux antérieurs (*nates*) servent aussi de ganglions aux nerfs optiques, qui après en être sortis vont ramper sur leurs prétendues couches (*Thalami nerv. opt.*) auxquelles ils n'adhèrent pas assez fortement pour qu'on ne puisse les en séparer sans déchirement de fibres.

J'ai vu dans la cervelle d'un cheval borgne, et Gall l'a fait voir à tous ceux qui suivaient ses démonstrations anatomiques de Hambourg, que l'atrophie qui résulte de la perte ancienne d'un œil porte, non sur la couche du nerf optique, comme on l'a cru jusqu'ici, mais seulement sur le nerf qui la surmonte, et se manifeste aussi très-évidemment sur le tubercule quadrijumeau où plonge le nerf atrophié. L'on doit se rappeler ici une observation incidente qu'ont déjà faite MM. Cuvier, Duméril et Duvernoy,

nication d'une lettre écrite par le professeur *Loder* de Halle, quelque temps après que Gall y eut fait l'exposition de son système. Comme cette lettre jette du jour sur la doctrine que j'expose, je vais en donner la traduction. « J'eus hier une grande satisfaction. J'examinais avec *Reil* le cerveau d'une femme de soixante-douze ans morte à la Charité. Elle avait un squirrhe du cerveau très-considérable à la partie antérieure de l'hémisphère droit, s'étendant sur l'os ethmoïde et dans le voisinage de l'orbite. Tout le nerf olfactif droit se trouvait détruit en devant et ressemblait en arrière à une gélatine demi-transparente. Il se prolongeait distinctement en une bandelette de même nature sur ce que Gall nomme grand ganglion, et, ce qui est digne de remarque, c'est que le tubercule postérieur droit était plus petit et plus plat que le gauche. Je doutais que Gall eût raison de faire venir les nerfs olfactifs des tubercules postérieurs, je ne doute pas autant que les nerfs optiques ne viennent des tubercules antérieurs. Ceci est cependant un grand argument en faveur de Gall. C'est à l'anatomie comparée à résoudre la question et je suspends encore mon jugement. »

savoir : que l'on peut reconnaître l'espèce d'aliment particulier aux mammifères par la considération des tubercules quadrijumeaux, en ce que les antérieurs sont plus considérables que les postérieurs chez les carnivores, tandis que c'est l'inverse chez les herbivores ; ce qui prouverait encore, si cela était généralement confirmé, qu'il existe un rapport réel entre la structure du cerveau et les mœurs de l'animal.

Selon les observations du docteur Gall, il paraît que chaque filet nerveux sortant ou divergent est accompagné d'une artériole fournie par la pie-mère, et que chaque filet rentrant ou convergent s'accompagne d'une vénule ; c'est ce qui devient très-vraisemblable par l'examen du cerveau des hydrocéphales, pourvu que l'on y apporte assez d'attention et de précaution pour ne rien déranger en sciant le crâne, et qu'on ne lui imprime aucune secousse capable de faire tomber le cerveau sur lui-même.

Les commissures de nerfs rentrants que Gall démontre encore, sont :

1° Celle des nerfs auditifs à la partie inférieure et postérieure de la protubérance annulaire, où on la voit à nu chez beaucoup d'animaux ;

2° La commissure du nerf olfactif entre ses deux ganglions ou les tubercules quadrijumeaux postérieurs.

La décussation des nerfs optiques est-elle aussi une commissure ? Gall ne prononce pas sur cette décussation, qui paraît n'avoir lieu qu'inférieurement, et non dans toute l'épaisseur des nerfs.

Gall ne se contente pas de confirmer ses vues sur la nature et l'origine de toutes les parties nerveuses du corps animal par ces démonstrations. Pour prouver encore davantage combien les faits sont contraires à l'opinion de ses devanciers qui dérivaient uniquement les nerfs du cerveau et successivement de la moelle épinière, en supposant que ce n'étaient que des ramifications divergentes de cette dernière, Gall a fait préparer la moelle épinière d'un veau, qu'il conserve avec de l'esprit de vin dans un grand bocal. Cette préparation sert à démontrer que les nerfs ne se détachent pas en divergeant et toujours dans le même sens de la moelle épinière, comme on l'avait cru jusqu'ici, mais qu'ils s'y implantent à chaque renflement ganglionaire par deux ordres de fibres, lesquelles, venant les unes d'en haut et les autres d'en bas, convergent au sortir des vertèbres en un seul cordon nerveux qui presque toujours dans les quadrupèdes forme un angle droit avec la moelle épinière ; au lieu que dans l'homme il prend une direction un peu oblique, à cause de la station. Les renflements ganglionaires répondant aux articulations intervertébrales sont aussi nombreux qu'elles.

Il faut convenir que le système du professeur Gall sur l'origine et la distribution des nerfs devient très-vraisemblable ; et que s'il était en possession des suffrages accordés à l'ancien système, ce dernier semblerait trop absurde pour pouvoir jamais les lui disputer. Je crois même qu'il ne sera désormais plus permis à aucun anatomiste, ni à aucun médecin jaloux de rester au niveau des connaissances acquises, d'ignorer les découvertes de ce savant. Elles sont la plupart trop importantes et basées sur des faits trop évidents, pour qu'il n'y ait point de honte à les ignorer, à les nier ou à les révoquer en doute. Pour en faciliter l'aperçu au lecteur, je vais résumer les principales.

1° L'entre-croisement, ayant toujours été regardé comme général dans la moelle allongée, n'a jamais été bien démontré avant Gall, et ne pouvait l'être, puisqu'on le supposait dans tous les faisceaux nerveux où il n'a pas lieu. L'on ne peut donc disputer à ce savant le mérite d'avoir découvert et démontré le premier, d'une manière incontestable, que cet entre-croisement, au moins aussi souvent nié qu'affirmé, se borne aux éminences pyramidales. Ceux qui aiment les disputes de mots peuvent continuer à soutenir que l'idée de cet entre-croisement n'est pas neuve, ce qui est vrai ; ils ne parviendront probablement pas à faire croire que Gall n'a pas découvert le lieu où il existe réellement, et la manière dont il se fait. S'avisa-t-on jamais de contester à un astronome la découverte d'un astre dont il indiqua le premier la place au firmament ainsi que le lever et les rapports sur l'horizon, pour en gratifier un paysan qui avant lui aurait vu le même astre sans le reconnaître ni le distinguer des autres astres visibles en même temps ? ou dira-t-on que le naturaliste qui le premier décrit une plante ou un minéral, avec tous ses caractères distinctifs, ne l'a pas découvert, parce qu'une vieille femme prétendra l'avoir aperçu avant lui? C'est avec autant de raison que l'on a disputé à Gall la découverte de l'entre-croisement des éminences pyramidales, qui est réel; parce que d'autres avaient parlé d'un entre-croisement général qui est faux, et n'a par conséquent jamais pu être démontré.

2° Personne à ma connaissance n'a jamais eu l'idée de regarder le cerveau comme une production des corps pyramidaux; et si l'hypothèse en avait jamais existé, la démonstration en appartiendrait encore à Gall seul.

3° L'on peut dire la même chose des deux systèmes de nerfs, l'un divergent ou sortant, et l'autre convergent ou rentrant.

4° Quoique de bons observateurs, tels que Morgagni, Baillie, et autres, aient vu le cerveau distendu et déplissé par l'hydrocéphale, personne n'en a opéré le déplissement artificiel avant Gall.

5° L'on n'a point avant lui expliqué l'augmentation de volume des faisceaux de nerfs, surtout des nerfs cérébraux, après leur trajet dans les ganglions.

6° L'on n'a point déterminé d'une manière aussi vraisemblable et aussi plausible que lui l'homogénéité et l'analogie de la substance corticale avec celle des couches des nerfs optiques, des corps cannelés, etc. L'on peut dire la même chose du mucus répandu sous l'épiderme, sur la rétine et partout ailleurs où les nerfs aboutissent.

7° L'on n'a point entrevu avant lui par quel intermédiaire la nature obtenait la nutrition et la régénération des nerfs.

8° Aucun anatomiste vivant n'a enseigné que tous les nerfs de l'intérieur du crâne naissent de la moelle allongée, quoique Bartholin et Willis l'aient déjà pensé. Gall fait voir dans les quadrupèdes que les nerfs olfactifs et optiques y prennent leur origine par des filets qui deviennent plus apparents après s'être renforcés dans les tubercules quadrijumeaux, qu'il considère comme leurs premiers ganglions. L'on sait que les autres anatomistes faisaient naître les nerfs optiques des parties voisines du grand ganglion du cerveau et appelées par cette raison leurs couches, et qu'ils dérivaient les nerfs de la cinquième paire de la protubérance annulaire, qu'ils ne font que traverser dans l'homme, comme Gall le démontre évidemment, et avec laquelle ils ne communiquent pas même dans le bœuf, etc.

9' Avant Gall l'on ne connaissait point l'usage des *corps striés,* et l'on s'était contenté d'exprimer par leur nom qu'ils étaient composés de matière grisâtre avec des stries blanches; mais l'on ne soupçonnait pas que c'étaient des nerfs qui en naissaient en y poussant différentes pointes. D'un autre côté, nous venons de voir que l'on donnait aux prétendus couches des nerfs optiques un usage qu'elles n'ont pas, en les considérant comme la souche de ces nerfs qui les surmontent seulement, sans adhérence intime.

10° L'on peut ajouter à tout cela, comme considération générale, que Gall est le premier qui ait fait connaître l'organisation du cerveau, non-seulement en précisant les parties dont il se compose réellement et en démêlant celles qui lui sont étrangères, mais aussi en démontrant sa composition fibreuse, méconnue avant lui. En effet, les anatomistes coupaient et tranchaient dans sa substance, comme dans un pain de beurre ou dans un fromage, sans soupçonner que l'on pût trouver un certain ordre dans la distribution des fibres qui le composent, ni les rattacher à une tige commune dont l'existence, au reste, eût été en contradiction avec le système adopté sur l'origine des nerfs. Quoique Vicq-d'Azyr et d'autres eussent déjà remarqué des faisceaux de fibres, et même poursuivi ceux des éminences pyramidales jusqu'aux pédoncules du cerveau, ils n'ont cependant jamais démontré ni même imaginé que ces éminences se prolongeassent jusque dans les hémisphères, ni qu'elles en fussent les véritables souches, ayant au contraire toujours supposé gratuitement, comme les autres, qu'elles en venaient ainsi que tous les nerfs. D'ailleurs les coupes et les dessins que nous a laissés Vicq-d'Azyr prouvent qu'il ne connaissait pas la véritable structure du cerveau. Il faut aussi remarquer que Gall n'avance rien sur la structure de ce viscère et sur l'origine des nerfs sans en administrer des preuves, qui souvent emportent conviction, tandis que les autres anatomistes n'ont jamais appuyé leurs hypothèses, relativement à son organisation et à l'origine des nerfs qu'ils en dérivaient, sur rien autre chose que des contradictions, faisant à chaque pas rétrograder et changer la nature dans le mode et l'ordre de ses opérations.

On lui faisait filer tous les nerfs du cerveau comme d'une quenouille de haut en bas, et, avant de quitter le cerveau, on la faisait rebrousser chemin en lui faisant filer de bas en haut les paires de nerfs cérébrales. L'on appelait *corticale* une substance qu'on avait regardée comme l'écorce du cerveau, sans faire attention que c'était précisément la même substance qui se trouvait dans les parties les plus intimes de ce viscère, par exemple dans les prétendues *couches optiques*, les *corps cannelés* ou *striés*, les *tubercules quadrijumeaux*, l'intérieur de la *protubérance annulaire*, les *éminences olivaires*, etc., et c'est ainsi qu'en changeant le nom d'une même chose, chaque fois qu'elle se trouvait dans un autre lieu, l'on établissait le chaos des idées, et l'on se créait un labyrinthe inextricable. L'on ne voyait dans cette substance grise qu'une pulpe, un amas de globules ou de petites glandes sans en soupçonner le but véritable ni l'usage. L'on n'était point frappé de la contradiction par laquelle on filait des fusées de nerfs plus petites, d'une quenouille plus considérable, ni de la contradiction encore plus manifeste qu'il y avait à augmenter les masses par la soustraction des

parties, comme c'était le cas dans la moelle épinière,
qui se trouvait d'autant plus grosse que les nerfs
qu'on en détachait étaient plus nombreux et plus
considérables, étant plus renflée dans les vertèbres
lombaires que partout ailleurs. Non content de mettre la nature en désordre, on la rendait aussi inex-
plicable par des hypothèses bizarres. C'est ainsi
qu'après avoir forgé, par un tour de force qui étonne
la raison, une moelle épinière énorme et des nerfs
volumineux avec un petit cerveau dans les quadrupèdes, en ne tirant que peu de chose d'un cerveau
énorme dans l'homme, l'on faisait, par un enchan-
tement encore plus extraordinaire, une moelle épinière et des nerfs avec rien dans les limaces, les polypes et toutes les espèces d'acéphales, égarant sa
raison dans les ramifications d'une souche que l'on
savait ne pas exister. Ce sont précisément ceux qui
soutiennent et enseignent ces contradictions et ces
absurdités, ceux qui, les ayant le moins senties, les
ont toujours admises sur parole et sans aucune espèce de preuves; ce sont ceux-là, dis-je, qui, mesurant le mérite du docteur Gall sur le leur, et assimilant ses connaissances et ses découvertes à leur
acquis indigeste pour n'en avoir jamais pris la moindre notion, nient la possibilité de ses démonstrations
et traitent toute sa doctrine de système, d'hypothèse
chimérique ou de charlatanerie. Laissons leur prétention, leurs préjugés, leurs hypothèses, leurs contradictions, leur suffisance et leur ignorance à ceux
qui s'y complaisent et ont le talent d'exploiter assez

habilement ces petits fonds pour leur existence et leur fortune; l'habitude d'un faux jour et des ténèbres a trop affaibli leurs yeux pour qu'une lumière franche puisse ne pas les irriter. Leur maladie ne doit point empêcher ceux qui n'en sont point atteints, de préférer les faits aux hypothèses, les démonstrations à des rêves creux, l'ordre au chaos, le jour aux ténèbres, ni leur faire substituer à la marche régulière et uniforme de la nature une marche bizarre et contradictoire. Telle est mon opinion sur les découvertes anatomiques du docteur Gall. Je les ai présentées avec tout le développement qui m'a paru nécessaire pour en donner une idée juste et en faire saisir l'enchaînement et l'utilité.

Je pourrais citer à l'appui de mon sentiment les témoignages flatteurs que l'auteur de ces découvertes a reçus de la bouche de MM. Cuvier, Duméril, Geoffroy de Saint-Hilaire, Larrey, Alibert et d'un grand nombre de nos savants les plus distingués, lesquels l'ont engagé à publier lui-même un exposé de sa doctrine. Après avoir assisté aux démonstrations anatomiques qui se sont faites chez le docteur Bourdois, plusieurs professeurs de l'École de Médecine de Paris, entre autres MM. Thouret, Hallé, Corvisart, d'abord défavorablement prévenus, ont également rendu hommage à la vérité, en engageant, comme je l'ai entendu moi-même plus d'une fois de la bouche du dernier, le docteur Gall à faire graver des planches de ses dissections. L'on sait avec quel empressement les mêmes démonstrations ont été suivies et applaudies à la Société de Médecine de Paris, à la Société médicale d'Émulation et ailleurs. Les docteurs Tartra, Demours, Nacar, et autres, en ont même rédigé des exposés détaillés ; mais il n'y a encore que le premier qui ait publié le sien dans le *Bulletin des Sciences médicales* de décembre, janvier et février derniers. Les témoignages que nos véritables savants aiment à rendre à la vérité et au mérite, pour être contradictoires aux fatras de quelques gazettes, n'ont rien de surprenant, puisqu'ils ont été précédés du suffrage des savants les plus estimés de l'Allemagne. Je citerai seulement ce que le professeur Bischoff nous a fait connaître dans son *Exposition de la doctrine de Gall*, publiée en 1805, sur le sentiment des professeurs *Reil*, *Loder* et *Hufeland*, dont il partage lui-même l'opinion.

« Le digne *Reil*, dit M. Bischoff, qui, comme anatomiste profond et physiologiste judicieux, n'a pas besoin de mes éloges, a déclaré en s'élevant au-dessus de toutes les petitesses de l'égoïsme, « qu'il avait » plus trouvé dans les dissections du cerveau faites » par Gall, qu'il n'aurait cru qu'un homme pût jamais » y découvrir de toute sa vie. » *Loder*, continue M. Bischoff, qui ne le cède sans contredit à aucun des anatomistes vivants, a jugé les découvertes de *Gall* de la manière suivante, dans une lettre amicale écrite à mon respectable ami et professeur Hufeland :

« Maintenant que *Gall* a été à Halle, et que j'ai » eu occasion, non-seulement d'assister à ses cours, » mais encore de disséquer avec lui, tantôt seul,

» tantôt en présence de *Reil* et de plusieurs autres
» de mes connaissances, neuf cerveaux humains et
» quatorze cerveaux d'animaux, je crois être en état
» et en droit de prononcer sur sa doctrine.

» Je vous dirai, puisqu'il s'agit de m'expliquer,
» que je suis en très-grande partie d'accord avec
» vous pour ce qui concerne l'organologie, sans ce-
» pendant croire qu'elle ait rien de contradictoire
» avec l'anatomie, étant au contraire persuadé qu'elle
» est vraie quant au fond et au principal. Il y a en-
» core des détails à rectifier ; et l'ensemble de sa doc-
» trine est encore trop dans l'enfance pour qu'on
» puisse l'expliquer, comme le font plusieurs per-
» sonnes par abus. Il est évident néanmoins que les
» facultés de l'âme et de l'esprit, qui sont très-pro-
» noncées, peuvent se découvrir par des indices sur
» le crâne. *Ackermann,* de Heidelberg, m'a prêté les
» crânes de *Schinderhannes* et de six de ses com-
» plices, ils offrent une harmonie frappante avec les
» indications crâniologiques de *Gall.* Ce dernier fit
» en présence de S., chez lequel demeurait la petite
» H.... d'Iéna, laquelle se noya dans la Saale après
» avoir volé plusieurs fois, une description si exacte
» du caractère de cette fille, en voyant son crâne
» (que je m'étais secrètement procuré, et que per-
» sonne ne présumait chez moi), que S. en fut
» réellement interdit, lorsque j'eus dévoilé le secret.
» Ce ne sont point ici et dans plusieurs autres cas
» des effets du hasard.

» Les découvertes que *Gall* a faites sur le cerveau,

» sont de la plus haute importance; et plusieurs
» d'entre elles ont un tel degré d'évidence, que je ne
» conçois pas comment on peut, avec de bons yeux,
» les méconnaître. Je veux parler du grand ganglion
» du cerveau, du passage des pyramides dans les
» bras du cerveau et les hémisphères, des faisceaux
» de la moelle épinière, de l'entre-croisement des fi-
» bres sous les pyramides et les éminences olivaires,
» de la substance récurrente du cervelet, des com-
» missures des nerfs, de l'origine des nerfs moteurs
» des yeux, des nerfs trijumaux, de ceux de la sixième
» paire, etc. Je passe sur d'autres choses qui, quoi-
» que très-croyables, ne me paraissent pas encore
» assez démontrées. Ces découvertes suffiraient seules
» pour rendre le nom de *Gall* immortel; ce sont les
» plus importantes qui aient été faites en anatomie
» depuis celle du système des vaisseaux absorbants.
» Le déplissement du cerveau est une excellente
» chose. Que n'a-t-on pas droit d'en attendre ainsi
» que des progrès ultérieurs dont le chemin est ou-
» vert! Je suis honteux et indigné contre moi-même,
» d'avoir comme les autres, depuis près de trente
» ans, découpé des centaines de cerveaux comme on
» tranche dans un fromage, et de *n'avoir pas aperçu
» la forêt, par le trop d'arbres qu'il y avait.* Mais à
» quoi bon se fâcher et rougir? Le meilleur parti est
» de prêter l'oreille à la vérité, et d'apprendre ce
» que l'on ne sait pas. Je dis, comme *Reil,* que j'ai
» trouvé plus que je ne croyais qu'un homme pût
» faire dans le cours de sa vie.

» Je ne veux encore rien publier sur tout cela,
» parce que je veux y mettre le plus haut degré d'évi-
» dence, indiquer les procédés convenables à suivre,
» et peut-être même ajouter des planches qui éclair-
» cissent les faits. C'est dans ce dessein que j'ai déjà
» examiné dix cerveaux humains, et que j'en exami-
» nerai autant que je pourrai en avoir. Je veux, en
» outre, comparer plusieurs échantillons de cerveaux
» d'animaux sauvages et domestiques, d'oiseaux et
» de poissons ; injecter délicatement les veines et les
» artères des cerveaux, en traiter plusieurs par l'al-
» cool, les acides, la solution de sublimé, la macé-
» ration, etc., et coucher par écrit mes différentes
» observations. J'espère donc mettre bientôt au jour
» un ouvrage tel que vous l'attendez de moi. »

» C'est ainsi que pense et écrit l'estimable *Loder*.
C'est ainsi que juge un homme qui se livre à l'anatomie depuis près de trente ans. Sa conduite prouve
que la vraie grandeur ne consiste qu'à reconnaître
le mérite des autres, et à faire de bonne grâce abné-
gation de nous-mêmes pour la vérité. »

Voici comment s'exprime M. Hufeland, à la
page 143 du même ouvrage, avant de commencer ses
remarques critiques :

« C'est avec un grand plaisir et beaucoup d'intérêt, que j'ai entendu cet homme estimable exposer
lui-même sa nouvelle doctrine. Je me suis pleinement convaincu qu'il doit être regardé comme un
des phénomènes les plus remarquables du dix-hui-
tième siècle, et que sa doctrine doit être comptée

parmi les progrès les plus importants et les plus hardis que pussent faire nos connaissances dans l'étude du règne de la nature. »

» Il faut le voir et l'entendre pour apprendre, à connaître l'homme tout à fait exempt de préjugés, de charlatanisme, de fausseté et de rêverie métaphysique. Doué d'un esprit d'observation rare, de beaucoup de pénétration et d'un raisonnement juste, identifié pour ainsi dire avec la nature, devenu son confident par un commerce constant avec elle, il a rassemblé, dans le règne des êtres organisés, une multitude d'indices, de phénomènes qu'on n'avait point remarqués jusqu'à présent, ou que l'on n'avait observés que superficiellement. Il les a rapprochés d'une manière ingénieuse, a trouvé les rapports qui établissaient entre eux de l'analogie, a appris ce qu'ils signifiaient, a tiré des conséquences et a établi des vérités d'autant plus précieuses qu'étant uniquement basées sur l'expérience, elles émanent de la nature elle-même. C'est à ce travail qu'est due sa manière d'envisager la nature, les rapports et les fonctions du système nerveux. Lui-même n'attribue ses découvertes qu'à ce qu'il s'est abandonné ingénument et sans réserve à la nature, la suivant toujours dans toutes ses gradations, depuis les résultats les plus simples de sa vertu formatrice jusqu'aux plus parfaits. C'est donc à tort qu'on donne à cette doctrine le nom de système, et qu'on la juge comme tel. Les vrais naturalistes ne sont guère propres à former des systèmes. Leur coup d'œil ne serait pas aussi juste, s'ils partaient d'une théorie systématique, et la réalité ne cadrerait pas toujours dans un cercle aussi étroit. De là vient que la doctrine de Gall n'est et ne peut être, d'après l'opinion qu'il en a émise lui-même, autre chose qu'un rapprochement de phénomènes naturels, instructifs, dont une partie ne consiste encore qu'en fragments, et dont il fait connaître les conséquences immédiates.

» Ce serait trop se hâter que de donner à présent une critique complète de cette doctrine. Elle ne peut avoir lieu qu'après un examen long et aussi empirique que le sien.

» Je n'ai d'autre intention que de faire quelques observations, et de proposer quelques doutes. Un esprit de doute et d'incrédulité doit être apporté au commencement de tout examen. C'est cet esprit qui m'a animé en commençant celui-ci. Personne ne fut autant que moi antagoniste de la doctrine de Gall. Ce n'est qu'après m'être convaincu par moi-même de la solidité des procédés de l'auteur et de son amour pour la vérité, que j'ai commencé à devenir son partisan. Je me suis rendu à des vérités frappantes, mais il s'en faut beaucoup que je sois entièrement satisfait. »

Ayant répondu, dans l'occasion, aux principales objections de M. Hufeland, il devient superflu pour le lecteur d'y revenir. Aux témoignages honorables que je viens de rapporter en faveur d'une doctrine jugée d'abord trop légèrement, je pourrais ajouter, si ce que j'ai dit ne suffisait pas encore pour vaincre entièrement la prévention, que, dès l'année 1806, une réunion de ce que la France possède de médecins les plus instruits et les plus distingués, la Société de l'école de médecine de Paris, avait favorablement accueilli et entendu avec la plus grande attention la lecture d'une analyse que je lui soumis des bases fondamentales du système de Gall; et ce qui prouve combien les savants qui composent cette illustre société sont éloignés de porter un jugement défavorable sur des découvertes que beaucoup d'entre eux pourraient revendiquer en partie, comme une propriété qui leur est commune avec celui qui en fait la base d'une science pour ainsi dire nouvelle, en y en ajoutant d'autres, ce sont les remercîments que j'en ai reçus, et l'insertion d'un extrait de mon analyse dans son Bulletin d'avril et des mois suivants de cette même année 1806.

L'on ne peut douter que la doctrine de Gall n'eût été bien accueillie de tous les vrais savants de l'Europe, si ce physiologiste avait pris lui-même la peine d'en rédiger le système; et il a prouvé dans un ouvrage intitulé : *Recherches sur la nature et sur l'art* (Untersuchung über natur und kunst), qu'il ne manque pas du talent nécessaire pour bien s'en acquitter. Il est probable que c'est pour donner plus de maturité aux fruits de ses recherches, qu'il tarde de satisfaire aux désirs des savants et à l'impatience du public : peut-être même n'est-il pas fâché d'être quelque temps spectateur paisible des débats qui s'élèvent

entre ses partisans et ses antagonistes; car, loin de
voir ces derniers d'un mauvais œil, il s'en félicite,
en ce qu'ils montrent beaucoup mieux le point d'où
il est parti que ne le feraient les premiers. C'est l'intérêt de la science, son zèle pour ses progrès ultérieurs et la conviction de son utilité réelle qui paraissent l'avoir toujours guidé et le guider encore
aujourd'hui. Le gouvernement autrichien, trompé
par les suggestions de l'ignorance ou de la mauvaise
foi, interdit ce professeur dès l'an 1792, sous prétexte que *sa doctrine de la tête n'était bonne qu'à
tourner les têtes, et à propager le matérialisme*. Le
docteur Gall obéit à l'autorité et s'expliqua cependant sur les imputations gratuites faites à sa doctrine,
sur laquelle il put ensuite rouvrir ses cours. La superstition réveilla de nouveau les alarmes d'un gouvernement trop facile à tromper, et il ne fut plus permis à
Gall de tenir ses leçons que pour la légation française;
peut-être parce qu'il est moins facile de tourner la
tête aux Français, ou que l'on n'est pas aussi intéressé à craindre que cela n'arrive. Quoi qu'il en soit,
le professeur répondit, en obéissant à l'interdiction,
que sa doctrine était bonne ou mauvaise pour tout le
monde, et qu'en conséquence il tiendrait des cours
pour tous ceux qui voudraient en profiter, ou qu'il
n'en tiendrait pour personne; et il tint parole, jusqu'à ce que l'impatience de son génie comprimé l'eût
arraché à ses plus douces habitudes. Gall dirigea
d'abord ses pas vers la Prusse, où il fut favorablement
accueilli et où le roi, la reine, leur médecin, M. Hufe-

land, presque tous les médecins, les savants et les personnes distinguées des diverses classes suivirent ses cours. Tel est le gouvernement prussien : animé du même esprit libéral qui offrit un asile à l'industrie française après la révocation de l'édit de Nantes, et qui a toujours maintenu ses universités et ses académies au plus haut rang, en y appelant et en y fixant les premiers savants de l'Allemagne, moins par des profusions pécuniaires que par la liberté et le rang honorable qu'il leur accorde, ce gouvernement n'a jamais cru pouvoir s'entourer de trop de lumières. Gall a été également bien accueilli dans les États du nord de l'Allemagne; spécialement en Danemark, où le prince royal et les personnes les plus distinguées par leur rang et leurs lumières ont également pris une connaissance immédiate de sa doctrine. Tel est le contraste frappant que le nord de l'Allemagne, où les sciences, la civilisation et toutes les opinions libérales se perfectionnent et se répandent de plus en plus, a opposé au midi de l'Europe, dont le sort a si évidemment résolu le problème que Salluste propose en commençant son Histoire de Jugurtha.

Le roi de Bavière, le roi de Wurtemberg et le grand-duc de Bade n'ont pas non plus dédaigné d'entendre le docteur Gall; il a même visité, d'après l'invitation du souverain, tous les hôpitaux et toutes les maisons de détention des États de Bade, pour juger des améliorations dont ils seraient susceptibles. Pour sentir l'importance de ces améliorations philanthropiques, il suffit de comparer les résultats des maisons de force les plus ordinaires avec ceux d'une maison de correction qui existe à Philadelphie. Ici les détenus apprennent non-seulement un métier lucratif et conforme aux besoins des localités, afin qu'au sortir de là ils puissent se nourrir facilement de leur travail; mais ils y sont aussi instruits dans la religion par un prêtre humain, point trop vieux ni trop rigoriste. Les hommes qui ont ainsi été ramenés à l'ordre et à la morale deviennent presque tous reconnaissants de ces soins, qui ont leur source dans une véritable philanthropie qui se communique à leurs âmes; et sur cent individus qui en sortent, il est rare qu'il s'en trouve plus de trois ou quatre qui se mettent dans le cas d'y être ramenés par des récidives dans le crime. Au lieu de ce résultat avantageux dans les maisons de force les plus ordinaires de l'Europe, l'on s'est au contraire assuré que sur cent individus qui en sortent il y en a au moins soixante que le retour au crime y ramène. Il est difficile que cela soit autrement d'après l'organisation actuelle de ces maisons, où les criminels, rassemblés pêle-mêle, se corrompent de plus en plus réciproquement par le désœuvrement, par le défaut d'instruction morale et par le récit de leurs aventures criminelles, dont ils se glorifient et s'applaudissent entre eux, en en concertant même de nouvelles, au lieu d'en rougir : on les y occupe, dans certains endroits, à carder de la laine ou à d'autres ouvrages de femmes et d'enfants, qui pourraient à peine leur rapporter cinq à six sous par jour; en

sorte que quand ils sont libres, le besoin et la nécessité de vivre est un nouveau poids ajouté dans la
balance du vice. Le roi de Bavière a déjà donné des
ordres pour qu'il soit organisé à Munich une maison
de correction, à l'instar de celle de Philadelphie,
d'après les vues du docteur Gall. C'est ainsi que les
princes qui n'ont point été trompés sur la doctrine
et le caractère de ce savant estimable, ont partout
rendu justice à ses vues profondes et utiles; non-
seulement en l'accueillant et en l'entendant eux-
mêmes, mais aussi en l'invitant à prendre une connaissance immédiate des divers établissements qu'ils
ont crus susceptibles d'amélioration.

Ainsi le docteur Gall a recueilli partout les suffrages
de la raison judicieuse qui examine et discute pour
ne pas rejeter ce qui est bon, ni adopter aveuglément
ce qui paraît devoir être soumis à des observations
ultérieures. Il n'appartient qu'à la prévention et à
l'enthousiasme de tout rejeter ou de tout approuver
sans examen : *medium tenuere beati*.

---

## CHAPITRE XLII.

**Rapport sur les visites du docteur Gall dans les prisons de Berlin, de Spandau,
et dans la maison de Bicêtre près Paris.**

Je rapporterai, pour dernier argument en faveur
de la doctrine de Gall, une notice authentique de
sa visite des prisons de Berlin et de Spandau, où la
sagacité du physiologiste et l'extrême ressemblance

des crânes des individus détenus pour les mêmes causes ont également surpris les assistants. C'est un journal de Berlin, intitulé *l'Ingénu* ( *der Freymü-thige* ), qui a publié cette notice, due à un des membres les plus éclairés et les plus distingués de la justice de Berlin, lequel n'a pas voulu être nommé, mais dont la véracité ne peut être suspecte, vu le nombre et la qualité des témoins qui auraient pu arguer son rapport de faux, en cas d'inexactitude.

Voici la traduction de cette notice telle qu'elle a été insérée, au mois de mai 1805, dans les numéros 97 et 98 du *Freymüthige*.

« Le docteur Gall avait manifesté le désir de visiter les prisons de Berlin, tant pour prendre connaissance de leur intérieur, que pour ajouter à ses expériences par des observations sur les têtes des prisonniers. On lui proposa en conséquence de lui faire voir les prisons de Berlin, la maison de correction et la forteresse de Spandau.

» C'est par les prisons de Berlin que l'on commença, le 17 avril 1805, en présence des commissaires-directeurs et des employés supérieurs de cet établissement, des inquisiteurs de la députation criminelle, des conseillers de justice *Thürnagel* et *Schmidt*, des assesseurs *Mühlberg* et *Wunder*, du conseiller supérieur de l'inspection médicale, *Welper*, du docteur *Flemming*, du professeur *Wildenow* et de plusieurs autres.

» Lorsque le docteur Gall fut instruit des dispositions et des règlements de cet étab'issement, on se rendit aux prisons criminelles et aux salles de travail; là, il trouva environ deux cents prisonniers qu'on lui laissa examiner sans lui rien dire de leurs crimes ni de leur caractère.

» Il faut observer, en général, que la plupart des détenus dans les prisons criminelles sont des voleurs, et qu'ainsi il était à présumer, d'après la doctrine de Gall, que l'organe du vol prédominerait chez ces individus, et c'est ce qui arriva en effet. Les têtes de tous ces voleurs se ressemblaient plus ou moins quant à la forme, s'élargissant, un peu plus haut que les sourcils, sur les côtés de la partie chevelue en tirant en arrière; on y observait un enfoncement au-dessus des sourcils (manque de générosité ou avarice (1)), le front était peu saillant et le crâne aplati supérieurement (manque d'organes pour les facultés sublimes de l'esprit). Cela s'apercevait au premier coup d'œil; mais le toucher rendait encore bien plus frappante la différence entre la forme du crâne des voleurs et celle du crâne de ceux qui étaient détenus pour d'autres

---

(1) L'*organe de la générosité* serait placé au-dessus de celui de la chromatique, vis-à-vis le milieu de l'arcade sourcillère, entre les organes de la cosmognose en dedans et de la musique au-dehors. Quoique Gall n'en parle plus en public dans ses cours actuels, je sais qu'en particulier il y tient encore; et que ce serait lui prêter des idées qu'il n'a pas, que de le lui faire rejeter absolument: comme font quelques personnes qui, faute de meilleurs arguments, lui reprochent l'admission antérieure de cet organe comme une erreur dont il serait revenu lui même. Si cela était, ce serait au moins une preuve de sa bonne foi.

Il paraît qu'il suspend ou qu'il tait seulement son jugement à cet égard, comme à l'égard de plusieurs autres régions du cerveau dont il croit ne devoir pas encore parler, faute de données suffisantes.

causes. La forme qu'affecte en général la tête des vo-leurs étonna encore davantage les assistants, lors-qu'on en eut rangé plusieurs de file; mais elle ne fut jamais d'une évidence plus frappante que lorsqu'à la demande de Gall on eut rassemblé tous les enfants de 12 à 15 ans arrêtés pour vol : leurs têtes rentraient tellement dans la même forme, qu'on eût pu les prendre tous pour les descendants d'une même souche.

» C'était avec beaucoup de facilité que Gall distin-guait les voleurs décidés de ceux qui étaient moins dangereux, et il se trouvait chaque fois exactement d'accord avec ce qu'avait produit l'interrogatoire. Les têtes où l'organe du vol se trouva le plus pro-noncé furent celle de *Colombus* et, parmi les enfants, celle du petit H. que Gall conseilla de tenir renfermé, toute sa vie, comme un garnement incorrigible. D'après l'interrogatoire ils ont aussi tous deux un penchant extraordinaire au vol.

» En entrant dans une prison où il ne se trouvait que des femmes qui avaient toutes l'organe du vol, excepté l'inspectrice des travaux, occupée alors à tri-coter comme les autres et habillée absolument de la même manière, Gall demanda, lorsqu'il pouvait à peine l'avoir aperçue, pourquoi cette personne se trouvait là, vu que sa tête avait une forme qui ne laissait pas présumer qu'elle fût voleuse. C'est de la même manière qu'il distingua, dans plusieurs autres cas, les criminels arrêtés pour toute autre cause que le vol.

» Il se présenta plusieurs occasions de voir l'organe du vol réuni à d'autres organes. Chez un prisonnier il se trouvait réuni à celui de la bonhomie et de la théosophie avec prédominance de ce dernier. Le prisonnier fut mis à l'épreuve et montra dans tous ses discours de l'horreur pour les vols accompagnés de violence, et du penchant pour la religion ; on lui demanda ce qu'il croyait le plus mal, ou de faire le malheur d'un pauvre ouvrier en lui prenant tout ce qu'il possédait, ou de voler une église, action qui ne faisait tort à personne ? Il répondit qu'il était trop révoltant de voler une église, et que jamais il ne pourrait s'y résoudre.

» On recommanda particuliérement à l'examen de Gall les têtes des prisonniers impliqués dans le meurtre d'une Juive, arrivé l'année précédente. Il trouva chez le principal meurtrier, Marcus Hirsch, un crâne qui, en annonçant un esprit dépravé, ne présentait rien de remarquable que l'organe de la persévérance qui s'y trouvait très-développé. Sa complice, Jeannette Marcus, avait une conformation de crâne extrèmement vicieuse, l'organe du vol très-développé et celui du meurtre très-sensible. Il trouva chez les servantes Benkendorf et Babette, la plus grande légèreté ; et chez la femme Marcus Hirsch, une forme de tête insignifiante. Tout cela s'accordait parfaitement avec les pièces du procès sur le caractère de ces détenus.

» On lui présenta le prisonnier Fritze, soupçonné d'avoir tué sa femme, et vraisemblablement coupable de ce crime, quoiqu'il persistât dans la dénégation de tous les indices ; Gall lui trouva de la ruse et de la fermeté, qualités que son interrogateur lui avait reconnues au plus haut degré.

» Dans le tailleur Maschke, arrêté pour avoir fabriqué de la fausse monnaie, et dont le génie pour les arts mécaniques s'est dévoilé dans l'exécution de son crime, Gall trouva, sans savoir de quoi il était coupable, l'organe de l'industrie très-développé, et une tête si bien organisée, qu'il déplora plusieurs fois le sort de cet homme. La vérité est que ce Maschke a été reconnu pour être en effet très-adroit et avoir en même temps beaucoup de bonhomie. Dès les premiers pas que Gall fit dans une autre prison, il reconnut également l'organe de la mécanique chez un prisonnier nommé Troppe ; c'est un cordonnier qui, sans aucun apprentissage, s'est mis à faire des montres et d'autres objets industrieux qui le font vivre : en regardant de plus près, il lui trouva aussi l'organe de la pantomime, propre aux comédiens, assez développé ; observation juste, puisque le crime de Troppe est d'avoir extorqué une somme considérable d'argent en jouant le rôle d'un officier de police. Gall lui observa qu'il avait sûrement aimé à plaisanter dans sa jeunesse, ce dont il convint ; comme Gall disait aux assistants : « Si cet homme s'était trouvé en relation avec des comédiens, il se serait fait acteur ; » Troppe, tout étonné de l'exactitude avec laquelle Gall démêlait ses penchants, dit qu'en effet il avait été quelque temps (six mois) comédien dans une troupe ambulante, circonstance de sa vie qui avait échappé à l'interrogatoire.

» Gall trouva la tête du malheureux Heisig, qui, dans l'ivresse, poignarda son ami, bien conformée, n'y remarquant que l'absence de l'organe de la circonspection, c'est-à-dire une grande légèreté. Il remarqua chez plusieurs autres prisonniers les organes de la glossomathie, de la chromatique, des mathématiques, ce qui se trouva conforme à la vérité; car dans le premier cas, les prisonniers parlaient plusieurs langues; dans le second, ils recherchaient les habits de couleur, les fleurs les tableaux; et dans le troisième, ils calculaient de mémoire.

» Le samedi 20 avril, on se rendit à Spandau avec le docteur Gall. Il y avait dans la société qui l'accompagnait : le conseiller intime *Hufeland*, le conseiller de la chambre de justice *Albrecht*, le conseiller intime *Kols*, le professeur *Reich*, le docteur *Meyer*, et plusieurs autres. Les observations se firent à la maison de correction, sur deux cent soixante-dix têtes; et à la forteresse, sur deux cents. Le plus grand nombre de ces détenus était aussi des voleurs chez qui l'on retrouva plus ou moins exactement la même forme de tête dont les prisons de Berlin avaient offert le modèle. Tout compté, les prisons, tant de Berlin que de Spandau, avaient donc offert aux recherches de Gall une somme d'environ cinq cents voleurs, la plupart coupables de récidives, et on put vérifier chez tous la forme de crâne indiquée par Gall comme indice de ce malheureux penchant;

l'on se convainquit également, par les discours de la plus grande partie d'entre eux, qu'ils n'avaient aucun remords de leurs crimes, et qu'ils en parlaient au contraire avec une sorte de satisfaction intérieure.

» La matinée se passa à examiner la maison de correction et les détenus, dont les plus marquants furent soumis, dans la chambre de conférence, à l'observation particulière de Gall, tantôt seuls et tantôt réunis en un certain nombre. On eut aussi occasion ici de trouver d'autres organes réunis à celui du vol.

» Chez Kunisch, voleur insigne, qui s'était établi maître menuisier à Berlin, et qui, de concert avec plusieurs complices, avait commis un grand nombre de vols avec effraction pour lesquels il se trouvait renfermé jusqu'à ce qu'on lui fît grâce, Gall trouva au premier coup d'œil l'organe des mathématiques très-prononcé, conjointement avec celui de l'industrie, et une forme de tête avantageuse, en remarquant cependant que l'organe du vol y était fortement exprimé; il dit en l'apercevant : « Voici un » artiste, un mathématicien et une bonne tête, c'est » dommage que ce sujet soit ici. » Observation de la plus grande justesse; car Kunisch est réellement très-habile dans tous les ouvrages mécaniques, au point qu'on l'a nommé inspecteur des machines à filer et qu'on lui en a confié la réparation. Gall demanda à Kunisch s'il savait le calcul, à quoi celui-ci répondit en souriant : « Est-ce que je pourrais mon-

» ter et dresser un ouvrage, sans en avoir bien cal-
» culé auparavant tous les détails ? »

» La tête d'une vieille voleuse, en détention pour
la seconde fois, présenta à l'examen les organes du
vol, de la théosophie et de la philogénésie, ce dernier très développé. Lorsqu'on lui demanda quel
était le sujet de sa détention, elle dit qu'elle avait
volé, mais que tous les jours elle se mettait à genoux
pour remercier le Créateur de lui avoir fait la grâce
d'entrer dans cette maison ; qu'en ceci on voyait clairement combien les voies de la Providence sont mi-
raculeuses : car elle n'avait rien tant à cœur que ses
enfants, qu'il lui avait été impossible d'élever convenablement ; que depuis son emprisonnement ils
étaient entrés à la maison des Orphelins, où ils rece-
vraient une bonne éducation, ce qu'elle n'avait pas
eu les moyens de leur donner.

» La légèreté se trouvait fréquemment réunie à
l'organe du vol. Ce fut principalement le cas chez la
femme Müller, née Sulzberg, dont le crâne présentait aussi d'une manière très-marquée l'organe de
l'ambition, qui, selon Gall, dégénère en vanité chez
les individus dont les facultés sont bornées. Elle ne
voulut point convenir, sur les questions qu'on lui
fit, qu'elle aimât à se parer, pensant que cela ne
convenait pas à sa position actuelle ; mais sa com-
pagne attesta hautement qu'elle avait beaucoup de
vanité, et qu'elle n'était occupée que de ses ajus-
tements.

» Chez le prisonnier Albert, l'organe de la hauteur, source de l'orgueil, se trouva réuni à celui du vol : « N'est-ce pas, lui dit Gall, tu veux toujours » être le premier et te distinguer, comme tu faisais » déjà lorsque tu n'étais encore qu'un petit garçon ! » Je suis sûr qu'alors tu te mettais à la tête de tous » les jeux ! » Albert en convint, et, ce qu'il y a de vrai, c'est qu'il se distingue encore par l'empire qu'il affecte sur les autres prisonniers et par son insubordination, au point qu'étant militaire il ne pouvait être contenu par des châtiments sévères, et qu'aujourd'hui encore il n'évite ordinairement une punition que pour tomber dans une autre.

» Ici, comme à Berlin, Gall distinguait au premier coup d'œil les prisonniers qui n'étaient pas voleurs. On lui présenta entre autres *Régine Dœring*, infanticide, enfermée pour le reste de ses jours. Cette femme, différente des autres infanticides, ne témoigne aucun repentir de son crime, sur lequel elle paraît être sans remords ; aussi entra-t-elle dans la chambre d'un air tranquille et serein. Gall appela aussitôt l'attention du docteur *Spurzheim* sur cette personne, en lui demandant si elle n'avait pas exactement la même forme de tête et la même disposition au meurtre que sa jardinière de Vienne, la brave *Mariandel,* dont le plaisir était de tuer les animaux, et dont le crâne lui sert aujourd'hui de modèle dans ses leçons pour l'organe du meurtre. Ce dernier organe se trouve également très-fortement exprimé chez Régine Dœring, et la partie postérieure de la tête où se prononce ordinairement celui de la phi-

logénésie est absolument aplatie chez elle ; cela s'accorde encore exactement avec le caractère de cette
criminelle, au moins autant que son interrogatoire
l'a mis en évidence : car non-seulement elle a eu
plusieurs enfants dont elle s'est toujours débarrassée
secrètement, mais elle a encore, en dernier lieu,
exposé et tué un de ses enfants déjà âgé de quatre
ans ; ce qui l'aurait conduite à l'échafaud si des
preuves de conviction incomplètes et sans précision
assez déterminée n'avaient porté les juges à opiner
pour un emprisonnement à vie.

» Un homme de la société présente à toutes ces
observations était un musicien distingué, sur lequel
Gall avait fait remarquer incidemment une des manières dont l'organe de la musique se trouve indiqué, et qui consiste en une saillie à l'angle externe
de l'œil. Dès que Kunow parut devant lui : « Tenez,
» dit Gall, voilà l'autre manière dont s'annonce l'or-
» gane de la musique ; c'est ici, comme dans la tête
» de Mozart, une élévation pyramidale qui se dirige
» vers le haut du crâne. » Kunow convint aussitôt
qu'il était passionné pour la musique, qu'il l'avait
apprise avec facilité, et la lecture de l'écrou constata
que c'était comme amateur qu'il avait dépensé sa
fortune, et qu'en dernier lieu il avait eu le projet de
donner des leçons de musique à Berlin. Gall demanda
quel était donc le crime de cet homme. On ne voulut pas dire en présence de tant de personnes qu'a-
près une jeunesse passée dans la débauche Kunow
avait été condamné pour crime de pédérastie à être

enfermé dans une maison de force. Cependant Gall tâta la tête de Kunow ; et y ayant trouvé l'organe de l'énergie générative dans un développement monstrueux, il s'écria aussitôt : « C'est sa nuque qui l'a » perdu ! » Puis portant la main vers l'organe de la circonspection, qui manquait absolument : « Mau-» dite légèreté ! » ajouta-t-il.

» Ce fut après dîner qu'on se rendit à la forteresse. Le major de *Benkendorf*, qui en est commandant, eut la complaisance de faire mettre tous les prisonniers en rang sur la place pour les présenter au docteur Gall. Ici prédominaient encore les organes de la ruse et du vol ; ils se trouvaient quelquefois exprimés d'une manière si frappante qu'au premier coup d'œil le voleur se distinguait très-facilement des autres criminels. Raps, chez qui l'organe du vol s'aperçoit d'abord, fixa entre autres un des premiers l'attention de Gall, qui lui trouva en même temps ceux du meurtre et de la bonhomie. Ce qui rend la justesse de ces observations frappante c'est que Raps avait étranglé une femme pour la voler, et qu'en sortant de chez elle il desserra la corde par compassion, ce qui sauva la vie à la malheureuse dont il emportait le bien. Il examina ensuite le jeune Brunnert, à qui il trouva les organes du vol, de la cosmognose, de l'industrie et de la hauteur, ce qui se trouva encore très-caractéristique ; car Brunnert avait commis plusieurs vols, avait été renfermé dans plusieurs prisons comme coupable, s'en était ensuite échappé, ne s'était jamais fixé nulle part, avait déserté comme

soldat, s'était fait châtier plusieurs fois par insubordination, et s'étant enfin révolté contre ses supérieurs
il attendait de nouveau sa sentence. Du reste, il est adroit
pour tous les arts mécaniques ; il montra des ouvrages
en carton du travail le plus exquis, quoiqu'il les eût
exécutés dans une prison très-peu favorable à son
industrie.

» L'organe des mathématiques se présenta aussi
chez quelques individus, et l'on vérifia chaque fois
qu'il était accompagné d'une facilité pour le calcul
de mémoire.

» Deux paysans, le père et le fils, confondus parmi
les voleurs, se firent remarquer par une forme de
tête toute différente. Gall toucha leur crâne, et, y
ayant trouvé l'organe de la hauteur éminemment prononcé, dit : « Ceux-ci n'ont pas voulu être gouvernés,
» mais gouverner eux-mêmes ou se soustraire à la
» subordination. » On apprit, en s'informant de la
cause de leur détention, qu'en effet ils avaient manqué à leurs supérieurs.

» Un ancien soldat qui se trouvait parmi les prisonniers avait l'organe du vol très-prononcé, c'était
cependant pour cause d'insubordination et non pour
cause de vol qu'il se trouvait dans la forteresse ; mais
en prenant des renseignements sur son compte on
apprit qu'il avait été puni bien des fois au régiment
pour avoir volé. »

Peu de temps après son arrivée à Paris, le 18 novembre 1806, Gall se rendit à Bicêtre avec les doc-

teurs Alibert, Kérandren, Tartra, Gilbert, Mark, Hébréard, Klinger, Spurzheim et moi, seulement pour se faire une idée générale de cette maison et y voir les aliénés et les infirmes que l'on peut visiter sans une permission expresse de la police. Quoiqu'il ne parût s'y être rendu que pour satisfaire sa propre curiosité, il ne négligea cependant pas quelques occasions qui se présentèrent de contenter aussi celle des personnes qui l'accompagnaient.

En arrivant à l'emploi des aliénés, les voyant en grand nombre dans une salle où ils se trouvaient confondus, il distingua d'abord les idiots de naissance des autres et demanda qu'on les fît venir dans une salle à part, afin de mieux se convaincre qu'ils avaient tous la tête petite et difforme. En effet, les ayant fait ranger de file au nombre de vingt ou trente, on leur trouva à tous une tête très-petite et difforme, à l'exception de deux qui avaient la tête même plus grosse à proportion qu'elle ne l'est ordinairement chez les personnes sensées. Mais ces deux idiots avaient les yeux presque hors de la tête, fixes et sans mouvement ; ce qui est le symptôme le plus caractéristique de l'hydrocéphale interne, comme le docteur Gall le fit observer. En entrant dans l'infirmerie nous y aperçûmes encore plusieurs individus avec de petites têtes difformes dont tous les mouvements et l'extérieur annonçaient aussi l'imbécillité ; mais Gall les ayant d'abord caractérisés ne s'y arrêta plus : il se contenta de dire en passant devant quelques-uns qu'on voyait bien qu'ils n'avaient pas la tête

aussi difforme que les premiers, et qu'on pourrait
encore les employer à quelque chose.

Le premier auquel il s'arrêta était un homme
d'environ quarante ans ayant le front étroit, la face
assez petite, les yeux enfoncés et la partie postérieure de la tête très-renflée sur les côtés, en sorte
que toute la tête était cunéiforme. « Voici un homme
défiant et circonspect, » dit le docteur Gall en le
voyant. Les médecins qui l'accompagnaient, curieux
de vérifier la justesse de cet aperçu, firent plusieurs
questions à cet homme, et Gall les pria de ne pas les
faire de manière qu'elles pussent suggérer les réponses, comme c'eût été le cas, si on lui eût demandé
s'il était circonspect ou défiant, mais de le question-
ner en général sur ce qu'il faisait. Comme cet homme
ne s'expliquait pas et qu'il prétendait ne rien faire,
ses voisins dirent : » Ne l'écoutez pas, il est toujours
à courir et à rôder partout, et il nous éveille tous
durant la nuit. » Alors cet aliéné piqué répondit :
« Il faut bien que je veille pour prendre garde aux
voleurs et empêcher qu'on ne vienne prendre le
linge, du temps qu'ils dorment tous, car ils n'ont
aucun soin. » Nous apprîmes qu'il se couchait tard
et était toujours éveillé dès les quatre heures du matin. Mais les employés de l'infirmerie avaient ignoré
jusqu'alors la cause de sa vigilance. Quelqu'un de
de la société, je crois M. Tartra, observa qu'il
avait en effet le devant de la tête pointu comme
un furet, et pendant tout le temps que nous par-
courûmes l'infirmerie il se retrouva à différentes

fois derrière nous pour écouter ce que l'on disait.

Le second que Gall remarqua était un homme de trente à quarante ans qui se promenait le corps droit, le talon élevé, la tête haute, la mine fière et dédaigneuse, ayant l'air de vouloir s'élever au-dessus des autres en marchant, quoique d'une taille assez ordinaire. « En voici un, dit Gall, qui a sûrement l'organe de la fierté très-développé, » et en effet il avait la partie supérieure et postérieure de la tête très-élevée. Quand on lui demanda son nom, il répondit : « J'ai l'honneur de m'appeler N. » Lorsqu'on lui demanda quel état il avait, il dit qu'il avait l'honneur d'être un *brave militaire*, nomma les généraux sous lesquels il avait servi, et les désigna comme ses amis ou ses camarades, en faisant entendre que son mérite avait été méconnu et qu'il espérait qu'on lui rendrait justice. Quand on lui demanda s'il avait tué des ennemis, il dit qu'il en avait tué trois qui ne l'avaient pas tué. En le quittant, Gall dit : « Cet homme-là me plairait beaucoup, il serait facile à guérir; mais il ne faudrait pas contrarier son amour-propre. » Ce même homme se retrouva, en se promenant, à l'autre bout de la salle, dans le temps que Gall y fit encore remarquer l'extérieur d'un idiot très-grand mais courbé et comme affaissé sur lui-même, quoique jeune, faute de savoir se tenir. L'homme fier, s'étant aperçu que nos regards se portaient sur cet idiot, s'empressa d'aller le redresser, en lui relevant le menton; puis il haussa les épaules en signe de pitié et le regarda avec dédain, en se redressant à côté de lui.

Le troisième auquel Gall s'arrêta n'avait rien dans sa démarche ni dans sa figure qui parût le distinguer des autres, et on aurait passé devant lui sans le remarquer, si le docteur Gall ne nous avait dit : « Celui-ci aurait pu devenir bon mathématicien. » Lorsqu'on lui demanda s'il aimait les mathématiques, il eut l'air de ne pas comprendre ce qu'on lui disait. Interrogez-le autrement, dit Gall ; comme il ne paraît pas avoir reçu d'éducation, il ne connaît peut-être pas la signification de ce mot. « Savez-vous l'arithmétique ? » lui dit-on. A ce mot il commença à sourire, et répondit que ce n'était pas une chose si difficile à savoir. « Cependant cela a dû vous coûter beaucoup de peine à apprendre. — Il aurait donc fallu que je fusse bien dur. — Votre maître d'école en savait pourtant beaucoup plus que vous? — Je lui en aurais encore bien remontré. — Savez-vous les quatre premières règles? — Il y en a plus de quatre, il y en a sept. — Laquelle est la première? — C'est à savoir comment on les place, chacune d'elles peut être la première. » Par ces réponses et plusieurs autres pareilles, qui n'annonçaient pas un homme aliéné, tous ceux qui étaient présents s'aperçurent bien qu'il se trouvait sur son terrain. Gall nous dit que le signe auquel il l'avait reconnu était l'abaissement de l'angle externe de l'orbite avec un peu de renflement latéral, et il nous montra que cette partie était en effet autrement conformée chez cet aliéné que chez les autres.

En remontant la salle, Gall s'arrêta devant un

grand homme assez maigre, et nous dit : « En voilà un qui se serait probablement livré à la poésie s'il avait eu de l'éducation. » Les médecins présents ne manquèrent pas de faire encore plusieurs questions à cet homme pour s'assurer jusqu'à quel point les conjectures de Gall pouvaient être fondées. Quand on lui demanda s'il aimait la poésie, les vers, il eut l'air de ne rien comprendre à ces demandes. Gall nous engagea à lui faire des questions qu'il pût comprendre. « Savez-vous lire? — Un peu. — Qu'est ce que vous avez lu? — La messe. — Avez-vous lu autre chose? — J'ai lu des livres de prières. — Vous n'avez jamais rien lu que cela? — J'ai aussi lu des chansons! » Au mot de chanson, il commença à sourire et toute sa physionomie s'épanouit. — « Lequel aimiez-vous le mieux lire, un livre de prières ou un livre de chansons? — Il faut bien aimer sa religion, répondit-il d'un air plus sérieux — Mais vous n'avez jamais fait de chansons vous-même? » Alors il reprit un air gai et riant, en disant : — « J'en ai fait une sur ma cousine qui s'était laissé attraper par un garçon... — La savez-vous encore, voulez-vous nous la chanter? » Cet homme nous chanta alors, avec un air de satisfaction, plusieurs couplets joyeux en mauvaises rimes et en mauvais français, mais avec des tournures très-piquantes et vraiment poétiques. Nous apprîmes en le questionnant davantage qu'il avait aussi chansonné une meunière; et quand on lui demanda s'il ferait bien encore des chansons : « Pourquoi pas? » répondit-il. Il accepta la proposition que nous lui fîmes de faire pour le lendemain un couplet sur chacun de nous, et pour cela il demanda le nom de chacun. Je ne sais s'il a tenu parole, ne l'ayant pas revu depuis. Gall nous fit observer l'élévation et le renflement que le front de cet homme offrait supérieurement de chaque côté, en ajoutant que c'était à peu près le même front qu'avaient le poète allemand Wieland et les bustes d'Homère. Avant de quitter l'infirmerie, le docteur Gall nous fit encore remarquer, mais seulement en passant, l'élévation de la partie supérieure et postérieure de la tête de quelques personnages dont le délire portait sur une grandeur et une importance imaginaires.

Au sortir de l'infirmerie nous passâmes devant les loges de deux aliénés furieux que l'on nous dit avoir fait partie d'une bande de chauffeurs. Ils étaient tous les deux enchaînés, et l'un avait une telle furie qu'il ne fut pas possible de l'approcher; mais nous pûmes examiner l'autre moyennant quelques prises de tabac, dont presque tous les aliénés font leurs délices. Ayant moi-même porté la main sur sa tête, au-dessus des oreilles, je trouvai que le renflement indiqué par Gall, comme la cause physique qui dispose l'homme à être carnivore et cruel, y était beaucoup plus prononcé que je ne l'ai remarqué sur plusieurs autres individus. L'on conçoit que, s'il y a réellement une condition physique dans le cerveau de l'homme qui donne un penchant à tuer les animaux pour se nourrir de leur chair, ce penchant, que ses dents et son estomac indiquent et que l'expérience confirme, sera d'autant plus susceptible d'une fausse direction, absolument en opposition avec le but de la nature et avec l'ordre social, que le défaut d'éducation aura été plus absolu, et que des circonstances plus impérieuses ou plus multipliées, telles que le désespoir, le délire, la folie, le danger de la vie, des besoins urgents, etc., auront troublé l'ordre et l'équilibre naturels des fonctions animales.

Quelques pas plus loin nous rencontrâmes d'autres aliénés qui n'ayant rien de dangereux dans leur folie se promenaient librement dans les cours, et offrirent à l'œil observateur du docteur Gall quelques indications particulières sur lesquelles il fixa encore l'attention des médecins qui l'accompagnaient. Ce qui piqua le plus notre curiosité, c'est la remarque qu'il fit d'un aliéné auquel il trouva encore l'organe des mathématiques. Il avait en effet l'angle externe des orbites à peu près comme l'arithméticien de l'infirmerie; et de plus, la partie supérieure et interne des mêmes cavités renflée en montant sur le front : ce qui annonçait aussi en lui le sens de la cosmognose ou des localités. Celui-ci nous mit, dès les premières questions, au courant des ses idées favorites et dominantes, qui roulaient toutes sur les mathématiques et sur l'astronomie. Il avait, disait-il, fait des défis et proposé des problèmes à MM. Lalande, Laplace, etc., sans que ces derniers eussent pu y répondre, quoique ce n'eût été en quelque sorte que des bagatelles pour lui; il ajouta qu'il dirigeait les astres à volonté, qu'il faisait la pluie et le beau temps, et que, si nous voulions, il allait faire du beau temps (il pleuvait alors assez fort). A l'instant il tourna plusieurs fois son corps à droite et à gauche, pour nous expliquer le mouvement des astres et la manière dont il les faisait reparaître sur l'horizon. Sa petite chambre était remplie de figures et de dessins analogues à ses idées.

Après avoir quitté l'emploi des aliénés, nous nous rendîmes un instant au greffe. Deux individus enfermés s'étant montrés, on demanda au docteur Gall ce qu'il en pensait et de quoi il les croyait coupables. « Ce petit-là, dit-il, n'est pas capable de grand'-chose; il se sera sûrement laissé employer et conduire par de plus adroits que lui, et il aura fait ce que les autres n'auront pas voulu faire eux-mêmes. » Nous apprîmes qu'en effet cet homme avait peu de moyens, et s'était laissé employer et prendre d'une manière assez gauche dans un vol. « L'autre, dit Gall, est un homme qui a de la capacité et des moyens; je suis même étonné qu'il se soit fait renfermer, c'est dommage. » Il ajouta qu'il ne voyait pas trop quel crime il avait pu commettre, à moins que ce ne fût un penchant désordonné pour le sexe qui en eût été le principe. Nous nous informâmes en vain de l'individu, personne ne put ou ne voulut en rien dire. Mais il nous fit voir des ouvrages mécaniques de sa composition qui annonçaient en effet beaucoup d'intelligence et d'adresse. Les docteurs Gall, Spurzheim, Kérandren, Tartra, Klinger et moi retournâmes à Paris dans la même voiture, et il y fut encore question de ce dernier détenu. Gall répéta plusieurs fois que si c'était un voleur, il n'avait pas volé d'une manière ordinaire et maladroite; qu'il aurait plutôt fabriqué des papiers faux, ou employé d'autres moyens semblables. Nous regrettions beaucoup de n'avoir pu rien savoir sur son compte; et ce qui nous contrariait davantage, c'est que nous n'espérions pas de pouvoir rien en apprendre. Cependant le hasard servit notre curiosité, car nous nous retrouvâmes quelque temps après à dîner avec une personne qui n'avait pu rien savoir de ce que Gall avait dit en s'en retournant, et qui, nous entendant parler de ce même détenu, nous dit qu'il l'avait connu; que c'était un homme qui avait d'abord mené une mauvaise vie avec des femmes, et qu'il avait ensuite été arrêté pour fabrication de faux assignats. Ainsi Gall ne nous aurait rien dit qui ne se fût trouvé confirmé par l'expérience. Tous ceux qui l'accompagnaient peuvent attester la vérité de mon récit, que j'ai concentré sur les faits principaux et les plus frappants; de peur qu'en y comprenant trop de détails, il ne s'y glissât plus facilement des erreurs et des inexactitudes.

Le docteur Gall fit aussi une visite à la Salpêtrière, le 7 janvier 1807, mais il paraît qu'il n'avait d'autre intention que de voir la distribution et la tenue des divers emplois des femmes aliénées; car il ne fit que les parcourir assez rapidement, et sans rien dire.

Cependant il annonça qu'il voulait y retourner plusieurs fois, pour examiner le tout plus en détail. On y ouvrit deux têtes de femmes mortes la veille, qui n'offrirent rien de particulier si ce n'est que le crâne de l'une se trouva moins épais que Gall ne l'avait présumé d'après l'âge du sujet. Il enseigne dans ses leçons que la boîte osseuse des vieillards est ordinairement plus épaisse et moins compacte que celle des jeunes sujets. Il serait d'ailleurs possible que le docteur Gall fît plus difficilement ses inductions physiologiques sur les femmes que sur les hommes, et la cause en est facile à deviner. Les premières mènent, dans toutes les classes de la société, un genre de vie plus uniforme que les derniers; et dès leur enfance nos mœurs les assujettissent à une contrainte et à une réserve telle, qu'elles ne peuvent, sans perdre leur existence morale et compromettre leur existence physique, s'en affranchir pour se livrer à leurs penchants dominants : les hommes au contraire, plus indépendants au physique et au moral, trouvent beaucoup de moyens de se soustraire à la contrainte pour se livrer à leurs penchants naturels, qui d'ailleurs ne sont que trop souvent favorisés par les circonstances d'un genre de vie plus varié et d'une moralité moins sévère.

A la visite des prisons de Berne, le docteur Gall eut aussi l'occasion de confirmer l'organologie d'une manière très-frappante; particulièrement sur les individus d'une famille superstitieuse dont le chef, vieillard respectable, avait péri par les mains de sa propre fille, parce qu'il n'avait pas voulu prendre part aux extravagances d'une nouvelle doctrine religieuse : les sectaires de cette doctrine l'avaient emmené hors de sa maison durant la nuit, afin de le forcer à adopter leur croyance ; et quoiqu'ils n'eussent pas l'intention directe de le faire périr, ils le renversèrent par terre et le serrèrent de si près en se précipitant tous sur lui qu'ils l'étouffèrent. La première personne que l'on présenta au docteur Gall à son entrée dans la prison, était précisément le fondateur de cette nouvelle secte. Sans le connaître en aucune manière, Gall dit en le voyant : « Celui-ci a l'organisation d'un visionnaire. » On demanda au détenu s'il avait eu des visions, s'il ne croyait pas voir quelquefois des revenants, des esprits, etc. Il répondit que non. Mais lorsqu'on l'eut prié de raconter l'histoire de sa vie, il dit que dès son enfance il avait eu des doutes sur l'authenticité des diverses religions, et qu'après les avoir toutes bien examinées avec le temps il avait fini par être convaincu de leur fausseté, et par les rejeter toutes sans plus croire à aucune ; que ces idées le tourmentaient depuis longtemps, lorsqu'une nuit, sa chambre se trouvant tout illuminée, Dieu s'était enfin montré à ses yeux, et lui avait révélé la véritable religion qu'il cherchait à propager.

M. Gall voyant l'organe de la docilité très-prononcé dans le second détenu qu'on lui présenta, dit qu'il était disposé par son organisation à devenir instituteur ou maître d'école : on apprit que c'était celui qui s'était donné le plus de peine pour propager la doctrine de la nouvelle secte.

On montra successivement plusieurs autres sectaires avec un criminel au docteur Gall, sans lui rien dire. En apercevant le dernier, Gall dit : « En voilà un qui n'est pas de la même clique, » et en même temps il fixa l'attention des assistants sur le grand développement de l'organe auquel il attribue le penchant au vol. Il se confirma en effet que c'était un voleur coupable de plusieurs récidives, lequel fut pendu huit jours plus tard. Le même développement organique se trouva coïncider dans plusieurs autres détenus avec le penchant au vol.

Voilà des faits dont je devais réserver la communication pour la fin, parce que l'ignorance des moyens qui en expliquent la possibilité, pouvait en faire tirer des conséquences absurdes, quand même elle ne les eût pas fait rejeter comme absolument faux et apocryphes. Trop de lumière éblouit parfois et peut même blesser la vue, surtout quand on passe subitement de l'obscurité au grand jour. En cherchant à répandre quelques traits de clarté sur des points obscurs, j'ai eu soin de ménager les gradations; et mon but a constamment été d'être utile, sans offusquer ni blesser la vue de personne. Cependant il y a des vues si faibles et si délicates que, malgré la meilleure intention et tous les ménagements possibles, l'on ne peut répondre des événements, qu'il suffit au reste de ne pas craindre ni provoquer.

# CHAPITRE XLIII.

### Division des organes controversée.

Dans la Phrénologie, pages 124 et suivantes, Spurz-heim s'exprime de la manière suivante :

« Toutes les fonctions qui ont lieu dans l'homme, avec connaissance, peuvent être divisées en deux ordres. Les unes sont simplement affectives, les autres intellectuelles. On a reconnu ces deux sortes de facultés dès la plus haute antiquité. On leur a donné différents noms, tels que facultés de l'âme et de l'esprit, ou facultés morales et intellectuelles, entendement et volonté. Je préfère le nom de facultés affectives et intellectuelles. L'un et l'autre de ces deux ordres peuvent être subdivisés en plusieurs genres. Quelques facultés affectives ne donnent qu'un désir, une inclination ou un penchant, ou bien ce qu'on appelle instinct dans les animaux. Ces facultés sont presque soustraites à la volonté; je les apelle-rai *penchants*. D'autres facultés affectives ne sont pas bornées à un simple penchant; elles éprouvent quelque chose de plus, c'est ce qu'on nomme *sentiment*. L'amour-propre ou la circonspection peuvent servir d'exemples. Il faut remarquer en général que les penchants et les sentiments agissent du dedans, qu'ils doivent être sentis et ne s'apprennent pas; que tous les penchants et quelques sentiments sont communs à l'homme et aux animaux, et que d'autres sentiments sont propres à l'homme. Le second ordre des facultés renferme celles de l'entendement. On peut les subdiviser en trois genres. Quelques-unes appartiennent aux sens extérieurs; d'autres sont destinées à faire connaître aux animaux et à l'homme les objets extérieurs, leurs qualités et leurs relations : je les nommerai *perceptives*. D'autres encore agissent sur toutes les sortes de sensations et de connaissances, et je leur donnerai le nom de facultés *réflectives*. Ainsi les facultés de l'âme se divisent en deux ordres : le premier se compose de deux genres et le second de trois, chaque genre de plusieurs espèces, et chaque espèce présente des modifications, même des idiosyncrasies. Les affections de l'âme sont des modes de facultés affectives. Les idées ou les connaissances résultent des facultés intellectuelles ; la raison, en particulier, est l'apanage des facultés réflectives. »

Voilà comment Spurzheim fait entrer dans la physiologie du cerveau l'ancien amalgame des idées des psychologistes, superflu embarrassant à peu près comme les décombres d'un vieil édifice dans une nouvelle construction. Gall nous dit que pour arriver à ses découvertes il fut obligé de redevenir ignorant, les idées qu'il avait puisées dans l'enseignement des anciennes écoles ne concordant nullement avec les faits et les phénomènes qu'il observait dans ses investigations, ayant commencé, d'après la division admise des facultés de l'entendement, par chercher des organes particuliers pour la perception, la mémoire, l'imagination, le jugement, etc., qui sont des facultés communes à plusieurs organes. Spurzheim a fait le contraire de son maître en nous ramenant à des divisions et subdivisions de facultés imaginaires et de pure convention, qui sont plus propres à embrouiller la science en surchargeant la mémoire d'un meuble inutile qu'à en hâter les progrès. Il morcelle l'action des facultés affectives en fragments sous les noms de désir, d'inclination, d'instinct, de penchants, puis leur surajoute encore quelque chose de plus qu'il nomme sentiment; il les surcharge en outre de quelques portions de perception et de réflexion; enfin, au moyen des modifications et des modes des facultés affectives qu'il a rêvés ou empruntés aux psychologistes, il en compose un amalgame de diverses pièces comme on le fait par la fusion de plusieurs fragments de métaux en un seul tout qui a perdu tous ses caractères spécifiques. Ne savons-nous pas, sans qu'il le dise, que les facultés intellectuelles *affectent* aussi l'organisation, que les penchants sont des produits du *sentiment*, que les unes et les autres sont *perçues* et que la *réflexion* est inséparable de toutes celles qui sont volontaires? Le bon ouvrier qui confond tout et rend tout méconnaissable en assimilant l'intellect à un corps matériel, modifiable à volonté par les mains d'un artiste! Chez les philosophes de la plus haute antiquité, esprit, âme, intellect, ou, si l'on veut, *spiritus*, *anima*, *mens* en latin, et νοῦς, ψυχή, μένος en grec, n'étaient-ils pas employés l'un pour l'autre pour désigner le même principe de nos connaissances dont la volonté réglait l'exercice et l'application ? Gall l'avait prédit et M. Lélut, cité auparavant, l'a aussi rappelé, que la marche suivie par Spurzheim, en ramenant l'organologie dans le domaine ténébreux de la psychologie, rétablirait le désordre du chaos avec la controverse sophistique des anciennes écoles, et c'est ce qui est arrivé.

Dans un autre passage, p. 123, Spurzheim dit : « La nomenclature doit être conforme aux facultés, sans indiquer une action quelconque ; de même qu'on parle du sens de voir et non pas du sens des couleurs verte, blanche, rouge (ou des formes triangulaire, carré, etc.) : ou de même qu'on admet un sens de l'ouïe et non pas un sens pour entendre le chant des oiseaux, la musique des hommes, le bruit du tonnerre, etc. ; de même il faut parler des facultés elles-mêmes et non pas de leurs applications. Lorsqu'on attribue à un organe la ruse, le savoir-faire, l'hypocrisie, les intrigues, etc., on ne fait pas connaître la faculté primitive qui contribue à toutes ces actions modifiées. Je détaillerai mes idées en traitant de chaque organe en particulier. »

On croirait d'après ce passage que Spurzheim ne s'est pas compris lui-même. Est-ce que *voir* n'indique pas une action, et *ouïr* une autre, n'importe le but ou l'objet qui est laissé à la volonté, de même que marcher indique une autre action dont le but et l'objet sont aussi laissés à la volonté ? Est-ce que la ruse ne suppose pas aussi une activité ou la faculté d'une action ? Ou bien Spurzheim aurait-il admis des facultés sans y attacher d'action, c'est-à-dire des facultés de rien faire et sans manifestation, comme on serait tenté de le croire par le choix qu'il a fait du mot *secrétivité*, c'est-à-dire faculté de garder le secret? Or garder le secret c'est se taire, et par conséquent ne pas agir ; mais se taire ou ne pas agir ne suppose ni faculté ni organe physique qui en soit l'origine, pas plus qu'un bloc ou une statue de marbre telle que la supposait Condillac avant de l'avoir dotée des organes que son imagination y supposa successivement pour faire comprendre ses explications sur l'entendement. Voilà des échantillons de la sagacité de Spurzheim que le docteur Foissac, son admirateur, nous signale, page 39 de l'Introduction au Journal de la Société phrénologique de Paris, en disant : « Observateur judicieux et profond, l'un des premiers élèves et le collaborateur de Gall, M. Spurzheim, poursuivant le cours des travaux de son ancien maître, s'est attaché plus particulièrement à remonter à la source des facultés primitives, en les distrayant toujours des actions positives et des caractères déterminés qu'elles produisent par leurs combinaisons et leurs abus; voici la nomenclature à laquelle il faut joindre les nouvelles facultés qu'il a découvertes. »

Mais si vous distrayez toujours les facultés primitives des actions positives et des caractères déterminés qu'elles produisent, comment les reconnaîtrez-vous et les distinguerez-vous les unes des autres ?

Est-ce par des actions et des caractères factices, fugitifs, supposés ou imaginaires? En ferez-vous des êtres de raison que vous mettrez à la discrétion de l'âme ou du hasard, pour leur donner une existence fantastique par une combinaison qui annule la pluralité des organes et leur spécialité, laquelle ne peut s'établir que sur les actions positives, bonnes ou mauvaises qu'ils produisent? Voilà un problème dont j'attendrai la solution de M. Foissac pour résoudre moi-même celui de savoir s'il a mieux compris Spurzheim que celui-ci ne s'est compris lui-même, et pour juger s'il faut assimiler l'admiration de quelques adeptes à celle dont parle Boileau quelque part dans son *Art poétique;* car il y a des gens qui admirent ce qu'ils ne comprennent pas.

Quant à la nomenclature de Spurzheim, je ne vois pas trop par quel côté on peut l'admirer, à commencer par le terme baroque d'*amativité,* proposé pour désigner l'énergie générative ou l'instinct de la copulation des animaux en général, chez qui l'existence de l'amour n'est pas plus démontrée que chez les idiots. Je ne sais si ce qui rend admirable ce premier terme de la nomenclature phrénologique, c'est parce qu'il distrait tellement l'action positive et les caractères déterminés de l'organe qu'il s'agit de faire connaître, qu'avant l'explication personne ne pourra en deviner le sens et qu'il n'indique aucune action primitive ni même consécutive. C'est un produit de la ruse de Spurzheim, car la signification qu'il lui prête est un véritable secret. Quoique le reste de la nouvelle nomenclature soit de la même élégance, de la même clarté et de la même convenance, je n'en relèverai pas le mérite, laissant cette besogne à ses admirateurs. Je me bornerai seulement à noter les très et peut-être trop nombreux organes admis par les phrénologistes avec ceux de Gall pour la satisfaction des curieux.

L'on ne devait guère s'attendre à la division des facultés en penchants, sentiments et en facultés affectives, réflectives et intellectuelles de la part de Spurzheim, d'après le passage suivant de la page 74 et 75 de sa Phrénologie où il s'explique ainsi : « L'esprit humain a une grande tendance à considérer dans les objets et dans les phénomènes ce qui leur est commun, et il les désigne par une seule et même expression ; mais cette connaissance ne suffit pas à celui qui étudie la nature : celui-ci s'aperçoit que plus une action est générale, moins elle est satisfaisante. La connaissance des qualités communes aux êtres vivants ne donne pas l'idée d'un chien ni d'un chat. Les expressions communes de *sensation* et de *pensée* peuvent contenter un philosophe spéculatif qui ne songe pas à appliquer ses conceptions au monde réel ; mais le naturaliste, le physiologiste et tous ceux qui cherchent les connaissances positives savent qu'on peut sentir la lumière, des odeurs, des saveurs et des sons, et que ces sensations particulières s'opèrent à l'aide d'appareils différents. Or nous soutenons qu'il y a un organe particulier pour chaque espèce de sentiments et de

pensée, comme pour chaque espèce de sensations extérieures. »

Voilà un passage qui me réconcilie avec Spurzheim
et qui n'éprouvera aucune contradiction de ma part,
car il justifie toute ma controverse précédente. Là-
dessus je passe à l'indication des différents organes
qu'on croit avoir découverts jusqu'ici, et dont j'ad-
mets la plupart des vingt-sept que Gall a établis tels
que je les ai exposés dans le corps de cet ouvrage;
laissant au temps la légitimation des autres; je conserve la nomenclature des phrénologistes pour qu'on
puisse comprendre leurs ouvrages, et ne pas rester
étranger aux progrès qu'ils feront faire à la science.


FIN.

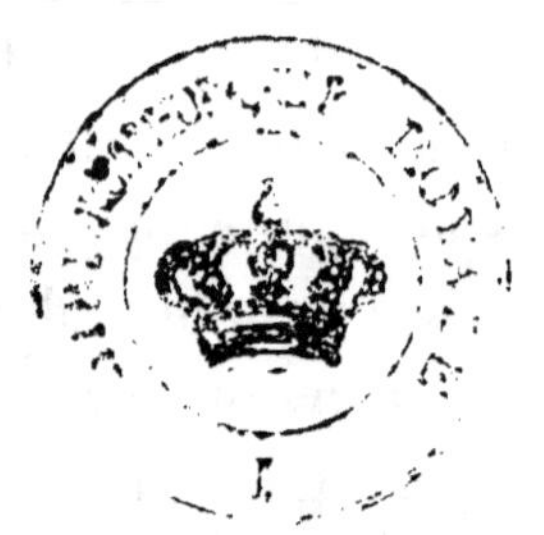

# TABLE DES CHAPITRES.

FIN DE LA TABLE DES CHAPITRES.

# DES ORGANES.

## PENCHANTS.

A. Alimentivité.
AV. Amour de la vie.
1. Amativité.
2. Philogéniture.
3. Habitativité.
4. Affectionivité.

5. Combativité.
6. Destructivité.
7. Secrétivité.
8. Acquisivité.
9. Constructivité.

## SENTIMENTS.

10. Estime de soi.
11. Approbativité.
12. Circonspection.
13. Bienveillance.
14. Vénération.
15. Fermeté.

16. Conscienciosité.
17. Espérance.
18. Merveillosité
19. Idéalité.
20. Gaieté.
21. Imitation.

## 1. FACULTÉS INTELLECTUELLES.

22. Individualité.
23. Configuration.
24. Étendue.
25. Pesanteur.
26. Coloris.
27. Localité.

28. Calcul.
29. Ordre.
30. Éventualité.
31 Temps.
32. Tons.
33 Langage.

## 2. FACULTÉS RÉFLECTIVES.

34. Comparaison.

35. Causalité.

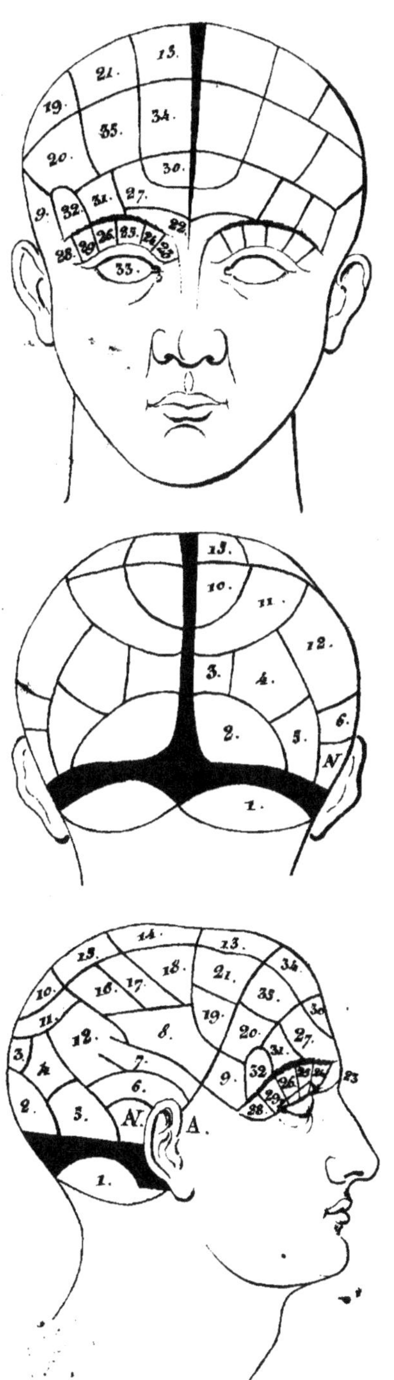

www.ingramcontent.com/pod-product-compliance
Lightning Source LLC
LaVergne TN
LVHW010600180726
843502LV00001B/85